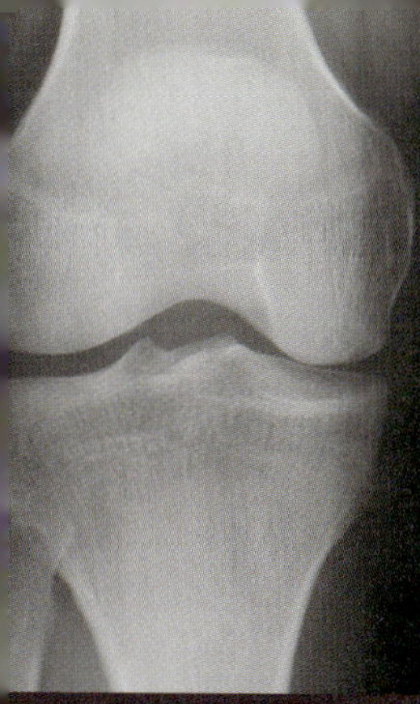
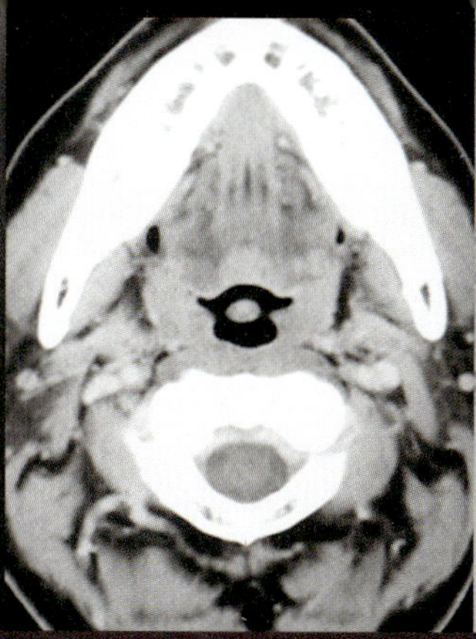
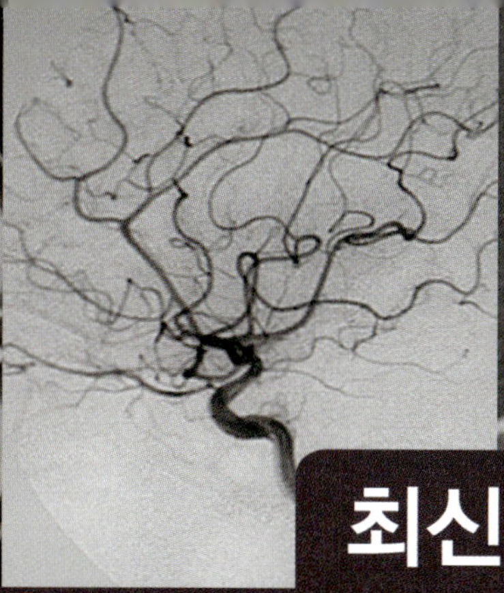
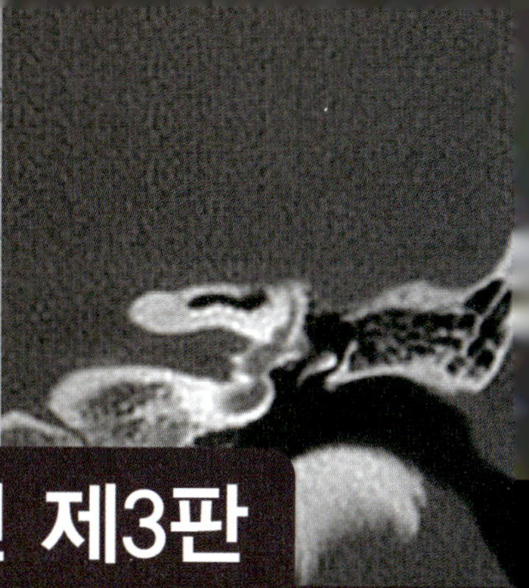

최신 제3판

영상진단의 전 영역 완전정복!!

영상의학

– 진단편 –

저자 MOMOSHIMA SUKETAKA 감수 영상의학진단편찬위원회

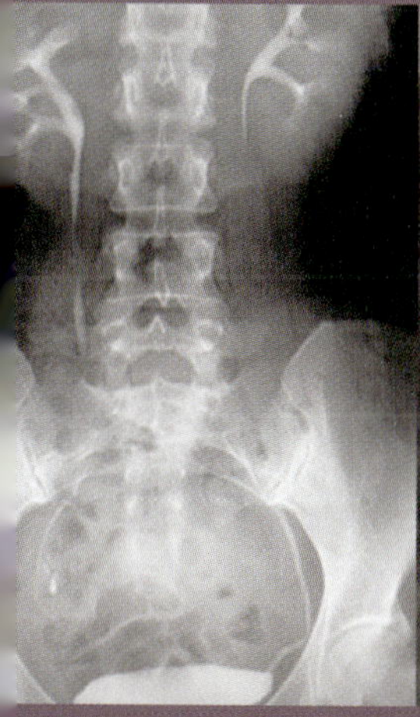
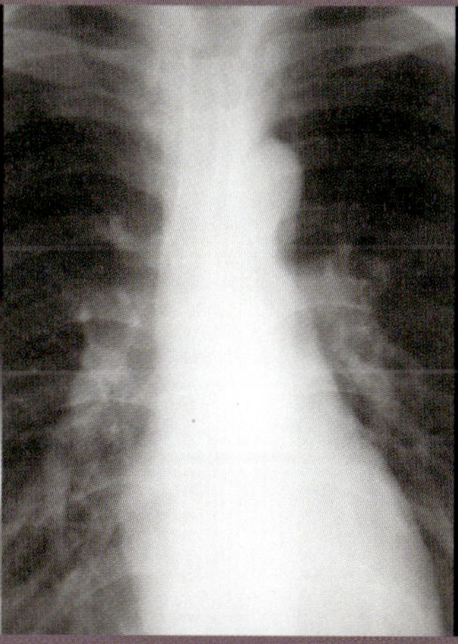
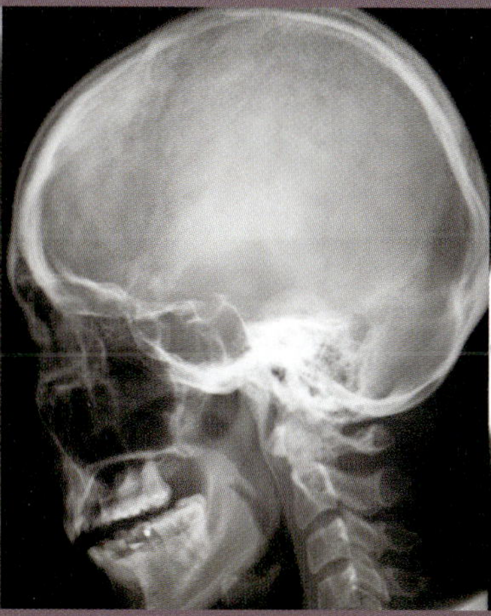
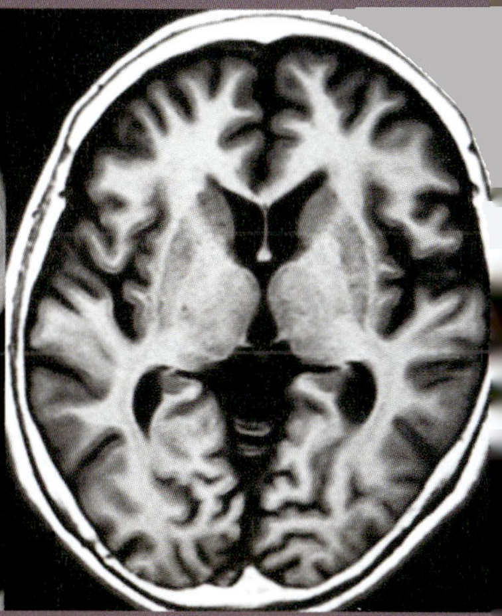

의학교육

머리말

영상의학 강의와 실습에서 매번 영상의학 교재로 무엇이 좋겠느냐는 질문을 받는다. 질문하는 사람들이 하나같이 열심히 공부하는 학생들이라서 좋은 교재를 꼭 소개해주고 싶으나 자신 있게 추천할만한 교재가 없었다. 물론 시중에는 많은 교재와 참고서가 있지만, 너무 상세하거나 아니면 지나치게 생략되어 있어 필자가 대학시절에 보던 책과 크게 다르지 않았다.

영상의학의 중요성이 점점 높아지고 있는 가운데, 학부 과정에서 공부해야 할 지식의 양은 매년 급증하고 있지만, 영상의학에 할애할 수 있는 시간은 한정되어 있다. 그래서 학생들에게 꼭 필요한 영상의학의 기본을 망라하면서도 임상 현장에서도 참고할 수 있는 요약된 교재가 필요하다는 필자의 오랜 염원은 점점 강해졌다.

그럴 즈음 출판사로부터 영상의학 교재의 집필을 제안 받았고, 학생들에게 꼭 필요한 영상의학 교재를 만들겠다는 각오로 집필하기에 이르렀다. 초판이 출간되자 다행스럽게도 많은 독자들에게 호평을 받았고 또한 많은 요청도 있었다.

이번 개정판에서는 독자들의 요청을 충분히 반영하여 대폭적으로 수정하였다. 주요 개정 내용으로는 최근 국시에 출제된 새로운 영상을 최대한 수록하였고, 대학 강의에서는 보통 다루지 않는 질환에 대해서도 임상적으로 중요하면 적극적으로 실었으며, 기존 질환에 대해서도 최신 검사법에 의해 더 선명해진 영상으로 교체하였다. 또한 풍부한 영상과 요약정리된 내용으로 짧은 시간 내에 최대한 효율적으로 공부할 수 있도록 많은 노력을 하였다.

모쪼록 이 책이 영상의학을 공부하는 학생들, 영상진단에 관심이 있는 분들의 좋은 입문서가 되기를 간절히 바란다.

저자 씀

이 책의 특징

강의

실습

졸업시험 · 국가시험 대책

졸업 후 임상수련

- 의학부의 강의와 실습에 도움이 되는 내용을 엄선
- 국가시험 · 졸업시험에 출제되는 항목을 망라
- 졸업 후 임상수련에도 활용할 수 있는 풍부한 지식

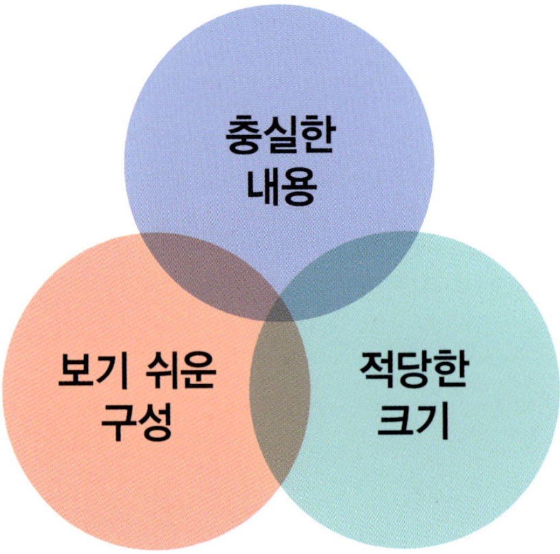

- 간결한 문장으로 중요 핵심을 한눈에 알 수 있다.
- 가지고 다니기 편리하여 어떠한 장소에서도 공부할 수 있다.
- 풍부한 도표로 지식을 정리하여 확인할 수 있다.
- 이 책 한 권으로 영상의학의 전 영역을 학습할 수 있다.

이 책의 구성

이 책은 정상 영상해부, 검사법과 영상판독의 기본을 비롯하여 진단학, 핵의학, 방사선기초의학 · 치료학을 계통적으로 학습할 수 있도록 구성되어 있다.

- 1장 • 영상해부학
- 2장 • 검사법과 영상판독의 기본
- 3장 • 방사선진단학
- 4장 • 핵의학
- 5장 • 방사선기초의학 · 방사선종양학

1장 영상해부학

머리, 목, 가슴, 배, 팔다리를 포함한 전신의 정상 영상해부학을 학습한다. 부위별, 검사법별로 분류하여 영상에 찍힌 모든 구조에 해부명을 표시하여 강의나 실습뿐만 아니라 실제 임상에서의 판독에도 도움이 된다.

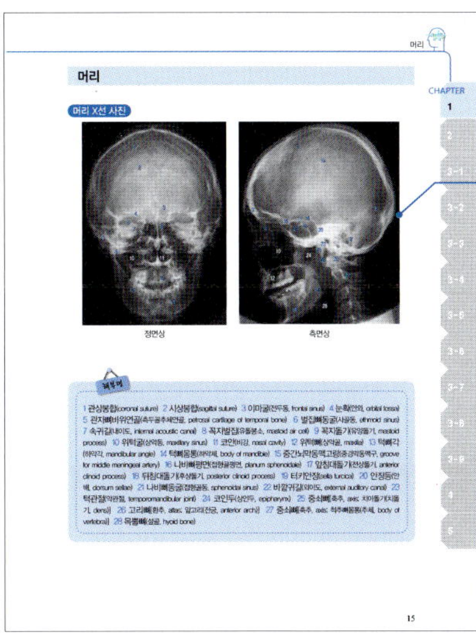

선명한 정상 영상으로
영상해부를 마스터

2장 검사법과 영상판독의 기본

기본적인 영상검사법별로 구성되어 있다. 영상판독의 기본을 학습함으로써 영상진단 능력을 향상시킬 수 있다.

기본적인 영상소견, 영상판독의 핵심을 정리

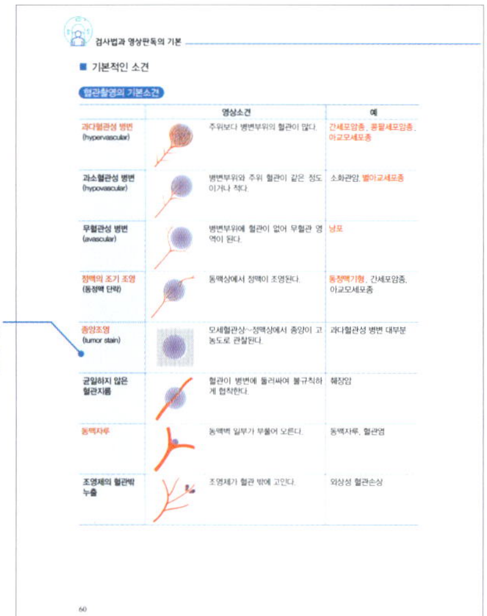

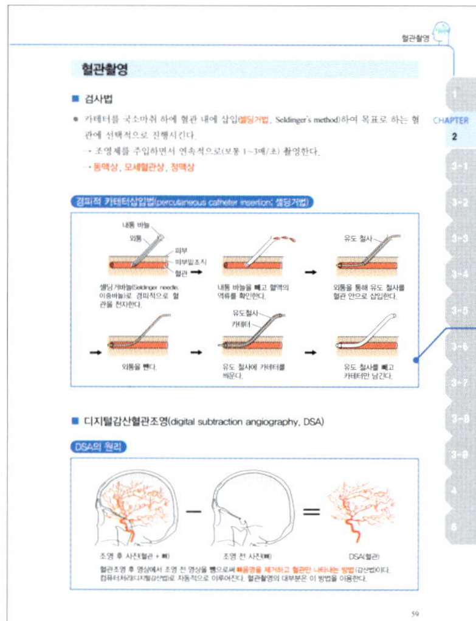

검사법의 실제와 원리를 알기 쉽게 해설

3장 방사선진단학

부위별로 나누어 가장 중요한 질환을 해설하였다. 국가시험이나 졸업시험에 대비할 수 있도록 사진은 모두 전형적인 예를 수록하였고 중요 요점은 빨간색 글씨로 강조하였다.

알기 힘든 병변 부위는 화살표로 표시

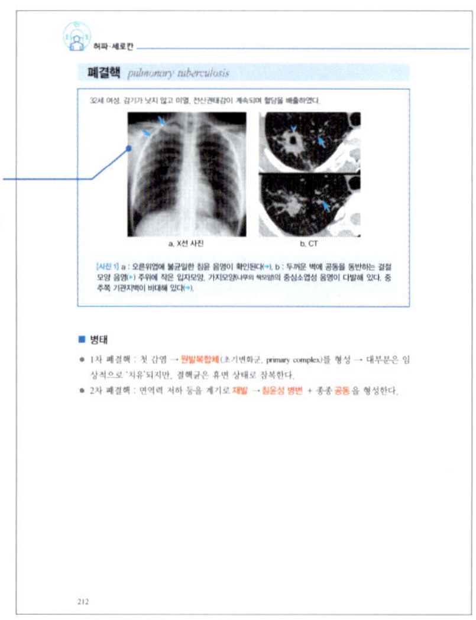

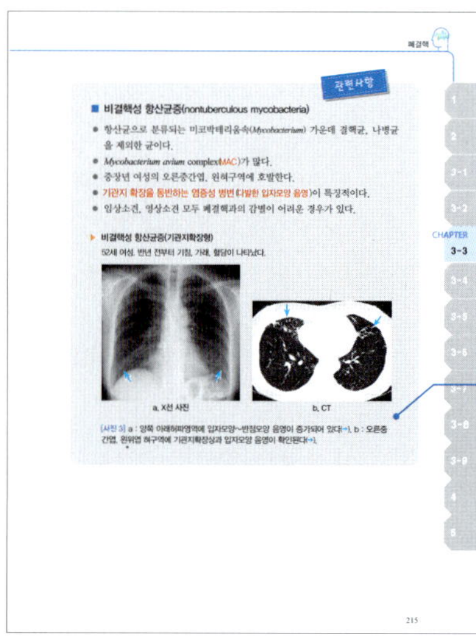

유사 질환, 주변 질환, 관련사항을 효율적으로 학습

4장 핵의학

학생들이 어려워하는 핵의학의 기초지식을 간결하게 정리하였다. 이것만 읽으면 핵의학의 기본지식을 익힐 수 있다.

난해한 원리와 기기는 그림으로 이해

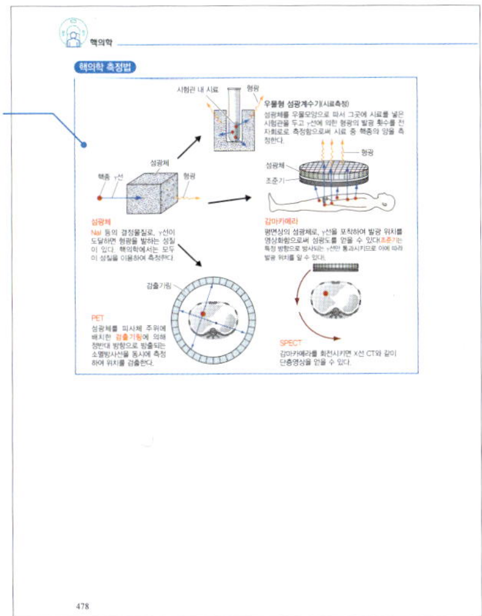

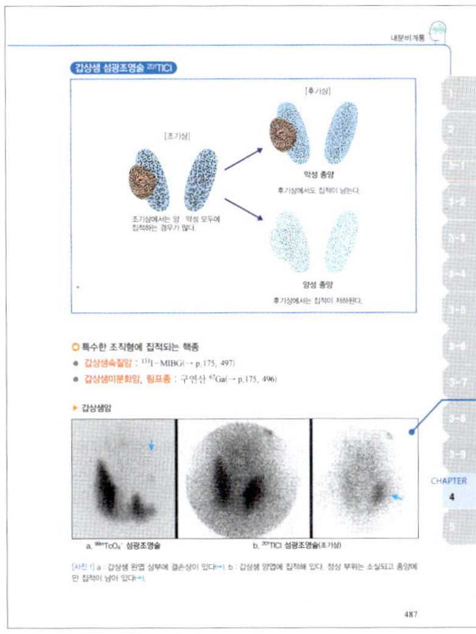

대표적인 질환의 전형적인 상을 제시

5장 방사선기초의학 · 방사선종양학

방사선기초의학, 치료학, 보건물리학의 가장 중요한 항목을 엄선하였다. 특히 국가시험이나 졸업시험에 자주 출제되는 지식을 중심으로 해설하였다.

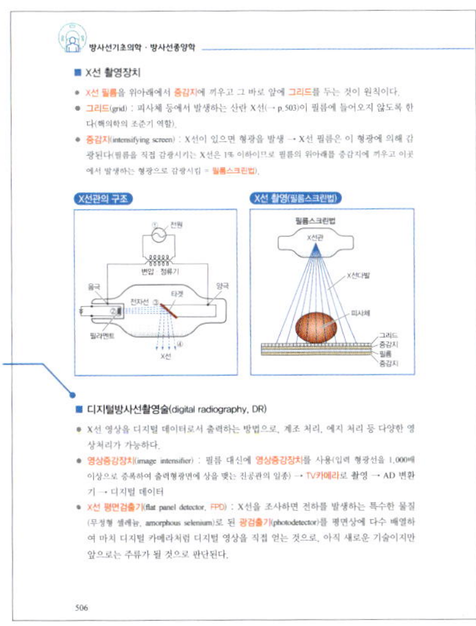

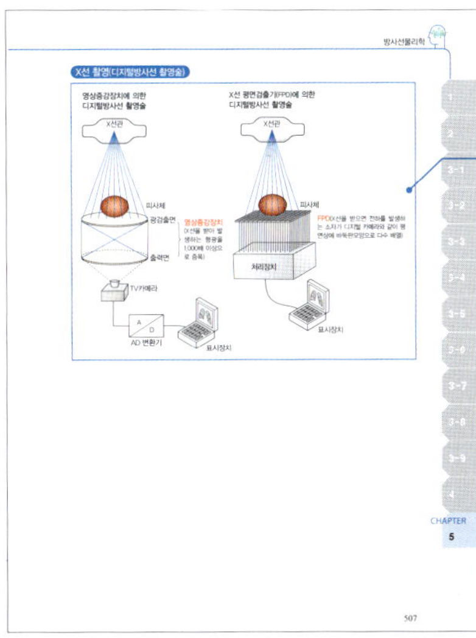

이해하기 어려운 원리와 구조를 쉽게 설명

국가시험이나 졸업시험에 출제되는 중요한 요점을 정리

CONTENTS

1장 영상해부학

■ 해부색인 ········· 2
■ 머리 ········· 15
■ 목 ········· 21
■ 가슴 ········· 23
■ 배 ········· 30
■ 척추 ········· 39
■ 기타 ········· 42

2장 검사법과 영상판독의 기본

■ X선 검사 ········· 52
■ 위장관조영 ········· 55
■ 요로촬영 ········· 57
■ 쓸개관촬영 ········· 58
■ 혈관촬영 ········· 59
■ CT ········· 61
■ MRI ········· 64
■ 초음파검사 ········· 70

3장 방사선진단학

3-1 머리 ········· 75

●뇌혈관장애 : 뇌출혈/거미막밑출혈(지주막하출혈)/뇌동맥자루(뇌동맥류)/뇌동정맥기형/뇌경색증/모야모야병 ●종양 : 아교모세포종(교모세포종)/수막종/뇌하수체샘종(뇌하수체선종)/솔방울샘 부위 종양(송과체부 종양)/속질모세포종(수모세포종)/안뜰신경집종(전정신경초종) ●염증 : 수막염/뇌고름집(뇌농양)/헤르페스뇌염 ●말이집탈락 · 변성 · 대사성 질환 : 다발경화증/알츠하이머병/다계통위축/파킨슨병/기타 대사성 · 중독성 · 내분비질환 ●외상 · 뇌탈출 · 물뇌증 : 머리외상(두부외상)/뇌탈출/특발정상압물뇌증(정상압수두증) ●선천성 질환 : 신경피부증후군/기타 선천성 및 주산기 이상/머리종양 ●ESSENTIAL MINIMUM

3-2 목 ········· 159

인두암 · 혀암(설암)/후두암/침샘종양(타액선종양)/위턱굴암(상악동암)/만성 가운데귀염(만성 중이염)/갑상샘종(갑상선종)/선천성 목물혹(경부낭종)/목림프절 비대/눈확병변(안와병변) ●ESSENTIAL MINIMUM

3-3 허파 · 세로칸 189

●종양 : 중추형 폐암(허파문부형 폐암)/말초형 폐암(허파영역형 폐암)/전이성 폐종양/세로칸종양(종격종양) ●무기폐 · 폐렴 : 무기폐/폐렴/폐결핵/아스페르길루스종 ●미만성 허파질환 · 기타 : 특발성 사이질폐렴(특발성 간질폐렴)/허파먼지증(진폐증)/과민성 폐렴/폐기종/림프관근종증/기관지확장증/사르코이드증 ●가슴막 : 공기가슴증(기흉)/가슴막삼출액(흉수)/가슴막중피종(흉막중피종) ●순환장애 : 허파색전증 · 허파경색증(폐색전증 · 폐경색증)/허파울혈 · 허파부종(폐울혈 · 폐부종)/허파분리증(폐분리증) ●ESSENTIAL MINIMUM

3-4 심장 · 대혈관 259

협심증 · 급성 심근경색증/심장판막증/심장막염(심막염)/선천심장질환/심장근육병증(심근병증)/대동맥자루(대동맥류)/대동맥박리/폐쇄동맥경화증/다리의 깊은정맥혈전증(하지심부정맥혈전증) ●ESSENTIAL MINIMUM

3-5 소화관 293

식도암/위궤양 · 샘창자궤양(십이지장궤양)/위암/대장암/크론병 · 궤양성 대장염/막창자꼬리염(충수염)/창자막힘증(장폐색증)/복부외상/식도폐쇄증 ●ESSENTIAL MINIMUM

3-6 간 · 쓸개 · 이자 329

간세포암종/지방간/쓸개돌증(담석증)/쓸개관암종(담관암종)/쓸개암(담낭암)/급성 이자염(급성 췌장염)/췌장암/지라비대(비장비대) ●ESSENTIAL MINIMUM

3-7 비뇨기 · 생식기 357

콩팥세포암종(신장세포암종)/콩팥깔때기(신우) · 요관종양/콩팥돌(신장결석) · 요관돌(요관결석)/주머니콩팥(낭성신장)/전립샘암(전립선암)/콩팥혈관고혈압(신장혈관고혈압)/부신종양/자궁근종/자궁내막암(자궁몸통암종)/난소종양/신경모세포종 ●ESSENTIAL MINIMUM

3-8 척추 · 척수 395

원반탈출(추간판탈출)/허리척추관협착증/허리뼈전방전위증/뒤세로인대뼈되기증(후종인대골화증)/류마티스관절염(고리중쇠관절아탈구)/전이성 척추종양/척추염 · 척추원반염/다양한 척추골절/척수물구멍증(척수공동증)/척추갈림증(이분척추) · 수막탈출증(수막류)/척수종양/특징적인 영상소견을 나타내는 그 밖의 척수질환 ●ESSENTIAL MINIMUM

3-9 뼈관절 · 연부 437

넙다리뼈골절(대퇴골골절)/허혈성 뼈괴사(골괴사)/변형뼈관절염(변형골관절염)/무릎인대손상 · 반월판손상/돌림근띠파열(회전근개파열)/감염성 골수염 · 관절염/뼈종양(골종양)/대사성 뼈질환/젖샘종양(유선종양) ●부록 : 인터벤션영상의학 ●ESSENTIAL MINIMUM

CONTENTS

4장 핵의학

[총론]

- 핵의학의 기초 474

[각론]

- 중추신경계통 479
- 순환기 482
- 호흡기 484
- 뼈관절 485
- 내분비계통 486
- 소화기 491
- 비뇨기 494
- 종양 · 염증 496
- ESSENTIAL MINIMUM 499

5장 방사선기초의학 · 방사선종양학

- 방사선물리학 502
- 방사선종양학 508
- 방사선보건물리학 517
- 약어 일람 521
- ESSENTIAL MINIMUM 522

찾아보기

- 한글 526
- 영어 533

CHAPTER

1 영상해부학

■ 해부색인 ········· 2

■ 머리 ········· 15
머리 X선 사진
MRI
혈관촬영

■ 목 ········· 21
CT

■ 가슴 ········· 23
X선 사진
CT
허파구역의 영상해부
혈관조영
심장동맥조영

■ 배 ········· 30
X선 사진
CT
간구역
간구역의 영상해부
MRI
초음파검사
배설요로조영
혈관조영
쓸개관조영

■ 척추 ········· 39
X선 사진
MRI

■ 기타 ········· 42
관자뼈(CT)
어깨관절(X선 사진, MRI)
팔꿉관절(X선 사진)
손관절(X선 사진, MRI)
엉덩관절(X선 사진, MRI)
무릎관절(X선 사진, MRI)
발목관절(X선 사진)
다리(다리동맥조영)

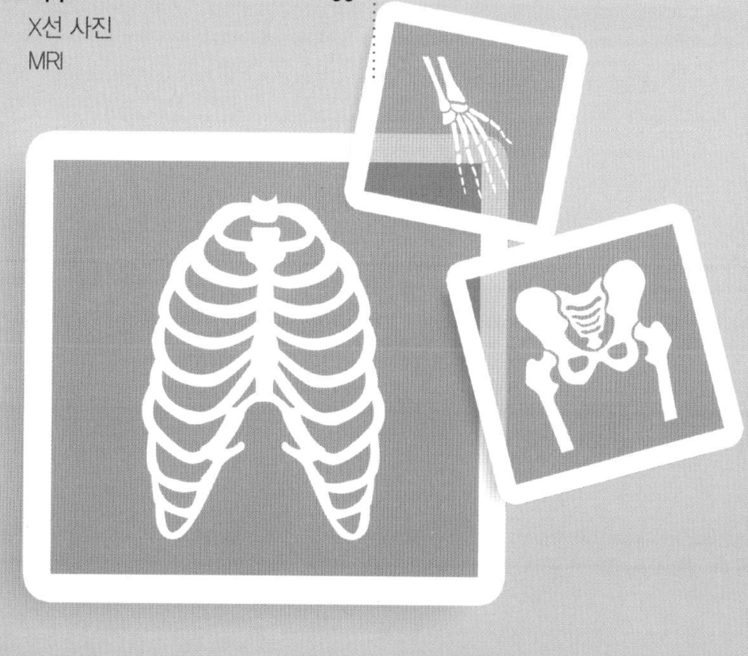

해부색인

ㄱ

가로돌기 40
가로막 30, 36
가로이자동맥 38
가로잘록창자 30, 32
가시돌기 40, 41
가시위근 43
가시위근힘줄 43
가쪽곁인대 48
가쪽구역 26
가쪽날개근 22
가쪽넓은근 46
가쪽뇌실 18, 19
가쪽바닥구역 26
가쪽반고리관 42
가쪽반달 48
가쪽오목 22
간 30
간각 30
간구역의 영상해부 33
간굽이 30
간동맥 오른엽 뒤구역가지 38
간동맥 오른엽 앞구역가지 38
간동맥 왼엽 가쪽구역가지 38
간동맥 왼엽 안쪽구역가지 38
간만곡 30
갈고리뼈 45
갈비가로막각 23
갑상샘 22
갑상선 22
갑상연골 22
거골 48
겉질 36
견갑골 23, 43
견갑하근 43
견봉 43
경골 48
경사대 22, 41
경상돌기 22, 42
경수 19, 22, 41
경정맥와 42
경추 41
고리뼈 15
고리뼈 뒤고리 40, 41
고리뼈 앞고리 40, 41
고실 42
고유간동맥 38
곧창자 30, 32, 34
곧창자자궁오목 32, 34
공장 32
공장동맥 38
과간결절 48
과간와 48
관골구 46
관상봉합 15
관자근 22
관자뼈바위연골 15, 18
관자엽 18
관절오목 43

관절와 43
관통가지 20
관통지 20
교근 22
교뇌 18, 41
구개수 22
구개편도 22
구불잘록창자 32, 34
굴심방결절가지 29
궁둥구멍근 46
궁둥뼈 32, 46
귀밑샘 22
귀인두관융기 22
귀인두관인두구멍 22
극돌기 40, 41
극상근 43
극상근건 43
근돌기 22
근위부 29
근위수지절간관절 45
근육돌기 22
기관 22, 23, 26, 41
기관갈림 23, 26
기관분지부 23, 26
기절골 45
깊은넙다리동맥 49
깨물근 22
꼬리엽 32, 36
꼬리핵머리 19
꼭대기구역 26
꼭대기뒤구역 26
꼭지돌기 15, 22
꼭지벌집 15, 18, 42
끝마디뼈 45

ㄴ

나비뼈 22
나비뼈동굴 15, 18
나비뼈평면 15
난소 34
난원창 42
날개돌기 22
내경동맥 19, 20, 22
내경정맥 22
내과 48
내림대동맥 23, 26, 28
내림앞가지 먼쪽부분 29
내림앞가지 몸쪽부분 29
내림앞가지 중간부분 29
내림잘록창자 30, 32
내이도 15, 42
내측반월 48
내측상과 44
내측익돌근 22
내측중엽구 26
내측측부인대 48
내측폐저구 26
내폐쇄근 46
내포 19
넙다리네갈래근 46
넙다리동맥 32, 49
넙다리뼈 48
넙다리뼈 가쪽복사 48
넙다리뼈머리 32, 46
넙다리뼈목 46
넙다리뼈 안쪽복사 48
넷째뇌실 18
노뼈 45

CHAPTER 1 2 3-1 3-2 3-3 3-4 3-5 3-6 3-7 3-8 3-9 4 5

노뼈머리 44
뇌궁 19
뇌들보몸통 19
뇌들보무릎 18
뇌들보주변동맥 20
뇌들보주위동맥 20
뇌들보팽대 19
뇌량변연동맥 20
뇌량슬 18
뇌량주위동맥 20
뇌량체 19
뇌량팽대 19
뇌바닥동맥 19, 20
뇌바닥동맥 분지부 20
뇌저동맥 19, 20
뇌하수체 18
뇌활 19
눈동맥 20
눈확 15, 18
늑골 40
늑골횡격막각 23

ㄷ

다리뇌 18, 41
달팽이 42
담낭 32, 36
담낭경부 38
담낭관 38
담낭동맥 38
담낭저부 38
담창구 19
대각 22
대각지 29
대결절 43
대뇌부챗살 19
대뇌세로틈새 18
대뇌종렬 18
대능형골 45
대동맥궁 23, 26, 28
대동맥활 23, 26, 28
대둔근 46
대전자 46
대퇴골 48
대퇴골경 46
대퇴골두 32, 46
대퇴동맥 32, 49
대퇴사두근 46
대퇴심동맥 49
대후두공 40, 41
돌기사이관절 40
돌잘록창자동맥 38
돌창자 32
돌창자동맥 38
동결절지 29
두덩결합 46
두덩곧창자근 34
두덩뼈 32, 34, 46
두정엽 19
둔연지 29
둔한모서리가지 29
뒤가쪽가지 29
뒤교통동맥 20
뒤구역 26
뒤내림가지 29
뒤대뇌동맥 19, 20
뒤대뇌동맥 수평부 19
뒤바닥구역 26

뒤반고리관 42
뒤세로인대 41
뒤십자인대 48
뒤아래소뇌동맥 20
뒤정강동맥 49
뒤침대돌기 15
뒤통수뼈 41
뒤통수엽 19
등뼈 23
등세모근 22
등쪽 이자동맥 38

ㄹ

렌즈핵선조체동맥 20
렌즈핵줄무늬체동맥 20
로젠뮐러오목 22
로젠밀러와 22
루시카관절 40

ㅁ

마루엽 19
마미 41
말절골 45
말총 41
망치뼈 42
먼쪽손가락뼈사이관절 45
모루뼈 42
모뿔연골 22
목말뼈 48
목빗근 22
목뿔뼈 15, 22
목정맥오목 42
목젖 22
목척수 19, 22, 41
몸쪽손가락뼈사이관절 45
몸통부분 19, 22
무릎밑지방 48
무릎뼈 48
문맥 32, 36
문맥가지 36
문맥지 36
미상엽 32
미상핵두 19

ㅂ

바깥귀길 15, 42
바깥엉덩동맥 49
바위끝 42
반달뼈 45
반지연골 22
발꿈치뼈 48
발배뼈 48
방광 32, 34, 37
방사관 19
방패연골 22
배대동맥 32, 36
벌집뼈동굴 15, 18
복강동맥 38
복부대동맥 32, 36
복장뒤공간 23
복장뼈 26
볼기뼈절구 46
붓돌기 22, 42
비강 15, 22
비골 48

비골동맥 49
비골두 48
비동맥 38
비복근 48
비스듬틀 22, 41
비장 30, 32
비장만곡 30
비정맥 32, 36
빈창자 32
빈창자동맥 38
빗장밑동맥 28
빗장뼈 23, 26, 40, 43

ㅅ

사골동 15, 18
사구체 19
삼각골 45
삼각근 43
삼각부 19
삼관 합류부 38
상대정맥 23, 26
상설구 26
상소뇌동맥 20
상시상정맥동 19
상악골 15
상악동 15, 22
상완골 43, 44
상완골두 43
상완이두근 43
상인두 15, 19, 41
상인두강 22
상장간막정맥 36
상전장골극 46
상창자간막동맥 36, 38
상하엽구 26
상행결장 30, 32
상행대동맥 26, 28
샘창자 32
설 22
설골 22
성대 22, 41
세모부분 19
세모뼈 45
셋째뇌실 19
소뇌교각부 18
소뇌다리뇌각 18
소뇌반구 18
소뇌벌레 18
소뇌천막 19
소뇌충부 18
소뇌편도 18, 41
소능형골 45
소둔근 46
소전자 46
속귀길 15, 42
속목동맥 19, 20, 22
속목동맥 분지부 19, 20
속목동맥 사이펀 부위 19, 20
속목정맥 22
속섬유막 19
속질 36
속폐쇄근 46
손목손허리관절 45
손배뼈 45
손허리뼈 45
손허리손가락관절 45
솔방울샘 19

솔방울샘오목 19
송과체 19
송과체와 19
쇄골 23, 26, 40, 43
쇄골하동맥 28
수근중수관절 45
수질 36
순판 42
숨뇌 18, 41
슬개골 48
슬개하지방체 48
슬와근 48
슬와동맥 49
승모근 22
시각교차 18
시각로 19
시삭 19
시상 19
시상무릎체동맥 20
시상봉합 15
시상슬상체동맥 20
식도 22, 26, 32
신배 37
신우 37
신장상극 37
신장중극 37
신장하극 37
실비우스열 19
심우연 23
심장가로막각 23
심장뒤공간 23
심장뒤모서리 23
심장앞모서리 23
심장오른모서리 23
심장왼모서리 23
심장횡격막각 23
심전연 23
심좌연 23
심후강 23
심후연 23
십이지장 32
쓸개 32, 36
쓸개동맥 38
쓸개목부위 38
쓸개바닥부위 38
쓸개주머니관 38

ㅇ

아래대정맥 23, 26, 32, 36
아래인두공간 22
아래턱뼈 22
아래혀구역 26
아킬레스건 48
아킬레스힘줄 48
악관절 15, 22
악하선 22
안동맥 20
안뜰 42
안뜰수도관 42
안뜰창 42
안배 15
안와 15, 18
안장등 15
안장상수조 18
안장위수조 18
안쪽곁인대 48
안쪽구역 26

CHAPTER 1 2 3-1 3-2 3-3 3-4 3-5 3-6 3-7 3-8 3-9 4 5

안쪽날개근	22
안쪽바닥구역	26
안쪽반달	48
알머리뼈	45
앞고리	15
앞교통동맥	19
앞구역	26
앞대뇌동맥	19, 20
앞대뇌동맥 수평부	19
앞대뇌동맥(수평부)	20
앞 · 뒤위이자샘창자동맥	38
앞맥락동맥	20
앞바닥구역	26
앞반고리관	42
앞뿔	18
앞십자인대	48
앞아래소뇌동맥	20
앞정강동맥	49
앞침대돌기	15
어깨밑근	43
어깨뼈	43
어깨뼈 모서리	23
어깨뼈봉우리	43
어깨세모근	43
엉덩뼈	32, 40
엉덩뼈날개	30, 46
엉덩허리근	32, 46
엉덩허리근 모서리	37, 40
엉치뼈	32
엉치뼈구멍	40
엉치엉덩관절	30, 40, 46
연	23
연수	18, 41
예리한모서리가지	29
예연지	29
오금근	48
오금동맥	49
오른가로막	23
오른간관	38
오른간동맥	38
오른간정맥	36
오른부신	32
오른빗장밑정맥	26
오른심방	23, 26, 28
오른심실	23, 26
오른심실가지	29
오른심장동맥 먼쪽부분	29
오른심장동맥 몸쪽부분	29
오른심장동맥 중간부분	29
오른아래엽 허파동맥가지	23
오른엽 – 뒤아래구역	32, 36
오른엽 – 뒤위구역	32, 36
오른엽 앞구역가지	36
오른엽 – 앞아래구역	32, 36
오른엽 – 앞위구역	32, 36
오른위그물막동맥	38
오른위엽 기관지구멍	23
오른위엽 허파동맥가지	23
오른잘록창자동맥	38
오른중간엽기관지	23
오른중간엽 허파동맥가지	23
오른창자굽이	30
오른콩팥	32, 36
오른허파동맥	23, 26
오름대동맥	26, 28
오름잘록창자	30, 32
온간관	38
온간동맥	38

온목동맥	22, 28
온쓸개관	32, 36, 38
온엉덩동맥	32
와우	42
완두동맥	26, 28
완두정맥	26
외과	48
외과경	43
외이도	15, 42
외장골동맥	49
외측광근	46
외측반규관	42
외측반월	48
외측상과	44
외측익돌근	22
외측중엽구	26
외측측부인대	48
외측폐저구	26
외측함요	22
왼가로막	23
왼간관	38
왼간동맥	38
왼부신	32
왼빗장밑동맥	26
왼심방	26, 28
왼심방귀	23
왼심실	23, 26, 32
왼심장동맥 주간부분	29
왼아래엽 허파동맥가지	23
왼엽 가쪽구역가지	36
왼엽 – 등가쪽구역	32, 36
왼엽 – 배가쪽구역	32, 36
왼엽 – 안쪽구역	32, 36
왼온목동맥	26, 28
왼위그물막동맥	38
왼위동맥	38
왼위엽 기관지구멍	23
왼위엽 허파동맥가지	23
왼창자굽이	30
왼콩팥	32
왼허파동맥	23, 26
왼혀구역 허파동맥가지	23
요골	45
요골두	44
요관	37
우간관	38
우간동맥	38
우간정맥	36
우결장동맥	38
우관상동맥	29
우부신	32
우상엽	23
우쇄골하정맥	26
우신	32, 36
우심방	23, 26, 28
우심실	23, 26
우심실지	29
우엽	32, 36, 38
우위대망동맥	38
우중엽	23
우중엽기관지	23
우폐동맥	23, 26
우하엽	23
우횡격막	23
원위부	29
원위수지절간관절	45
월상골	45
위고실	42

위구역 26
위대정맥 23, 26
위몸통 32
위바닥 32
위샘창자동맥 38
위소뇌동맥 20
위시상정맥굴 19
위십이지장동맥 38
위앞엉덩뼈가시 46
위인두공간 22
위저 32
위창자간막동맥 36, 38
위창자간막정맥 36
위체 32
위턱굴 15, 22
위턱뼈 15
위팔두갈래근 43
위팔뼈 44
위팔뼈 가쪽위관절융기 44
위팔뼈머리 43
위팔뼈 안쪽위관절융기 44
위팔뼈 외과목 43
위팔뼈 큰결절 43
위팔뼈 해부목 43
위포 30
위혀구역 26
유구골 45
유돌봉소 15, 18, 42
유두골 45
유두체 19
유양돌기 15, 22
윤상연골 22
융기사이결절 48
융기사이오목 48
음경해면체 34
이관융기 22
이관인두구 22
이마굴 15
이마엽 18
이상근 46
이상와 22
이자꼬리 32, 36
이자머리 32
이자몸통 32, 36
이하선 22
익상돌기 22
입방골 48
입방뼈 48
입천장편도 22

ㅈ

자궁 32
자궁경부 34
자궁내막 34
자궁목 34
자궁몸통 34
자궁바닥 34
자궁속막 34
자궁저부 34
자궁체부 34
자뼈 44, 45
작은돌기 46
작은마름뼈 45
작은볼기근 46
장골 32, 40
장골익 30, 46
장딴지근 48

장요근	32, 37, 40, 46
전각	18
전경골동맥	49
전교통동맥	19
전궁	15, 40, 41
전대뇌동맥	19, 20
전두동	15
전두엽	18
전립샘	34
전립선	34
전맥락총동맥	20
전반규관	42
전상돌기	15
전상엽구	26
전십자인대	48
전정	42
전정수도관	42
전폐저구	26
전하소뇌동맥	20
전하행지	29
전 · 후상췌십이지장동맥	38
접합부위	34
접형골	22
접형골동	15, 18
접형골평면	15
정강뼈	48
정강뼈 가쪽복사	48
정강뼈 안쪽복사	48
제1갈비뼈	40
제1대각가지	29
제1목뼈	40
제1엉치뼈	40, 41
제2대각가지	29
제2목뼈	40
제3뇌실	19
제3목뼈	40, 41
제4/5허리뼈	40
제4뇌실	18
제4목뼈	40
제5허리뼈	40, 41
제7목뼈	40
제12갈비뼈	40
조가비핵	19
조롱박오목	22
종골	48
종아리동맥	49
종아리뼈	48
종아리뼈 가쪽복사	48
종아리뼈머리	48
좌간관	38
좌간동맥	38
좌골	32, 46
좌관상동맥	29
좌부신	32
좌상엽	23
좌설구	23
좌쇄골하동맥	26
좌신	32
좌심방	26, 28
좌심실	23, 26, 32
좌심이	23
좌엽	32, 36
좌위대망동맥	38
좌위동맥	38
좌총경동맥	26, 28
좌폐동맥	23, 26
좌하엽	23
좌횡격막	23

주두 44
주두와 44
주상골 45, 48
주이자관 38
주췌관 38
주폐동맥 26
주폐동맥간 28
주허파동맥 26
주허파동맥줄기 28
중간간동맥 38
중간간정맥 36
중간뇌 18
중간뇌막동맥고랑 15
중간뇌수도관 18
중간대뇌동맥 19, 20
중간대뇌동맥 분지부 19
중간대뇌동맥(분지부) 20
중간대뇌동맥 수평부 19
중간대뇌동맥(수평부) 20
중간동맥 38
중간마디뼈 45
중간볼기근 46
중간소뇌다리 18
중간인두공간 22
중간잘록창자동맥 38
중간정맥 36
중격가지 29
중격지 29
중결장동맥 38
중경막동맥구 15
중뇌 18
중뇌수도 18
중대뇌동맥 19, 20
중둔근 46
중소뇌각 18
중쇠뼈 15
중쇠뼈 가시돌기 40, 41
중쇠뼈 몸통 40, 41
중쇠뼈 치아돌기 40, 41
중수골 45
중수지절관절 45
중심고랑 19
중심구 19
중인두강 22
중절골 45
지라 30, 32
지라굽이 30
지라동맥 38
지라정맥 32, 36
지주막하강 41
직장 30, 32, 34
직장자궁와 32, 34
질 34

ㅊ

창백핵 19
척골 44, 45
척수 거미막밑공간 41
척추궁 40
척추동맥 19, 20, 22, 28
척추동맥-뇌바닥동맥 합류부 20
척추뼈고리 40
척추뼈고리뿌리 40
척추뼈고리(제3목뼈) 40
척추뼈몸통 15, 40, 41
척추사이공간 40
척추사이구멍 40

척추원반 41
척추체 40, 41
천골 32
천골공 40
천장관절 30, 40, 46
천추 41
첫마디뼈 45
체부 19, 22
총간관 38
총간동맥 38
총경동맥 22, 28
총담관 32, 36, 38
총장골동맥 32
추간강 40
추간공 40
추간관절 40
추간판 41
추골 42
추골동맥 19, 20, 22, 28
추궁근 40
추체 15
추체첨부 42
축추 15, 40, 41
췌두 32
췌미 32, 36
췌장동맥 38
췌체 32, 36
측뇌실 18, 19
측두골추체연골 15, 18
측두근 22
측두엽 18
치골 32, 34, 46
치골결합 46
치골직장근 34
치돌기 15, 40, 41
치아돌기 15
침골 42

ㅋ

코안 15, 22
코인두 15, 19, 41
콩팥깔때기 37
콩팥아래쪽 37
콩팥위쪽 37
콩팥잔 37
콩팥중간쪽 37
큰구멍 40, 41
큰돌기 46
큰마름뼈 45
큰볼기근 46
큰뿔 22

ㅌ

터키안장 15
턱관절 15, 22
턱밑샘 22
턱뼈각 15
턱뼈몸통 15
투명사이막 19
투명중격 19

ㅍ

팔꿈치머리 44
팔꿈치오목 44
팔머리동맥 26, 28

팔머리정맥 26
폐동맥 28
폐동맥활 23
폐쇄공 46
폐쇄구멍 46
폐정맥 28
폐첨구 26
폐첨후구 26
피각 19
피열연골 22
피질 36

ㅎ

하대정맥 23, 26, 32, 36
하설구 26
하악각 15
하악골 22
하악체 15
하인두강 22
하행결장 30, 32
하행대동맥 23, 26, 28
해부경 43
허파동맥 28
허파동맥활 23
허파정맥 28
혀 22
환추 15, 40, 41
회결장동맥 38
회선지 29
회장 32
회장동맥 38
횡격막 30, 36
횡돌기 40
횡행결장 30, 32
횡행췌장동맥 38
후경골동맥 49
후교통동맥 20
후궁 40, 41
후대뇌동맥 19, 20
후두 22
후두개 22, 41
후두골 41
후두덮개 22, 41
후두엽 19
후반규관 42
후상돌기 15
후상엽구 26
후십자인대 48
후종인대 41
후측벽지 29
후폐저구 26
후하소뇌동맥 20
후하행지 29
휘돌이가지 먼쪽부분 29
휘돌이가지 몸쪽부분 29
흉골 26
흉골후강 23
흉쇄유돌근 22
흉추 23

기타

S상결장 32, 34

머리

머리 X선 사진

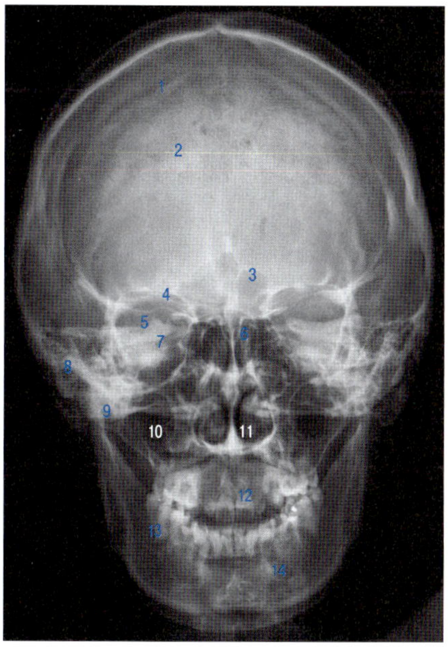

정면상

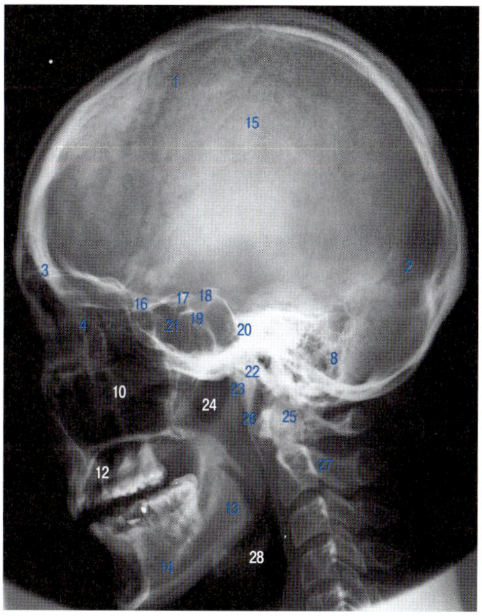

측면상

해부명

1 관상봉합(coronal suture) 2 시상봉합(sagittal suture) 3 이마굴(전두동, frontal sinus) 4 눈확(안와, orbital fossa) 5 관자뼈바위연골(측두골추체연골, petrosal cartilage of temporal bone) 6 벌집뼈동굴(사골동, ethmoid sinus) 7 속귀길(내이도, internal acoustic canal) 8 꼭지벌집(유돌봉소, mastoid air cell) 9 꼭지돌기(유양돌기, mastoid process) 10 위턱굴(상악동, maxillary sinus) 11 코안(비강, nasal cavity) 12 위턱뼈(상악골, maxilla) 13 턱뼈각(하악각, mandibular angle) 14 턱뼈몸통(하악체, body of mandible) 15 중간뇌막동맥고랑(중경막동맥구, groove for middle meningeal artery) 16 나비뼈평면(접형골평면, planum sphenoidale) 17 앞침대돌기(전상돌기, anterior clinoid process) 18 뒤침대돌기(후상돌기, posterior clinoid process) 19 터키안장(sella turcica) 20 안장등(안배, dorsum sellae) 21 나비뼈동굴(접형골동, sphenoidal sinus) 22 바깥귀길(외이도, external auditory canal) 23 턱관절(악관절, temporomandibular joint) 24 코인두(상인두, epipharynx) 25 중쇠뼈[축추, axis; 치아돌기(치돌기, dens)] 26 고리뼈[환추, atlas; 앞고리(전궁, anterior arch)] 27 중쇠뼈[축추, axis; 척추뼈몸통(추체, body of vertebra)] 28 목뿔뼈(설골, hyoid bone)

MRI

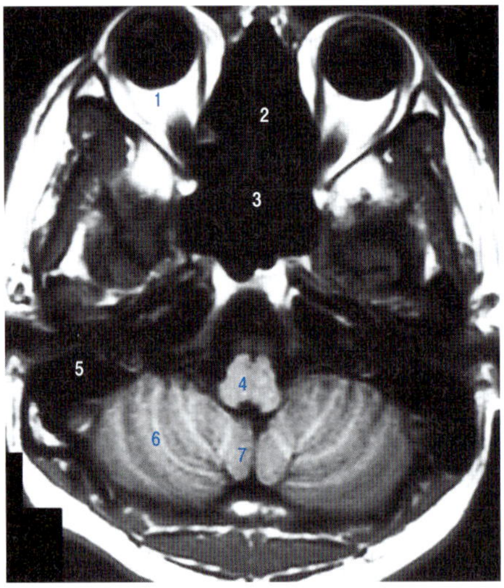

T1 강조영상(수평면)

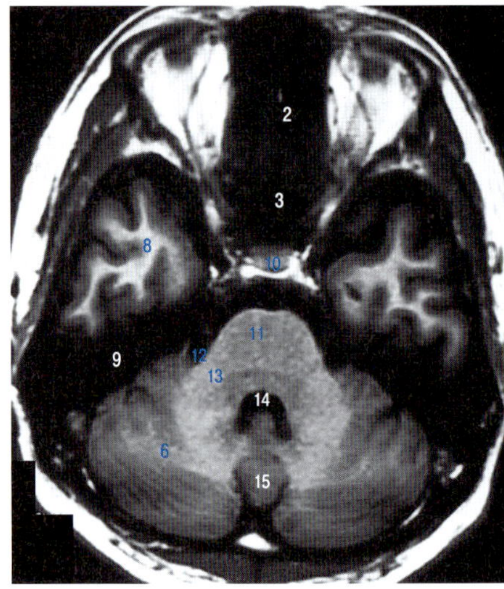

T1 강조영상(수평면)

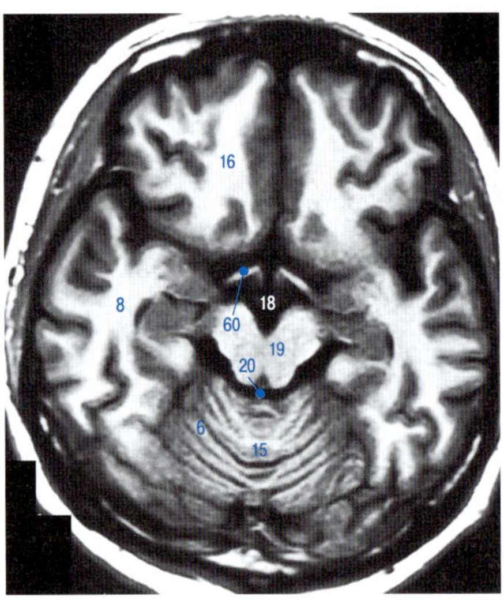

T1 강조영상(수평면)

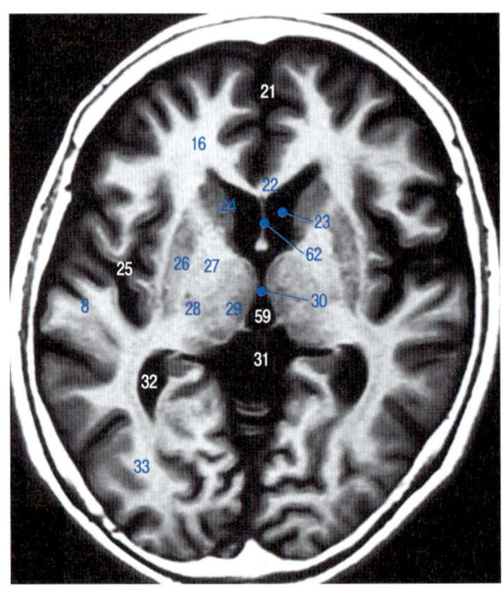

T1 강조영상(수평면)

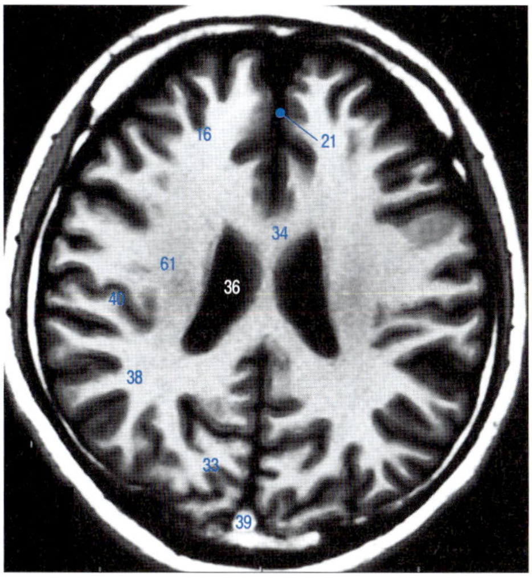

T1 강조영상(수평면)

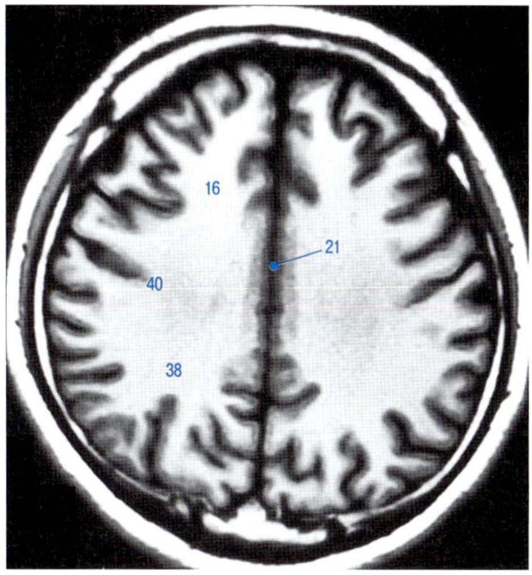

T1 강조영상(수평면)

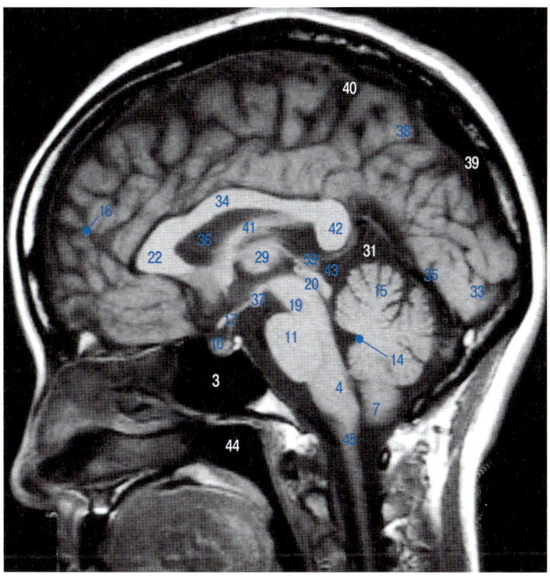

T1 강조영상(시상면)

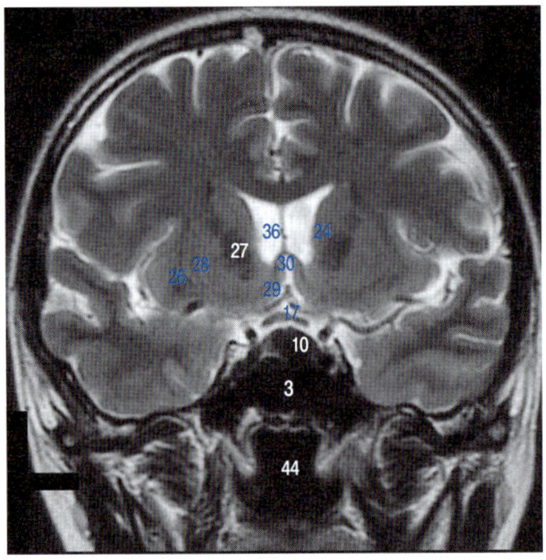

T2 강조영상(관상면)

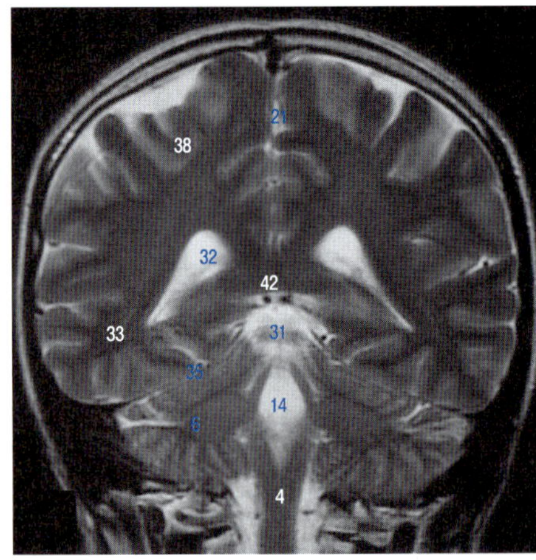

T2 강조영상(관상면)

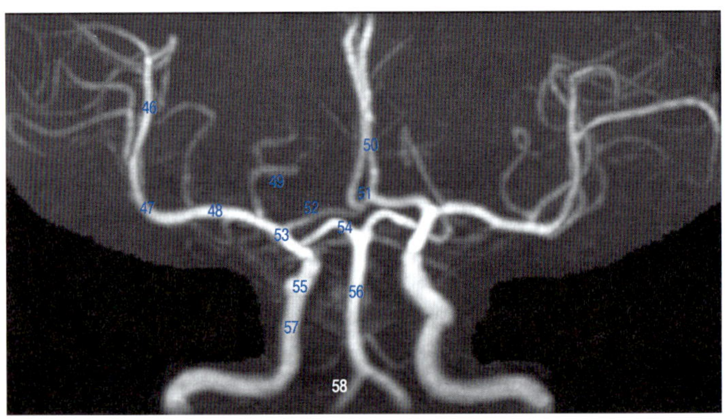

MRA

해부명

1 눈확(안와, orbital fossa) 2 벌집뼈동굴(사골동, ethmoid sinus) 3 나비뼈동굴(접형골동, sphenoidal sinus) 4 숨뇌(연수, medulla oblongata) 5 꼭지벌집(유돌봉소, mastoid air cell) 6 소뇌반구(cerebellar hemisphere) 7 소뇌편도(tonsil of cerebellum) 8 관자엽(측두엽, temporal lobe) 9 관자뼈바위연골(측두골추체연골, petrosal cartilage of temporal bone) 10 뇌하수체(hypophysis) 11 다리뇌(교뇌, pons) 12 소뇌다리뇌각(소뇌교각부, cerebellopontine angle) 13 중간소뇌다리(중소뇌각, middle cerebellar peduncle) 14 넷째뇌실(제4뇌실, fourth ventricle) 15 소뇌벌레(소뇌충부, cerebellar vermis) 16 이마엽(전두엽, frontal lobe) 17 시각교차(optic chiasm) 18 안장위수조(안장상수조, suprasellar cistern) 19 중간뇌(중뇌, mesencephalon) 20 중간뇌수도관(중뇌수도, aqueduct of sylvius) 21 대뇌세로틈새(대뇌종렬, longitudial fissure) 22 뇌들보무릎(뇌량슬, genu of corpus callosum) 23 가쪽뇌실[측뇌실, lateral ventricle; 앞뿔(전각, anterior horn)]

해부명

24 꼬리핵머리(미상핵두, head of caudate nucleus) 25 실비우스열(sylvian fissure) 26 조가비핵(피각, putamen) 27 창백핵(담창구, globus pallidus) 28 속섬유막(내포, internal capsule) 29 시상(thalamus) 30 셋째뇌실(제3뇌실, third ventricle) 31 솔방울샘오목(송과체와, pineal recess) 32 가쪽뇌실[측뇌실, lateral ventricle; 세모부분(삼각부, triangular part)] 33 뒤통수엽(후두엽, occipital lobe) 34 뇌들보몸통(뇌량체, body of corpus callosum) 35 소뇌천막(tentorium cerebelli) 36 가쪽뇌실[측뇌실, lateral ventricle; 몸통부분(체부, body part)] 37 유두체(mammillary body) 38 마루엽(두정엽, parietal lobe) 39 위시상정맥굴(상시상정맥동, superior sagittal sinus) 40 중심고랑(중심구, central sulcus) 41 뇌활(뇌궁, fornix) 42 뇌들보팽대(뇌량팽대, splenium of corpus callosum) 43 사구체(quadrigemina) 44 코인두(상인두, epipharynx) 45 목척수(경수, cervical spinal cord) 46 중간대뇌동맥(중대뇌동맥, middle cerebral artery) 47 중간대뇌동맥 분지부 48 중간대뇌동맥 수평부 49 뒤대뇌동맥(후대뇌동맥, posterior cerebral artery) 50 앞대뇌동맥(전대뇌동맥, anterior cerebral artery) 51 앞교통동맥(전교통동맥, anterior communicating artery) 52 앞대뇌동맥 수평부 53 속목동맥(내경동맥, internal carotid artery) 분지부 54 뒤대뇌동맥(후대뇌동맥, posterior cerebral artery) 수평부 55 속목동맥 사이펀(siphon) 부위 56 뇌바닥동맥(뇌저동맥, basilar artery) 57 속목동맥 58 척추동맥(추골동맥, vertebral artery) 59 솔방울샘(송과체, pineal body) 60 시각로(시삭, optic tract) 61 대뇌부챗살(방사관, corona radiata) 62 투명사이막(투명중격, septum pellucidum)

혈관촬영

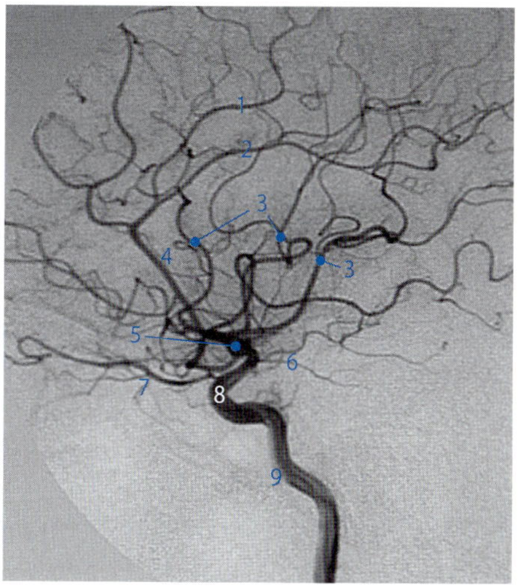

속목동맥조영(측면상)

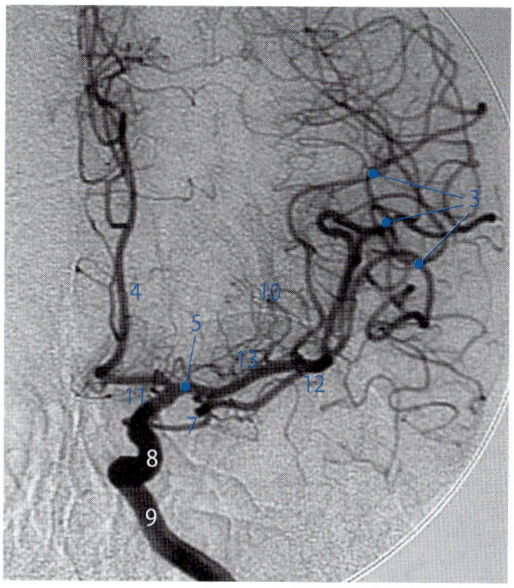

왼속목동맥조영(정면상)

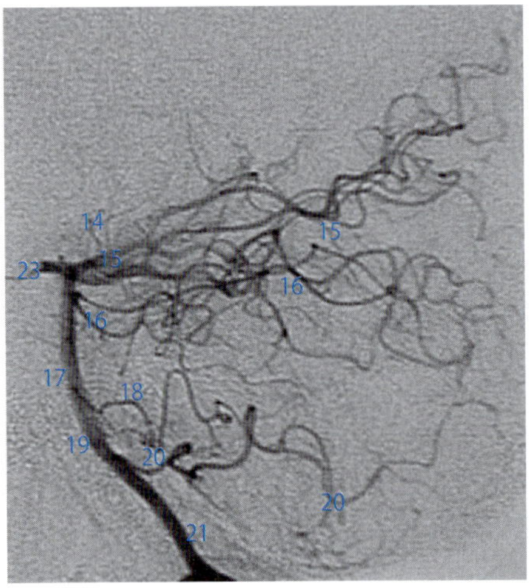

척추동맥조영(측면상)

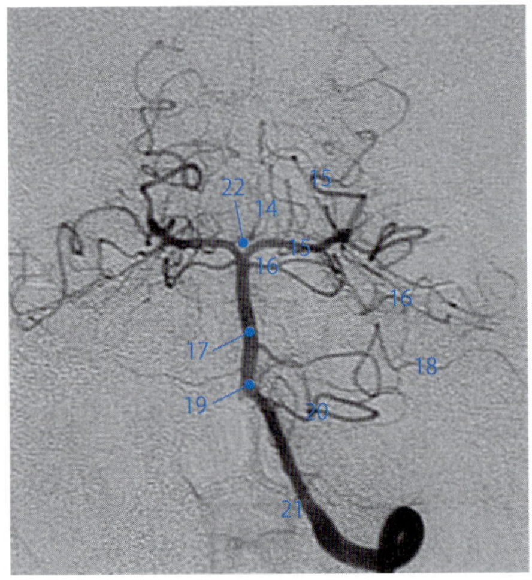

왼척추동맥조영(정면상)

해부명

1 뇌들보주변동맥(뇌량변연동맥, callosomarginal artery) 2 뇌들보주위동맥(뇌량주위동맥, pericallosal artery) 3 중간대뇌동맥(중대뇌동맥, middle cerebral artery) 4 앞대뇌동맥(전대뇌동맥, anterior cerebral artery) 5 속목동맥(내경동맥, internal carotid artery) 분지부 6 앞맥락동맥(전맥락총동맥, anterior choroidal artery) 7 눈동맥(안동맥, ophthalmic artery) 8 속목동맥 사이펀(siphon) 부위 9 속목동맥 10 렌즈핵줄무늬체동맥[렌즈핵선조체동맥, lenticulostriate artery; 관통가지(관통지, perforating branch)] 11 앞대뇌동맥(수평부) 12 중간대뇌동맥(분지부) 13 중간대뇌동맥(수평부) 14 시상무릎체동맥(시상슬상체동맥, thalamogeniculate artery; 관통가지) 15 뒤대뇌동맥(후대뇌동맥, posterior cerebral artery) 16 위소뇌동맥(상소뇌동맥, superior cerebellar artery) 17 뇌바닥동맥(뇌저동맥, basilar artery) 18 앞아래소뇌동맥(전하소뇌동맥, anterior inferior cerebellar artery) 19 척추동맥(추골동맥, vertebral artery)-뇌바닥동맥(뇌저동맥, basilar artery) 합류부 20 뒤아래소뇌동맥(후하소뇌동맥, posterior inferior cerebellar artery) 21 척추동맥(추골동맥, vertebral artery) 22 뇌바닥동맥 분지부 23 뒤교통동맥(후교통동맥, posterior communicating artery)

목

CT

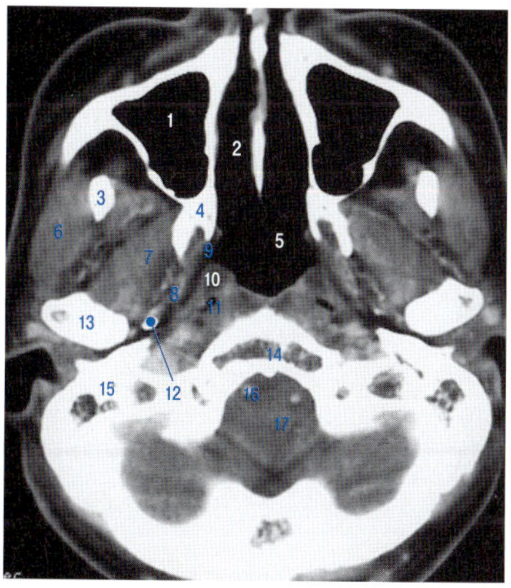

조영 CT

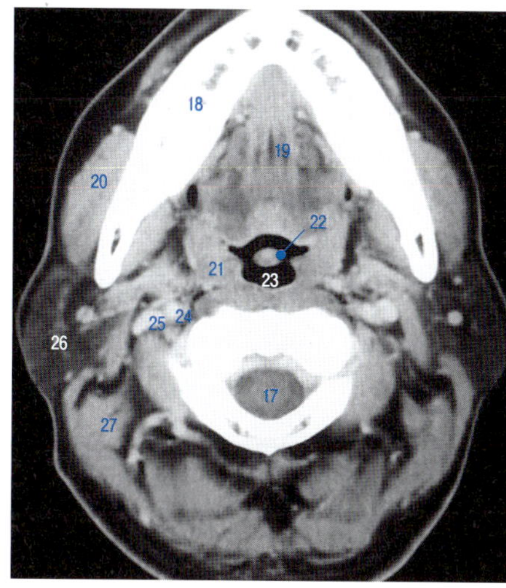

조영 CT

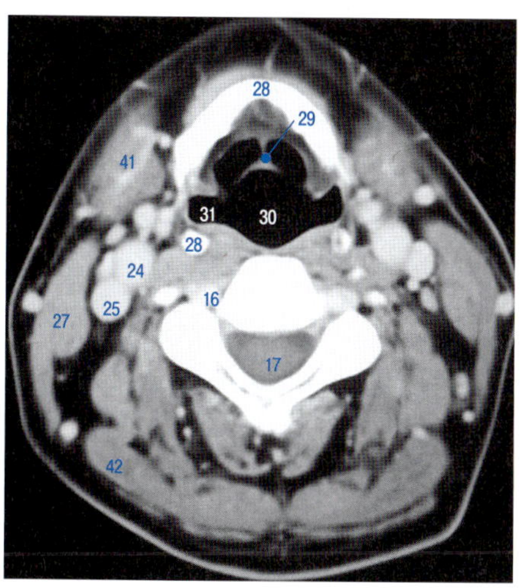

조영 CT

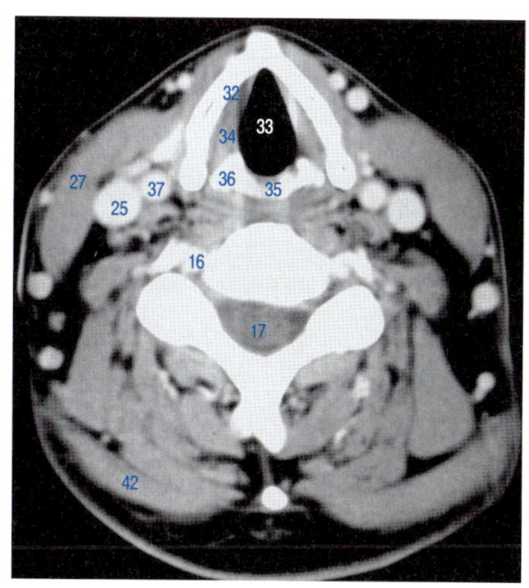

조영 CT

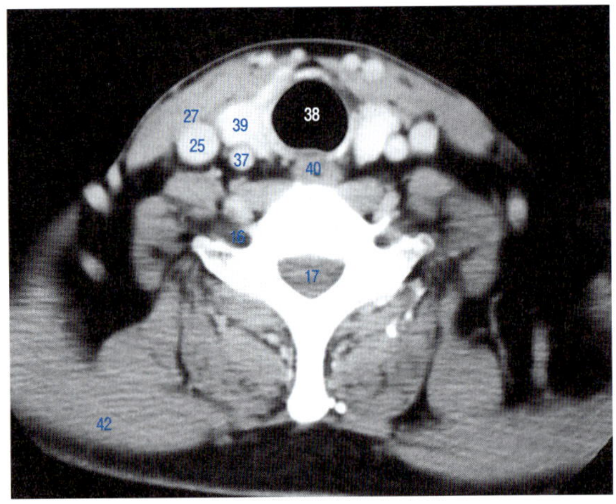

조영 CT

해부명

1 위턱굴(상악동, maxillary sinus) 2 코안(비강, nasal cavity) 3 아래턱뼈[하악골, mandible; 근육돌기(근돌기, coronoid process)] 4 날개돌기[익상돌기, perygoid process; 나비뼈(접형골, sphenoid bone)] 5 위인두공간(상인두강, superior pharyngeal cavity) 6 관자근(측두근, temporal muscle) 7 가쪽날개근(외측익돌근, lateral pterygoid muscle) 8 안쪽날개근(내측익돌근, medial pterygoid muscle) 9 귀인두관인두구멍(이관인두구, pharyngeal opening of auditory tube) 10 귀인두관융기(이관융기, torus tubarius) 11 가쪽오목[외측함요, lateral recess; 로젠뮐러오목(로젠밀러와, Rosenmüller's fossa)] 12 붓돌기(경상돌기, styloid process) 13 아래턱뼈[하악골, mandible; 턱관절(악관절, temporomandibular joint)] 14 비스듬틀(경사대, clivus) 15 꼭지돌기(유양돌기, mamillary process) 16 척추동맥(추골동맥, vertebral artery) 17 목척수(경수, cervical spinal cord) 18 아래턱뼈[하악골, mandible; 몸통부분(체부, body part)] 19 혀(설, tongue) 20 깨물근(교근, masseter muscle) 21 입천장편도(구개편도, faucial tonsil) 22 목젖(구개수, palatine uvula) 23 중간인두공간(중인두강, middle pharyngeal cavity) 24 속목동맥(내경동맥, internal carotid artery) 25 속목정맥(내경정맥, internal jugular vein) 26 귀밑샘(이하선, parotid gland) 27 목빗근(흉쇄유돌근, sternocleidomastoid muscle) 28 목뿔뼈[설골, hyoid bone; 큰뿔(대각, greater horn)] 29 후두덮개(후두개, epiglottis) 30 아래인두공간(하인두강, inferior pharyngeal cavity) 31 조롱박오목(이상와, pyriform sinus) 32 방패연골(갑상연골, thyroid cartilage) 33 후두(larynx) 34 성대(vocal cord) 35 반지연골(윤상연골, cricoid cartilage) 36 모뿔연골(피열연골, arytenoid cartilage) 37 온목동맥(총경동맥, common carotid artery) 38 기관(trachea) 39 갑상샘(갑상선, thyroid gland) 40 식도(esophagus) 41 턱밑샘(악하선, submandibular gland) 42 등세모근(승모근, trapezius muscle)

가슴

X선 사진

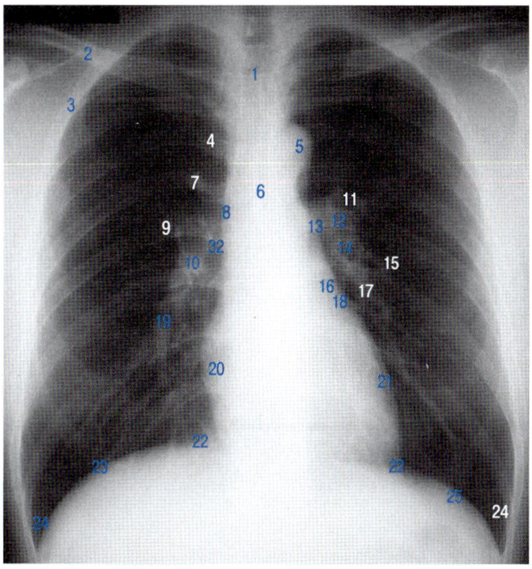

정면상

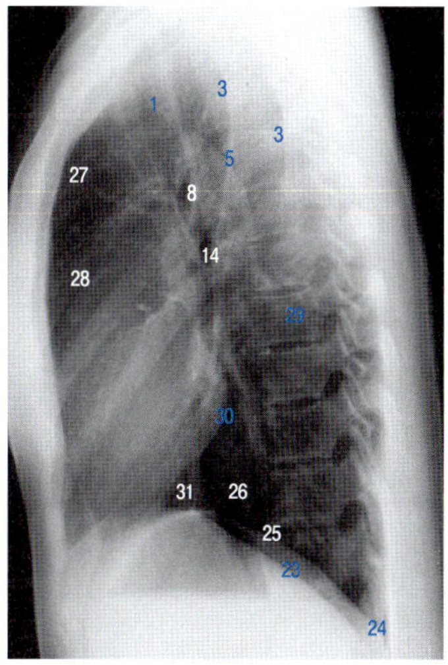

측면상

해부명

1 기관(trachea) 2 빗장뼈(쇄골, clavicle) 3 어깨뼈(견갑골, scapula) 모서리(연, margin) 4 위대정맥(상대정맥, superior vena cava) 5 대동맥활(대동맥궁, aortic arch) 6 기관갈림(기관분지부, bifurcation of trachea) 7 오른위엽(우상엽, right upper lobe) 허파동맥가지 8 오른위엽(우상엽, right upper lobe) 기관지구멍(orifice of bronchus) 9 오른중간엽(우중엽, right middle lobe) 허파동맥가지 10 오른허파동맥(우폐동맥, right pulmonary artery) 11 왼위엽(좌상엽, left upper lobe) 허파동맥가지 12 왼허파동맥(좌폐동맥, left pulmonary artery) 13 허파동맥활(폐동맥활, pulmonary arch) 14 왼위엽(좌상엽, left upper lobe) 기관지구멍 15 왼혀구역(좌설구, left lingular segment) 허파동맥가지 16 내림대동맥(하행대동맥, descending aorta) 17 왼아래엽(좌하엽, left lower lobe) 허파동맥가지 18 왼심방귀(좌심이, left auricle) 19 오른아래엽(우하엽, right lower lobe) 허파동맥가지 20 심장오른모서리[심우연, right margin of heart; 오른심방(우심방, right atrium)] 21 심장왼모서리[심좌연, left margin of heart; 왼심실(좌심실, left ventricle)] 22 심장가로막각(심장횡격막각, cardiodiaphragmatic angle) 23 오른가로막(우횡격막, right diaphragm) 24 갈비가로막각(늑골횡격막각, costophrenic angle) 25 왼가로막(좌횡격막, left diaphragm) 26 심장뒤공간(심후강, retrocardiac space) 27 복장뒤공간(흉골후강, retrosternal space) 28 심장앞모서리[심전연, anterior margin of heart, 오른심실(우심실, right ventricle)] 29 등뼈(흉추, thoracic vertebra) 30 심장뒤모서리[심후연, posterior margin of heart; 왼심실(좌심실, left ventricle)] 31 아래대정맥(하대정맥, inferior vena cava) 32 오른중간엽기관지(우중엽기관지, right middle lobar bronchus)

CT(세로칸 조건)

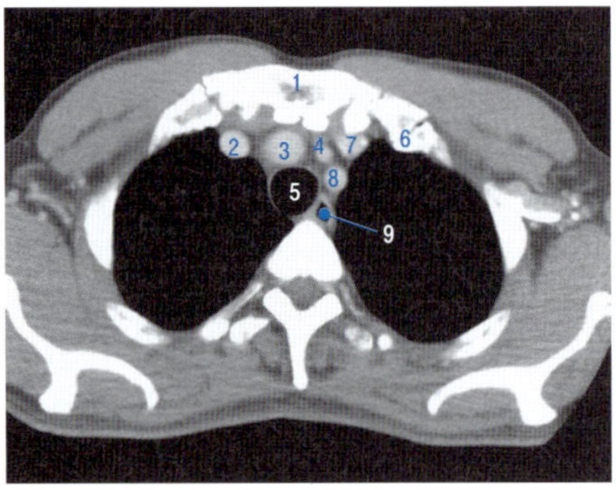

조영 CT

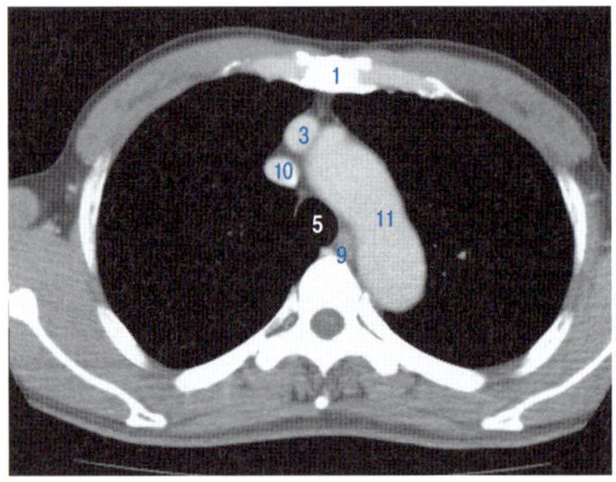

조영 CT

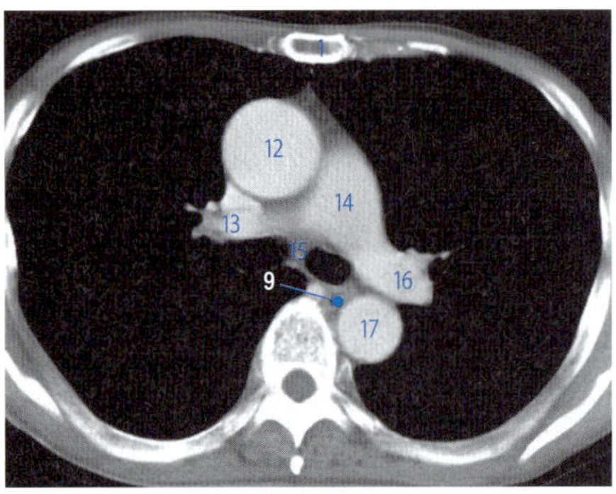

조영 CT

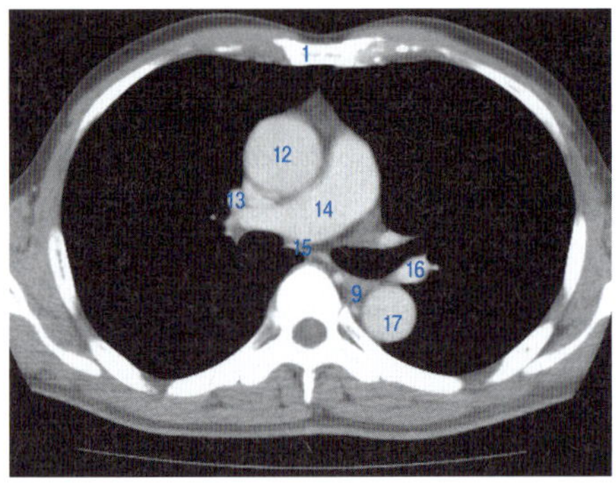

조영 CT

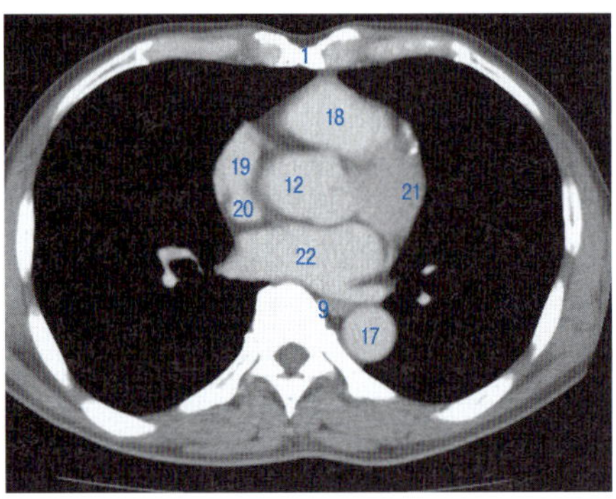

조영 CT

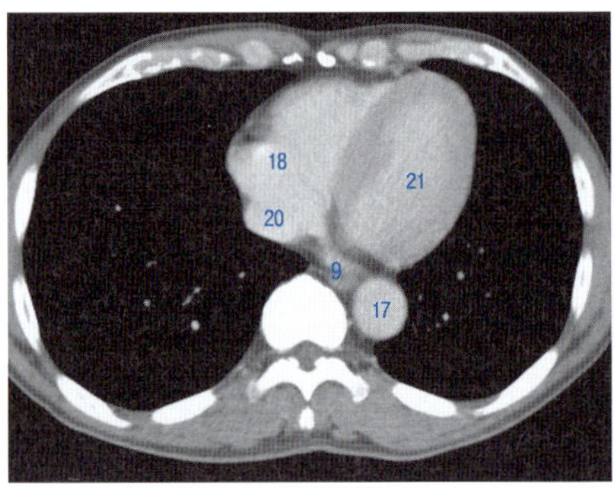

조영 CT

CT(허파영역 조건)

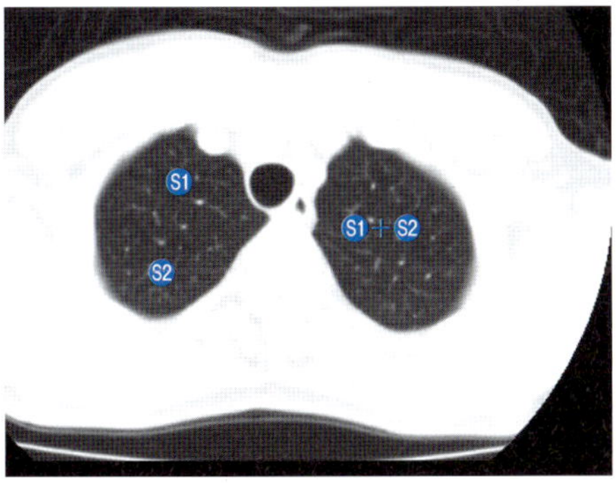

CT

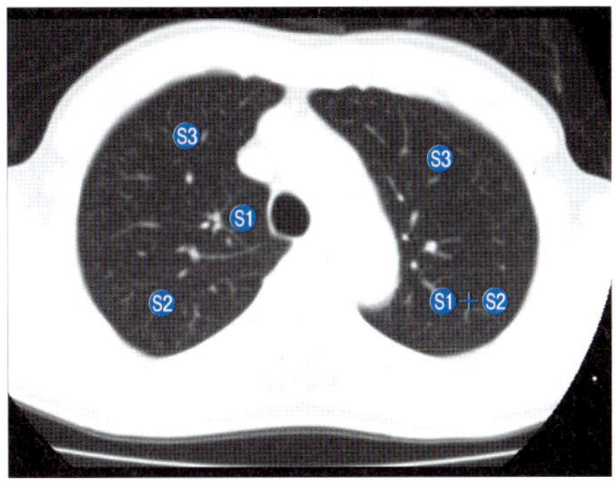

CT

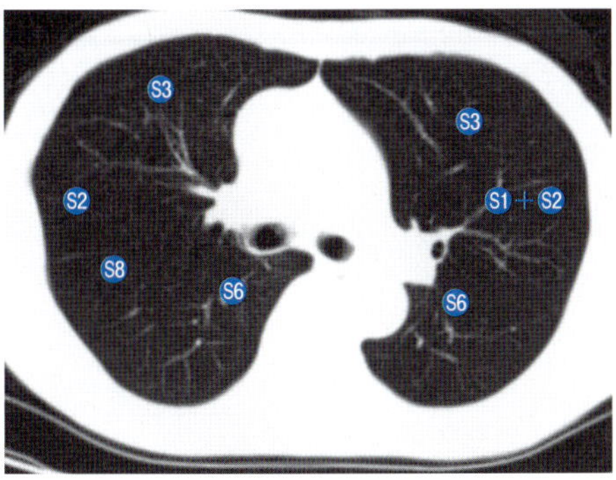

CT

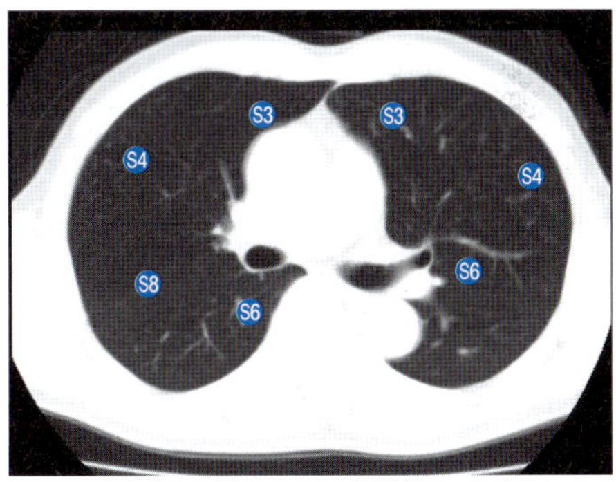

CT

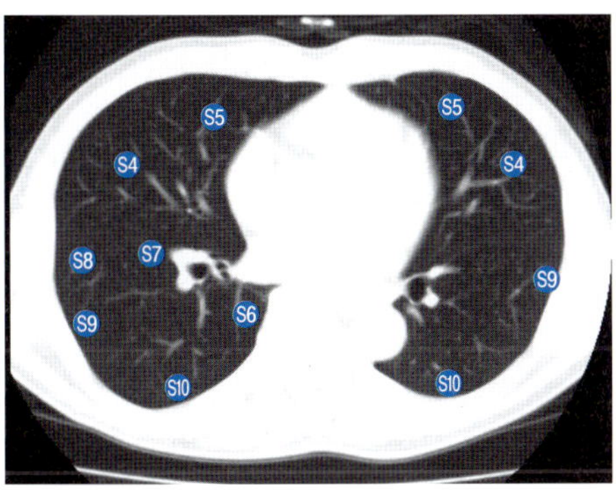

CT

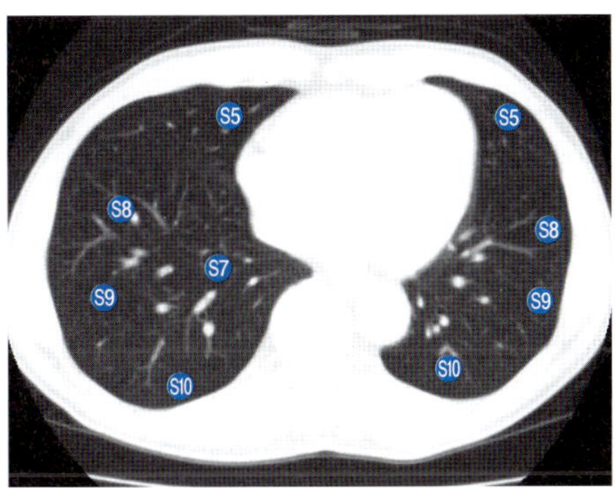

CT

해부명

1 복장뼈(흉골, sternum) 2 오른빗장밑정맥(우쇄골하정맥, right subclavian vein) 3 팔머리동맥(완두동맥, brachiocephalic trunk) 4 왼온목동맥(좌총경동맥, right common carotid artery) 5 기관(trachea) 6 빗장뼈(쇄골, clavicle) 7 팔머리정맥(완두정맥, brachiocephalic vein) 8 왼빗장밑동맥(좌쇄골하동맥, left subclavian artery) 9 식도(esophagus) 10 위대정맥(상대정맥, superior vena cava) 11 대동맥활(대동맥궁, aortic arch) 12 오름대동맥(상행대동맥, ascending aorta) 13 오른허파동맥(우폐동맥, right pulmonary artery) 14 주허파동맥(주폐동맥, main pulmonary artery) 15 기관갈림(기관분지부, bifurcation of trachea) 16 왼허파동맥(좌폐동맥, left pulmonary artery) 17 내림대동맥(하행대동맥, descending aorta) 18 오른심실(우심실, right ventricle) 19 오른심방(우심방, right atrium) 20 아래대정맥(하대정맥, inferior vena cava) 21 왼심실(좌심실, left ventricle) 22 왼심방(좌심방, left atrium)

S1 : 꼭대기구역(폐첨구, apical segment) S1+S2 : 꼭대기뒤구역(폐첨후구, apicoposterior segment; 왼쪽) S2 : 뒤구역(후상엽구, posterior segment) S3 : 앞구역(전상엽구, anterior segment) S4 : 가쪽구역(외측중엽구, lateral segment; 오른쪽) / 위혀구역(상설구, superior lingular segment; 왼쪽) S5 : 안쪽구역(내측중엽구, medial segment; 오른쪽) / 아래혀구역(하설구, inferior lingular segment; 왼쪽) S6 : 위구역(상하엽구, superior segment) S7 : 안쪽바닥구역(내측폐저구, medial basal segment; 오른쪽) S8 : 앞바닥구역(전폐저구, anterior basal segment) S9 : 가쪽바닥구역(외측폐저구, lateral basal segment) S10 : 뒤바닥구역(후폐저구, posterior basal segment)

허파구역의 영상해부

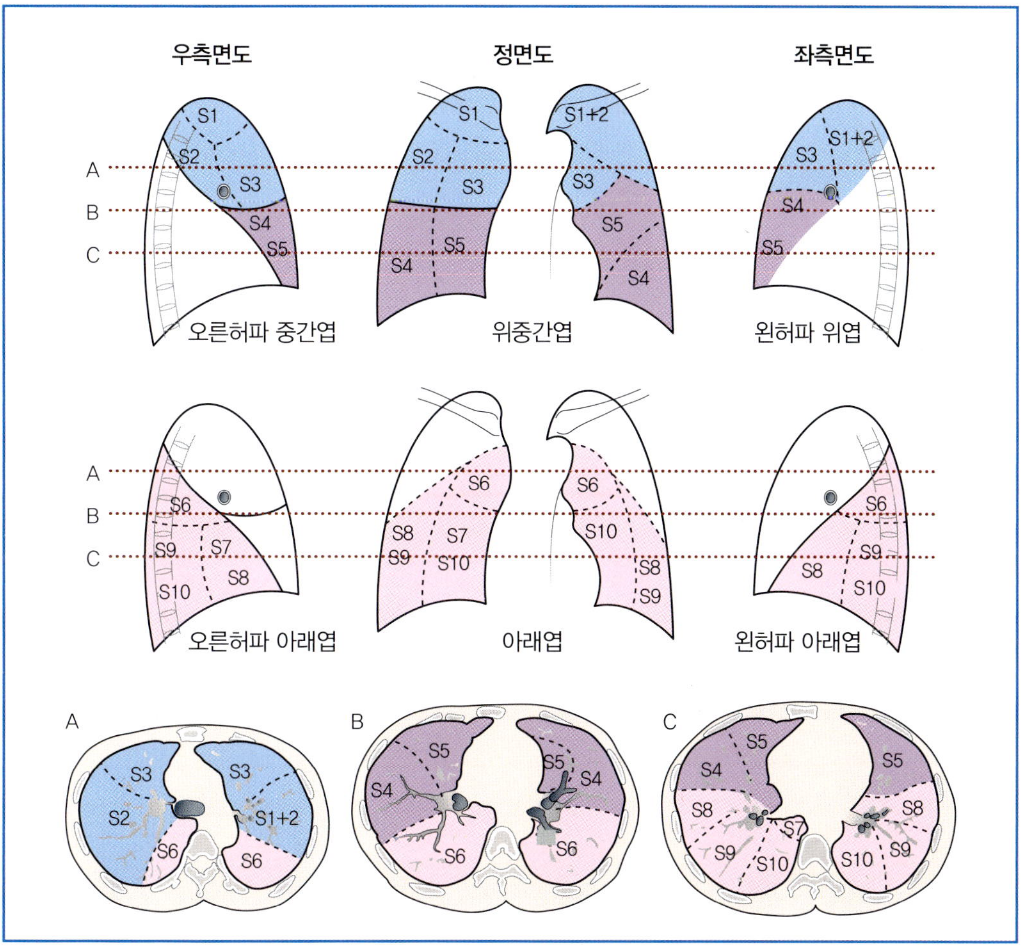
우측면도
정면도
좌측면도
A
B
C
S1
S2
S3
S4
S5
S1+2
S6
S7
S8
S9
S10
오른허파 중간엽
위중간엽
왼허파 위엽
오른허파 아래엽
아래엽
왼허파 아래엽

오른허파			왼허파		
위엽	S1	꼭대기구역(폐첨구, apical segment)	위엽	S1+2	꼭대기뒤구역 (폐첨후구, apicoposterior segment)
	S2	뒤구역(후상엽구, posterior segment)			
	S3	앞구역(전상엽구, anterior segment)		S3	앞구역(전상엽구, anterior segment)
중간엽	S4	가쪽구역 (외측중엽구, lateral segment)		S4	위혀구역 (상설구, superior lingular segment)
	S5	안쪽구역 (내측중엽구, medial segment)		S5	아래혀구역 (하설구, inferior lingular segment)
아래엽	S6	위구역(상하엽구, superior segment)	아래엽	S6	위구역(상하엽구, superior segment)
	S7	안쪽바닥구역 (내측폐저구, medial basal segment)			
	S8	앞바닥구역 (전폐저구, anterior basal segment)		S8	앞바닥구역 (전폐저구, anterior basal segment)
	S9	가쪽바닥구역 (외측폐저구, lateral basal segment)		S9	가쪽바닥구역 (외측폐저구, lateral basal segment)
	S10	뒤바닥구역 (후폐저구, posterior basal segment)		S10	뒤바닥구역 (후폐저구, posterior basal segment)

혈관조영(angiography)

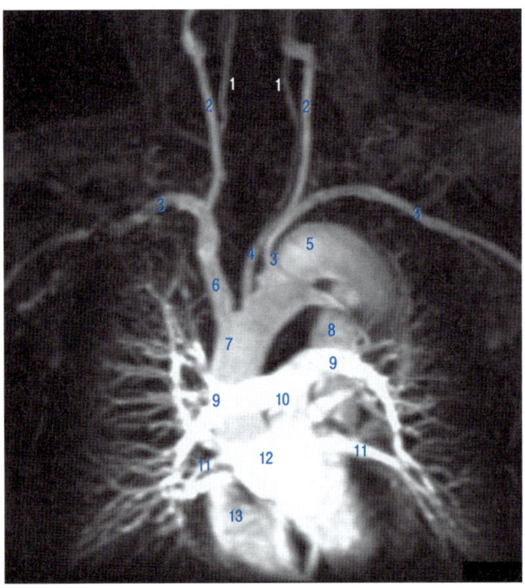

MR 혈관조영

해부명

1 척추동맥(추골동맥, vertebral artery) 2 온목동맥(총경동맥, common carotid artery) 3 빗장밑동맥(쇄골하동맥, subclavian artery) 4 왼온목동맥(좌총경동맥, left common carotid artery) 5 대동맥활(대동맥궁, aortic arch) 6 팔머리동맥(완두동맥, brachiocephalic trunk) 7 오름대동맥(상행대동맥, ascending aorta) 8 내림대동맥(하행대동맥, descending aorta) 9 허파동맥(폐동맥, pulmonary trunk) 10 주허파동맥줄기(주폐동맥간, main pulmonary trunk) 11 허파정맥(폐정맥, pulmonary vein) 12 왼심방(좌심방, left atrium) 13 오른심방(우심방, right atrium)

심장동맥조영(coronary arteriography)

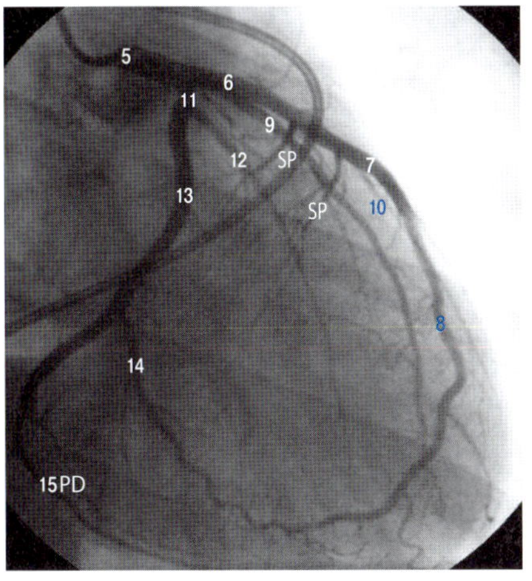

왼심장동맥조영

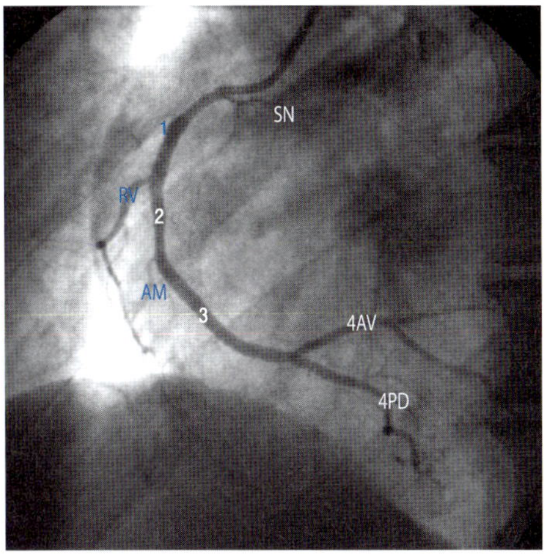

오른심장동맥조영

해부명

번호와 기호는 AHA(미국심장협회, american heart association)의 분류에 따른다.

1 오른심장동맥(우관상동맥, right coronary artery) 몸쪽부분(근위부, proximal part) 2 오른심장동맥 중간부분(intermediate part) 3 오른심장동맥 먼쪽부분(원위부, distal part) 4PD : 뒤내림가지(후하행지, posterior descending branch) 4AV : 뒤가쪽가지(후측벽지, posterolateral branch) SN : 굴심방결절가지(동결절지, sinus node branch) RV : 오른심실가지(우심실지, right ventricular branch) AM : 예리한모서리가지(예연지, aute marginal branch) 5 왼심장동맥(좌관상동맥, left coronary artery) 주간부분 6 내림앞가지(전하행지, anterior descending branch) 몸쪽부분 7 내림앞가지 중간부분 8 내림앞가지 먼쪽부분 9 제1대각가지(대각지, first diagonal branch) 10 제2대각가지(second diagonal branch) 11 휘돌이가지(회선지, circumflex branch) 몸쪽부분 12 둔한모서리가지(둔연지, obtuse marginal branch) 13 휘돌이가지 먼쪽부분 14 뒤가쪽가지 15PD : 뒤내림가지(후하행지, posterior descending branch) SP : 중격가지(중격지, septal branch)

배

X선 사진

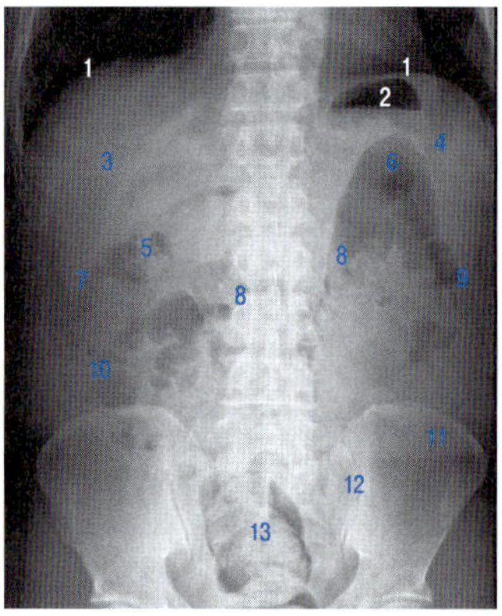

곧게선자세

해부명

1 가로막(횡격막, diaphragm) 2 위포(stomach bubble) 3 간(liver) 4 지라(비장, spleen) 5 간굽이(간만곡, 오른창자굽이, hepatic flexure) 6 지라굽이(비장만곡, 왼창자굽이, splenic flexure) 7 간각(hepatic angle) 8 가로잘록창자(횡행결장, transverse colon) 9 내림잘록창자(하행결장, descending colon) 10 오름잘록창자(상행결장, ascending colon) 11 엉덩뼈날개(장골익, ala of ilium) 12 엉치엉덩관절(천장관절, sacroiliac articulation) 13 곧창자(직장, rectum)

CT

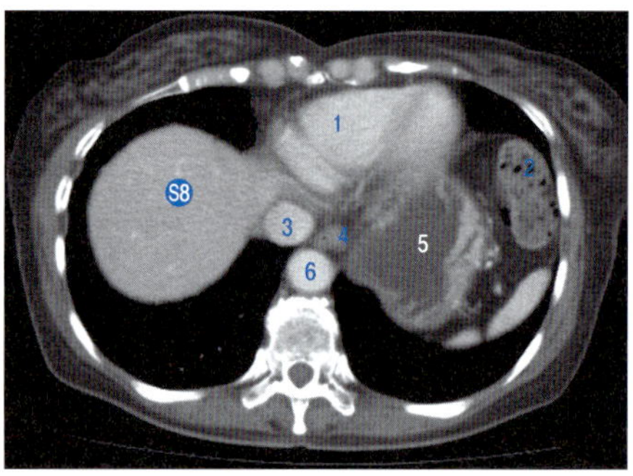

조영 CT

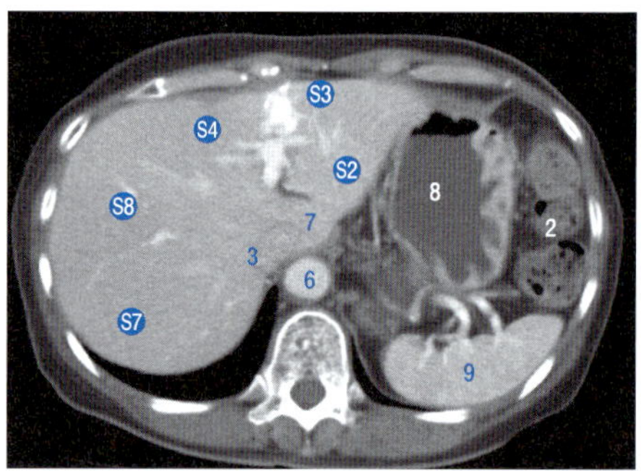

조영 CT

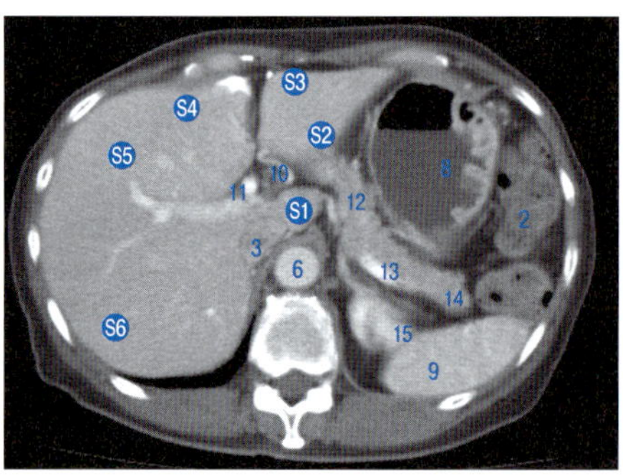

조영 CT

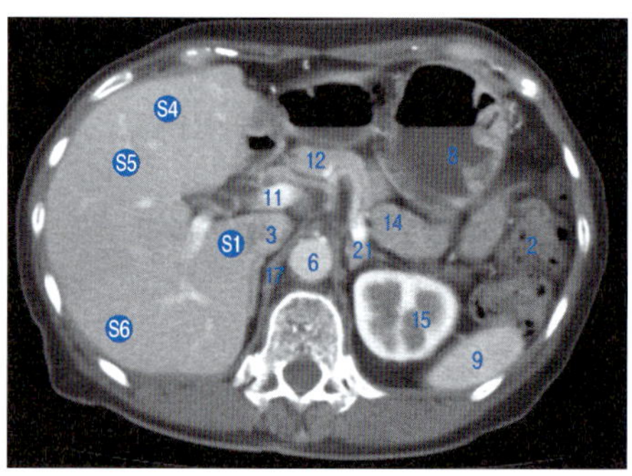

조영 CT

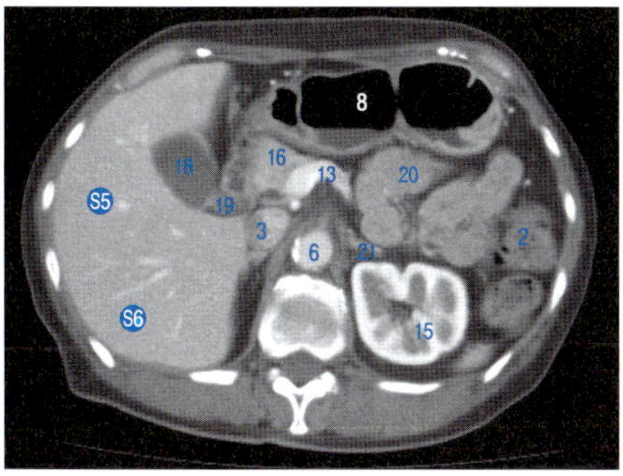

조영 CT

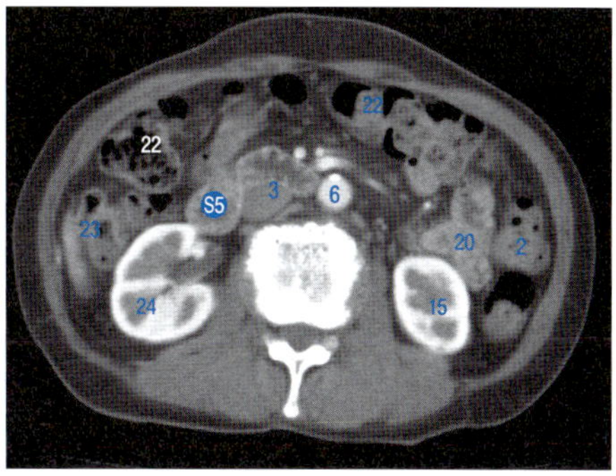

조영 CT

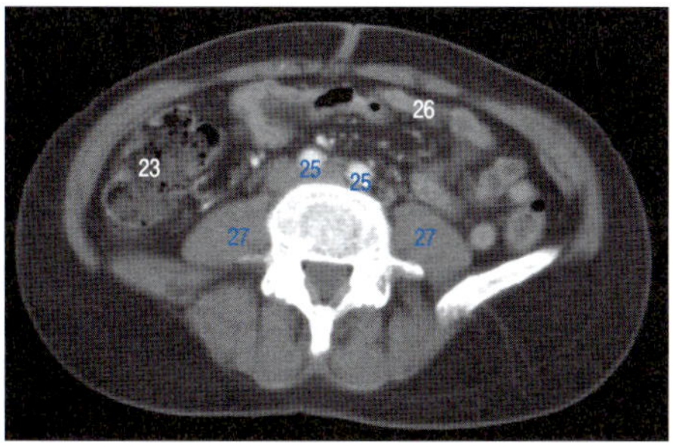

조영 CT

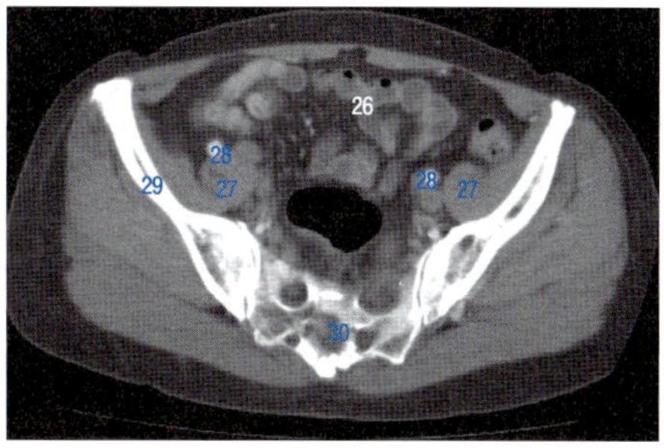

조영 CT

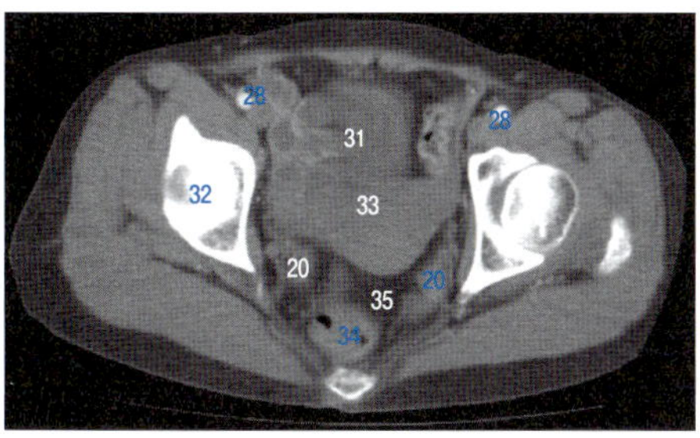

조영 CT

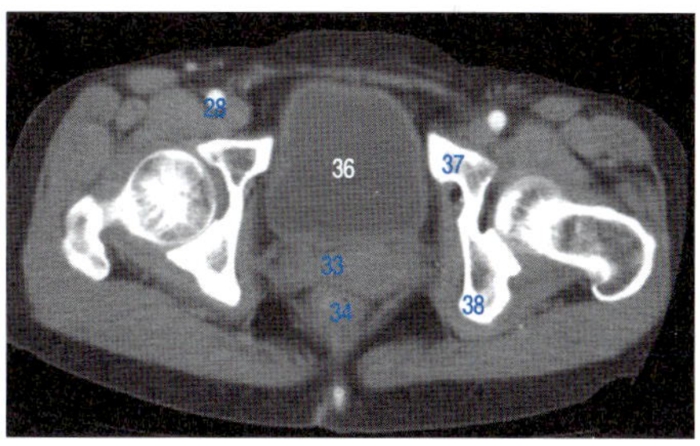

조영 CT

해부명

1 왼심실(좌심실, left ventricle) 2 내림잘록창자(하행결장, descending colon) 3 아래대정맥(하대정맥, inferior vena cava) 4 식도(esophagus) 5 위바닥(위저, fundus of stomach) 6 배대동맥(복부대동맥, abdominal aorta) 7 꼬리엽(미상엽, caudate lobe) 8 위몸통(위체, gastric body) 9 지라(비장, spleen) 10 온쓸개관(총담관, common bile duct) 11 문맥(portal vein) 12 이자몸통(췌체, body of pancreas) 13 지라정맥(비정맥, splenic vein) 14 이자꼬리(췌미, tail of pancreas) 15 왼콩팥(좌신, left kidney) 16 이자머리(췌두, head of pancreas) 17 오른부신(우부신, right adrenal gland) 18 쓸개(담낭, cholecyst) 19 샘창자(십이지장, duodenum) 20 빈창자(공장, jejunum) 21 왼부신(좌부신, left adrenal gland) 22 가로잘록창자(횡행결장, transverse colon) 23 오름잘록창자(상행결장, ascending colon) 24 오른콩팥(우신, right kidney) 25 온엉덩동맥(총장골동맥, common iliac artery) 26 돌창자(회장, ileum) 27 엉덩허리근(장요근, iliopsoas muscle) 28 넙다리동맥(대퇴동맥, femoral artery) 29 엉덩뼈(장골, ilium) 30 엉치뼈(천골, sacrum) 31 구불잘록창자(S상결장, sigmoid colon) 32 넙다리뼈머리(대퇴골두, head of femur) 33 자궁(uterus) 34 곧창자(직장, rectum) 35 곧창자자궁오목(직장자궁와, rectouterine pouch, Douglas pouch) 36 방광(bladder) 37 두덩뼈(치골, pubic bone) 38 궁둥뼈(좌골, ischium)

S1 : 꼬리엽(미상엽, caudate lobe) S2 : 왼엽(좌엽, left lobe) – 등가쪽구역 S3 : 왼엽 – 배가쪽구역 S4 : 왼엽 – 안쪽구역 S5 : 오른엽(우엽, right lobe) – 앞아래구역 S6 : 오른엽 – 뒤아래구역 S7 : 오른엽 – 뒤위구역 S8 : 오른엽 – 앞위구역

간구역

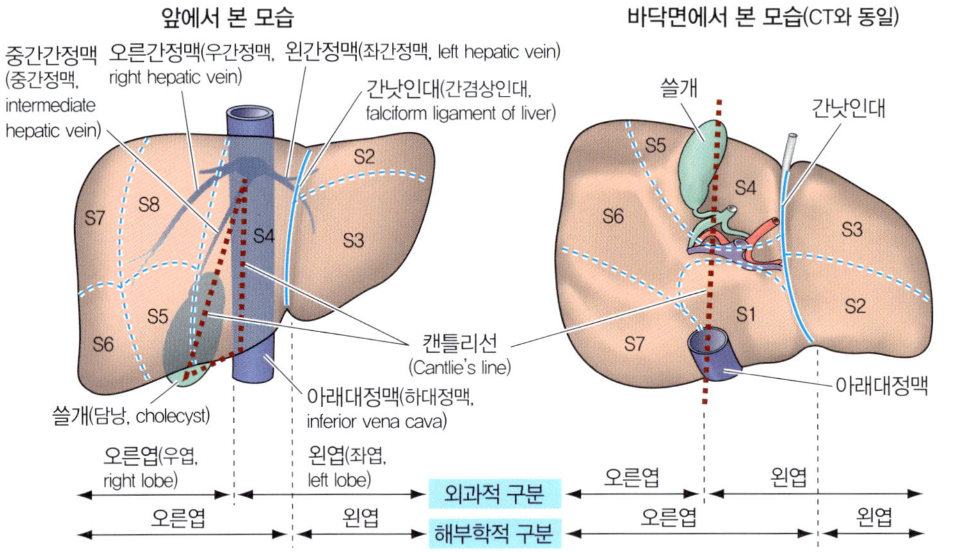

오른엽과 왼엽의 경계는 해부학에서는 간낫인대(간겸상인대, falciform ligament of liver)이지만, 임상적(외과학적)으로는 캔틀리선(Cantlie's line)을 이용한다. 캔틀리선은 아래대정맥, 쓸개바닥, 중간간정맥을 연결하는 선이나 실제로 왼쪽 그림처럼 면으로서 생각하면 이해하기 쉽다.

간구역의 영상해부

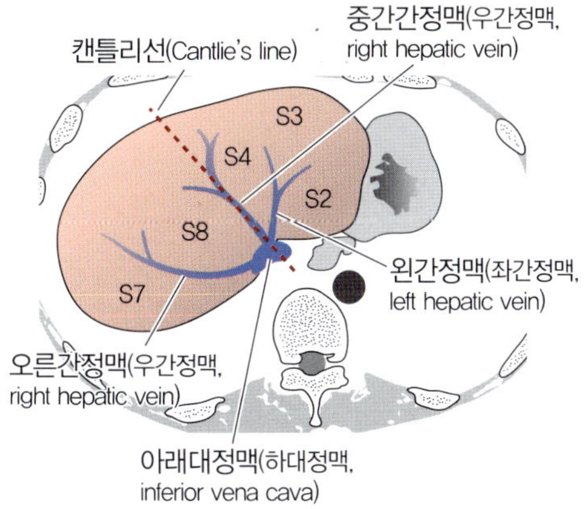

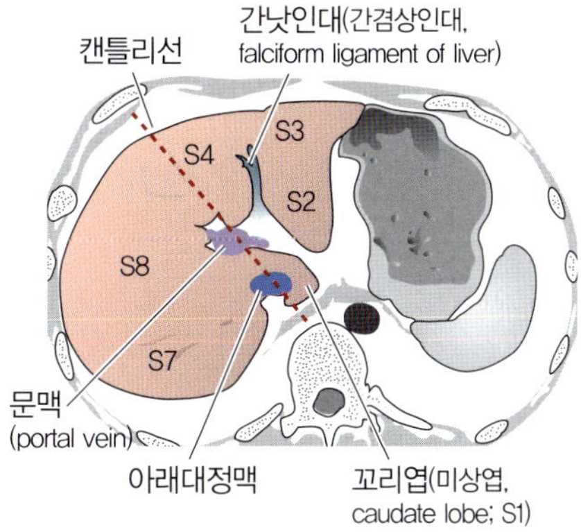

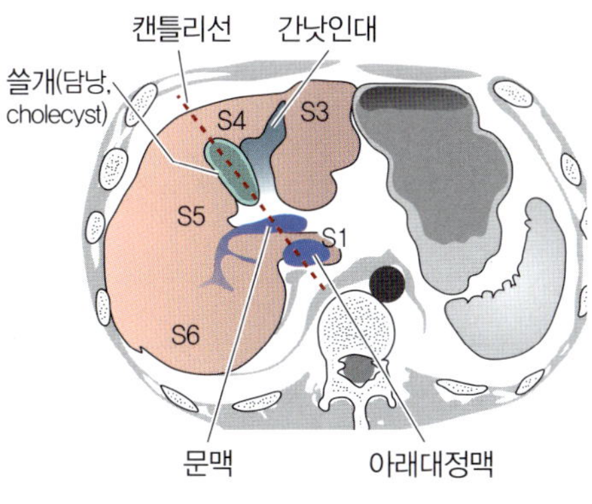

간구역(외과적 구분)		간구역	경계가 되는 구조
꼬리엽		S1	
왼엽	가쪽구역	S2	왼간정맥
		S3	간낫인대
	안쪽구역	S4	중간간정맥 (캔틀리선 위)
오른엽	앞구역	S5	
		S8	오른간정맥
	뒤구역	S6	
		S7	

MRI

▶ 남성 골반

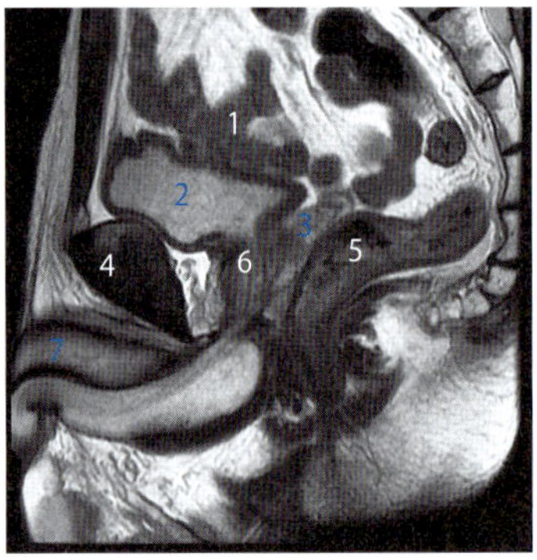

T2 강조영상(시상면)

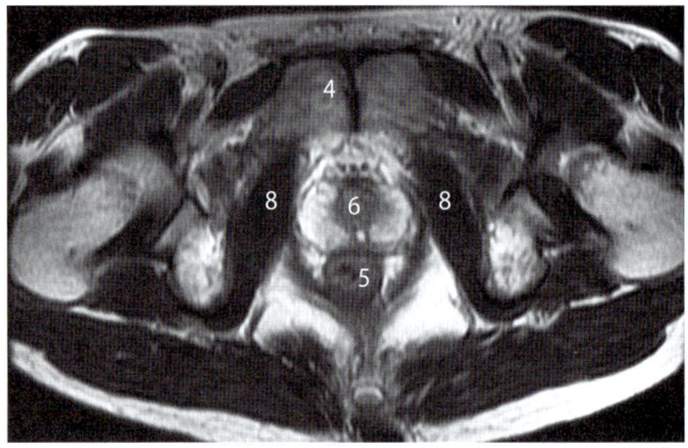

T2 강조영상(수평면)

▶ 여성 골반

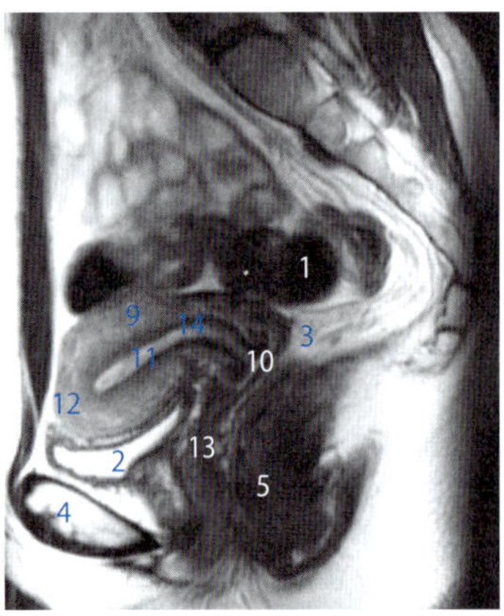

T2 강조영상(시상면)

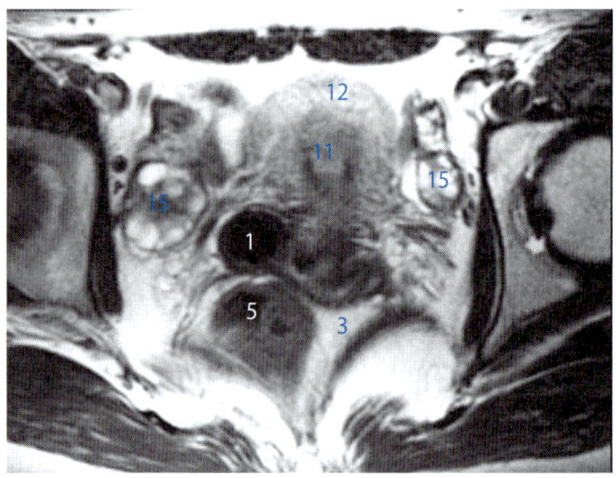

T2 강조영상(수평면)

해부명

1 구불잘록창자(S상결장, sigmoid colon) 2 방광(bladder) 3 곧창자자궁오목(직장자궁와, retrouterine pouch) 4 두덩뼈(치골, pubic bone) 5 곧창자(직장, rectum) 6 전립샘(전립선, prostate gland) 7 음경해면체(corpus cavernosum penis) 8 두덩곧창자근(치골직장근, puborectalis muscle) 9 자궁몸통(자궁체부, uterine body) 10 자궁목(자궁경부, uterine cervix) 11 자궁속막(자궁내막, endometrium) 12 자궁바닥(자궁저부, uterine fundus) 13 질(vagina) 14 접합부위(junctional zone, → p.383) 15 난소(ovary)

초음파검사(ultrasonography)

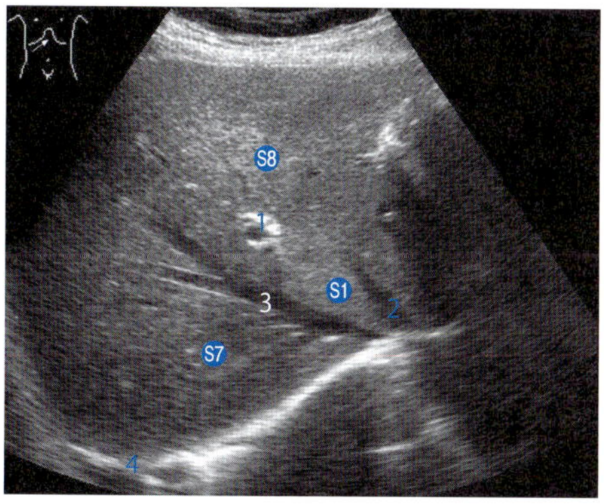

오른쪽 갈비활 아래

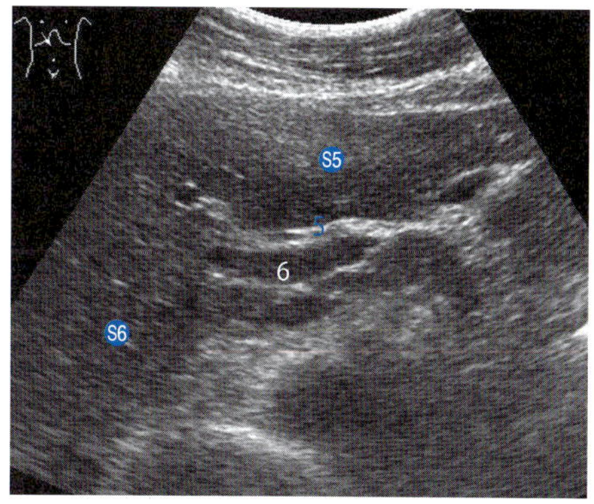

오른쪽 갈비밑부위 세로단면

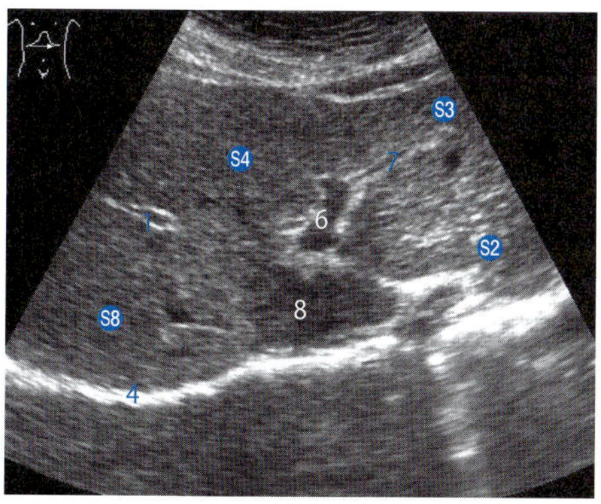

명치부위 가로단면

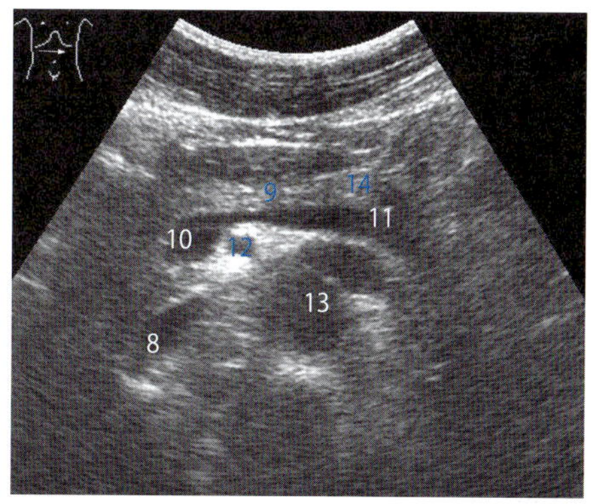

명치부위 가로단면

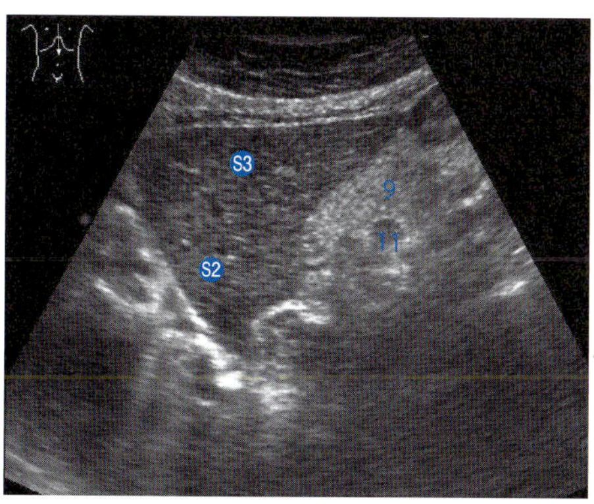

명치부위 세로단면

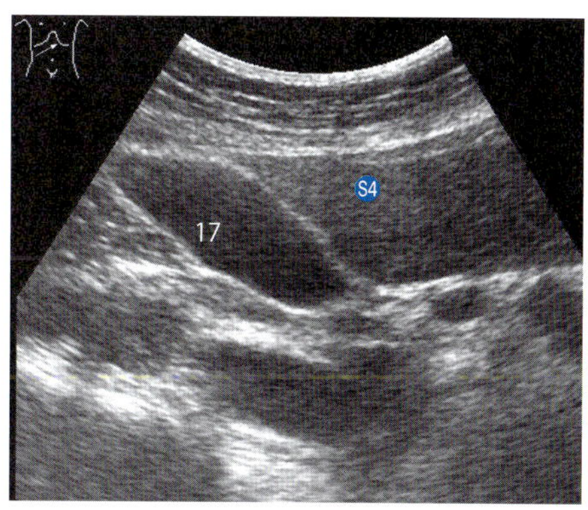

오른쪽 갈비활 아래

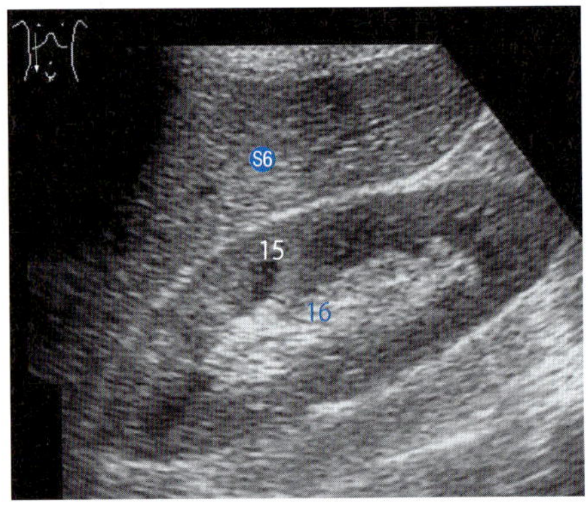

오른쪽 옆구리부위 세로단면

해부명

1 문맥가지(문맥지, branch of portal vein; 오른엽 앞구역가지) 2 중간간정맥(중간정맥, intermediate hepatic vein) 3 오른간정맥(우간정맥, right hepatic vein) 4 가로막(횡격막, diaphragm) 5 온쓸개관(총담관, common bile duct) 6 문맥(portal vein) 7 문맥가지(왼엽 가쪽구역가지) 8 아래대정맥(하대정맥, inferior vena cava) 9 이자몸통(췌체, body of pancreas) 10 위창자간막정맥(상장간막정맥, superior mesenteric vein) 11 지라정맥(비정맥, splenic vein) 12 위창자간막동맥(상창자간막동맥, superior mesenteric artery) 13 배대동맥(복부대동맥, abdominal aorta) 14 이자꼬리(췌미, tail of pancreas) 15 오른콩팥[우신, right kidney; 겉질(피질, cortex)] 16 오른콩팥[속질(수질, medulla)] 17 쓸개(담낭, cholecyst)

S1 : 꼬리엽 S2 : 왼엽(좌엽, left lobe) – 등가쪽구역 S3 : 왼엽 – 배가쪽구역 S4 : 왼엽 – 안쪽구역 S5 : 오른엽(우엽, right lobe) – 앞아래구역 S6 : 오른엽 – 뒤아래구역 S7 : 오른엽 – 뒤위구역 S8 : 오른엽 – 앞위구역

배설요로조영(excretory urography)

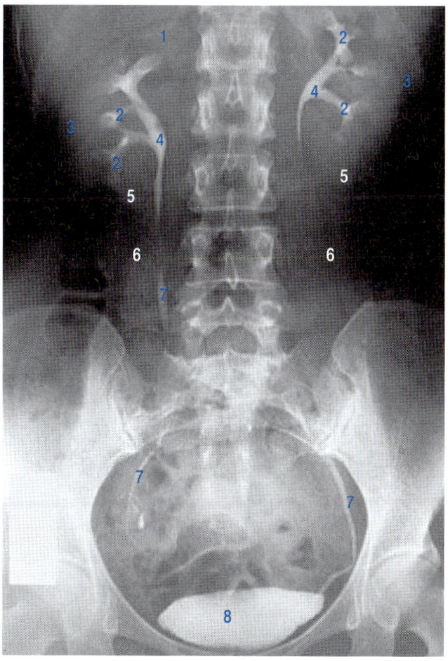

배설요로조영

해부명

1 콩팥위쪽(신장상극, upper pole of kidney) 2 콩팥잔(신배, calyx) 3 콩팥중간쪽(신장중극, middle pole of kidney) 4 콩팥깔때기(신우, renal pelvis) 5 콩팥아래쪽(신장하극, lower pole of kidney) 6 엉덩허리근(장요근, iliopsoas muscle) 모서리 7 요관(ureter) 8 방광(bladder)

혈관조영(angiography)

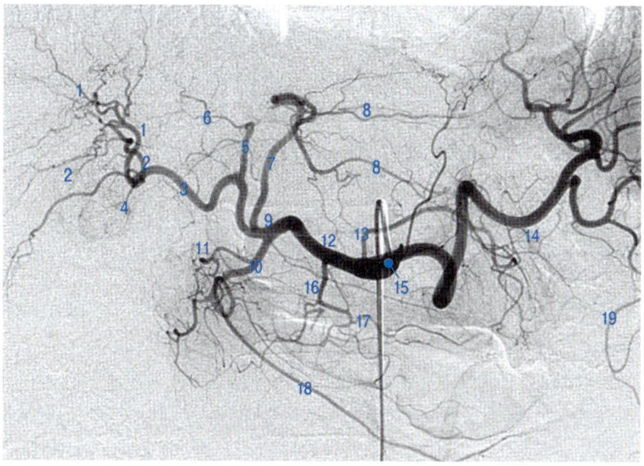
복강동맥조영

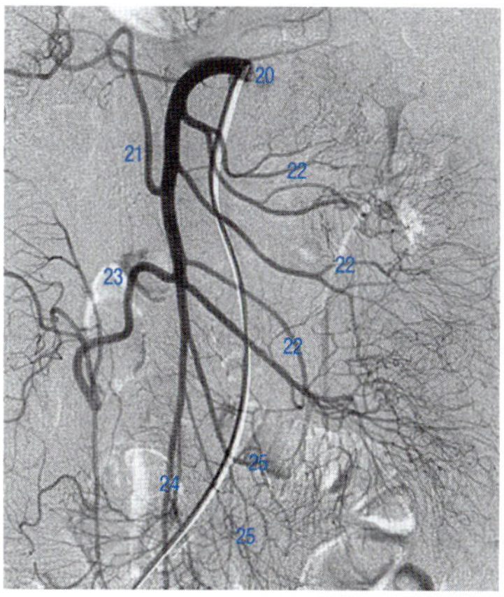
위창자간막동맥조영

해부명

1 간동맥(hepatic artery) 오른엽(우엽, right lobe) 앞구역가지 2 간동맥 오른엽 뒤구역가지 3 오른간동맥(우간동맥, right hepatic artery) 4 쓸개동맥(담낭동맥, cystic artery) 5 중간간동맥(중간동맥, intermediate hepatic artery) 6 간동맥 왼엽 안쪽구역가지 7 왼간동맥(좌간동맥, left hepatic artery) 8 간동맥 왼엽 가쪽구역가지 9 고유간동맥(proper hepatic artery) 10 위샘창자동맥(위십이지장동맥, gastroduodenal artery) 11 앞 · 뒤위이자샘창자동맥(전 · 후상췌십이지장동맥, anterior · posterior superior pancreaticoduodenal artery) 12 온간동맥(총간동맥, common hepatic artery) 13 왼위동맥(좌위동맥, left gastric artery) 14 지라동맥(비동맥, splenic artery) 15 복강동맥(celiac trunk) 16 등쪽 이자동맥(췌장동맥, pancreatic artery) 17 가로이자동맥(횡행췌장동맥) 18 오른위그물막동맥(우위대망동맥, right gastroepiploic artery) 19 왼위그물막동맥(좌위대망동맥, left gastroepiploic artery) 20 위창자간막동맥(상창자간막동맥, superior mesenteric artery) 21 중간잘록창자동맥(중결장동맥, middle colic artery) 22 빈창자동맥(공장동맥, jejunal artery) 23 오른잘록창자동맥(우결장동맥, right colic artery) 24 돌잘록창자동맥(회결장동맥, ileocolic artery) 25 돌창자동맥(회장동맥, ileal artery)

쓸개관조영(cholangiography)

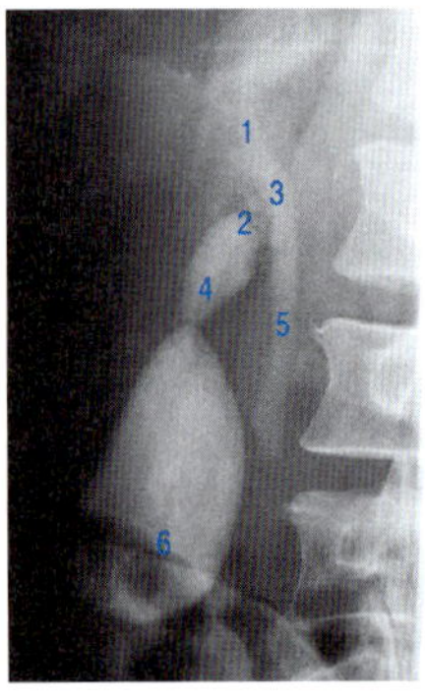

정맥쓸개관조영

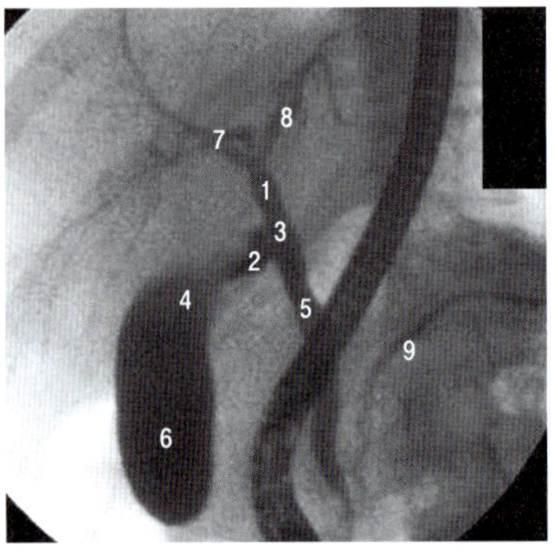

내시경역행쓸개이자조영(ERCP)

해부명

1 온간관(총간관, common hepatic duct) 2 쓸개주머니관(담낭관, cystic duct) 3 삼관 합류부 4 쓸개목부위(담낭경부, neck of gallbladder) 5 온쓸개관(총담관, common bile duct) 6 쓸개바닥부위(담낭저부, fundus of gallbladder) 7 오른간관(우간관, right hepatic duct) 8 왼간관(좌간관, right hepatic duct) 9 주이자관(주췌관, main pancreatic duct)

척추

X선 사진

▶ 목뼈

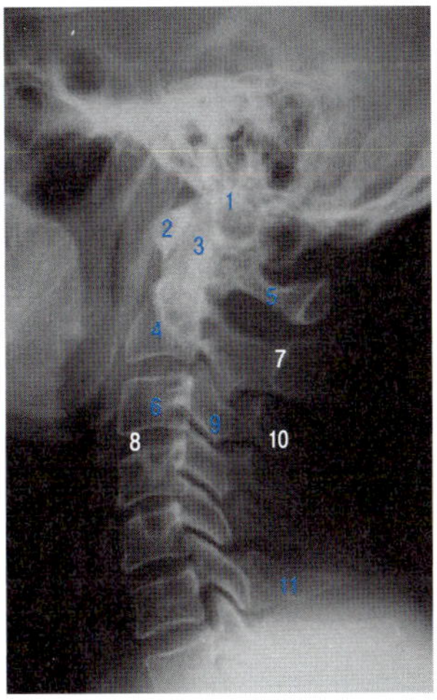

측면상

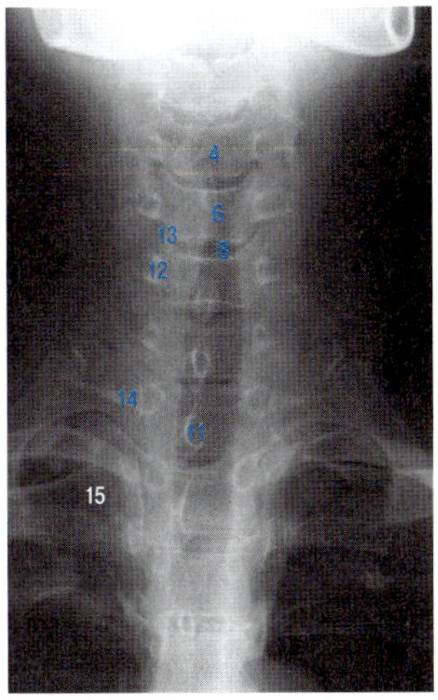

정면상

▶ 허리뼈

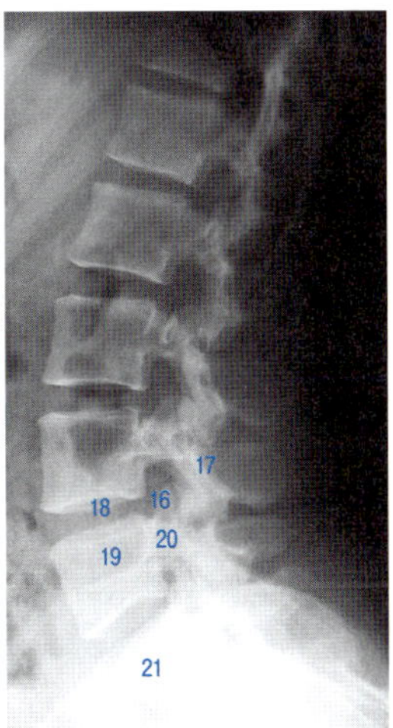

측면상

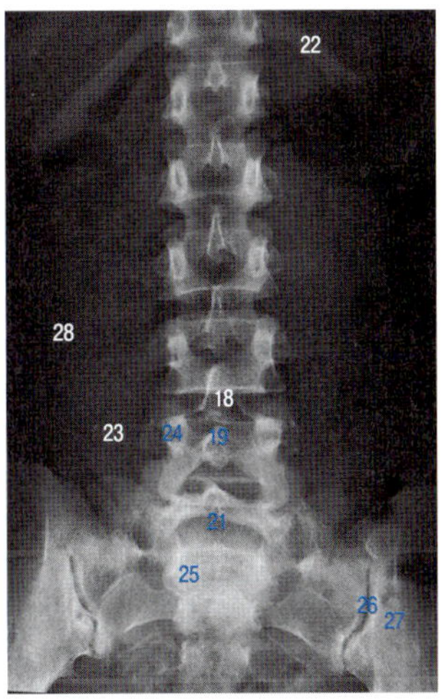

정면상

해부명

1 큰구멍(대후두공, foramen magnum) 2 고리뼈(환추, atlas; 제1목뼈) 앞고리(전궁, anterior arch) 3 중쇠뼈(축추, axis) 치아돌기(치돌기, dens) 4 중쇠뼈(제2목뼈) 몸통 5 고리뼈(제1목뼈) 뒤고리(후궁, posterior arch) 6 척추뼈몸통(척추체, vertebral body; 제3목뼈) 7 중쇠뼈 가시돌기(극돌기, spinous process) 8 척추사이공간(추간강, intervertebral space) 9 척추뼈고리(척추궁, vertebral arch; 제3목뼈) 10 가시돌기(제3목뼈) 11 가시돌기(제7목뼈) 12 척추뼈고리뿌리(추궁근, pedicle of vertebral arch; 제4목뼈) 13 루시카관절(Luschka's joint) 14 제1갈비뼈(늑골, costa) 15 빗장뼈(쇄골, clavicle) 16 척추사이구멍(추간공, intervertebral foramen) 17 돌기사이관절(추간관절, zygapophysial jont) 18 척추사이공간(제4/5허리뼈) 19 척추뼈몸통(제5허리뼈) 20 척추뼈고리(제5허리뼈) 21 척추뼈몸통(제1엉치뼈) 22 제12갈비뼈 23 가로돌기(횡돌기, transverse process; 제5허리뼈) 24 척추뼈고리뿌리(제5허리뼈) 25 엉치뼈구멍(천골공, sacral foramen) 26 엉치엉덩관절(천장관절, sacroiliac articulation) 27 엉덩뼈(장골, ilium) 28 엉덩허리근(장요근, iliopsoas muscle) 모서리

MRI

▶ 목뼈

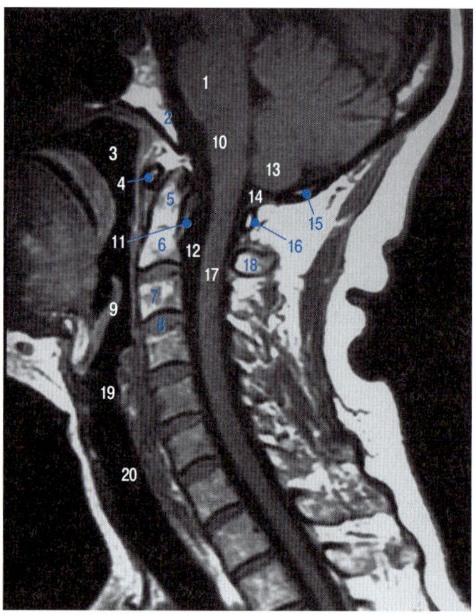

T1 강조영상

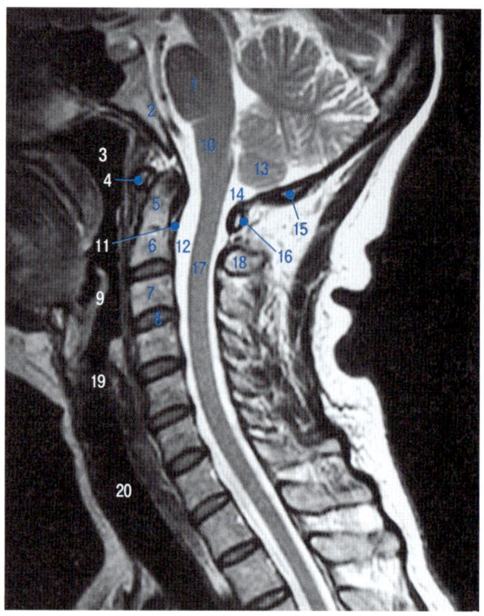

T2 강조영상

▶ 허리뼈

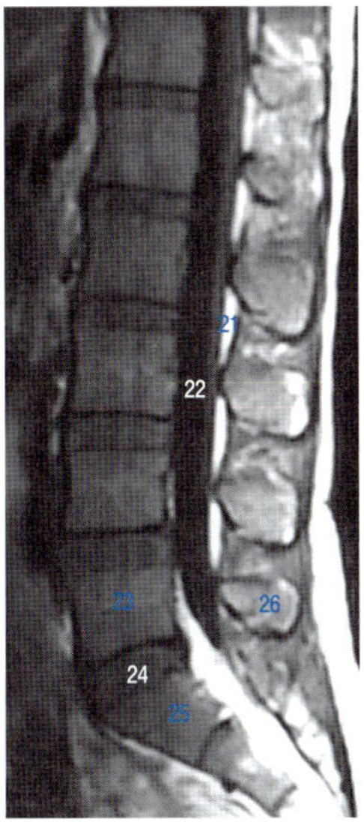

T1 강조영상

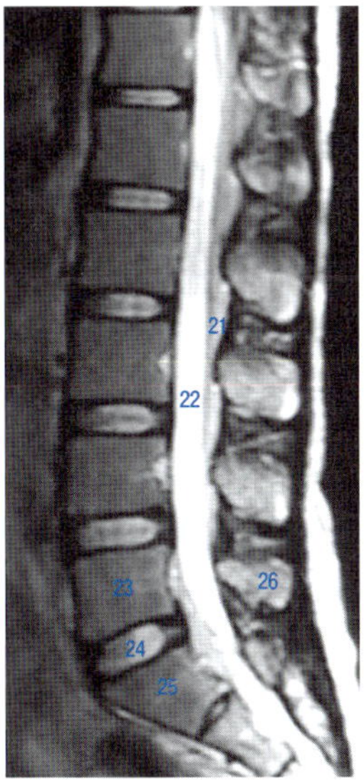

T2 강조영상

해부명

1 다리뇌(교뇌, pons) 2 비스듬틀(경사대, clivus) 3 코인두(상인두, epipharynx) 4 고리뼈(환추, atlas) 앞고리(전궁, anterior arch) 5 중쇠뼈(축추, axis) 치아돌기(치돌기, dens) 6 중쇠뼈 몸통 7 제3목뼈(경추, cervical vertebra) 8 척추원반(추간판, intervertebral disc) 9 후두덮개(후두개, epiglottis) 10 숨뇌(연수, medulla oblongata) 11 뒤세로인대(후종인대, posterior longitudinal ligament) 12 척수 거미막밑공간(지주막하강, subarachnoid space) 13 소뇌편도(tonsil of cerebellum) 14 큰구멍(대후두공, foramen magnum) 15 뒤통수뼈(후두골, occipital bone) 16 고리뼈 뒤고리(후궁, posterior arch) 17 목척수(경수, cervical spinal cord) 18 중쇠뼈 가시돌기(극돌기, spinous process) 19 성대(vocal cord) 20 기관(trachea) 21 말총(마미, cauda equina) 22 척수 거미막밑공간 23 척추뼈몸통(척추체, vertebral body; 제5허리뼈) 24 척추원반 25 제1엉치뼈(천추, sacral vertebra) 26 가시돌기(제5허리뼈)

기타

관자뼈

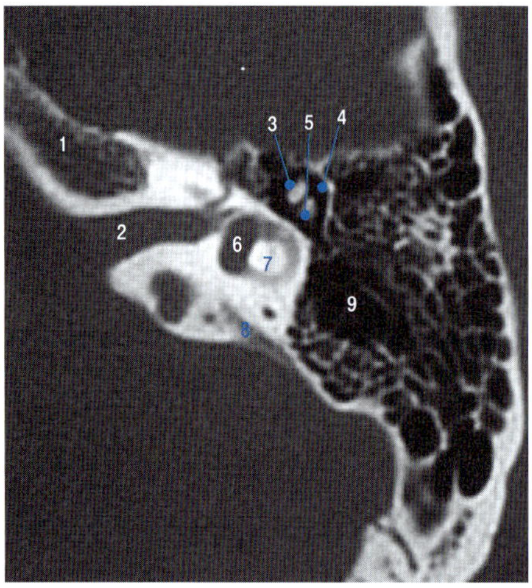

CT(수평면)

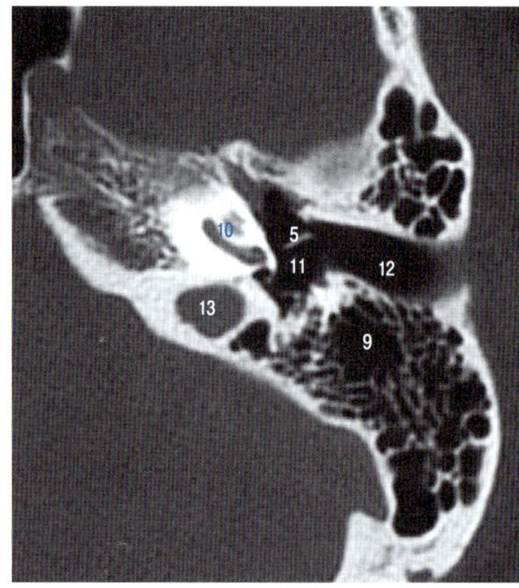

CT(수평면)

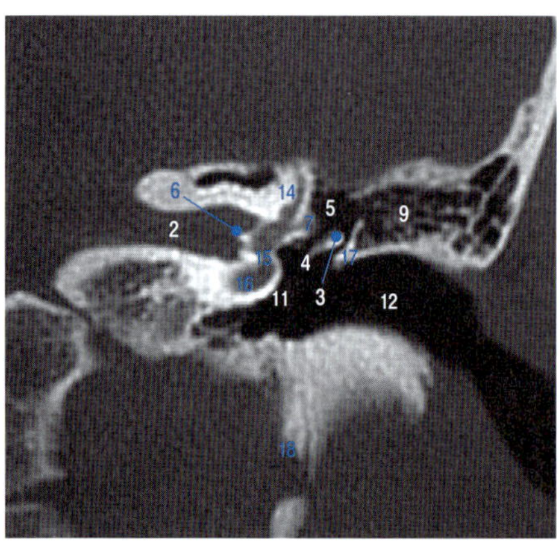

CT(관상면)

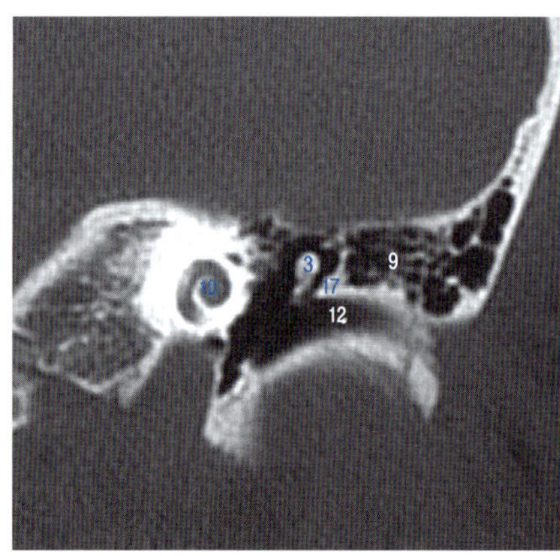

CT(관상면)

해부명

1 바위끝(추체첨부, petrous apex) 2 속귀길(내이도, internal acoustic canal) 3 모루뼈(침골, incus) 4 위고실(attic) 5 망치뼈(추골, malleus) 6 안뜰(전정, vestibule) 7 가쪽반고리관(외측반규관, lateral semicircular duct) 8 안뜰수도관(전정수도관, vestibular aqueduct) 9 꼭지벌집(유돌봉소, mastoid air cell) 10 달팽이(와우, cochlea) 11 고실(mesotympanum) 12 바깥귀길(외이도, external auditory canal) 13 목정맥오목(경정맥와, jugular fossa) 14 앞반고리관(전반규관, anterior semicircular duct) 15 안뜰창(난원창, oval window) 16 뒤반고리관(후반규관, posterior semicircular duct) 17 순판(scutum) 18 붓돌기(경상돌기, styloid process)

어깨관절

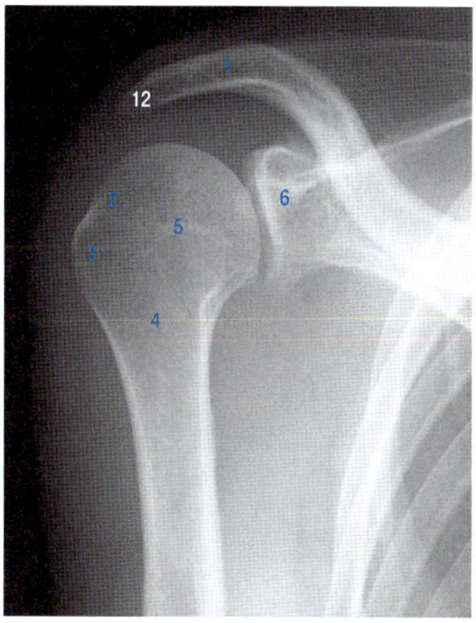

X선 사진

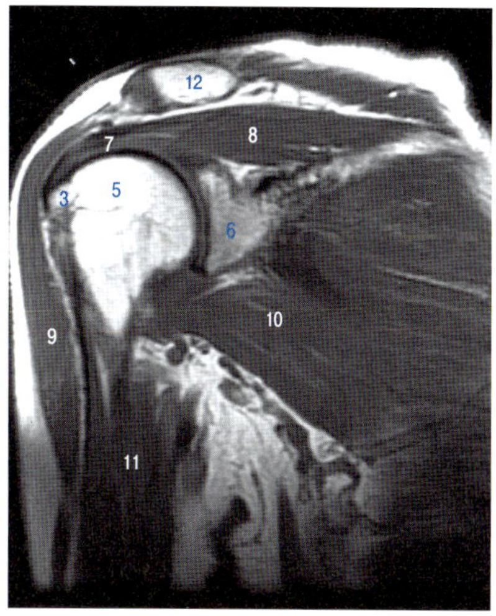

MRI(T1 강조영상)

해부명

1 빗장뼈(쇄골, clavicle) 2 위팔뼈(상완골, humerus) 해부목(해부경, anatomical neck) 3 위팔뼈 큰결절(대결절, greater tubercle) 4 위팔뼈 외과목(외과경, surgical neck) 5 위팔뼈머리(상완골두, humeral head) 6 관절오목[관절와, articular fovea; 어깨뼈(견갑골, scapula)] 7 가시위근힘줄(극상근건, supraspinatus tendon) 8 가시위근(극상근, supraspinatus muscle) 9 어깨세모근(삼각근, deltoid muscle) 10 어깨밑근(견갑하근, subscapularis muscle) 11 위팔두갈래근(상완이두근, biceps brachii muscle) 12 어깨뼈봉우리(견봉, acromion; 어깨뼈)

팔꿉관절

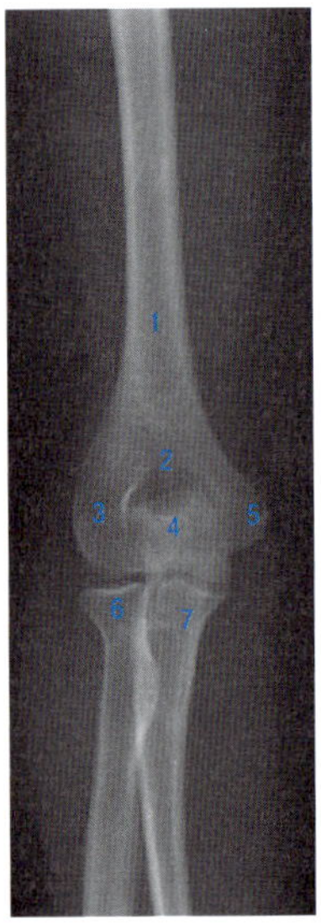

X선 사진(정면상)

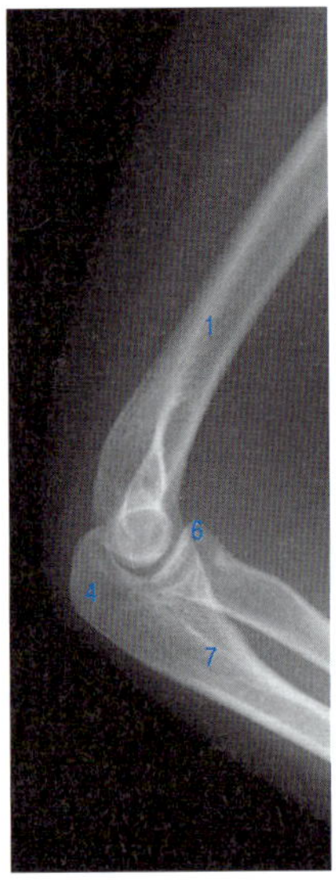

X선 사진(측면상)

해부명

1 위팔뼈(상완골, humerus) 2 팔꿈치오목(주두와, olecranon fossa) 3 위팔뼈 안쪽위관절융기(내측상과, medial epicondyle) 4 팔꿈치머리(주두, olecranon) 5 위팔뼈 가쪽위관절융기(외측상과, lateral epicondyle) 6 노뼈머리(요골두, head of radius) 7 자뼈(척골, ulna)

손관절

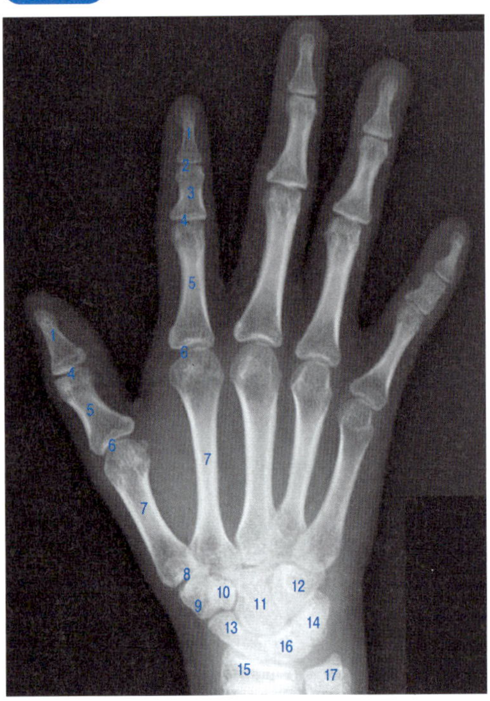

X선 사진

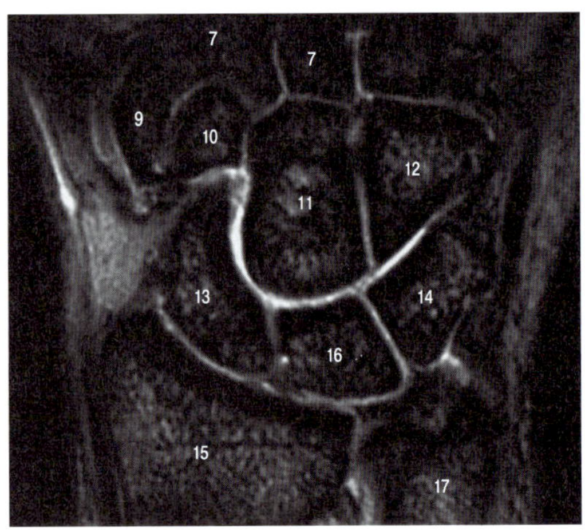

MRI(T2 강조영상)

해부명

1 끝마디뼈(말절골, distal phalanx) 2 먼쪽손가락뼈사이관절(원위수지절간관절, distal interphalangeal joint, DIP) 3 중간마디뼈(중절골, middle phalanx) 4 몸쪽손가락뼈사이관절(근위수지절간관절, proximal interphalangeal joint, PIP) 5 첫마디뼈(기절골, proximal phalanx) 6 손허리손가락관절(중수지절관절, metacarpophalangeal joint, MP) 7 손허리뼈(중수골, metacarpal bone) 8 손목손허리관절(수근중수관절, carpometacarpal joint, CMC) 9 큰마름뼈(대능형골, trapezium) 10 작은마름뼈(소능형골, trapezoid bone) 11 알머리뼈(유두골, capitatum) 12 갈고리뼈(유구골, hamate bone) 13 손배뼈(주상골, scaphoid) 14 세모뼈(삼각골, triquetrum) 15 노뼈(요골, radius) 16 반달뼈(월상골, lunate) 17 자뼈(척골, ulna)

엉덩관절

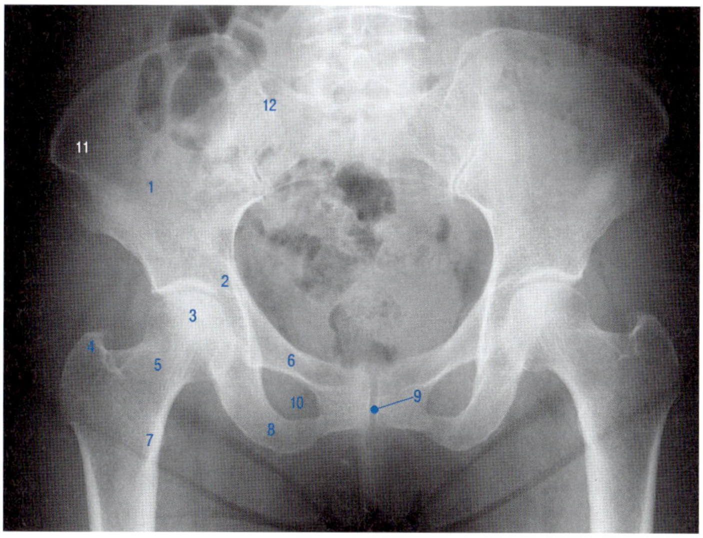

X선 사진(정면상)

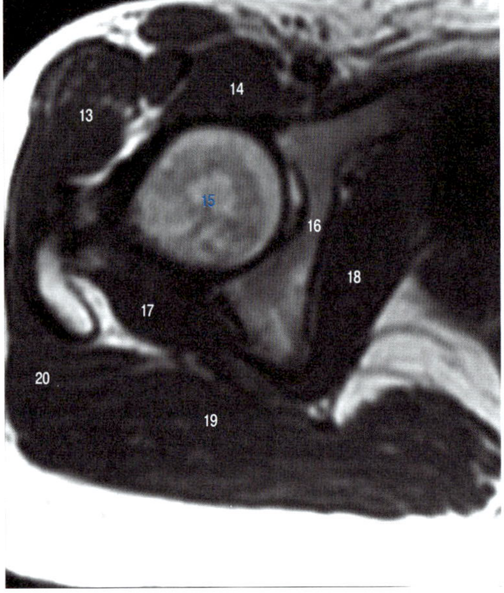

MRI(T1 강조영상, 수평면)

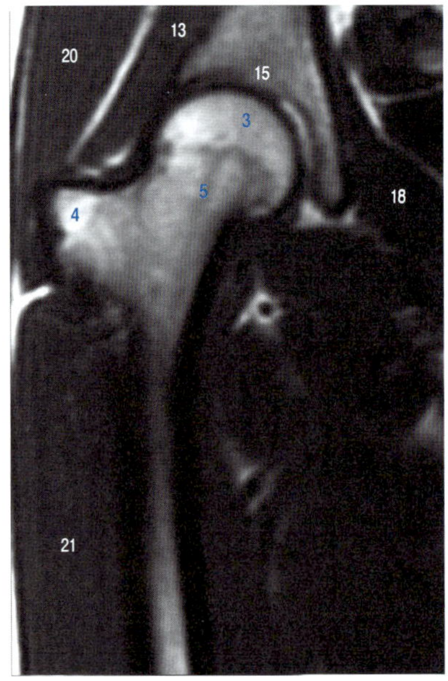

MRI(T1 강조영상, 관상면)

해부명

1 엉덩뼈날개(장골익, ala of ilium) 2 볼기뼈절구(관골구, acetabulum) 3 넙다리뼈머리(대퇴골두, head of femur) 4 큰돌기(대전자, greater trochanter) 5 넙다리뼈목(대퇴골경, neck of femur) 6 두덩뼈(치골, pubic bone) 7 작은돌기(소전자, lesser trochanter) 8 궁둥뼈(좌골, ischium) 9 두덩결합(치골결합, pubic symphysis) 10 폐쇄구멍(폐쇄공, obturator foramen) 11 위앞엉덩뼈가시(상전장골극, anterior superior iliac spine) 12 엉치엉덩관절(천장관절, sacroiliac joint) 13 작은볼기근(소둔근, gluteus minimus muscle) 14 엉덩허리근(장요근, iliopsoas muscle) 15 넙다리뼈머리 16 볼기뼈절구(관골구, acetabulum) 17 궁둥구멍근(이상근, piriform muscle) 18 속폐쇄근(내폐쇄근, obturator internus muscle) 19 큰볼기근(대둔근, gluteus maximus muscle) 20 중간볼기근(중둔근, gluteus medius muscle) 21 가쪽넓은근[외측광근, vastus lateralis; 넙다리네갈래근(대퇴사두근, quadriceps femoris muscle)]

무릎관절

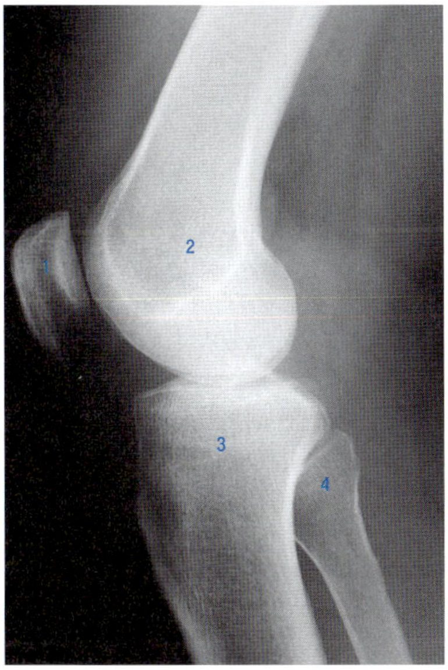

X선 사진(측면상)

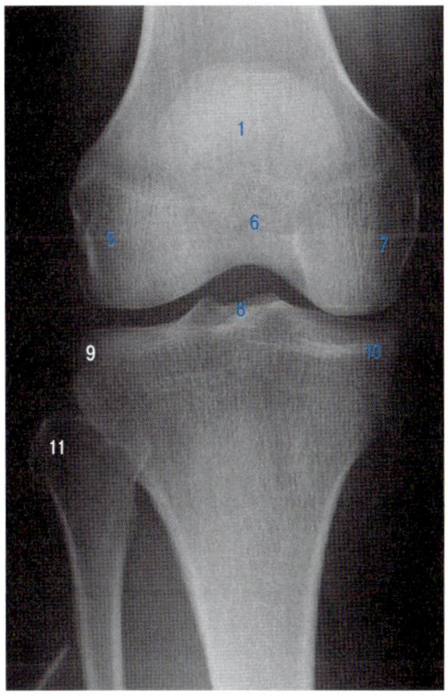

X선 사진(정면상)

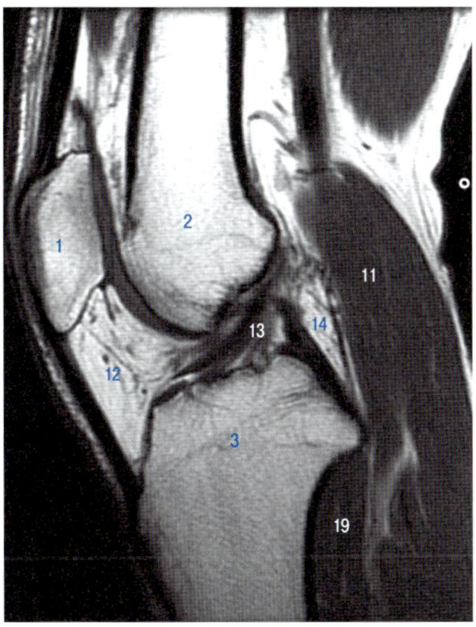

MRI(T1 강조영상, 시상면)

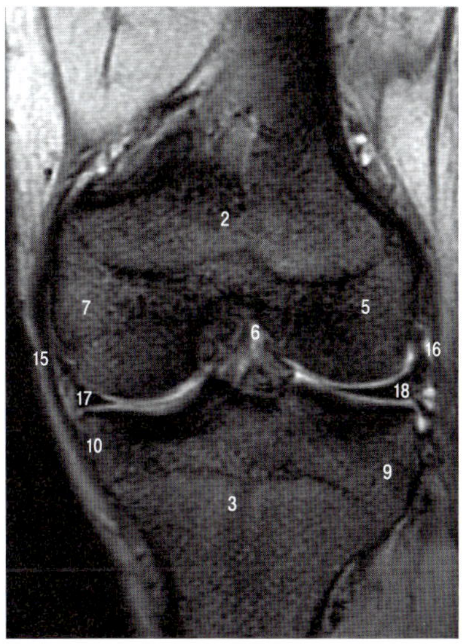

MRI(T2 강조영상, 관상면)

해부명

1 무릎뼈(슬개골, patella) 2 넙다리뼈(대퇴골, femur) 3 정강뼈(경골, cnemis) 4 종아리뼈머리(비골두, head of fibula) 5 넙다리뼈 가쪽복사(외과, lateral malleolus) 6 융기사이오목(과간와, intercondylar fossa) 7 넙다리뼈 안쪽복사(내과, medial malleolus) 8 융기사이결절(과간결절, intercondylar tubercle) 9 정강뼈 가쪽복사 10 정강뼈 안쪽복사 11 장딴지근(비복근, gastrocnemius muscle) 12 무릎밑지방(슬개하지방체, infrapatellar fat pad) 13 앞십자인대(전십자인대, anterior cruciate ligament) 14 뒤십자인대(후십자인대, posterior cruciate ligament) 15 안쪽곁인대(내측측부인대, medial collateral ligament) 16 가쪽곁인대(외측측부인대, lateral collateral ligament) 17 안쪽반달(내측반월, medial meniscus) 18 가쪽반달(외측반월, lateral meniscus) 19 오금근(슬와근, popliteus muscle)

발목관절

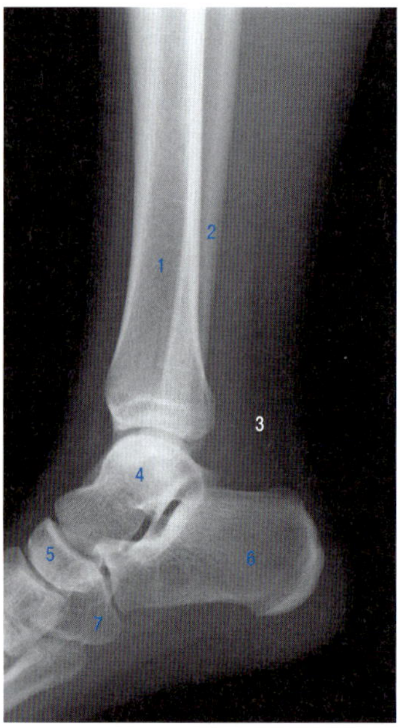

X선 사진(측면상)

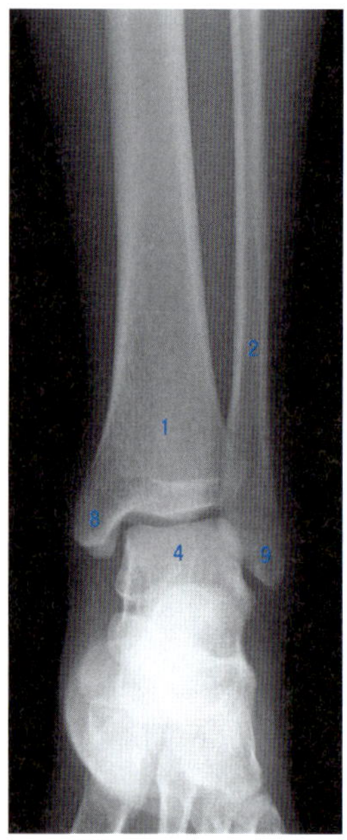

X선 사진(정면상)

해부명

1 정강뼈(경골, cnemis) 2 종아리뼈(비골, fibula) 3 아킬레스힘줄(아킬레스건, Achilles tendon) 4 목말뼈(거골, talus) 5 발배뼈(주상골, navicular bone) 6 발꿈치뼈(종골, calcaneus) 7 입방뼈(입방골, cuboid bone) 8 정강뼈 안쪽복사(내과, medial malleolus) 9 종아리뼈 가쪽복사(외과, lateral malleolus)

다리

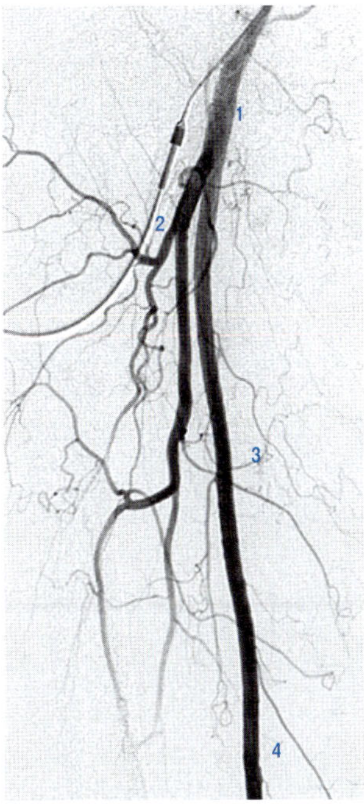

다리동맥조영(넙다리부위)

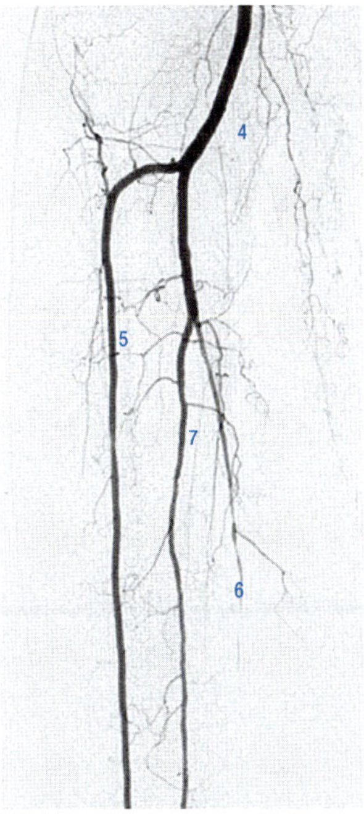

다리동맥조영(종아리부위)

해부명

1 바깥엉덩동맥(외장골동맥, external iliac artery) 2 깊은넙다리동맥(대퇴심동맥, deep femoral artery) 3 넙다리동맥(대퇴동맥, femoral artery) 4 오금동맥(슬와동맥, popliteal artery) 5 앞정강동맥(전경골동맥, anterior tibial artery) 6 뒤정강동맥(후경골동맥, posterior tibial artery) 7 종아리동맥(비골동맥, peroneal artery)

CHAPTER 2

검사법과 영상판독의 기본

■ X선 검사 ··· 52

■ 위장관조영 ··· 55

■ 요로촬영 ··· 57

■ 쓸개관촬영 ··· 58

■ 혈관촬영 ··· 59

■ CT ··· 61

■ MRI ··· 64

■ 초음파검사 ··· 70

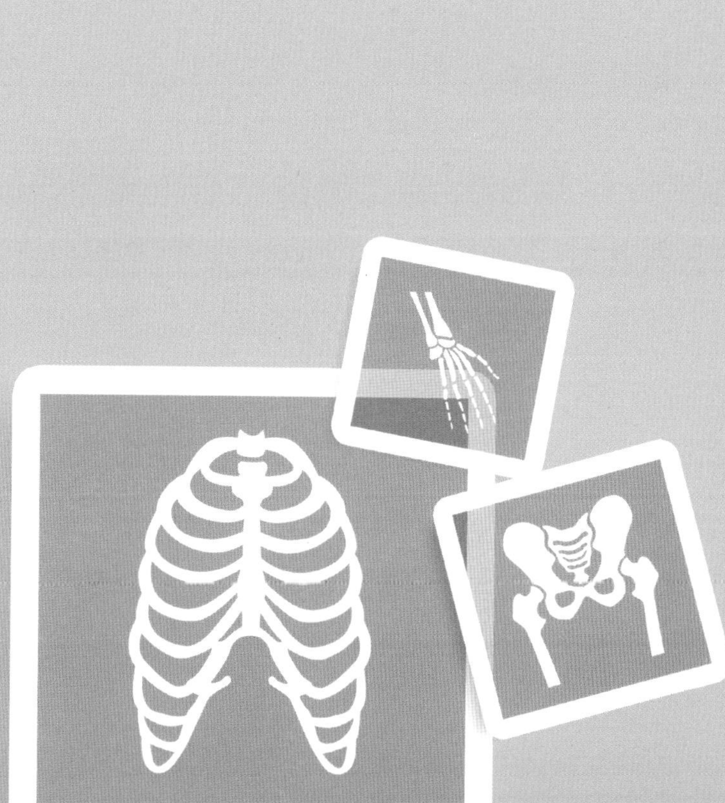

X선 검사

분류

- **단순 X선 검사** : 조영제(contrast agent)를 사용하지 않고 촬영하는 검사
- **조영 X선 검사** : 조영제를 사용하여 특정 장기와 병변에 초점을 맞추어 시행하는 검사

X선 흡수계수(absorption coefficient)와 영상대조(image contrast)

- **X선 흡수계수**(μ) : 피사체로 들어가는 X선과 피사체에서 나오는 X선의 강도비
  - 클수록 감약이 강하다.
  - 클수록 고농도(하얗게 찍힘)이다.
- X선 흡수계수는 피사체를 구성하는 물질의 **원자번호**(Z) **세제곱**, **밀도**(ρ)에 대체로 비례한다(→ p.503).
  - **뼈**가 근육보다 하얗게 찍히는 이유는 뼈가 Ca(Z = 20)을 풍부하게 함유하기 때문이다.
  - **지방**이 근육보다 검게 찍히는 이유는 지방의 밀도(ρ)가 근육보다 작기 때문이다.
  - **허파**가 새까맣게 찍히는 이유는 공기의 밀도(ρ)가 매우 작기 때문이다.

X선 흡수계수

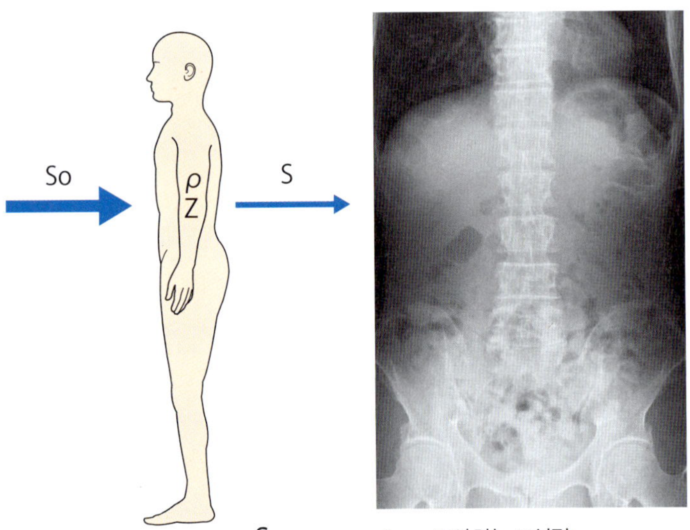

$$\mu = -\log \frac{S}{So}$$

$$\mu \propto \rho Z^3$$

So : 조사하는 X선량
S : 피사체에서 나오는 X선량
ρ : 피사체의 밀도
Z : 피사체의 (평균) 원자번호

■ X선 조영제

- **조영제** : X선 흡수계수(μ)가 조직과 다른 물질 → 병변과 정상 조직의 대조(contrast)를 증가시킨다(보통 조영제라고 하면 양성 조영제를 가리키는 경우가 많음).
  - 양성 조영제 : μ가 큰 물질[**요오드**(Z = 53), **바륨**(Z = 56)] → **하얗게** 찍힌다.
  - 음성 조영제 : μ가 작은 물질(**가스**) → **검게** 찍힌다.

X선 조영제의 종류

조영제		투여법	검사법
요오드	**수용성 요오드제제**	혈관 내	**혈관촬영**(동맥, 정맥) **정맥요로조영**(배설요로조영, IVP) 정맥쓸개관조영
		척수 거미막밑공간	척수조영, 뇌수조조영
		관강 내(직접)	역방향요로조영 **내시경역행쓸개이자조영**(ERCP) **피부간경유쓸개관조영**(PTC)
		경구	경구쓸개조영 상부위장관조영(바륨을 사용할 수 없는 경우*)
	유성 요오드제제	림프관 관강 내(직접)	림프관조영 자궁관조영
바륨	**황산바륨**	경구 작은창자 곧창자 경유	**상부위장관조영**(식도, 위, 샘창자) 경구작은창자조영 경관작은창자조영 **조영관장**(큰창자조영)
가스(음성 조영제)	공기	경구	위장관조영(이중조영)

* 소화관천공, 소화관폐쇄(ileus) 또는 이들이 의심되는 경우에는 수용성 요오드 조영제를 사용한다. 다만, 기관지로 들어가면 허파부종(pulmonary edema)을 일으킬 위험이 있으므로 폐흡인(pulmonary aspiration)의 가능성이 있는 경우는 금기이다.

조영제의 부작용과 금기

		요오드 제제	바륨 제제
부작용	중증	아나필락시스쇼크 후두부종	폐쇄창자막힘증
	중등증~경증	구역 · 구토 피진(두드러기, 발적) 콩팥기능 저하	변비
금기		요오드 알레르기 과거력 중증의 갑상샘 질환	장관천공, 봉합부전(의 의심)
요주의		고도의 콩팥기능장애 고도의 간기능장애 다발골수종[*1] 크롬친화세포종[*2]	폐흡인 가능성

*1 다발골수종(multiple myeloma) : 콩팥기능상실(신부전, renal failure)을 유발하는 경우가 있다. 수분보충을 충분히 하면서 신중하게 사용한다.

*2 크롬친화세포종(chromaffinoma) : 발작성 고혈압을 유발하는 경우가 있다. 혈압강하제(hypotensor)를 준비해두고 신중하게 사용한다.

위장관조영(gastrointestinal series)

■ 검사법

위장관조영

	검사법	관찰할 수 있는 범위
상부위장관조영	바륨을 경구적으로 투여	식도~샘창자 몸쪽부분
작은창자조영	경구법 : 상부위장관조영에 이어서 시행	샘창자~돌창자
	경관법 : 샘창자 존데(sonde)로 바륨을 주입	
조영관장	바륨을 곧창자로 주입	돌창자 말단~곧창자

위장관조영 촬영법

	촬영법	장점	단점
이중조영법	공기로 신전시킨 위장관에 바륨을 첨가하여 점막면에 바륨을 얇게 부착시킨다.	• 점막면 상태를 상세하게 알 수 있다. • 넓은 범위를 관찰할 수 있다.	
충만법	위장관 내에 바륨을 채워서 촬영한다.	• 윤곽, 변형을 쉽게 알 수 있다.	• 점막면의 정보는 없다.
압박법	충만 상태에서 몸 표면에서 압박을 가한다.	• 함몰, 융기 상태를 상세하게 알 수 있다.	• 한 번에 관찰할 수 있는 범위가 좁다. • 압박할 수 없는 부위도 있다(갈비뼈활 아래 등).

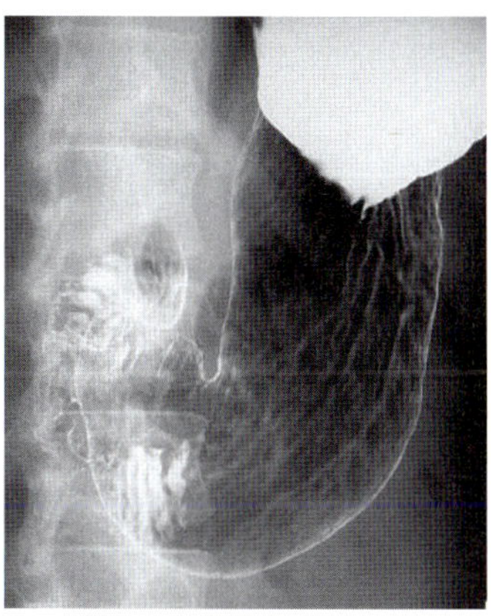

이중조영법(double contrast)

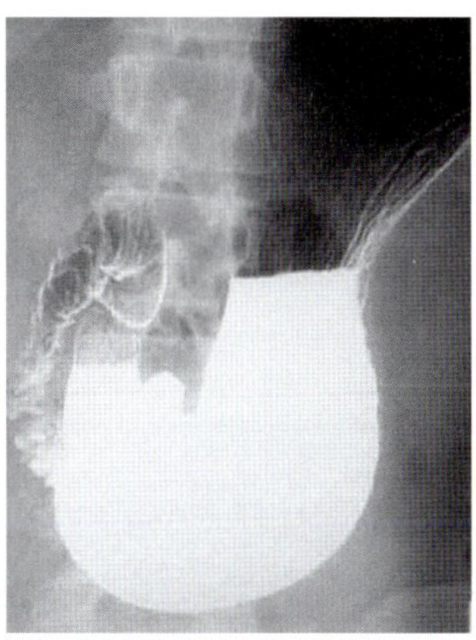

충만법(filling method)

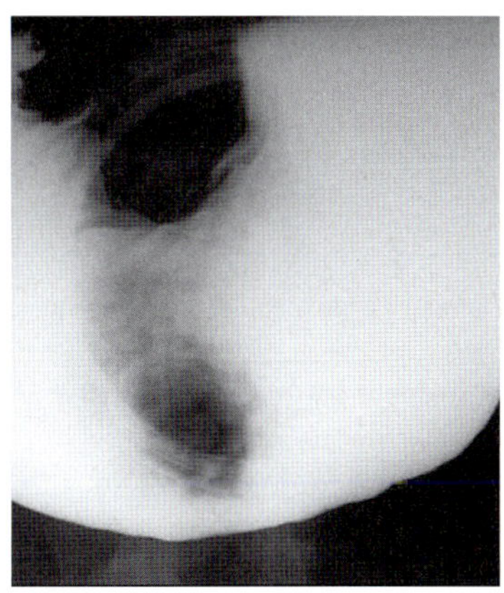

압박법(pressing method)

■ 기본적인 소견

위장관조영의 기본소견

	영상소견		예
변형	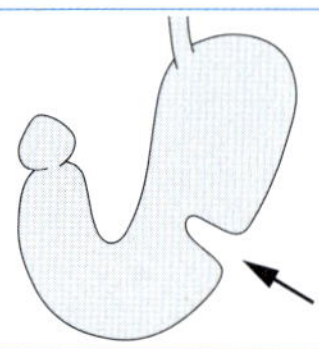	점막면이 오므라들어 윤곽이 변형된다. 충만상에서 알기 쉽다.	위암, 소화궤양
신전불량	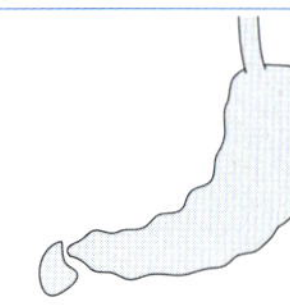	점막 혹은 점막밑의 광범위한 침윤성 병변 때문에 위장관의 유연성이 상실된다.	침윤성 위암, 궤양성 대장염
압박	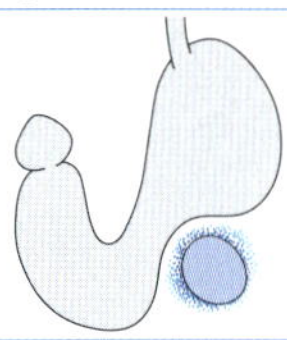	위장관 외부의 병변 때문에 압박, 변위한다.	복강 내 종양, 후복막 종양
점막집중상 (→ p.297)	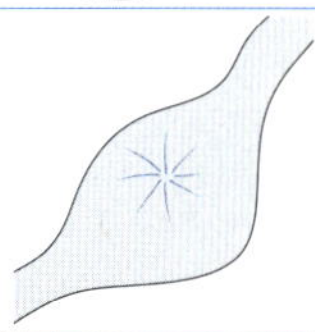	점막면이 오므라든다.	소화궤양, 크론병
융기성 병변 (→ p.300)	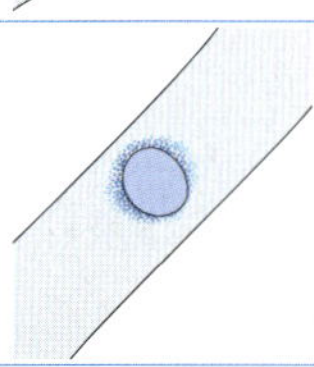	윤곽이 선명한 융기는 점막병변인 경우가 많다.	위암, 폴립
연결주름 (bridging fold) (→ p.302)	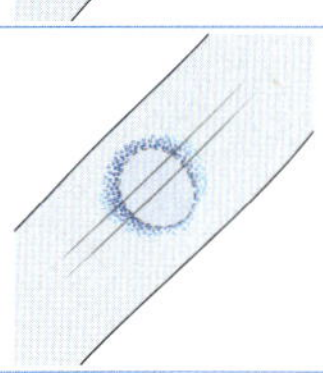	융기의 윤곽이 선명하지 않고 표면에 정상 점막주름이 보이는 경우는 점막밑병변이 많다.	점막밑종양
오목(niche) (→ p.297, 300)	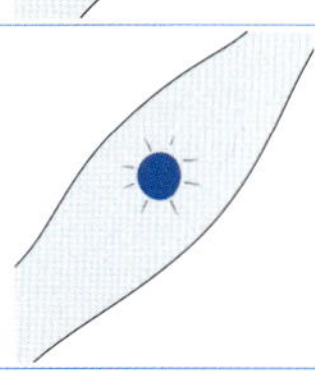	함요부분 내의 바륨저류상	소화궤양, 궤양성 대장염
속샛길 형성	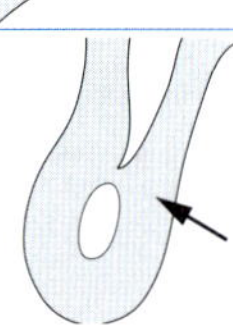	인접하는 위장관 사이에 연결부위가 있다.	크론병

요로촬영

■ 검사법

요로조영(urography)

	검사법	주요 목적
배설요로조영(IVP)	조영제를 정맥에 주입한 후 시간의 경과에 따라 촬영한다.	콩팥~요관~방광을 전체적으로 보면서 스크리닝하는 1차 검사
역방향깔때기조영(RP)	카테터를 방광경 하에서 요관에 삽입하여 조영제를 직접 주입한다.	콩팥깔때기, 요관의 폐쇄부위 진단
방광조영		
배뇨 시	배뇨시키면서 촬영한다.	방광요관역류(vesicoureteral reflux, VUR)의 진단
역행성	조영제를 요도를 통해 방광 안으로 주입한다.	방광종양, 방광샛길 등의 진단
요도조영	바깥요도구멍으로 조영제를 주입한다.	요도병변, 전립샘병변의 진단

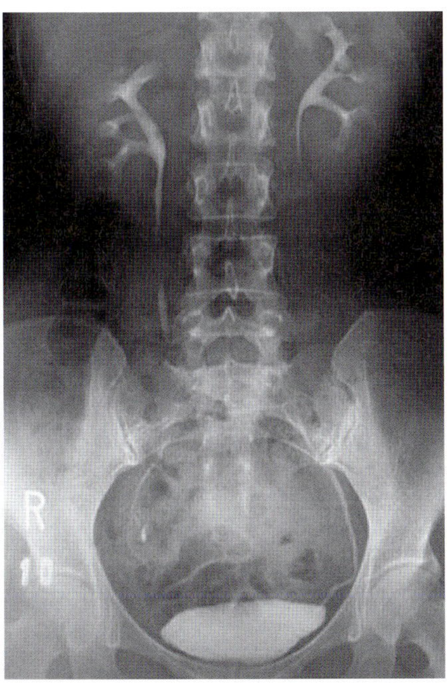

배설요로조영(정맥요로조영, intravenous pyelography, IVP)

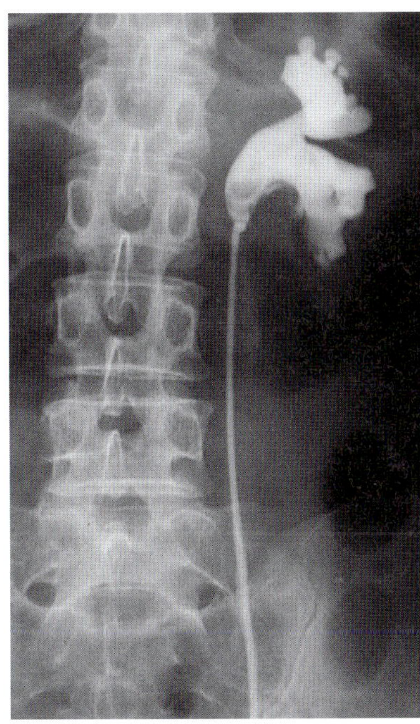

역방향깔때기조영(역행신우조영, retrograde pyelography, RP)

쓸개관촬영

■ 검사법

쓸개관조영(cholangiography)

	촬영법	장점	단점
배설쓸개관조영(혈중 조영제의 쓸개즙 배설을 이용)			
경구쓸개조영	요오드 조영제(정제)를 복용하고 다음 날 촬영한다.	• 간편하다.	• 황달이 있으면 조영 불량
정맥쓸개관조영(IVC)	요오드 조영제를 정맥에 주사 후 5~30분 후에 촬영한다.	• 비교적 간편하다.	• 황달이 있으면 조영 불량
직접쓸개관조영(쓸개관에 조영제를 직접 주입)			
내시경역행쓸개이자조영(ERCP)	내시경 관찰 하에 파터유두에 조영카테터를 삽입한다.	• **이자관을 직접 조영할 수 있다.**	• 역행성 감염 위험
피부간경유쓸개관조영(PTC)	배벽을 통해 간 내 쓸개관에 직접 삽입한다(보통 초음파유도하).	• 쓸개관을 직접 조영할 수 있다. • 배액술(PTC-D)이 가능하다.	• 간 내 쓸개관이 확장되지 않으면 어렵다. • 침습이 크다.
자기공명쓸개이자조영(MRCP)	고도의 T2 강조영상을 촬영하여 영상처리한다.	• **이자관도 찍을 수 있다.** • **비침습적이다.**	• ERCP보다 해상도가 낮다.

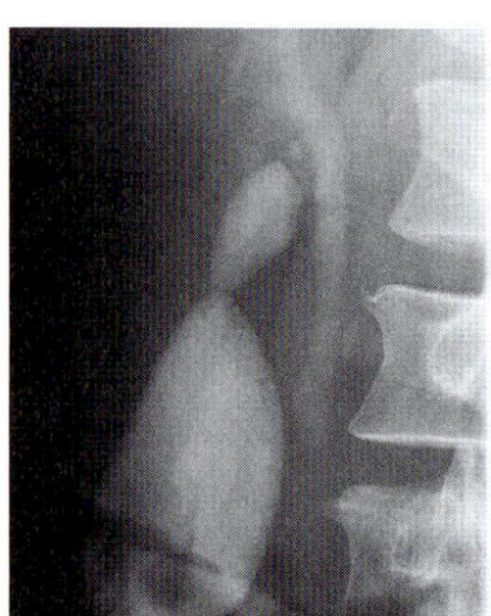

정맥쓸개관조영(정맥담관조영, intravenous cholangiography, IVC)

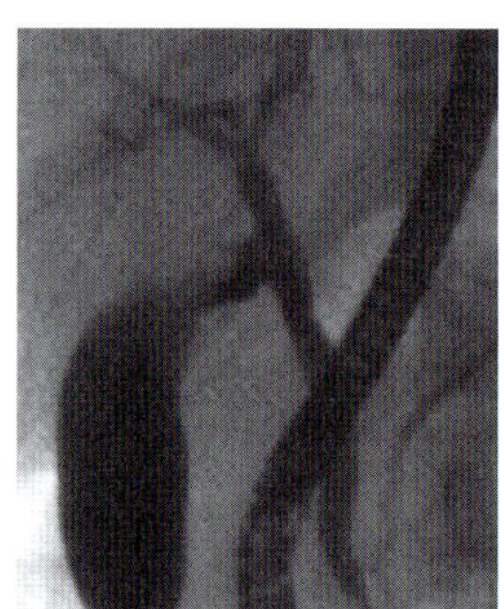

내시경역행쓸개이자조영
(내시경역행담췌관조영, endoscopic retrograde cholangiopancreatography, ERCP)

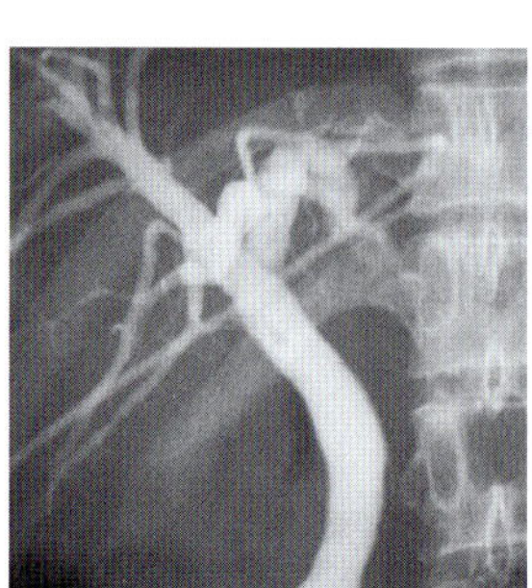

피부간경유쓸개관조영(경피담관조영, percutaneous transhepatic cholangiography, PTC)

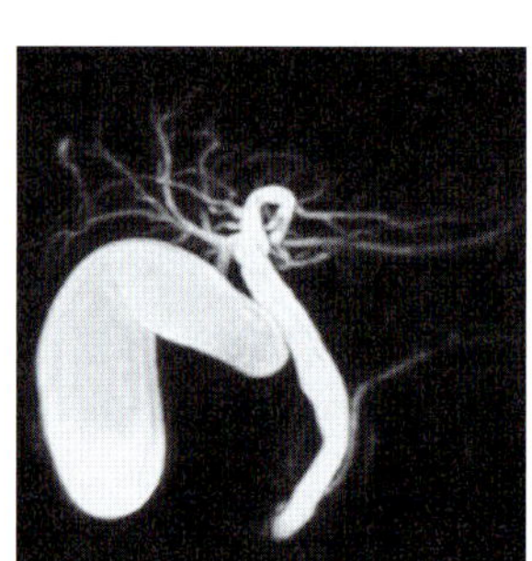

자기공명쓸개이자조영
(자기공명담췌관조영, magnetic resonance cholangiopancreatography, MRCP)

혈관촬영

■ 검사법

- 카테터를 국소마취 하에 혈관 내에 삽입(셀딩거법, Seldinger's method)하여 목표로 하는 혈관에 선택적으로 진행시킨다.
  → 조영제를 주입하면서 연속적으로(보통 1~3매/초) 촬영한다.
  → **동맥상**, **모세혈관상**, **정맥상**

경피적 카테터삽입법(percutaneous catheter insertion; 셀딩거법)

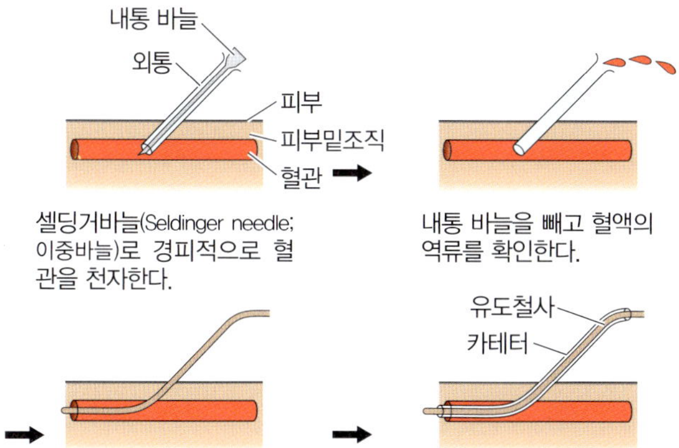

■ 디지털감산혈관조영(digital subtraction angiography, DSA)

DSA의 원리

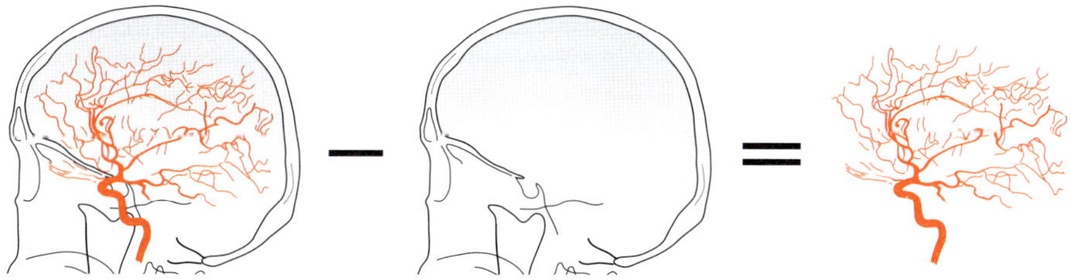

혈관조영 후 영상에서 조영 전 영상을 뺌으로써 **뼈음영을 제거하고 혈관만 나타내는 방법**(감산법)이다. 컴퓨터처리(디지털감산법)로 자동적으로 이루어진다. 혈관촬영의 대부분은 이 방법을 이용한다.

■ 기본적인 소견

혈관촬영의 기본소견

	영상소견		예
과다혈관성 병변 (hypervascular)	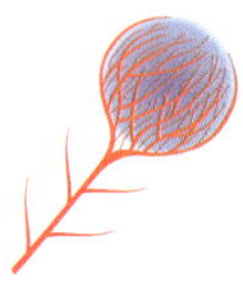	주위보다 병변부위의 혈관이 많다.	간세포암종, 콩팥세포암종, 아교모세포종
과소혈관성 병변 (hypovascular)	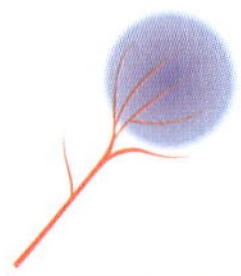	병변부위와 주위 혈관이 같은 정도이거나 적다.	소화관암, 별아교세포종
무혈관성 병변 (avascular)	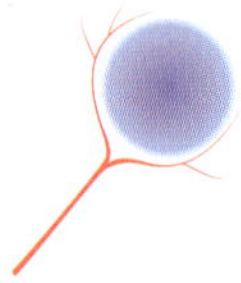	병변부위에 혈관이 없어 무혈관 영역이 된다.	낭포
정맥의 조기 조영 (동정맥 단락)	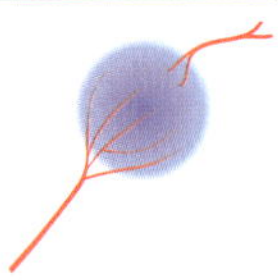	동맥상에서 정맥이 조영된다.	동정맥기형, 간세포암종, 아교모세포종
종양조영 (tumor stain)		모세혈관상~정맥상에서 종양이 고농도로 관찰된다.	과다혈관성 병변 대부분
균일하지 않은 혈관지름	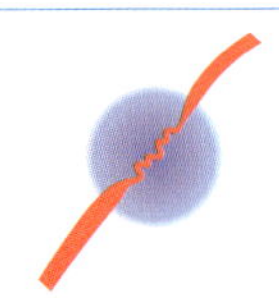	혈관이 병변에 둘러싸여 불규칙하게 협착한다.	췌장암
동맥자루	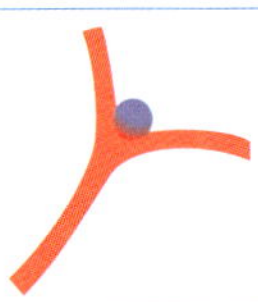	동맥벽 일부가 부풀어 오른다.	동맥자루, 혈관염
조영제의 혈관밖 누출	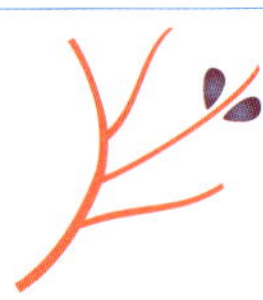	조영제가 혈관 밖에 고인다.	외상성 혈관손상

CT

■ 촬영법

CT 촬영법

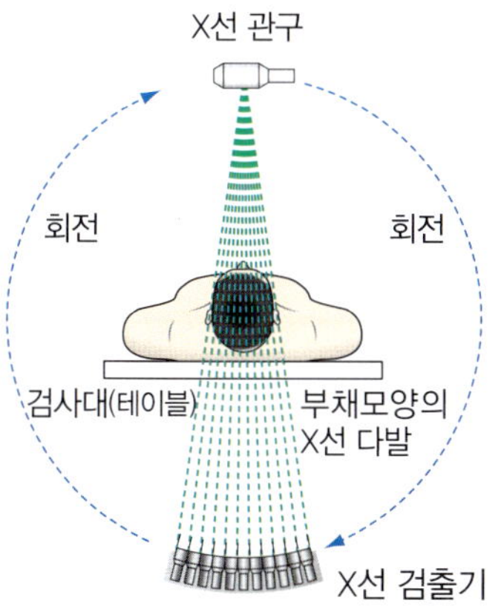

부채 모양의 X선을 조사하는 X선 관구와 마주보는 방향의 X선 검출기가 검사대(테이블) 위의 피사체 주변을 회전하며 촬영한다.

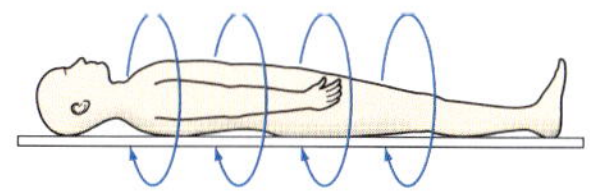

기본적인 CT 촬영법

검사대 위치를 고정하고 X선 관구를 1회전시켜 1장의 영상을 촬영한다. 검사대를 촬영위치로 움직여 다음 영상을 촬영한다. 이를 반복한다.

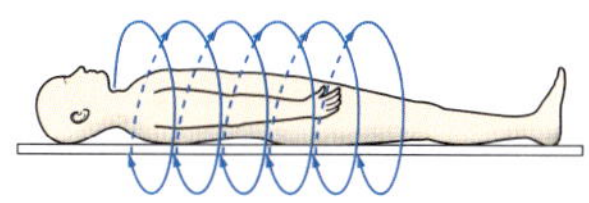

나선 CT

X선 관구를 연속 회전시키고 동시에 검사대도 연속적으로 이동하면서 촬영한다. 관구가 피사체 주위에 그리는 궤적은 나선 모양이 된다. 1장씩 촬영하는 것보다도 고속이며, 3차원 CT에 적합한 영상을 얻을 수 있다.

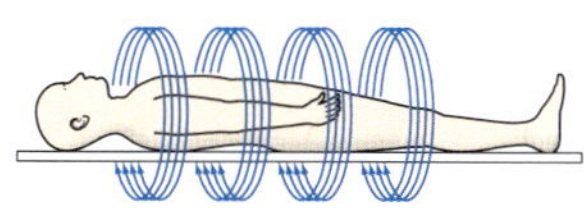

MDCT(다검출단층촬영기)

기존 CT는 X선 검출기가 1열이지만, 이것을 여러 열(현재 최대 320열)로 배치한 것이다. 동시에 여러 단면을 촬영할 수 있고 나선 촬영을 조합시킴으로써 고속으로 촬영할 수 있다. 표준적인 촬영법이다.

■ CT치와 영상대조

CT치

- X선 흡수계수(→ p.52)를 쉽게 사용할 수 있도록 편의적으로 나타낸 수치이다.
  - 단위 = HU(Hounsfield unit)
- 조직의 CT치 = $\frac{\mu_t - \mu_w}{\mu_w} \times 1{,}000$[HU]
  - 물의 CT치($\mu_t = \mu_w$) → 0HU
  - 공기의 CT치($\mu_t = 0$) → −1,000HU

(μ_t, μ_w : 각각 조직, 물의 X선 흡수계수, → p.52)

다양한 조직의 CT치

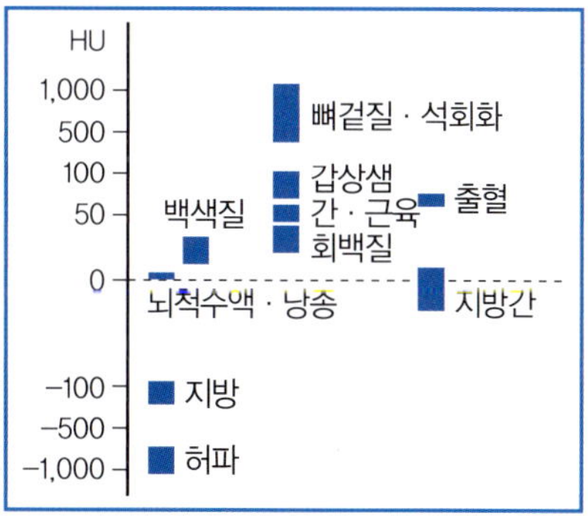

영상대조

- CT치가 클수록 하얗게 표시된다.
  - **고흡수 병변** : 주위의 정상 조직보다 CT치가 크다(**희다**), **석회화**, **급성기 혈종** 등
  - **저흡수 병변** : 주위의 정상 조직보다 CT치가 작다(**검다**), 상기 이외 대부분의 병변

조영 CT

- 조영제 : 수용성 요오드 제제(→ p.53)를 사용한다.

조영제 투여법

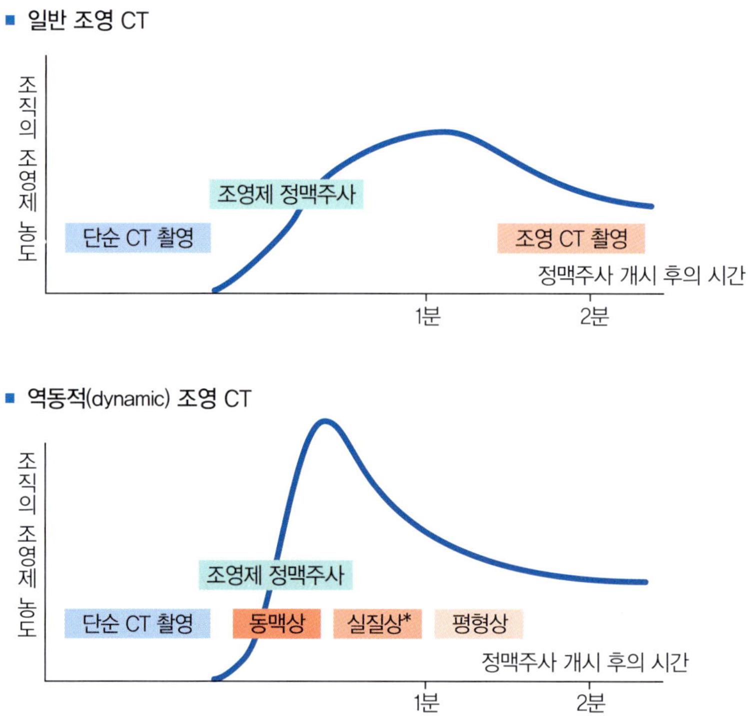

* 간의 경우 '실질상'은 '문맥상'에 상당한다.

- 일반 조영 CT(위 그림) : 전량을 천천히 정맥주사하며, **정맥주사 종료 후에 촬영을 시작**한다. 촬영 시점에는 온몸에 조영제가 분포하는 평형상의 상태가 된다.
- 역동적 조영 CT(아래 그림) : 조영제를 **급속하게 정맥주사**(3~5mL/초)하면서 시간의 경과에 따라 여러 차례 반복해서 촬영한다. 조영제가 장기를 관류하는 상태를 시간경과에 따라 촬영함으로써 **혈류역학**을 파악할 수 있다.

조영 효과가 강한 병변

- **혈관이 풍부한 조직** : 간세포암종(hepatocellular carcinoma), 콩팥세포암종(신장세포암종, hypernephroma), 아교모세포종(교모세포종, glioblastoma) 등
- **혈관강의 확장** : 동맥자루(동맥류, aneurysm), 뇌동정맥기형(cerebral arteriovenous malformation) 등
- **혈액뇌장벽의 파열** : 아교모세포종 등

● 조영제와 혈액뇌장벽 : 중추신경조직(뇌, 척수)은 **혈액뇌장벽**(blood–brain barrier, BBB)이 있기 때문에 조영제는 혈관에서 사이질로 누출되지 않는다. 따라서 **정상적인 중추신경조직은 조영 효과가 나타나지 않는다**.

MRI

■ 원리

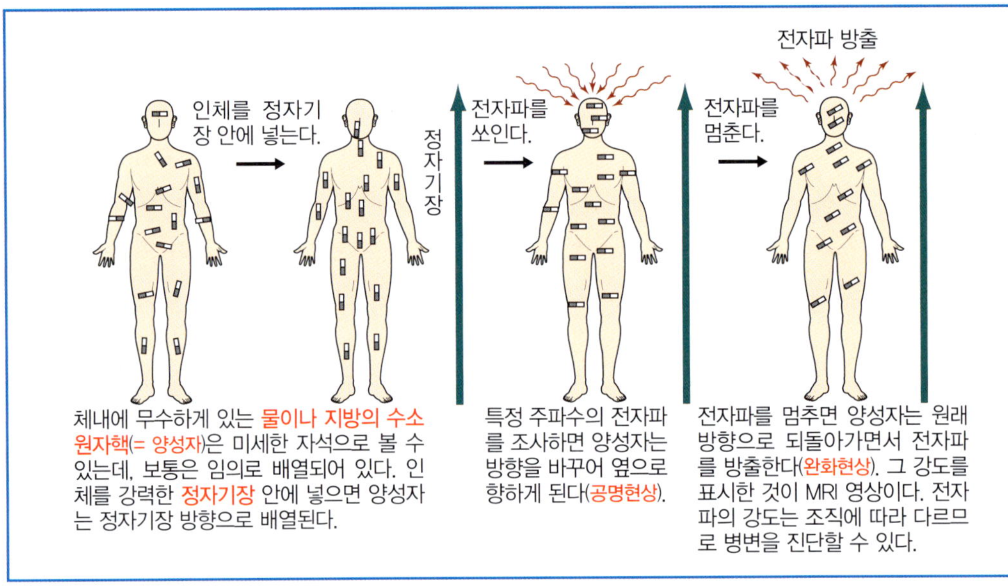

■ 영상대조

- 신호강도가 클수록 하얗게 표시된다.
- **고신호 병변** : 주위의 정상 조직보다 신호가 크다(= 하얗게 보인다).
- **저신호 병변** : 주위의 정상 조직보다 신호가 작다(= 검게 보인다).

MRI의 영상대조를 결정하는 인자

- 양성자 밀도
- T1치(세로완화시간상수)
- T2치(가로완화시간상수)
- 확산계수
- 유속

영상대조에 여러 인자가 관여하여 복잡하므로 목적으로 하는 인자를 추려내어 '강조영상'을 작성해서 판단한다. **T1 강조영상**, **T2 강조영상**이 기본이다.

T1 강조영상과 T2 강조영상의 분별법

- **물이 검은색** → **T1 강조영상**
- **물이 하얀색** → **T2 강조영상**(단, FLAIR는 예외)

기타 촬영법

- **T2* 강조영상** : T2 강조영상보다 **자장의 불균일성에 민감**하여 혈철소(헤모시데린, hemosiderin) 침착, 비정상적인 철 침착 등의 검출력이 우수하다(침착부위는 까맣다).
- **FLAIR** : 기본적으로 T2 강조영상에 가깝지만, **물만 까맣게** 표시된다. 뇌MRI에서만 촬영한다.
- **확산강조영상** : 조직의 물분자 확산을 반영한다. 확산이 저하된 조직은 고신호를 나타내어 급성기 뇌경색증 진단에 유용하다.
- **MR혈관조영(MRA)** : 이동하는 양성자만 고신호로 표시하므로 혈관을 선택적으로 영상화한다.
- **지방억제법** : 지방만 저신호를 나타낸다. 지방종(lipoma), 피부모양기형낭종(유피낭종, dermoid cyst) 등의 진단에 유용하다(→ p.386).

MRI 촬영법과 대조

	특징	고신호를 나타내는 병변 및 조직	저신호를 나타내는 병변 및 조직
T1 강조영상	• **물이 검은색** • T1치가 작을수록 고신호 • 백색질 > 회백질	• **지방** • 아급성기 출혈 (메트헤모글로빈) • **농도가 높은 액체** (고단백농도) • 멜라닌 • **Gd에 의한 조영 효과**	• 물(뇌척수액 등) • 대부분의 병변
T2 강조영상	• **물이 하얀색** • T2치가 클수록 고신호 • 회백질 > 백색질	• 물(뇌척수액 등) • 대부분의 병변	• **급성기 출혈**(탈산소혈색소) • **만성기 출혈**(혈철소) • 농도가 높은 액체(고단백 농도) • 멜라닌 • 석회화 · 뼈겉질, 섬유화, 가스
T2* 강조영상	• **자장의 불균일성에 민감** • **철 침착, 혈철소 등이 검은색**	• T2 강조영상과 동일	• 급성기 출혈, 만성기 출혈 • **비정상적인 철 침착**(→ p.129)
FLAIR	• T2 강조영상이지만, **예외적으로 물이 검은색** • 뇌에서만 촬영	• T2 강조영상과 동일	• **물**(뇌척수액 등) • T2 강조영상과 동일
확산강조영상	• 확산이 저하되면 고신호	• **급성기 뇌경색증**(→ p.90) • **뇌고름집**(→ p.117) • 표피모양암종(→ p.114)	

▶ 급성기 뇌경색의 예

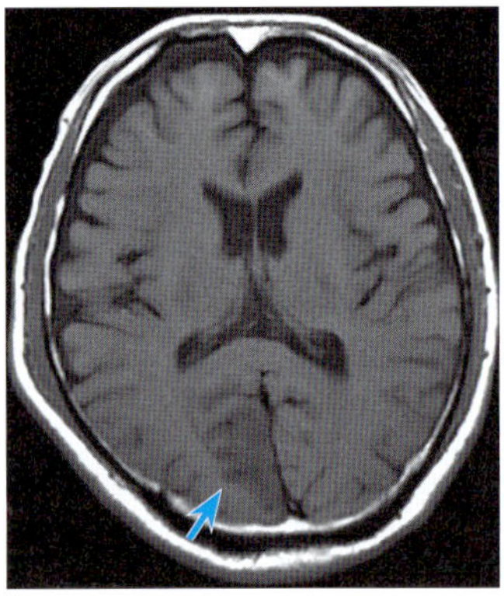

T1 강조영상

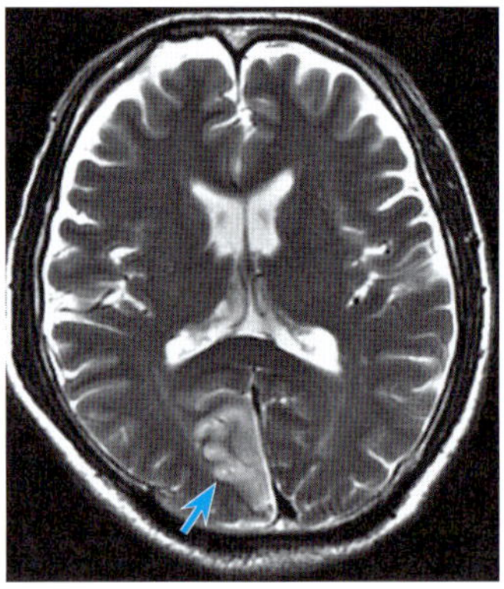

T2 강조영상

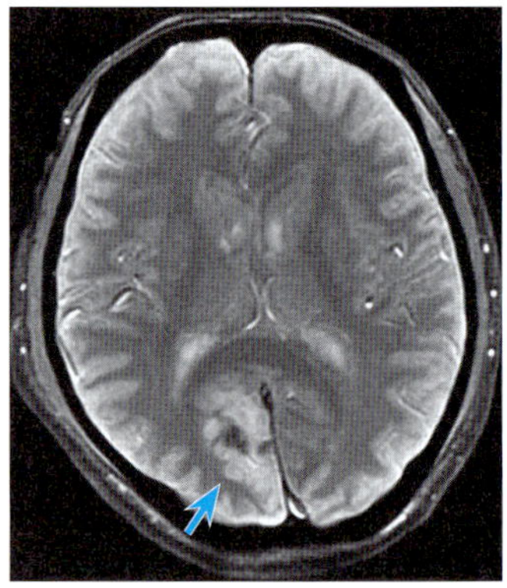

T2* 강조영상

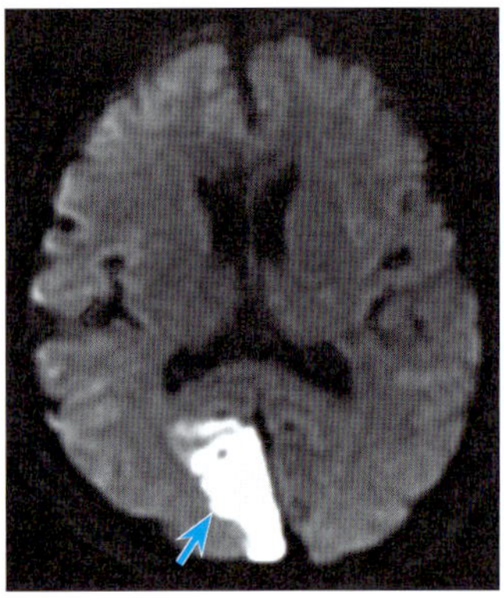

확산강조영상

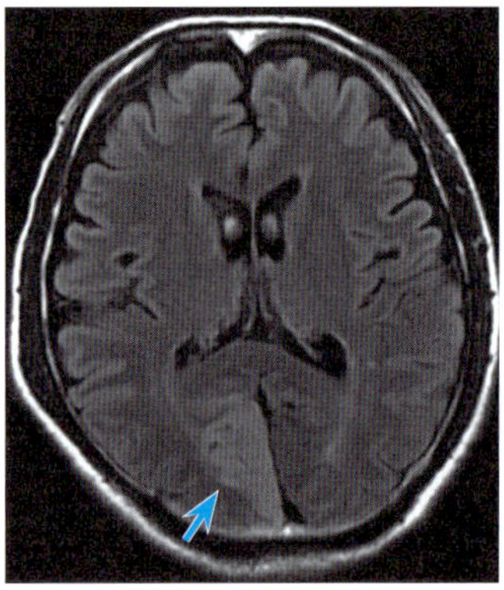

FLAIR

[사진 1] 왼쪽 뒤통수엽의 급성기 경색소는 T1 강조영상에서 저신호, 기타 영상에서는 고신호이다(→). 출혈에 예민한 T2* 강조영상은 출혈경색을 반영하여 내부에 저신호가 섞여 있다.

1
CHAPTER 2
3-1
3-2
3-3
3-4
3-5
3-6
3-7
3-8
3-9
4
5

조영 MRI

- 조영제 : **가돌리늄 제제**(Gd-DTPA 등)
- 조영법 : 보통 **팔오금중간정맥**(정중주와정맥, median cubital vein)**에서 정맥주사**(성인은 10~15mL가 표준)
- 조영 효과
  - Gd는 **상자성 물질**(paramagnetic substance)로, 양성자에 접근하면 그 완화를 촉진해서 조영 효과를 나타낸다.
  - 조영 효과를 나타내는 조직은 **T1 강조영상에서 고신호**가 된다(T2 강조영상에서는 변화가 없음).
  - 조영 효과는 기본적으로 CT와 같지만, 일반적으로 CT보다 예민하다.
- 부작용
  - 요오드 조영제와 비교하면 저빈도(알레르기증상, 쇼크)로 나타난다.
  - **콩팥전신섬유증**(신성 전신성 섬유증, nephrogenic systemic fibrosis, NSF) : **콩팥기능상실**(신부전, renal failure) 예에서 발생하기 쉽다. **피부비후증**(경피증, pachydermatosis) 유사 피부의 경화성 병변으로 드물게 치명적이다.

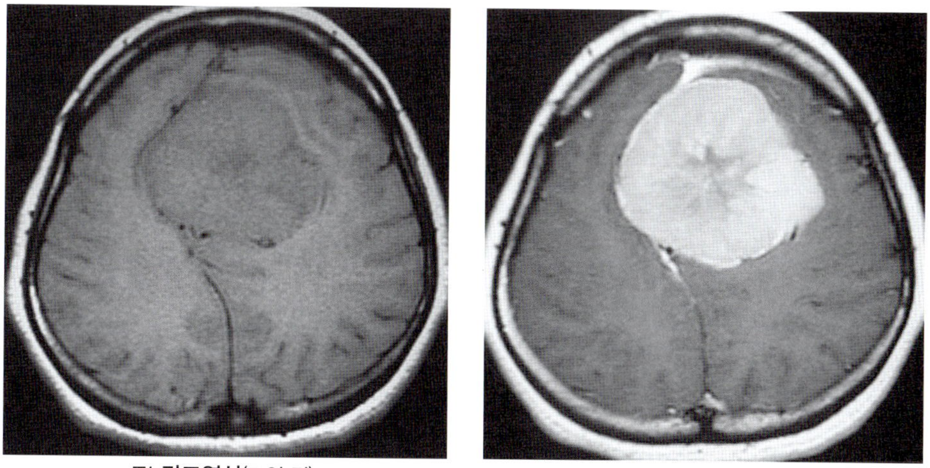

T1 강조영상(조영 전)　　T2 강조영상(조영 후)

[사진 2] 이마부위의 종양(수막종, meningioma)이 강한 조영 효과를 나타낸다.

■ 조직특이성 조영제

- 특정 세포에만 모이는 조영제로, **간세포에 모이는 Gd-EOB-DTPA**가 널리 이용된다.
  - **조기상**(**동맥상**) : 간세포암종은 일반 Gd 조영제와 마찬가지로 조영되어 고신호를 나타낸다.
  - **지연상**(**간세포상**) : 정상적인 간에만 흡수되고 종양은 조영제를 흡수하지 않으므로 저신호를 나타낸다.

▶ 간세포암종(Gd-EOB-DTPA 조영)

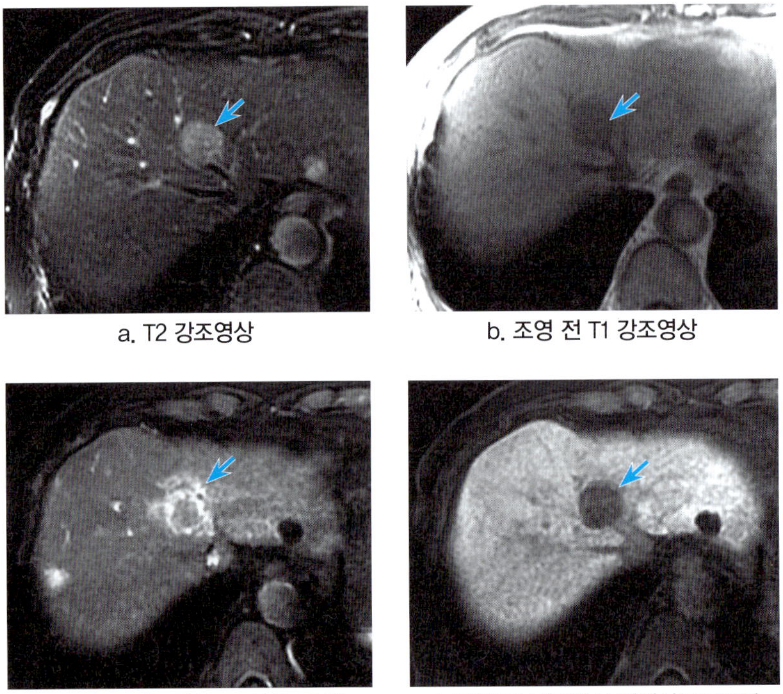

a. T2 강조영상

b. 조영 전 T1 강조영상

c. 조영 T1 강조영상 조기상(동맥상)

d. 조영 T1 강조영상 지연상(간세포상)

[사진 3] a : 종양은 고신호(→). b : 종양은 저신호(→). c : 과다혈관성으로 인해 종양 내의 조영제가 고신호(→)로 나타난다. d : 조영제는 정상 간조직에만 흡수되고 종양에는 흡수되지 않기 때문에 저신호(→)가 된다.

MRI의 금기 및 주의사항

금기

- **심장박동기***, **이식형 제세동기**(ICD)* 등 사용자(오작동, 기기파손 가능성)
- 자성 뇌동맥류결찰술 후(이동하여 재출혈 가능성이 있음, 최근에는 비자성체이므로 촬영 가능)
- 눈확 내 자성 이물질(유리체 출혈 → 실명 가능성)

* 최근 장치는 대부분 MRI 촬영이 가능하다. 다만, 촬영 전후에 모드 변경 조작이 필요하다.

임신 여성의 검사

- 임신 전반기에는 피한다(유해하다는 보고는 없지만 주의해야 한다).
- 가돌리늄 조영제 : 임신 중, 수유 중에는 금기

반입 불가

- **자성 금속물체**(가위, 점적걸이, 휠체어, 환자운반차, 산소통 등. 반입하면 장치 내로 빨려들어가 매우 위험)
- 전자기기류(수액펌프, 휴대전화 등. 고장날 가능성 있음)
- 자기(磁氣)카드(데이터가 소실됨)

MR실 입실 시 주의사항

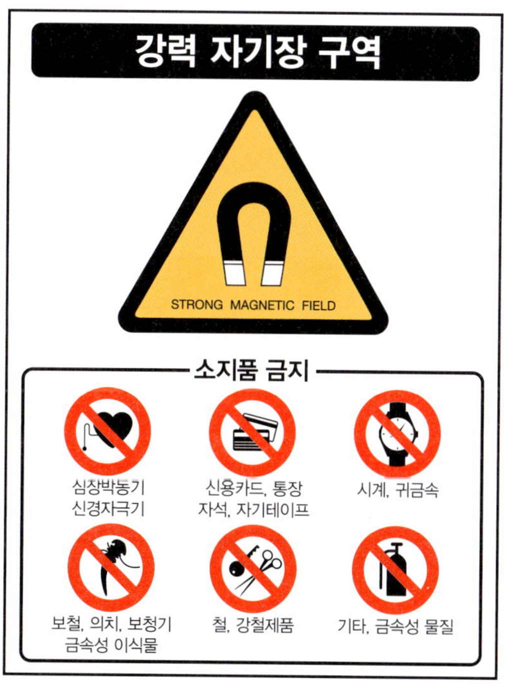
강력 자기장 구역
STRONG MAGNETIC FIELD
소지품 금지
심장박동기
신경자극기
신용카드, 통장
자석, 자기테이프
시계, 귀금속
보철, 의치, 보청기
금속성 이식물
철, 강철제품
기타, 금속성 물질

초음파검사

■ 원리

- 생체 내에 초음파를 조사함으로써 **반사파**(**에코**)의 강도, 지연시간을 측정해서 영상의 명암으로 표시한다.
- **주파수**(frequency) : 3~10MHz를 사용한다. 주파수가 높을수록 공간분해력은 높아지지만, 심달도가 저하된다.
- **음속**(sound velocity) : 생체 내에서는 1,400~1,800m/초(초음파검사에서는 생체 내 음속을 1,530m/초로 간주)
- 조직 중의 초음파 변화
  - **반사**(reflex) : 초음파는 조직의 **소리저항**(acoustic impedance; **음속×밀도**)**이 다른 경계면에서 반사**된다.
  - **흡수**(absorbance) : 조직에서 흡수되며 심부일수록 감소한다. 주파수가 높을수록 흡수되기 쉽다.

초음파검사

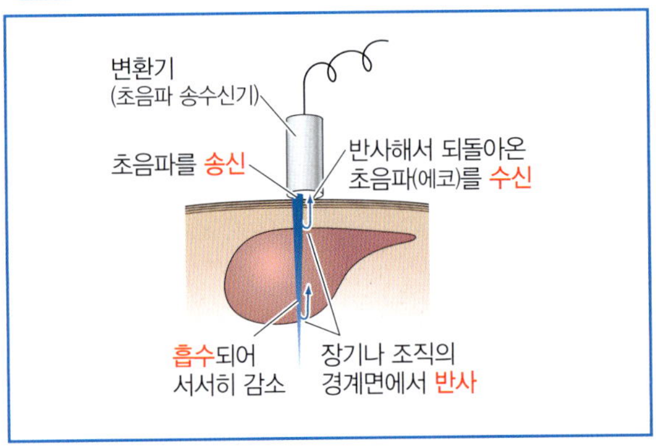

■ 초음파 도플러법

- 혈관 안을 이동하는 혈구성분이 반사한 초음파의 도플러효과를 이용한다.
  탐촉자에서 멀어지는 혈류를 **청색**, 가까워지는 혈류를 **적색**으로 표시하기 때문에 **혈류의 방향**, **속도**를 알 수 있다.
- 혈관의 협착 · 폐쇄 진단에 이용한다.
- 종양의 과다혈관성 · 과소혈관성 판정에 이용한다.

▶ 초음파 도플러법

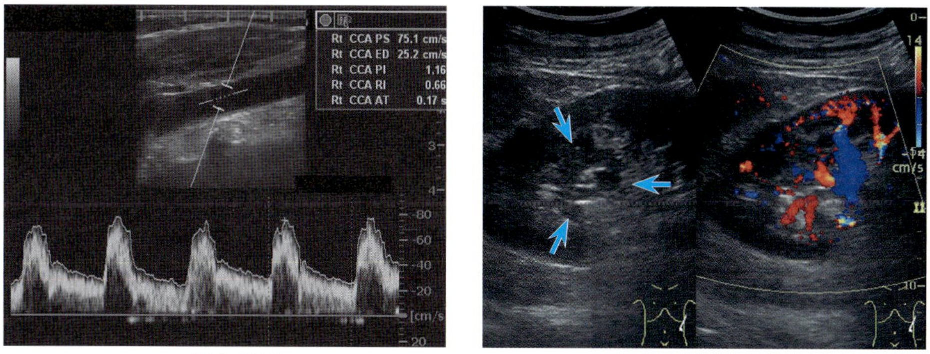

a. 유속 측정 b. 종양의 혈류 평가

[사진 1] a : 상단은 일반적인 초음파영상, 하단은 도플러법이며, 가로축은 시간, 세로축은 유속(cm/초)이다. b : 왼쪽 그림은 일반적인 초음파영상으로, 콩팥세포암종(→)을 나타낸다. 오른쪽 그림은 도플러법으로, 컬러 부분이 종양 내의 혈류를 나타낸다.

■ 기본적인 소견

영상대조

- 반사파의 밝기가 높을수록 하얗게 표시된다.
- 고에코성 : 주위의 정상 조직보다 반사파의 밝기가 높다(하얗게 표시).
- 저에코성 : 주위의 정상 조직보다 반사파의 밝기가 낮다(검게 표시).

■ 조영초음파검사

- 미세기포(microbuble)를 함유한 초음파 조영제를 정맥주사하면 혈류가 고에코가 된다.
- 미세한 간세포암종 등 과다혈관성 종양 검출에 이용된다.

초음파검사의 기본소견

	영상소견		예
무에코	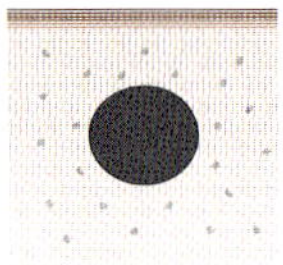	병변 내부에 에코가 없다.	**낭포**, 정상쓸개 등
저에코	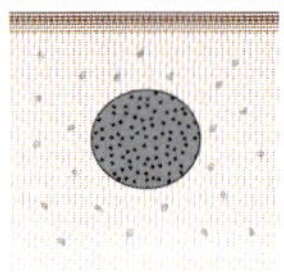	주위의 정상 조직보다 에코의 밝기가 낮다.	**간세포암종 등 대부분의 종양**이 이 패턴
고에코	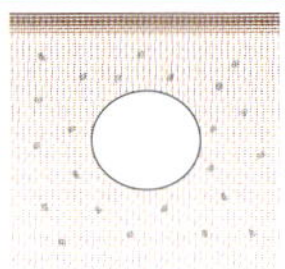	주위의 정상 조직보다 에코의 밝기가 높다.	**간혈관종**, 간세포암종 등
후방 에코의 증가 (→ p.334)	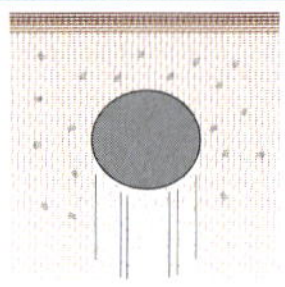	병변의 등쪽 밝기가 띠 모양으로 상승한다.	**낭포**, 점액성 종양 등
음향음영 (→ p.338)	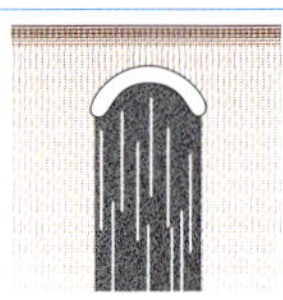	강한 에코(strong echo) 뒤쪽에 에코가 없다.	**석회화**, **결석**
측방음영 (외측에코)	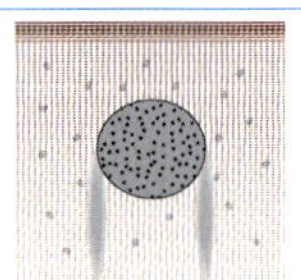	종양 가쪽모서리에 저에코의 띠가 나타난다.	**윤곽이 선명**한 양성 종양에 많다.
혜성꼬리징후 (→ p.339)	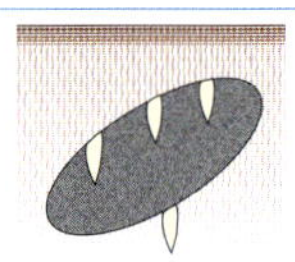	혜성꼬리 같은 고에코가 다발한다.	**쓸개의 벽내결석**, **폴립**
표적징후 (target sign) (→ p.334)	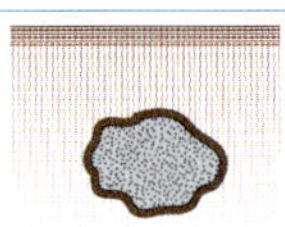	중앙부가 무에코 또는 저에코의 종양 병변이 나타난다.	**전이성 간종양** 등 중심괴사를 동반하는 종양
모자이크 에코 (tumor-in-tumor) (→ p.330)	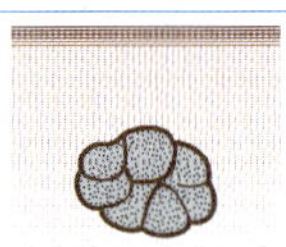	종양 내부에 결절상 구조가 보인다.	**간세포암종**에 많다.

■ 심장초음파도

단층 심장초음파

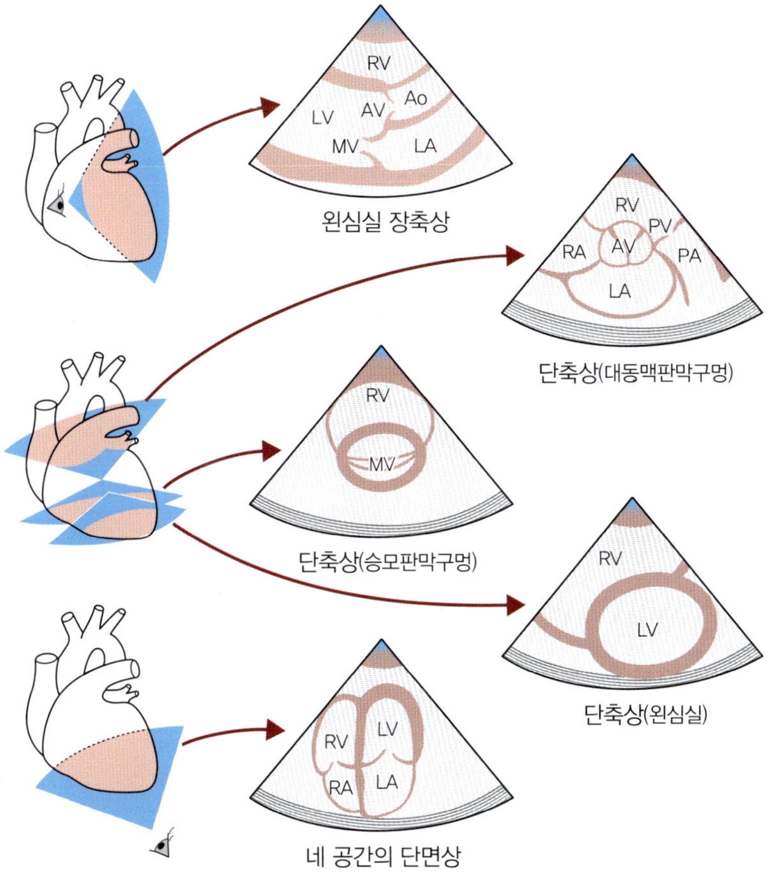

심장초음파는 복잡한 심장 내부의 구조에 맞추어 특별한 단면층으로 관찰한다.

약어 일람

AV : 대동맥판(aortic valve)
Ao : 대동맥(aorta)
IVS : 심실사이막(심실중격, interventricular septum)
LA : 왼심방(좌심방, left atrium)
LV : 왼심실(좌심실, left ventricle)
MV : 승모판(mitral valve)
RA : 오른심방(우심방, right atrium)
RV : 오른심실(우심실, right ventricle)
PW : 뒤벽(후벽, posterior wall; 왼심실)
PA : 허파동맥(폐동맥, pulmonary artery)
PV : 허파동맥판막(폐동맥판, pulmonary valve)

M모드 심장초음파

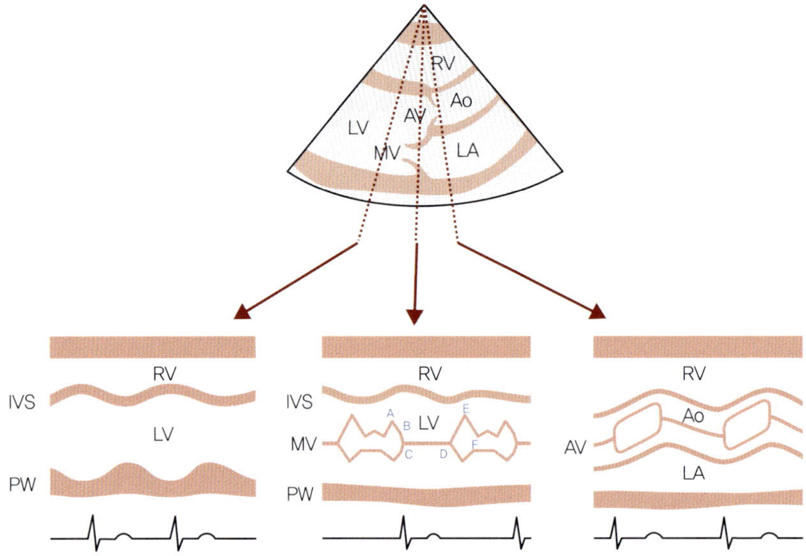

판막첨판(valve cusp)이나 심실벽의 움직임을 시간경과에 따라 기록해서 측정한다.

M모드 심장초음파에 특징적인 소견이 관찰되는 질환

- **승모판협착**(mitral stenosis) : DDR의 저하, 판막첨판의 확장기 평행이동(→ p.262)
- **폐쇄비대심장근육병**(hypertrophic obstructive cardiomyopathy) : 승모판막첨판의 수축기 전방 이동, 대동맥판막의 수축 중기 반폐쇄(→ p.277)
- **왼심방점액종**(left atrial myxoma) : 왼심방 내의 다중 에코(→ p.279)
- **심방잔떨림**(심방세동, atrial fibrillation) : A파의 소실

CHAPTER 3

방사선진단학

3-1 머리

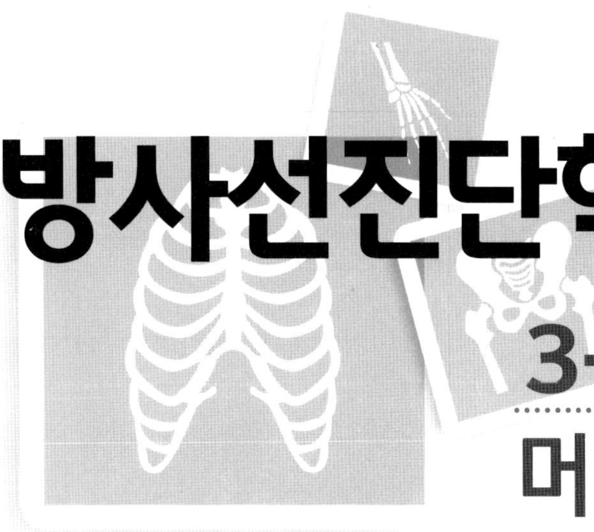

뇌혈관장애

■ 뇌출혈 ···································· 76
[관련사항] 뇌아밀로이드혈관병증/진구성 미세뇌출혈

■ 거미막밑출혈 ···························· 79
[관련사항] 거미막밑출혈의 MRI 소견

■ 뇌동맥자루 ································ 82
[관련사항] 감염동맥자루/박리동맥자루/거대뇌동맥자루

■ 뇌동정맥기형 ···························· 87
[관련사항] 해면상혈관기형/목동맥해면굴샛길

■ 뇌경색증 ···································· 90

■ 모야모야병 ································ 93
[관련사항] 청소년의 뇌경색증 감별진단/경질막정맥굴혈전증

종양

■ 아교모세포종 ···························· 96
[관련사항] 미만성 별아교세포종 · 역형성 별아교세포종/뇌줄기신경아교종/희소돌기아교세포종

■ 수막종 ······································· 99
[관련사항] 반상수막종

■ 뇌하수체샘종 ···························· 102
[관련사항] 뇌하수체샘종의 감별진단

■ 솔방울샘 부위 종양 ··················· 106

■ 속질모세포종 ···························· 109
[관련사항] 소뇌종양의 감별진단

■ 안뜰신경집종 ···························· 112
[관련사항] 소뇌다리뇌각 종양의 감별진단

염증

■ 수막염 ······································· 115

■ 뇌고름집 ··································· 117
[관련사항] 고리모양 조영 효과의 감별진단

■ 헤르페스뇌염 ···························· 120
[관련사항] 진행다초점백질뇌병증(PML)/크로이츠펠트-야콥병(CJD)

말이집탈락 · 변성 · 대사성 질환

■ 다발경화증 ································ 122
[관련사항] 급성 파종뇌척수염(ADEM)/시신경척수염(NMO)/삼투압성 말이집탈락질환/진행다초점백질뇌병증(PML)/백색질형성장애증

■ 알츠하이머병 ···························· 125
[관련사항] 이마관자엽치매(픽병)/헌팅톤무도병

■ 다계통위축 ································ 128
[관련사항] 소뇌겉질위축증/진행핵상마비

■ 파킨슨병 ··································· 132
[관련사항] 레비소체치매/DAT 섬광조영술

■ 기타 대사성 · 중독성 · 내분비질환 ··· 135

외상 · 뇌탈출 · 물뇌증

■ 머리외상 ··································· 138

■ 뇌탈출 ······································ 141
[관련사항] 가역적 후백질뇌병증증후군(RPLS)/뇌척수액감소증

■ 특발정상압물뇌증 ······················ 145
[관련사항] 물뇌증의 병태와 분류/뇌실확대의 감별질환

선천성 질환

■ 신경피부증후군 ·························· 148

■ 기타 선천성 및 주산기 이상 ········ 150

■ 머리종양 ··································· 153

■ ESSENTIAL MINIMUM ·················· 156

뇌출혈 *cerebral hemorrhage*

58세 여성. 갑자기 왼쪽 반신마비(편마비, hemiplegia)가 발생하였다.
오랜 기간 고혈압(160/100mmHg 정도)이 있었으나 관리가 불량한 상태이다.

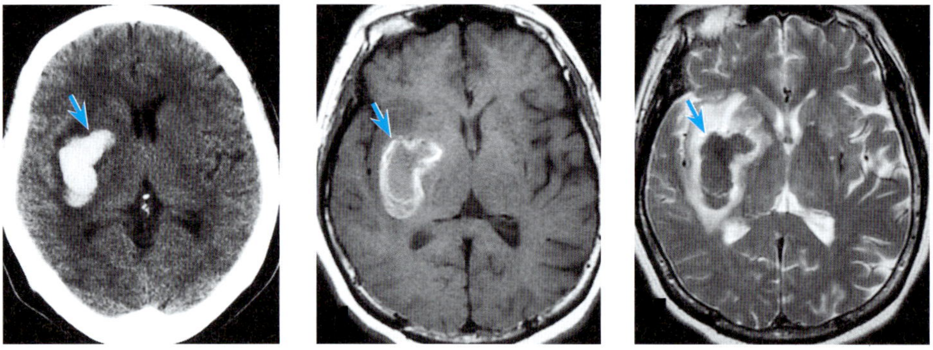

a. CT　b. T1 강조영상　c. T2 강조영상

[사진 1] a : 오른쪽 조가비핵(피각, putamen)에 고흡수를 나타내는 혈종(hematoma)이 확인된다. b : 중심부는 거의 등신호, 주위는 약간의 고신호가 확인된다. c : 중심부는 저신호, 주위는 약간의 고신호를 나타내므로, 중심부는 탈산소혈색소(데옥시헤모글로빈, deoxyhemoglobin), 주변부는 메트헤모글로빈(methemoglobin)이 주성분인 혈종(→)으로 판단된다.

병태

- 뇌실질 내의 출혈(뇌내출혈)

원인

- 고혈압성 : 미세 동맥자루(동맥류, aneurysm)의 파열로, 호발부위가 정해져 있다(조가비핵, 시상, 다리뇌, 소뇌).
- 비고혈압성 : 혈관기형, 동맥자루, 혈종 등이 있으며, 겉질 아래에 많다(→ 사진 3).

뇌출혈의 시간경과에 따른 CT · MRI 변화

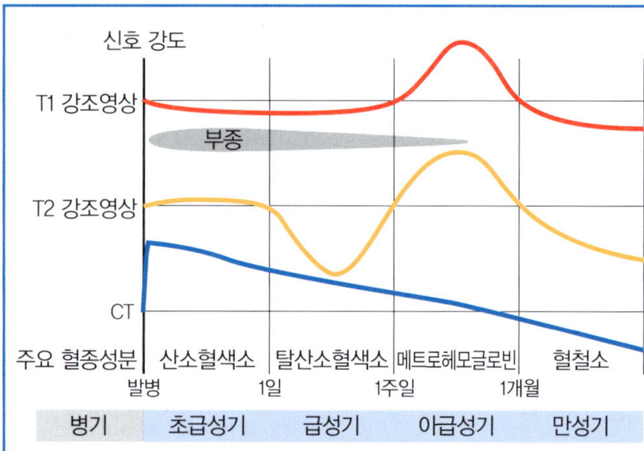

■ 영상소견

CT

- 발병 직후부터 고흡수
- 뇌실파열 → 뇌실 내에도 고흡수 → 종종 물뇌증(수두증, hydrocephalus)을 합병(→ 사진 2)

MRI

- 혈종 성분을 반영하여 다양한 변화를 나타내지만, 발병 직후의 밝기 변화는 경미하므로 급성기 출혈을 진단하는 데에는 CT가 우수하다.

▶ **뇌실파열을 동반한 조가비핵출혈**

40세 남성. 갑자기 왼쪽 반신마비 및 의식장애를 일으켰다.

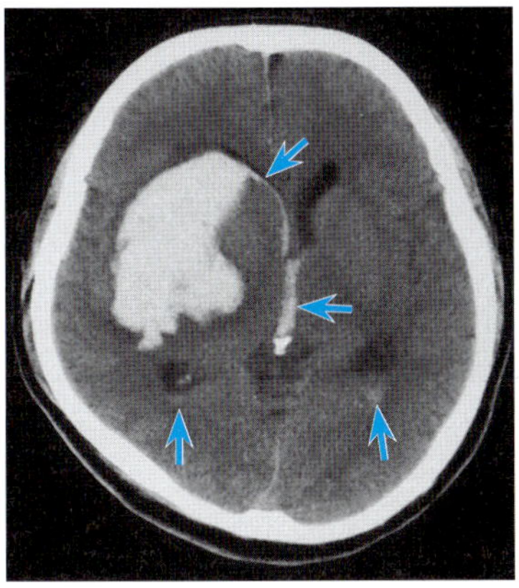

CT

[사진 2] 오른쪽 조가비핵의 혈종이 가쪽뇌실을 뚫고 나와 가쪽뇌실, 셋째뇌실에 고흡수 혈종이 나타난다(→).

▶ **대뇌겉질밑출혈(동정맥기형에 기인)**

39세 남성. 갑자기 두통과 왼쪽 반신 마비가 발생하였다.

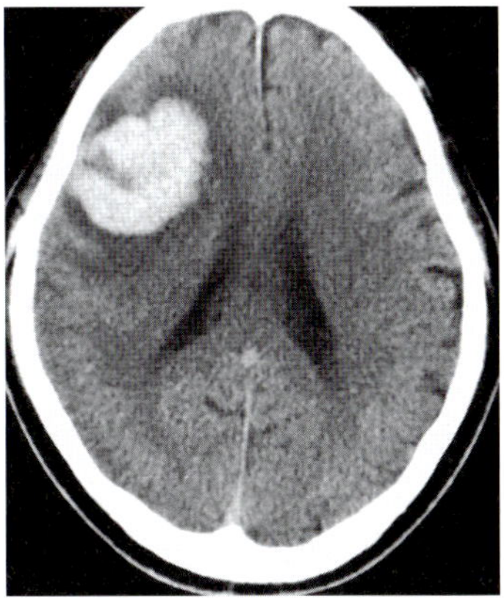

CT

[사진 3] 오른쪽 이마엽 겉질 아래에 고흡수를 나타내는 급성기 혈종이다. 그 후의 혈관촬영에서 작은 동정맥기형에 기인하는 출혈로 판단되었다. 겉질밑출혈은 혈관기형, 종양 등의 기저질환이 있는 경우가 많다.

관련사항

■ 뇌아밀로이드혈관병증(cerebral amyloid angiopathy)

- 뇌혈관에 국한하여 아밀로이드(amyloid)가 침착하며 **노인**에게 많이 발생한다.
- **대뇌겉질~겉질 아래에 큰 출혈**을 반복한다(→ 사진 4).
- 뇌 표면에 접해 있으므로 종종 거미막밑출혈(지주막하출혈, subarachnoid hemorrhage), 경막밑혈종(경막하혈종, subdural hematoma)을 합병한다.

■ 진구성 미세뇌출혈

- **노인**에게서 종종 확인되는 **무증상성 미세출혈**(microbleeds)이다.
- **오랜 기간에 걸친 고혈압** 증례에서 많이 나타나며 뇌출혈의 위험인자이다.
- **T2* 강조영상에서 점상 저신호가 다발한다**(= 혈철소 침착, → 사진 5).

▶ **뇌아밀로이드혈관병증에 의한 뇌출혈**

85세 남성. 두통 및 의식장애가 발생하였다.

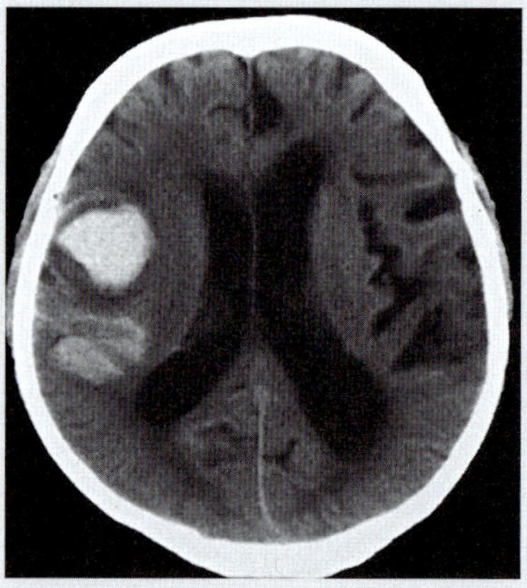

CT

[사진 4] 오른쪽 이마엽의 겉질 바로 아래에 큰 고흡수성 혈종이 확인된다.

▶ **진구성 미세뇌출혈**

65세 남성. 무증상이며 20년 전부터 고혈압이 있었다.

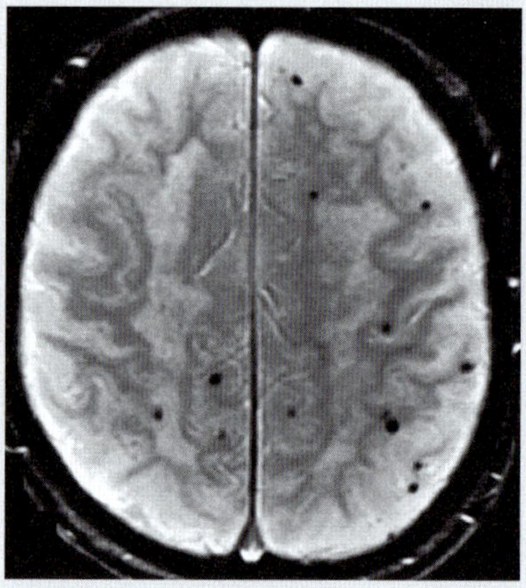

T2* 강조영상

[사진 5] 양쪽 대뇌반구에 점상 저신호가 다발해 있다.

거미막밑출혈(지주막하출혈) *subarachnoid hemorrhage*

50세 여성. 조깅 중에 심한 두통을 호소하며 쓰러졌다. 구토가 자주 발생한다.

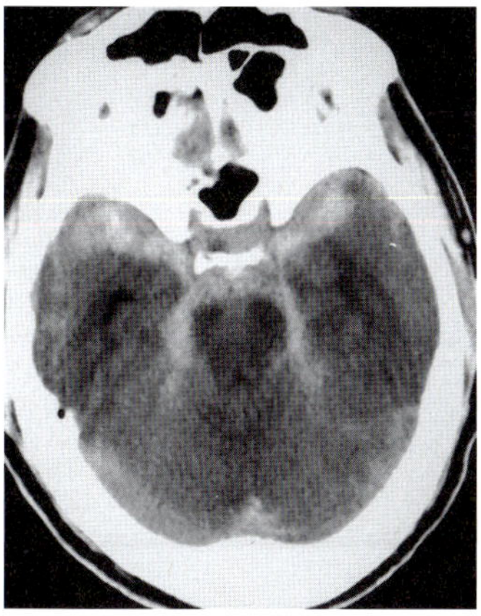

a. CT

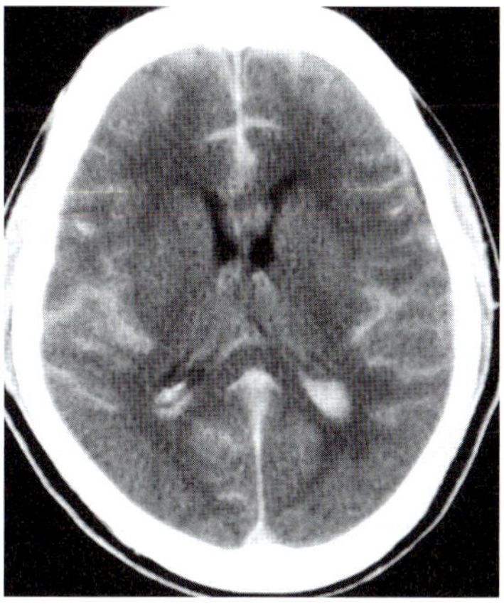

b. CT

[사진 1] 안장위수조, 뇌줄기주위수조, 실비우스열, 대뇌세로틈새, 가쪽뇌실 세모부분 등 정상에서는 뇌척수액에 의해 저흡수가 관찰되는 부분이 고흡수가 되어 있다. 혈관촬영에서 앞교통동맥 동맥자루의 파열로 진단되었다.

■ 병태

- **거미막밑출혈**(지주막하출혈, subarachnoid hemorrhage) : 뇌, 척수를 덮고 뇌척수액으로 채워진 거미막밑공간(지주막하공간, subarachnoid space)의 출혈이다.
- **뇌실내출혈**(intraventricular hemorrhage) : 거미막밑공간과 뇌실은 루시카공(foramen of Luschka), 마장디공(foramen of Magendie)으로 연결되어 있으므로 병태는 같다.
- 증상 : 혈종의 수막자극에 의한 심한 두통과 구토가 특징적이다(**수막자극증상**).

4대 원인

- 뇌동맥자루파열 : 70% 이상
- 뇌동정맥기형 파열
- 모야모야병
- 외상

3대 합병증

- 재출혈(rebleeding)
- 뇌경색증(brain infarct) : 혈관경련수축(vasospasm)에 기인
- 물뇌증(수두증, hydrocephalus) : 혈종에 의한 뇌척수액의 흡수장애(→ p.145)

■ 영상소견

- **거미막밑공간**(지주막하공간)은 뇌 표면을 덮고 있으며, 국소적으로 확대되어 있는 곳을 **수조**(cistern)라고 하며 루시카공과 마장디공을 통해 **뇌실**과 연결되어 있다. CT에서는 정상에서 저흡수이지만, 거미막밑출혈이 일어나면 이곳이 **고흡수**가 된다.
- 영상소견이 정상이라도 임상적으로 의심되는 경우에는 허리천자(요추천자, lumbar puncture)를 실시하여 **혈성 뇌척수액**이 나오면 거미막밑출혈로 진단한다.

거미막밑공간과 뇌실의 해부

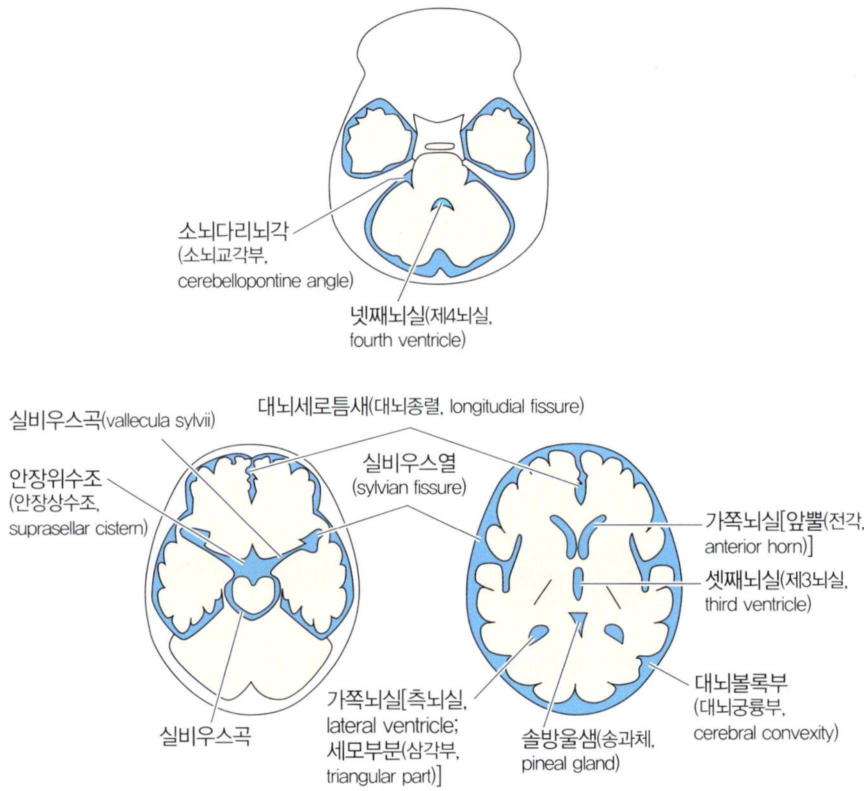

관련사항

거미막밑출혈의 MRI 소견

- FLAIR에서 고신호(T1 강조영상, T2 강조영상에서는 거의 등신호)
- 급성기 : CT와 비슷하게 잘 보인다.
- 만성기 : CT에서는 저흡수이지만, FLAIR에서는 고신호가 계속되므로 MRI가 감도가 높다.

▶ 거미막밑출혈(발병 5일째)

30세 남성. 심한 두통과 의식장애가 발생하였다.

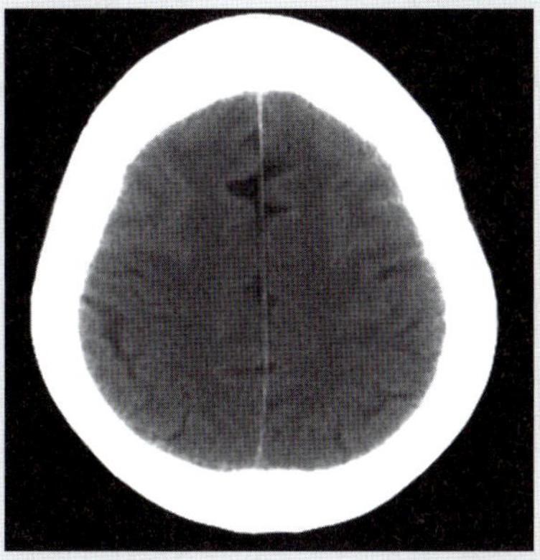

a. CT

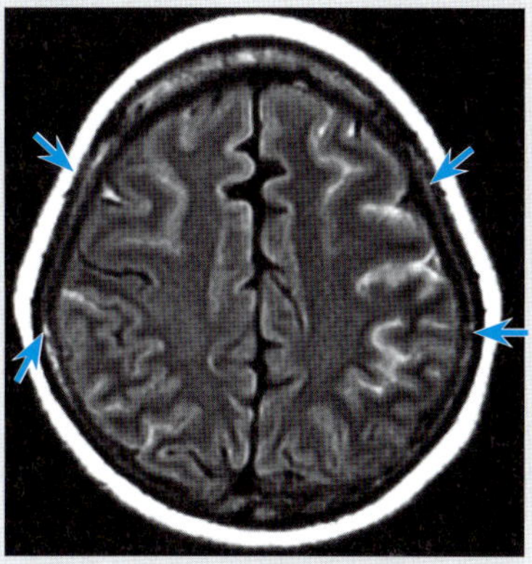

b. MRI(FLAIR)

[사진 2] a : 뇌 표면의 거미막밑공간에 약간의 고흡수가 있으나 그다지 선명하지 않다.
b : 거미막밑출혈이 선명한 고신호로서 관찰된다(→). 발병 수일 이후에는 CT보다 MRI에서 잘 관찰된다.

뇌동맥자루(뇌동맥류) *cerebral aneurysm*

a : 56세 남성, b : 60세 남성, c : 70세 여성, 모두 뇌동맥자루 파열로 인해 심한 두통, 구토가 발생하였다. d : 70세 여성, e : 55세 남성, f : 61세 남성, 우연히 발견된 뇌동맥자루로 파열되지 않았으며 모두 무증상이다.

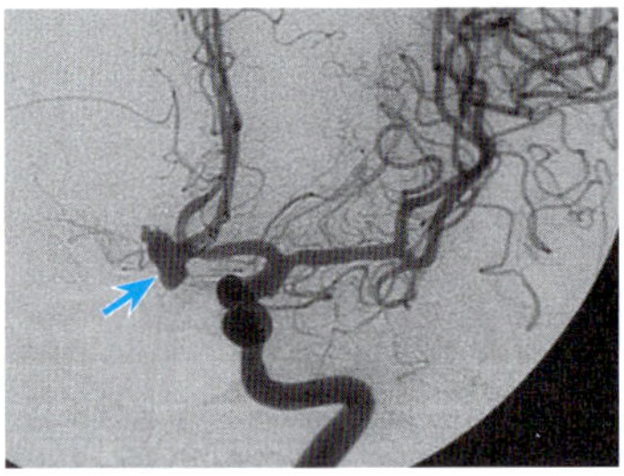

a. 왼속목동맥조영(정면상)

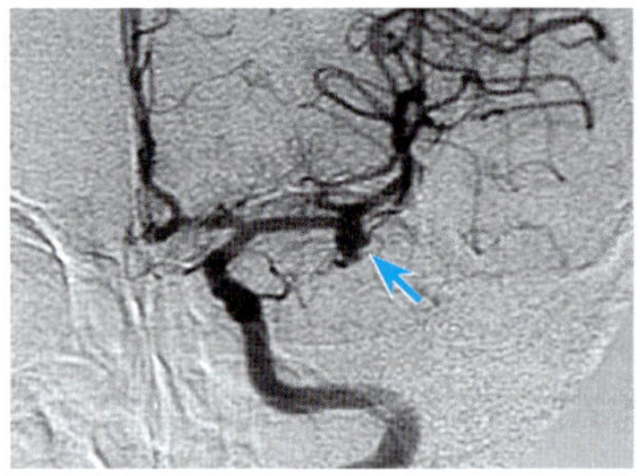

b. 왼속목동맥조영(정면상)

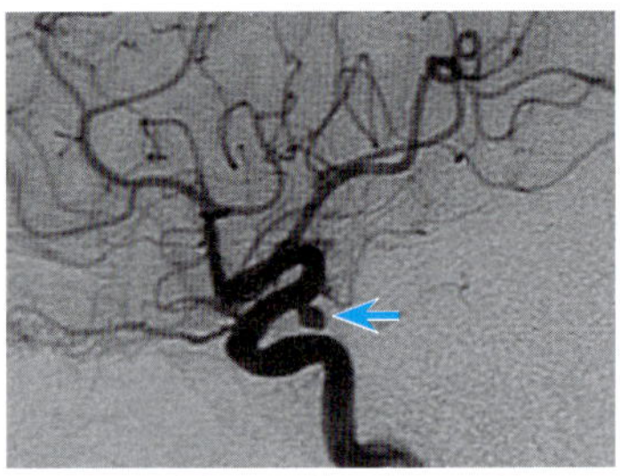

c. 왼속목동맥조영(측면상)

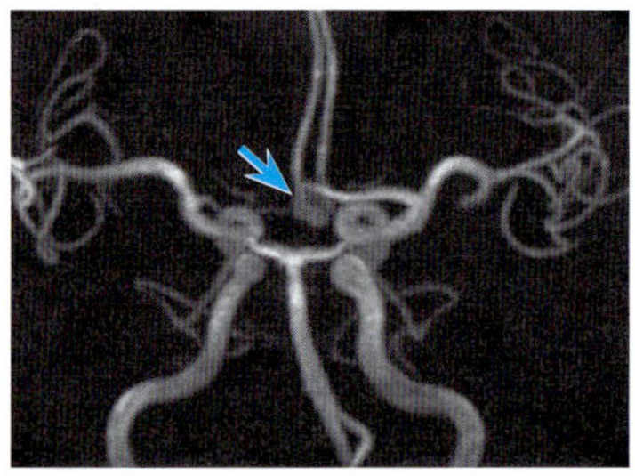

d. MRA

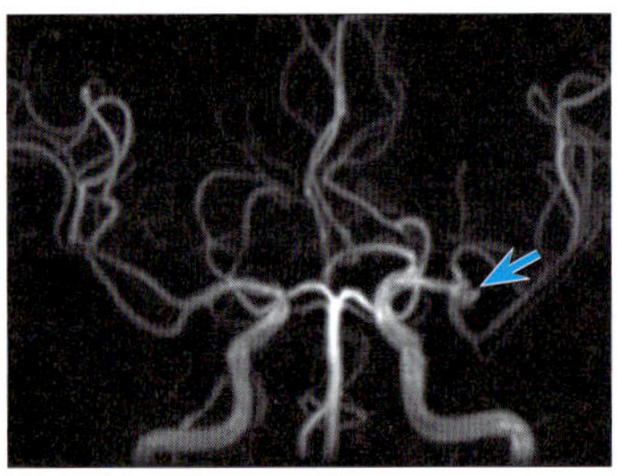

e. MRA

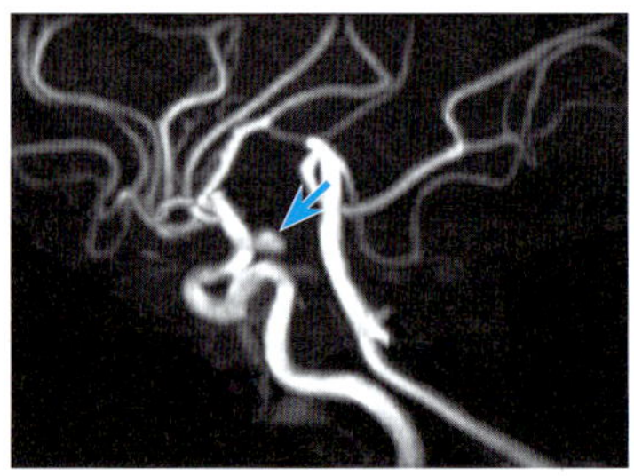

f. MRA

[사진 1] a : 앞교통동맥 동맥자루(→), b : 중간대뇌동맥 동맥자루(→), c : 속목동맥 – 뒤교통동맥 동맥자루(→), d : 속목동맥–뒤교통동맥 동맥자루(→), e : 중간대뇌동맥 동맥자루(→), f : 속목동맥–뒤교통동맥 동맥자루(→)

■ 병태

● 뇌혈관의 국한성 확장이 일어난다. **낭상**, **방추상**으로 크게 나뉘며 파열하기 쉬운 것은 낭상이다.

● 파열된 뇌동맥자루 → **거미막밑출혈**, **뇌출혈**이 나타난다.

● 미파열 뇌동맥자루 → 대부분은 무증상이며 MRA 등에서 우연히 발견된다.

뇌동맥자루를 합병하기 쉬운 질환

- 주머니콩팥(낭성신장, cystic kidney; → p.367)
- 엘러스-단로스증후군(Ehlers-Danlos syndrome)
- 섬유근육형성이상(섬유근성이형성, fibromuscular dysplasia)
- 대동맥축착(aortic coarctation)

뇌동맥자루의 형태

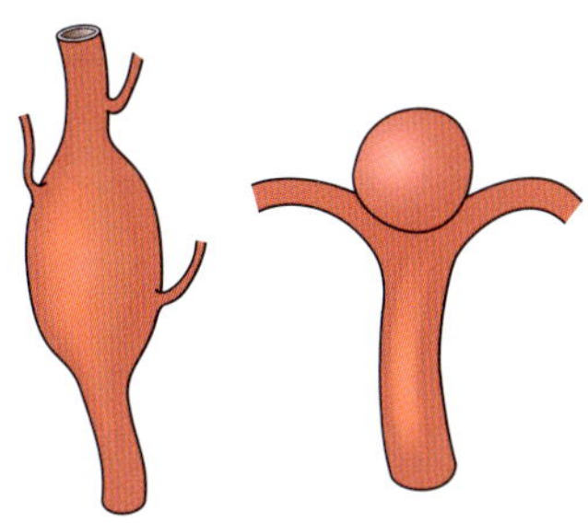

■ 영상소견

● 혈관분지부의 팽창

● 20%는 다발성

낭상 동맥자루의 호발부위

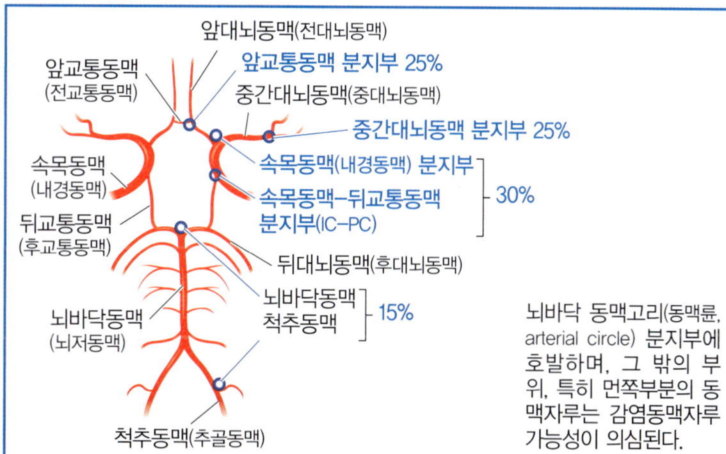

관련사항

■ 감염동맥자루(감염성 동맥류, infectious aneurysm)

- 감염심내막염에 합병되는 경우가 많고 일반적인 동맥자루와 달리 **말초뇌동맥**에 호발한다.

▶ **감염동맥자루**

35세 여성. 감염심내막염에 합병되었다.

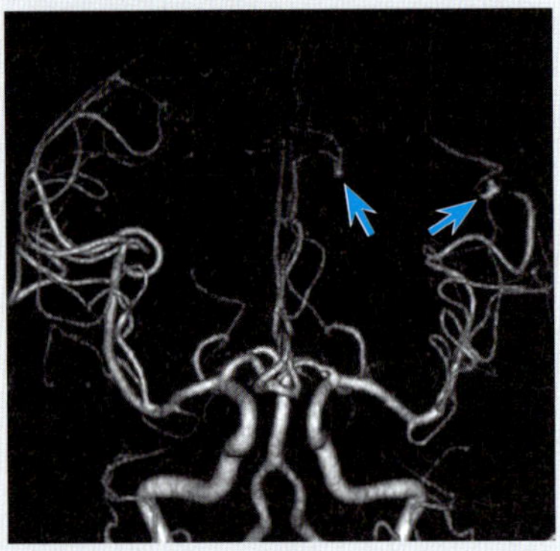

CTA

[사진 2] 왼쪽 앞대뇌동맥, 중간대뇌동맥 먼쪽부위에서 뇌동맥자루가 확인된다(→).

■ 박리동맥자루(박리동맥류, dissecting aneurysm)

- 병태 : 뇌동맥벽의 박리가 일어나며(→ p.283) 뇌동맥에서는 **척추동맥에서 호발**한다.
- 증상 : ①갑작스러운 뒤통수 통증, ②숨뇌 및 소뇌경색(발렌베르크증후군 등), ③거미막밑출혈
- **젊은 사람**에게서도 호발한다.

관련사항

- 목의 굴곡, 회전이 계기가 되는 경우가 있다.
- 영상소견
  - MRA : 척추동맥의 지름이 불규칙하다. 협착 또는 확장이 있다.
  - MRI : 혈관 속공간에 두 공간이 형성된다(가강 + 진강).

▶ 박리동맥자류

30세 남성. 테니스를 치는 중에 갑작스럽게 심한 뒤통수 통증과 현기증이 나타났다.

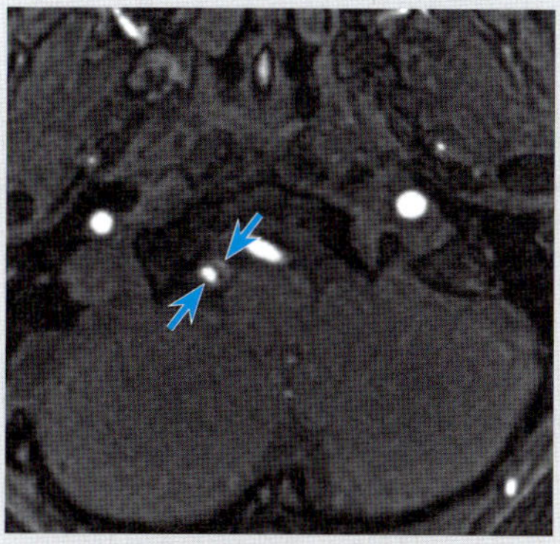

a. 기울기에코법 T1 강조영상

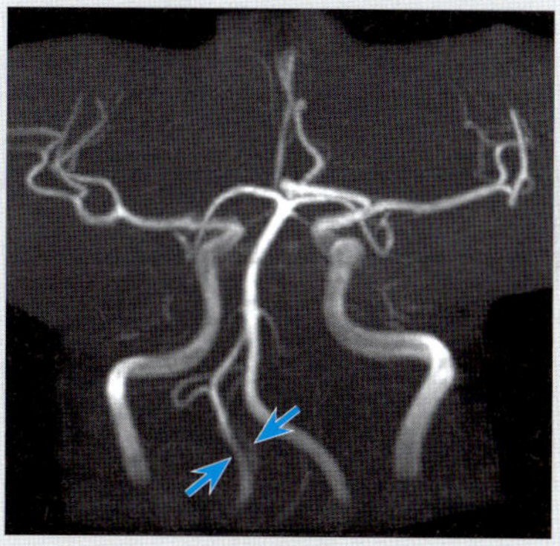

b. MRA

[사진 3] 오른쪽 척추동맥 내부가 두 공간으로 나뉘어 있다(➤ : 가강, ➔ : 진강).

■ 거대뇌동맥자류(거대뇌동맥류, giant cerebral aneurysm)

- 지름 25mm 이상의 뇌동맥자류이다(전체 뇌동맥자류의 약 5%, 속목동맥에 많음).
- 압박에 의한 국소신경증상, 물뇌증(수뇌증) 등을 동반하는 경우가 많다.
- 파열 위험이 높아 예후가 나쁘다.
- 임상적으로도 영상상의 종양과 감별이 중요하다.
- CT : 고흡수 종양, 강한 조영 효과
- MRI : flow void를 동반하는 종양

관련사항

▶ 거대뇌동맥자루

40세 남성. 시야장애가 발생하였다.

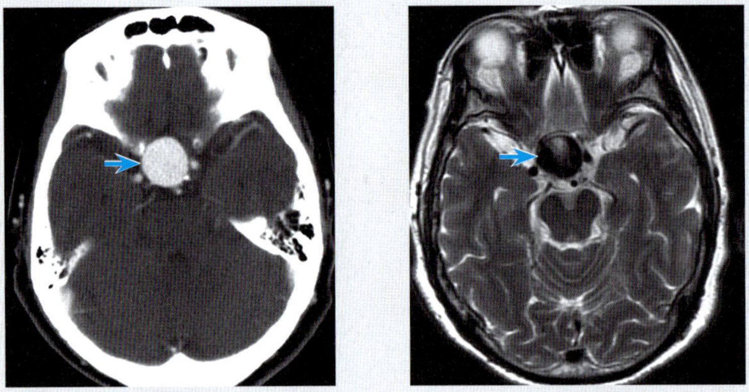

a. 조영 CT　　　　b. T2 강조영상

[사진 4] a : 안장 상부 오른쪽으로 강한 조영 효과를 나타내는 둥근 종양(→)이 확인된다. b : 종양은 무신호영역(flow void)이기 때문에 거의 신호가 없다(→).

■ 미파열 뇌동맥자루의 예후

- 대부분은 증상이 없으며 MRA 등에서 우연히 발견된다. 특히 큰 것은 뇌신경을 압박하여 신경증상을 일으키거나 물뇌증(수뇌증)의 원인이 된다.
- 파열 확률이 높은 뇌동맥자루
  - 크기 : **클수록 고위험**
    연간 파열률 1~2%
  - 형태 : 울퉁불퉁한 것, 가늘고 긴 것, 낭포를 동반하는 것은 고위험
  - 부위 : 속목동맥–뒤교통동맥 분지부, 앞교통동맥, 뇌바닥동맥은 고위험

뇌동정맥기형 *cerebral arteriovenous malformation*

35세 남성. 박동성 두통이 있다.

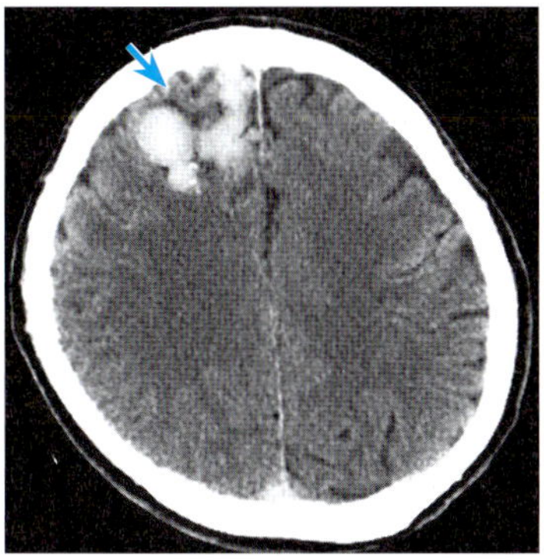

a. 조영 CT

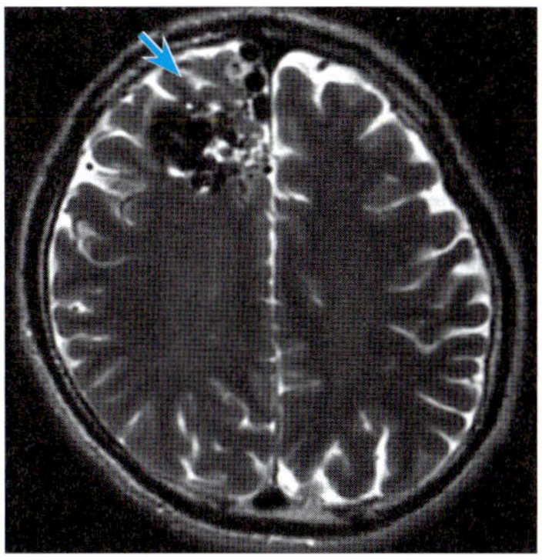

b. T2 강조영상

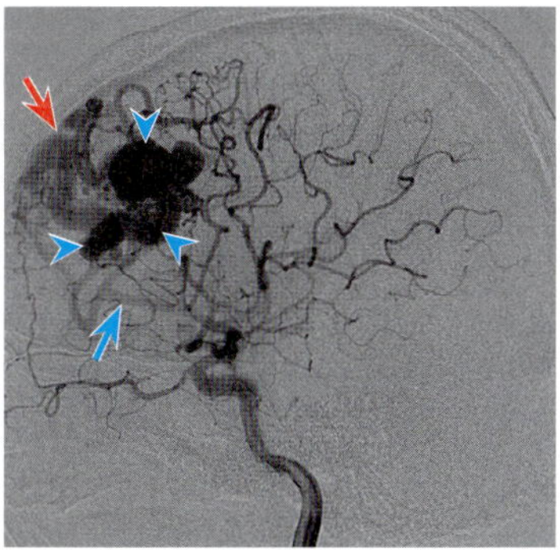

c. 속목동맥조영

[사진 1] a : 오른쪽 이마엽에 강한 조영 효과를 나타내는 확장, 사행 혈관 덩어리(→)가 있다. b : 확장된 혈관이 무신호영역(flow void)으로서 확인된다(→). c : 확장된 유입동맥(→), 병소(➤), 유출정맥(→)을 나타낸다.

■ 병태

- 동맥과 정맥이 모세혈관 바닥을 통하지 않고 직접 **단락**한 상태이다.
- 동정맥기형의 3요소 : **유입동맥**(feeder), **병소**(nidus), **유출정맥**(drainer)
- 증상 : 무증상인 경우도 많다. 두통, 경련발작, 파열되면 **뇌출혈**, **거미막밑출혈**이 나타난다.

■ 영상소견

- CT : 병소는 약간 고흡수로 나타나며, 조영 CT에서는 확장된 동정맥이 확인된다.
- MRI : 확장된 혈관, 병소는 모두 **무신호영역**(flow void)이 된다.
- 혈관촬영 : 확장된 유입동맥, **정맥이 조기에 찍힌다**(동정맥단락).

관련사항

■ 해면상혈관기형(cerebral cavernous malformation)

- 뇌 안의 혈관기형으로, 내부에 응혈 덩어리, 혈철소(hemosiderin) 침착이 특징적이다.
- 대부분은 증상이 없지만, 뇌출혈의 원인이 되기도 한다.
- CT : 경도의 고흡수로 나타나며, 종종 석회화가 확인된다.
- T2 강조영상 : **저신호(혈철소 침착), 고신호가 섞여 있다.**
- T1 강조영상 : **저신호, 고신호(출혈)가 섞여 있다.** 경도의 조영 효과가 나타난다.

▶ 해면상혈관기형

30세 남성. 무증상이다.

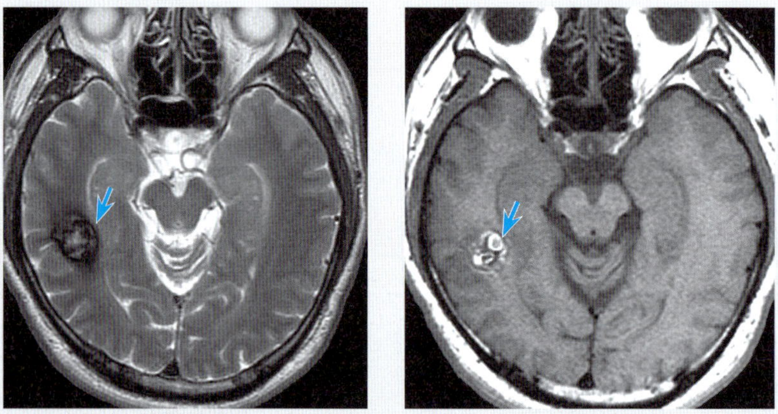

a. T2 강조영상 b. T1 강조영상

[사진 2] a : 오른쪽 관자엽에 강한 저신호 내부에 고신호가 섞인 종양(→)이 확인된다.
b : 저신호, 고신호가 섞인 종양(→)이 확인된다.

관련사항

■ 목동맥해면굴샛길(경동맥해면정맥동루, carotid–cavernous fistula)

- 해면정맥굴(해면정맥동, cavernous sinus) 안을 주행하는 속목동맥(내경동맥, internal carotid artery)과 정맥굴(정맥동, venous sinus)에 단락이 일어나 동맥혈이 해면정맥굴, 위눈정맥(상안정맥, superior ophthalmic vein)으로 역류함으로써 안구돌출, 결막충혈이 발생한다.
- 원인 : ①속목동맥자루(내경동맥류) 파열, ②외상, ③특발성
- CT · MRI : 해면정맥굴~위눈정맥의 확장
- 혈관조영 : 해면정맥굴이 조기에 찍히고, 위눈정맥으로 역류가 나타난다.

▶ **목동맥해면굴샛길**

50세 남성. 왼쪽 눈통증과 안구돌출이 있다.

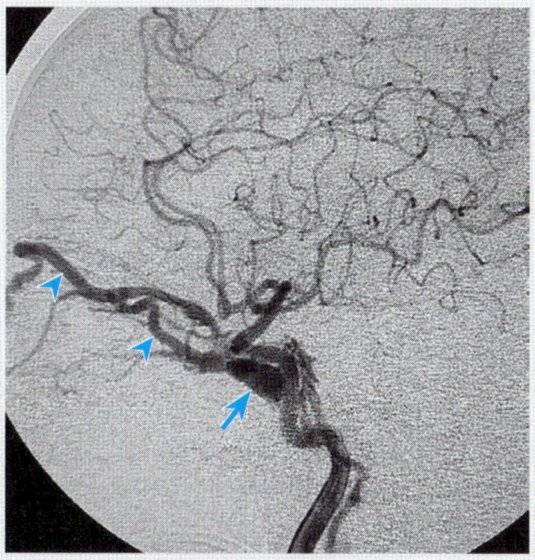

a. 왼속목동맥조영(동맥상)

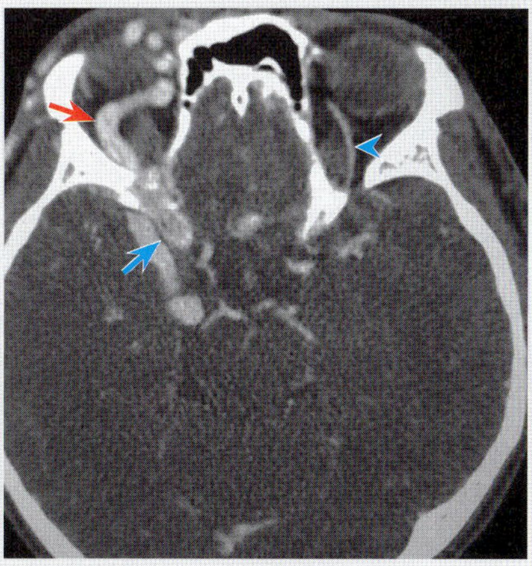

b. 조영 CT

[사진 3] a : 해면정맥굴(→)이 조기에 조영되고 확장된 위눈정맥(➤)으로 역류가 확인된다.
b : 오른해면정맥굴(→)~위눈정맥(→)의 확장. 왼쪽의 정상적인 위눈정맥(➤).

뇌경색증 *cerebral infarction*

64세 남성. 왼쪽 반신마비 및 의식장애가 있다.

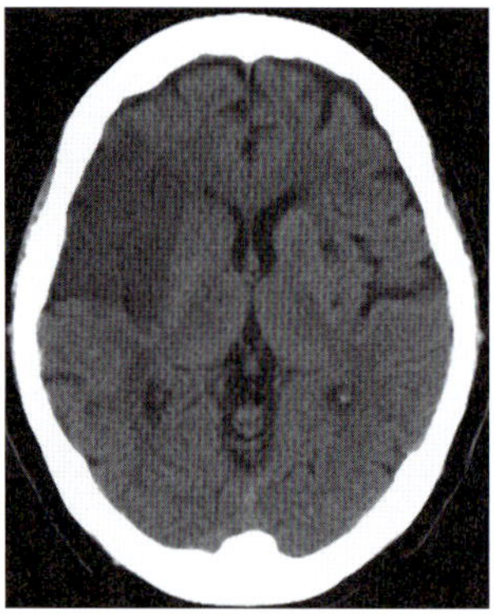
a. CT

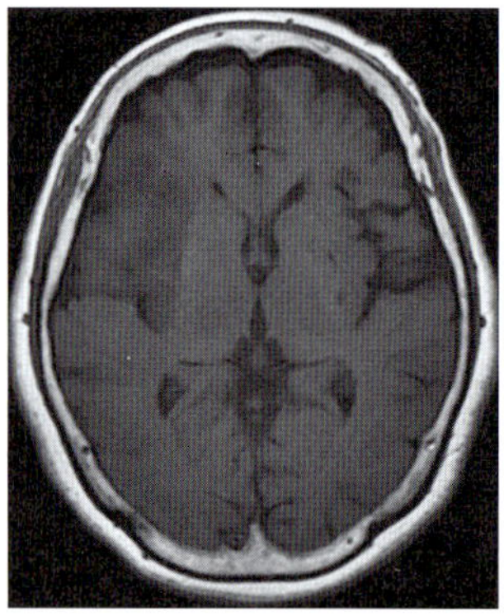
b. T1 강조영상

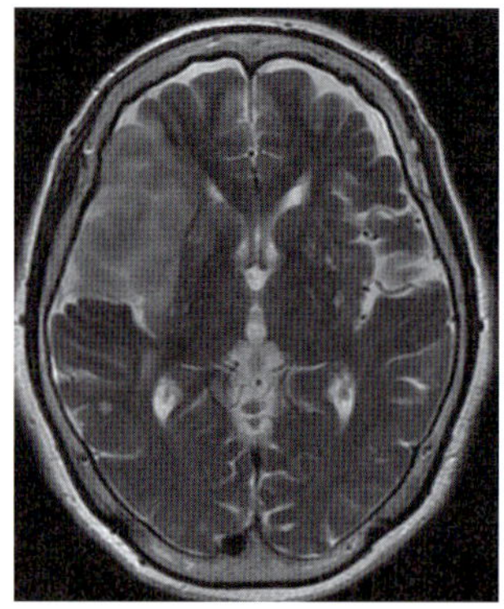
c. T2 강조영상

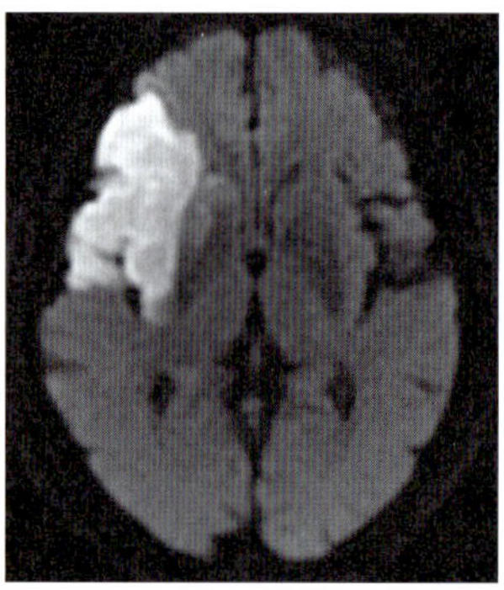
d. 확산강조영상

[사진 1] 오른중간대뇌동맥 영역에 일치하여 CT에서 저흡수, T1 강조영상에서 저신호, T2 강조영상 및 확산강조영상에서 고신호의 광범위한 경색소가 확인된다. 부종 때문에 뇌고랑(뇌구, sulcus)은 명료하지 않다.

병태

- 뇌조직의 **허혈괴사**(ischemic necrosis)이다.
- 임상병형 : ①혈전색전성, ②죽종혈전성, ③열공경색
- 폐쇄혈관에 따른 분류 : ①깉질가지경색, ②열공경색, ③경계영역경색

영상소견

CT

- **발병 직후는 정상** → 12~24시간에 **저흡수 영역**이 나타난다.

- 조기 CT 허혈징후(early CT sign) : 주로 중간대뇌동맥 영역의 광범위한 경색으로, 발병 수 시간 이내에 관찰되는 경미한 CT 소견이 나타난다(→ 사진 2).
  - 대뇌바닥핵, 섬겉질(도피질, insular cortex)의 윤곽이 불명료하다.
  - 겉질과 속질의 경계가 불명료하다.
  - 뇌고랑의 협소화가 나타난다.
- 출혈경색(hemorrhagic infarct) : 경색소 내에 고흡수가 출현하며, 1~3주 후에 많이 나타난다(→ 사진 3).
- 안개(fogging)현상 : 일시적으로 흡수치가 상승하여 등흡수가 되는 경우가 있는데, 1~3주 후에 많이 나타난다.

MRI

- 확산강조영상 : 발병 1~3시간 후에 고신호가 나타난다(뇌경색증의 조기진단에 뛰어남).
- T1 강조영상 : 발병 직후는 정상 → 12~24시간 지나면 저신호, 출혈경색은 고신호(1~3주 후)
- T2 강조영상 : 발병 직후는 정상 → 12~24시간 지나면 고신호(1~3주 후 일시적으로 저하되는 경우가 있음, 안개현상)

뇌경색증에서 CT · MRI 소견의 시간경과에 따른 변화

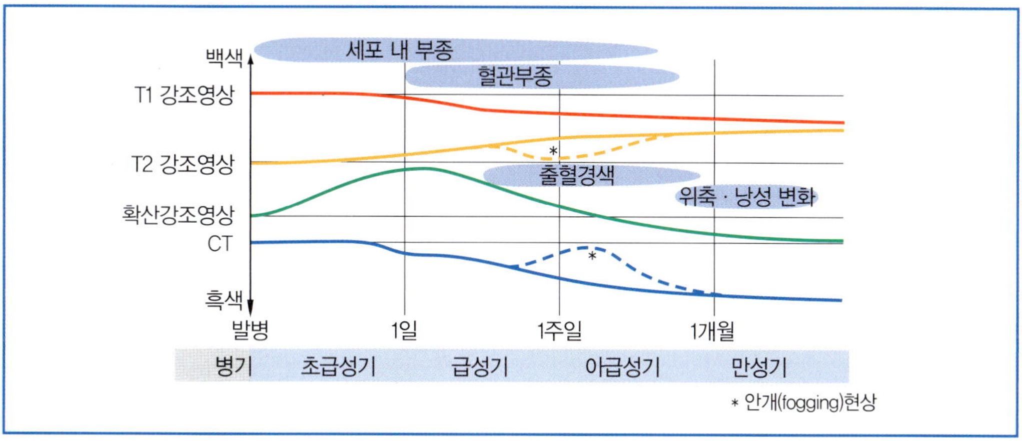

뇌혈관의 지배영역

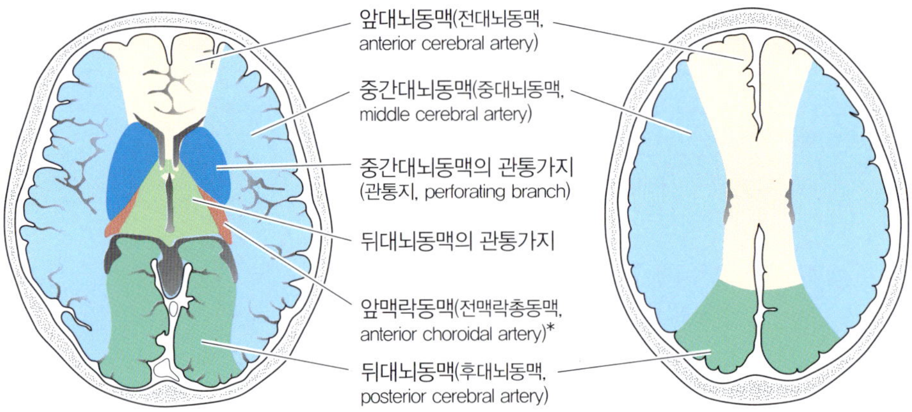

* 앞맥락동맥은 속목동맥(내경동맥, internal carotid artery) 먼쪽부분에서 분지하는 가는 가지이지만, 속섬유막 뒤다리(후각, posterior crus)에 영양을 공급하기 때문에 이곳이 막히면 심한 반신마비(편마비, hemiplegia)를 일으킨다.

▶ 조기 CT 허혈징후(발병 2시간 후)

75세 남성. 왼쪽 반신마비가 있다.

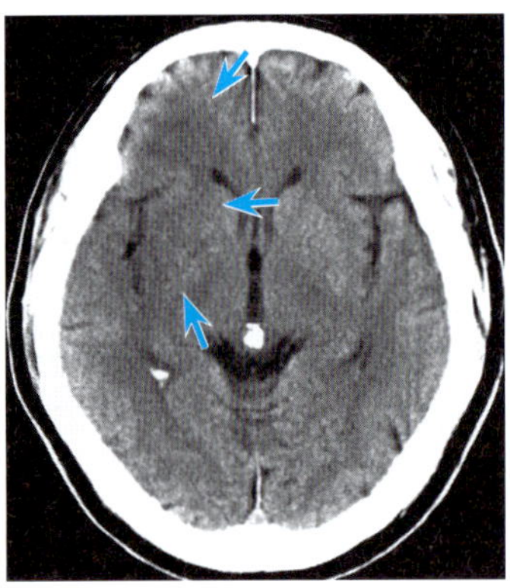

CT

[사진 2] 오른쪽 대뇌바닥핵에 약간의 저흡수(→)가 있으며 섬겉질의 윤곽이 명료하지 않다.

▶ 출혈경색(발병 10일 후)

75세 남성

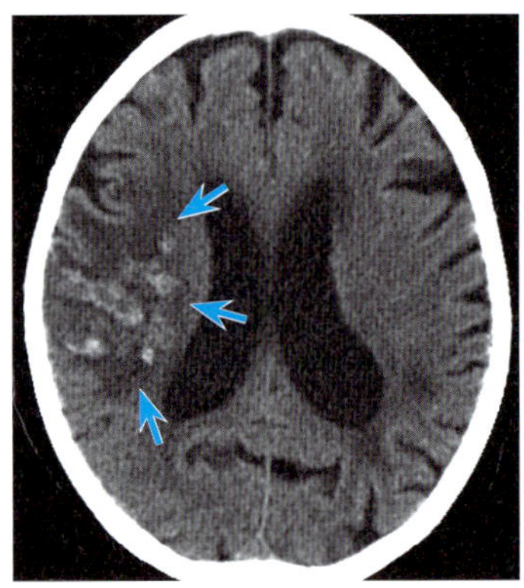

CT

[사진 3] 경색소의 저흡수 내(→)에 고흡수가 관찰된다.

모야모야병 *moyamoya disease*

15세 여아. 플루트를 연습하다가 의식을 잃었으나 바로 회복되었다.

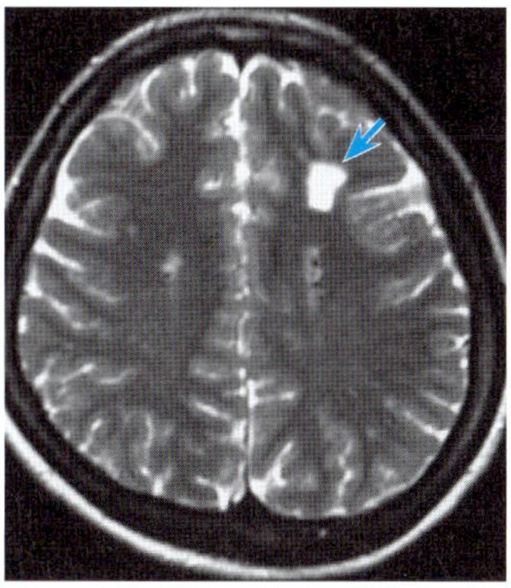

a. T2 강조영상

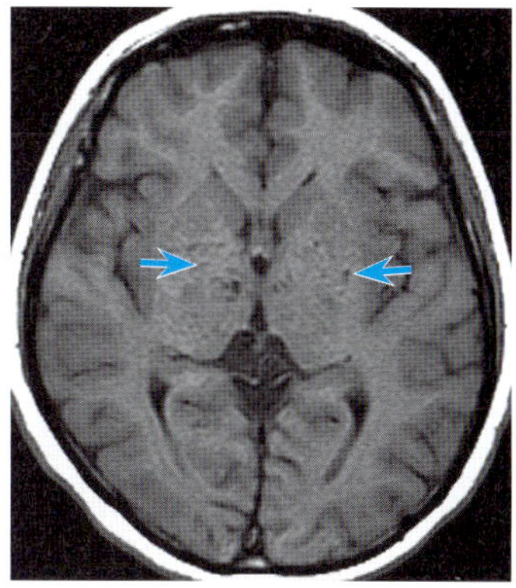

b. T1 강조영상

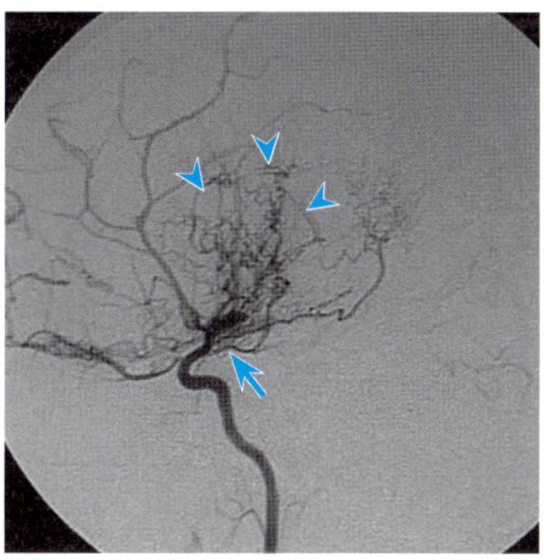

c. 속목동맥조영(측면상)

[사진 1] a : 왼쪽 이마엽 경계영역에 나타난 경색소(→). b : 대뇌바닥핵, 시상에 확장된 관통가지가 점상 무신호영역(flow void)으로서 확인된다(→). c : 속목동맥 먼쪽부분에 고도의 협착이 있으며(→), 관통가지의 확장과 증식이 확인된다(➤).

■ 병태

- 원인불명이다. 후천성으로 추정되지만 가족 내 발병이 있다.
- 소아~청소년에게서 호발한다.
- **윌리스고리**(대뇌동맥고리, circle of Willis)**의 고도협착**(특히 속목동맥 먼쪽부분) → **곁순환**(측부혈행로, collateral circulation)**의 발달**(**모야모야혈관**)

임상증상

- 소아 : 허혈성(일시적 뇌허혈발작, 뇌경색증)(과다환기가 원인일 가능성 높음)
- 성인 : 출혈성(거미막밑출혈, 뇌출혈)

■ 영상소견

CT · MRI

- 다발뇌경색증, 특히 **경계영역 경색**
- 대뇌바닥핵 부위의 **관통가지 확장**[MRI에서는 점상 무신호영역(flow void)으로서 관찰됨]

혈관촬영

- **속목동맥 먼쪽부분의 고도 협착** 또는 **폐쇄**(척추동맥 · 뇌바닥동맥은 원칙적으로 정상)
- **모야모야혈관**의 증식(곁순환)

관련사항

■ 청소년의 뇌경색증 감별진단

- 모야모야병(moyamoya disease)
- 콜라겐병(교원병, collagen disease), 혈액응고이상증(hemostatic disorder; 항인지질항체증후군 등)
- 선천심장병(congenital heart disease; 뇌색전증)
- 사립체성 뇌근병증(mitochondrial encephalomyopathy, → p.137)

■ 경질막정맥굴혈전증(경막정맥동혈전증, venous sinus thrombosis)

- 위시상정맥굴혈전증(상시상정맥동혈전증)이 많음 → 뇌경색증(종종 출혈성)
- 원인 : 특발성, 탈수, 혈액응고이상증, 콜라겐병, 경구피임약, 임신 · 분만 등
- CT · MRI : 뇌경색증(종종 양측성, 출혈성)
  위시상정맥굴(상시상정맥동) 내의 조영 불량(empty delta sign)
- 혈관촬영 : 위시상정맥굴의 스캔 불량

▶ 위시상정맥굴혈전증

25세 여성. 전신홍반루푸스(SLE)로 치료 중 갑자기 의식장애를 일으켰다.

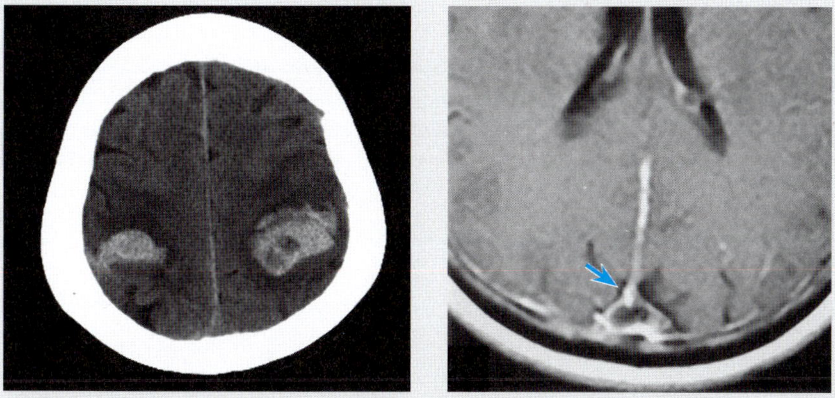

a. CT　　b. 조영 T1 강조영상

[사진 2] a : 양쪽 마루엽의 겉질 아래에 출혈경색이 확인된다. b : 위시상정맥굴 내의 조영 불량(empty delta sign, →)이 관찰된다.

아교모세포종(교모세포종) *glioblastoma*

65세 남성. 오른팔에서 시작되어 온몸에 이르는 간대경련(clonic convulsion)이 발생하였다.

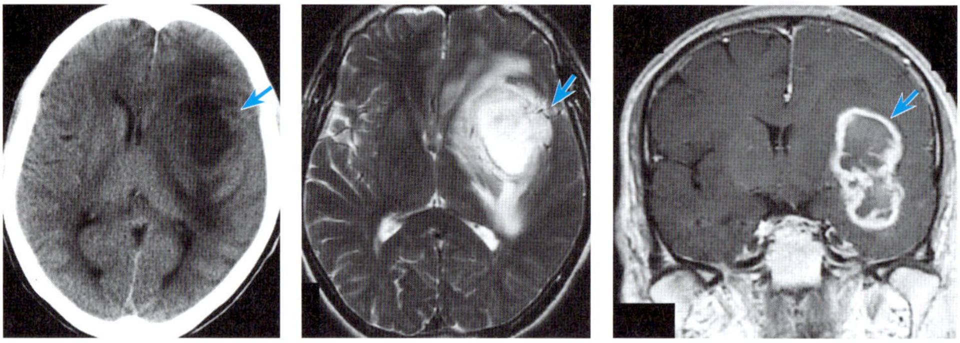

a. CT　　b. T2 강조영상　　c. 조영 T1 강조영상

[사진 1] a : 왼쪽 대뇌바닥핵을 중심으로 고르지 않은 저흡수~등흡수 영역이 섞여 있다(→). 경계가 선명하지 않은 종양성 병변. b : 종양은 고신호이며(→), 주위 백색질에 광범위한 부종을 동반한다. c : 고르지 않은 고리모양의 조영 효과를 나타낸다(→).

병태

- 성인의 뇌 안에 발생하는 뇌종양 가운데 **가장 많고 악성도도 가장 높은 종양이다.**
- 호발연령 : 45~65세
- 호발부위 : 이마엽, 관자엽, 마루엽

영상소견

- CT : 주로 **저흡수**가 나타나지만 **등흡수나 고흡수 영역이 섞여 있으며**, 가장자리가 고르지 못하고 경계가 선명하지 않은 종양이 나타난다.
- MRI : T1 강조영상에서 저신호, T2 강조영상에서 고신호가 나타내는 것이 기본이지만, 내부는 고르지 못하다.
- CT, MRI 모두 **고르지 못한 고리모양의 조영 효과**(→ p.118)를 나타낸다. **광범위한 부종**이 관찰된다.
- 혈관촬영 : **과다혈관성**이며, 종종 정맥이 조기에 찍힌다.

관련사항

■ 미만성 별아교세포종 · 역형성 별아교세포종

● 별아교세포(성상교세포, astrocyte)에서 발생하는 종양은 크게 3가지로 나뉜다(WHO 분류).

- 미만성 별아교세포종(anaplastic astrocytoma, Grade II)
- 역형성 별아교세포종(diffuse astrocytoma, Grade III)
- 아교모세포종*(glioblastoma, Grade IV)

* 다형성 아교모세포종(다형교모세포종, glioblastoma multiforme)이라고도 한다.

별아교세포에서 발생하는 뇌종양의 영상소견

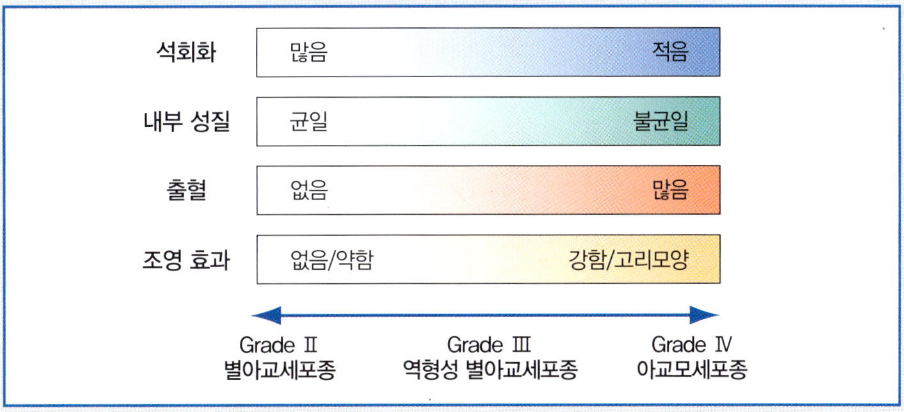

▶ 미만성 별아교세포종

35세 여성. 오른팔에 경련발작이 일어났다.

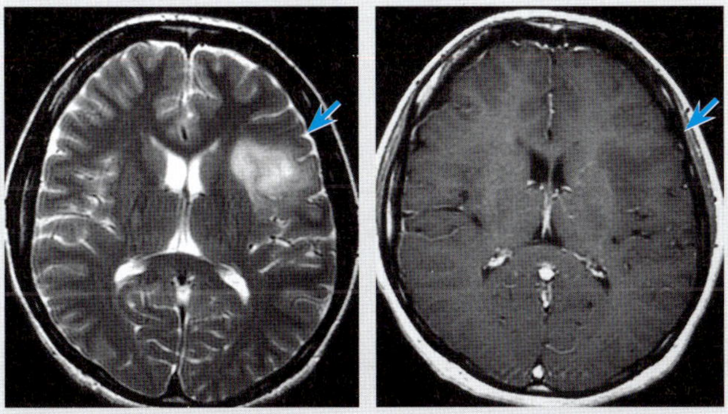

a. T2 강조영상 b. 조영 T1 강조영상

[사진 2] a : 왼쪽 관자엽에 경계가 선명하지 않은 고신호 병변이 확인된다(→). b : 병변부위는 약간 저신호를 나타내며(→), 조영 효과는 관찰되지 않는다.

관련사항

■ 뇌줄기신경아교종(뇌간교종, brain stem glioma)

- 중간뇌, 다리뇌, 숨뇌에서 발생하는 별아교세포종이다.
- **소아**에게 많다(3~20세). 소뇌별아교세포종도 소아에게 많이 발생한다(→ p.110).
- **저악성도**가 많지만, 수술이 불가능하기 때문에 예후가 나쁘다.
- **뇌줄기에 경계가 선명하지 않은 부기**(종창, swelling)가 나타난다. T2 강조영상에서 고신호, T1 강조영상에서 저신호가 나타난다.

■ 희소돌기아교세포종(핍지교종, oligodendroglioma)

- 희소돌기아교세포(핍지교세포, oligodendrocyte)에서 발생한다.
- 별아교세포종의 1/10 정도이다.
- **80% 이상이 석회화**를 동반한다.

▶ **뇌줄기신경아교종**

5세 남아. 복시 및 보행장애가 있다.

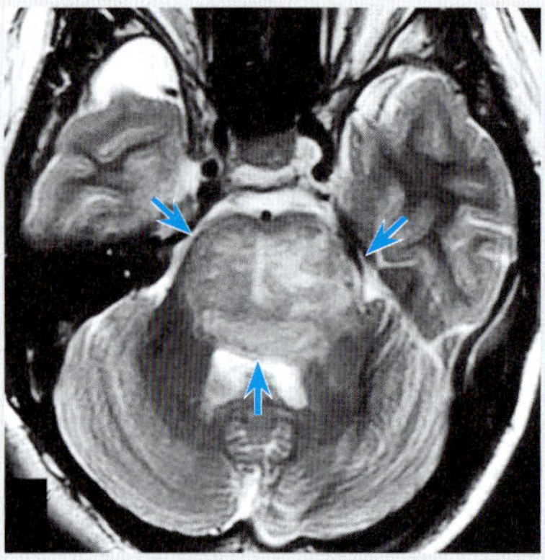

T2 강조영상

[사진 3] 다리뇌의 미만성 부기를 동반하는 고신호 병변(→)

▶ **희소돌기아교세포종**

32세 남성. 두통이 있다.

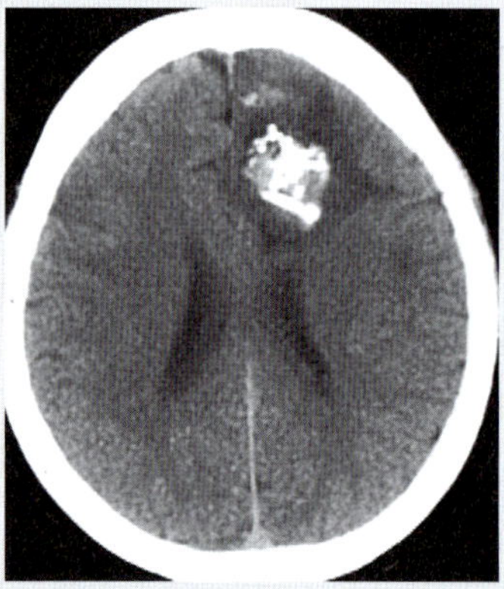

CT

[사진 4] 왼쪽 이마엽에 심한 석회화를 동반한 저흡수성 종양

수막종 *meningioma*

40세 여성. 경련발작을 일으켰다.

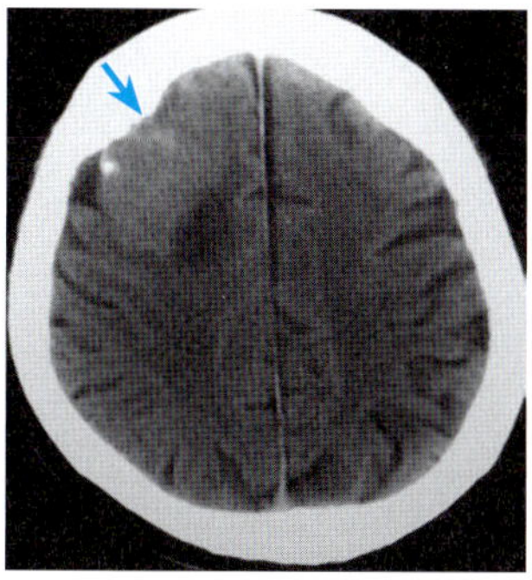

a. CT

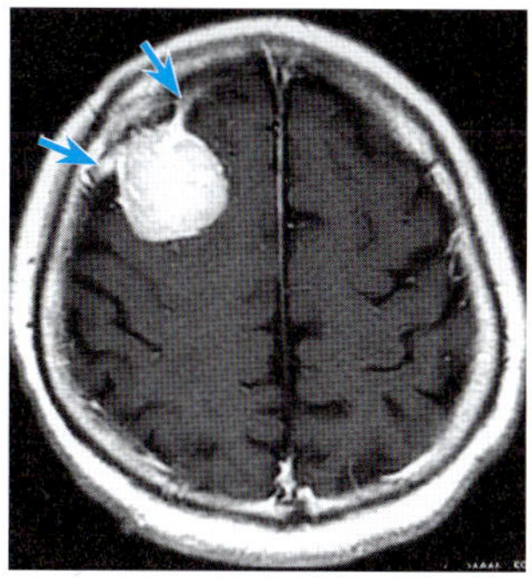

b. 조영 T1 강조영상

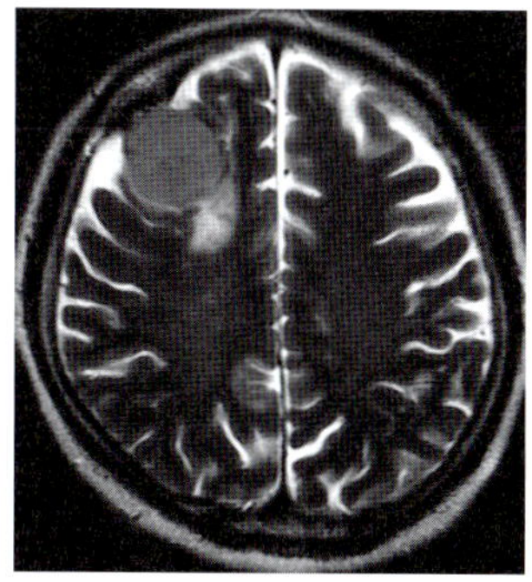

c. T2 강조영상

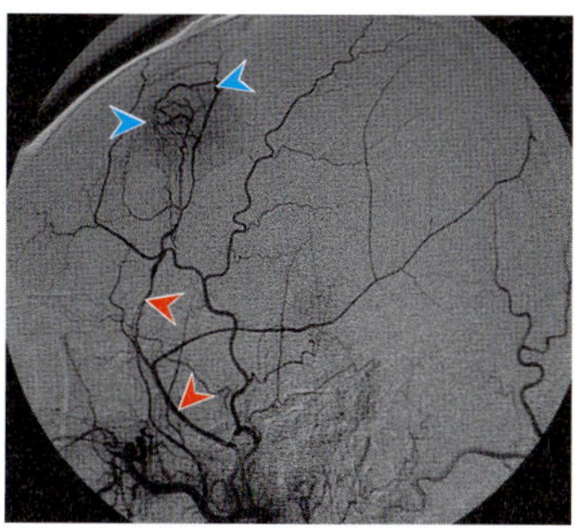

d. 오른바깥목동맥조영

[사진 1] 오른쪽 이마엽 뇌고랑수막종(궁륭부수막종, convexity meningioma). a : 오른쪽 이마엽 위치에 경도의 고흡수를 나타내는 종양이 있고(→), 일부에서 석회화를 관찰할 수 있다. 머리의 뼈과다증(과골증, hyperostosis)을 동반하고 있다(→). b : 강한 조영 효과를 나타내며 종양이 인접한 경질막에서 조영 효과가 나타난다(dural tail sign, →). c : 병변은 뇌실질보다는 약간 고신호이지만, 일반 종양과 비교하면 밝기가 낮다. d : 중간뇌막동맥(중경막동맥, middle meningeal artery, ➤) 말초에 방사상의 혈관증식(sunburst appearance, ➤)과 진하게 염색된 종양이 확인된다.

■ 병태

- **거미막**(지주막, arachnoid membrane)**에서 발생**하며 대부분은 양성 종양이다.
- 원발성 뇌종양 전체의 약 25%를 차지한다(가장 많음).
- 호발연령 : 40~70세이며, 여성에게 많이 발생한다(남녀비 1:3).

수막종 발생부위와 명칭

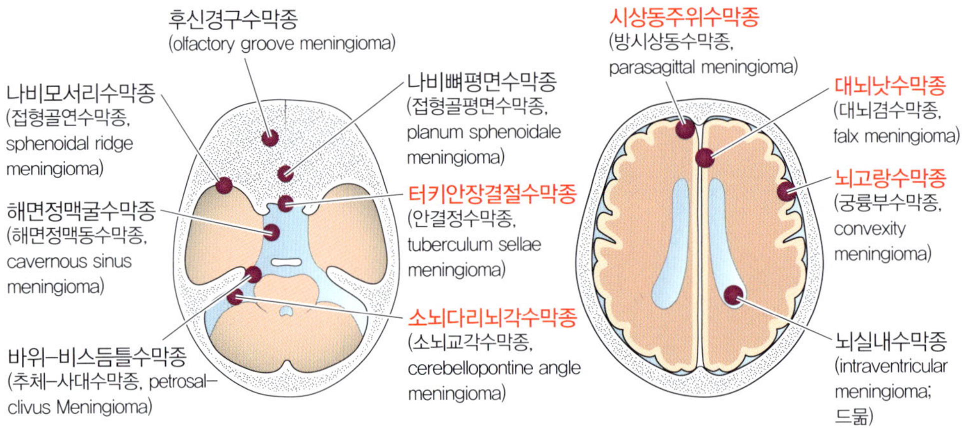

수막종은 뇌척수막과 비교적 좁은 범위(부착점, attachment)에서 접해 있으며 그 위치에 따라 명명된다.

영상소견

CT

- 경도의 고흡수이다. 모래알모양이나 결절모양의 석회화를 동반하는 경우가 있다.
- 인접하는 머리의 뼈 변화를 동반하는 경우도 있다.
- 강하고 균일한 조영 효과가 나타난다.

수막종에 동반하는 뼈 변화

- 뼈과다증(과골증, hyperostosis) : 머리의 부분적 비대상(→ 사진 1a). 수막종에 특징적이다.
- 뼈용해성 변화 : 머리의 부분적 융해상이 나타난다.
- 융기(blistering) : 앞머리뼈바닥 수막종에서 나비뼈동굴이 융기하는데(→ 사진 2), 이것은 수막종에 특징적이다.

MRI

- T1 강조영상 : 저신호
- 조영 T1 강조영상 : 강하고 균일한 조영 효과(낭성 변화는 드묾)가 나타난다. 경질막꼬리징후(dural tail sign; 종양 주위 뇌척수막의 선상 조영 효과)는 특징적이다(→ 사진 1b).
- T2 강조영상 : 저신호 또는 약간의 고신호(다른 종양에 비해 신호 강도는 낮음)가 나타난다.

혈관촬영

- 뇌막동맥의 확장 · 방사상 증식(sunburst appearance, → 사진 1d), 짙은 종양염색(tumor stain)이 나타난다.

관련사항

■ 반상수막종(meningioma en plaque)

- 좁은 부착점에서 뇌척수막과 인접해서 형성되는 일반 수막종과 달리, **뇌척수막을 따라 시트모양으로 넓게 증식**하는 형태의 수막종이다(→ 사진 3).
- 악성 종양의 뇌척수막 파종과 감별이 필요한 경우가 있다.

▶ 수막종에 의한 융기(blistering; 후신경구수막종)

44세 여성. 두통이 있다.

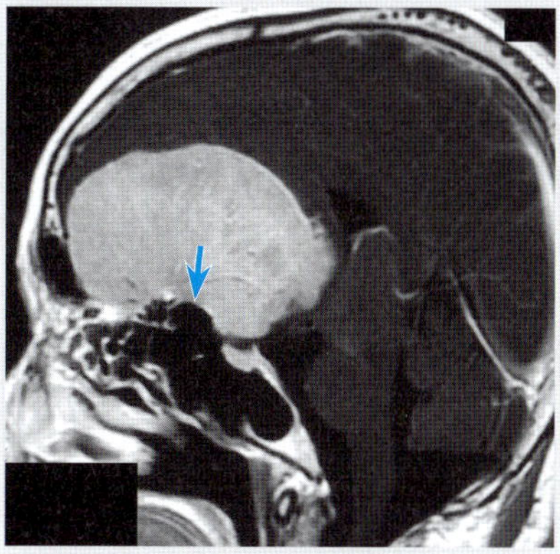

조영 T1 강조영상

[사진 2] 앞머리뼈바닥(전두개저) 정중앙에 균일하고 강한 조영 효과를 나타내는 충실성 종양이 있으며 나비뼈동굴의 융기(blistering, →)가 확인된다.

▶ 반상수막종

60세 여성. 두통이 있다.

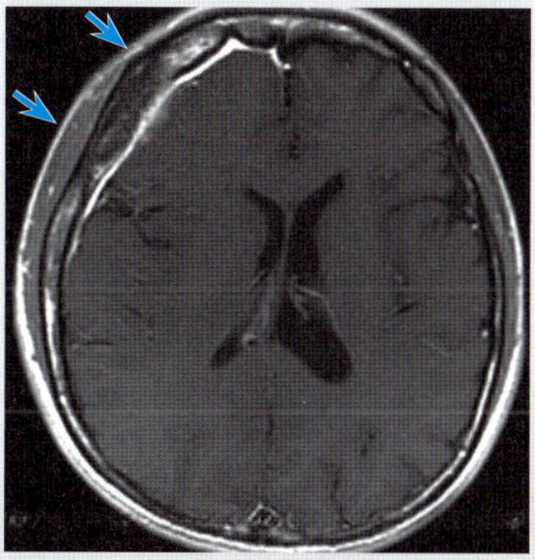

조영 T1 강조영상

[사진 3] 오른쪽 이마엽(전두엽)의 뇌 표면을 따라 조영 효과를 나타내는 시트모양의 병변으로, 머리의 비대(hyperostosis)도 확인된다(→).

뇌하수체샘종(뇌하수체선종) *pituitary adenoma*

36세 여성. 반년 전부터 시야협착이 나타났다.

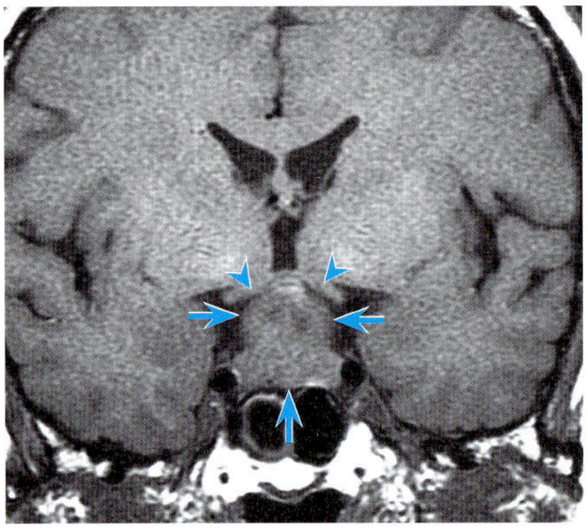

a. T1 강조영상(관상면)

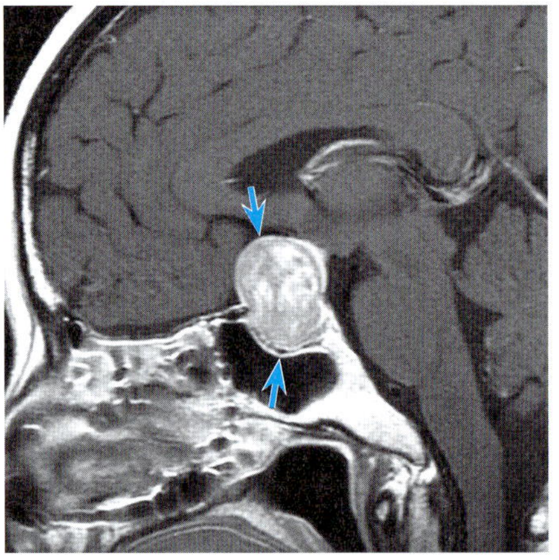

b. 조영 T1 강조영상(시상면)

[사진 1] a : 터키안장 안에서 안장 위부위로 뻗은 종양(→)이 시각교차(optic chiasm, ➤)를 압박하고 있다. b : 터키안장은 종양(→)으로 인해 확대되어 있다. 정상적인 뇌하수체를 확인할 수 없다.

병태

- **뇌하수체앞엽**(뇌수체전엽, pituitary anterior lobe)에서 발생하는 샘종으로, 대부분이 양성이다.
- 호발연령 : 20~50세
- 비기능성 40%, 프로락틴 생산성 30%, 성장호르몬 생산성 20%, ACTH 생산성 5%
- **미세샘종**(미세선종, microadenoma) : 긴지름 10mm 이하, **큰샘종**(대선종, macroadenoma) : 긴지름 10mm 초과

영상소견

X선 사진

- 터키안장의 풍선모양 확대(ballooning)를 나타낸다.

CT

- 터키안장 내에서 안장 위부분의 저흡수 또는 약간의 고흡수를 나타내는 종양이다.
- 석회화는 드물다.

MRI

큰샘종

- 모든 영상에서 회백질과 비슷하다.
- 조영 효과는 균일하거나 불균일하다(내부에 변성, 출혈을 동반하는 경우가 있음).
- 정상적인 뇌하수체를 확인할 수 없다.

미세샘종

- 조영 MRI에서 정상적인 뇌하수체보다 조영 효과가 나타나지 않는다(상대적인 저신호 영역).
- 뇌하수체 깔때기(누두, infundibulum)의 편위가 나타난다.

▶ 뇌하수체 미세샘종

26세 여성. 무월경 및 유즙분비가 있으며, 혈중 프로락틴이 높은 수치(120ng/mL)를 나타낸다.

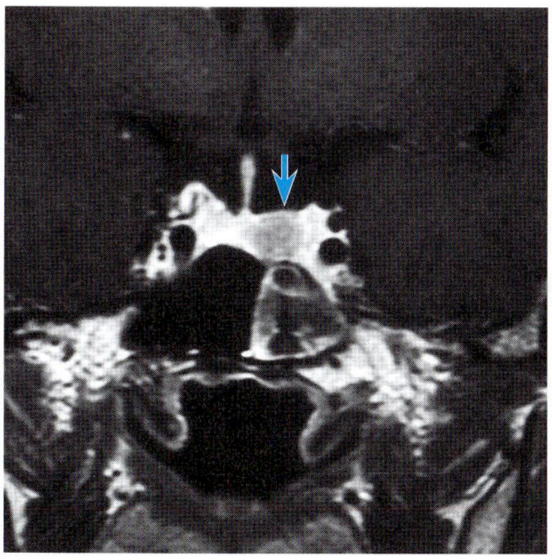

조영 T1 강조영상(관상면)

[사진 2] 뇌하수체 왼쪽 절반에 조영 효과가 나타나지 않는 부분이 있다(→).

관련사항

■ 뇌하수체샘종의 감별진단(안장옆 종양)

	호발연령	임상소견	터키안장 변형	CT	MRI
뇌하수체샘종 (뇌하수체선종, pituitary adenoma)	20~50세	시야장애 (양귀쪽반맹) 내분비증상 (호르몬과잉증)	풍선 모양 확대	경도의 고흡수 석회화 없음	균일~불균일한 조영 효과 변성, 출혈을 동반하는 경우 있음
머리인두종 (두개인두종, craniopharyngioma)	5~15세, 40~60세	시야장애 (불규칙적인 반맹) 뇌하수체저하증	편평한 접시 모양 변형	낭상 (저흡수) 석회화 많음	낭상 (T1 강조영상에서 고신호인 경우 있음)
수막종 (meningioma)	40~60세	시야장애 (불규칙한 반맹)	뼈과다증 (과골증, hyperostosis)	경도의 고흡수 균일한 조영 효과	균일한 조영 효과 (dural tail sign)
라트케낭 (Rathke's pouch)	소아~성인	대부분 무증상	확대하는 경우 있음	저흡수	T1 강조영상에서 고신호 T2 강조영상이 많음 조영 효과 없음
림프구성 뇌하수체염 (lymphoid hypophysitis)	임신, 산욕기에 호발	뇌하수체의 자가면역질환 앞엽 기능부전, 요붕증 등	없음	확대, 저흡수	뇌하수체~깔때기의 종창 강한 조영 효과

관련사항

▶ 머리인두종(두개인두종)

16세 남아. 작은 키, 이차성징이 지연되고 있다.

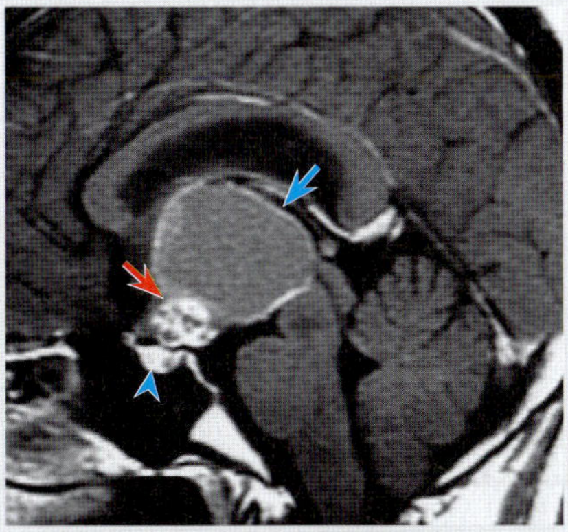

조영 T1 강조영상

[사진 3] 안장 위부분에 낭성 종양이 있고(→), 충실성 부분(→)에 조영 효과가 나타난다. 터키안장 내에 정상적인 뇌하수체가 관찰된다(➤).

▶ 터키안장결절수막종(안결절수막종)

44세 여성. 시야협착이 나타났다.

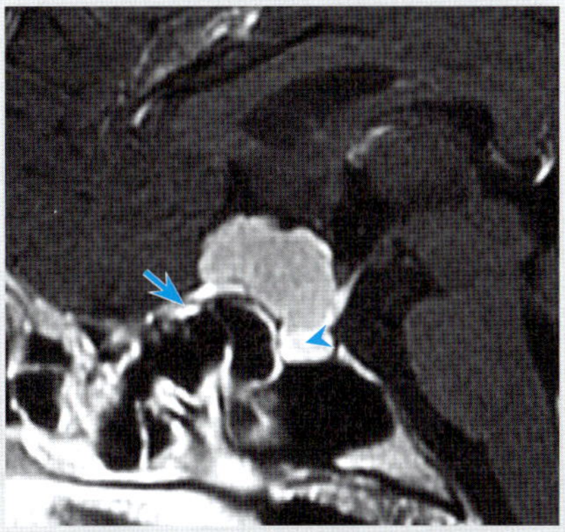

조영 T1 강조영상

[사진 4] 안장 위부분에 균일한 조영 효과를 나타내는 충실성 종양이 있고 경질막꼬리징후(dural tail sign, →)를 동반한다. 터키안장 내에 정상적인 뇌하수체가 관찰된다(➤).

▶ 라트케낭

30세 여성. 무증상이다.

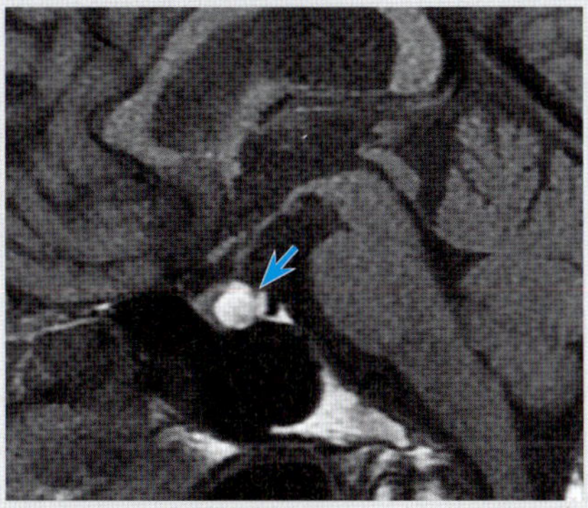

T1 강조영상

[사진 5] 뇌하수체 내에 고신호를 나타내는 종양이 관찰된다(→).

▶ 림프구성 뇌하수체염

25세 여성. 분만 1주일 후 두통과 발열이 나타났다.

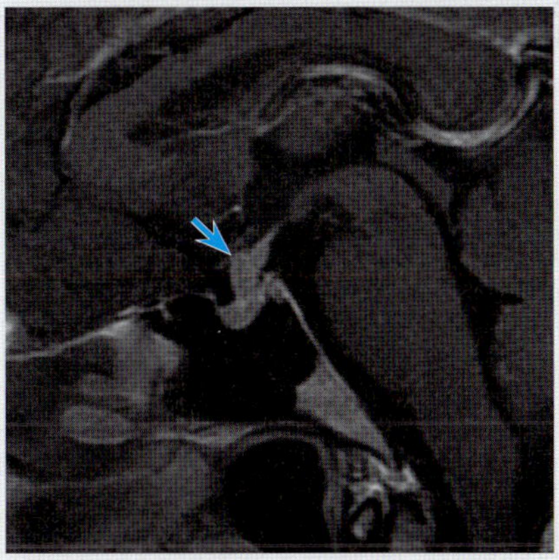

조영 T1 강조영상

[사진 6] 뇌하수체~깔때기(누두)가 부어오르고 균일한 조영 효과를 나타내고 있다(→).

솔방울샘 부위 종양(송과체부 종양) *pineal region tumor*

■ 종자세포종(배아종, germinoma)

12세 남아. 두통과 구토가 발생하였다.

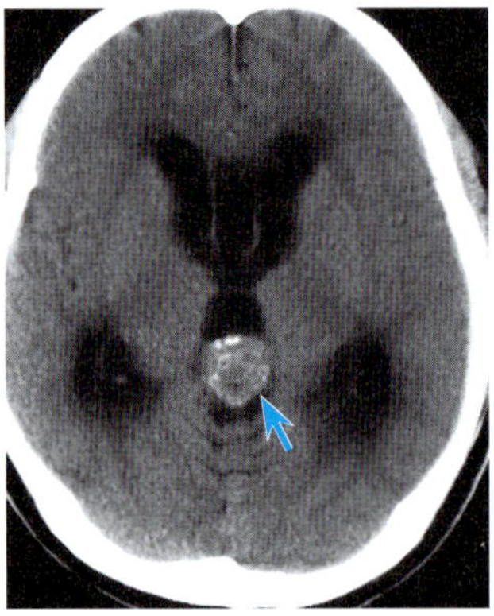

a. CT

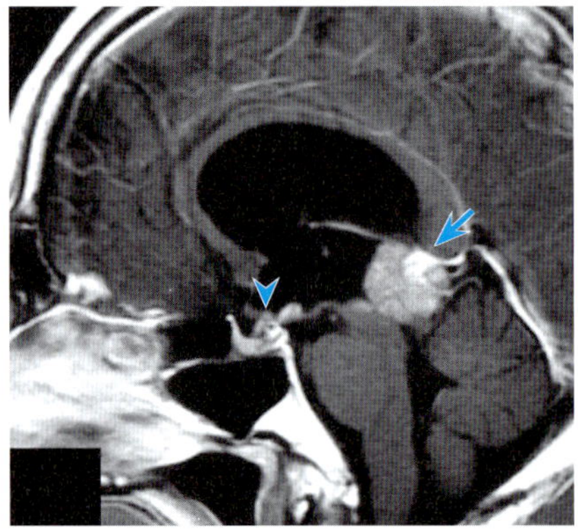

b. 조영 T1 강조영상(시상면)

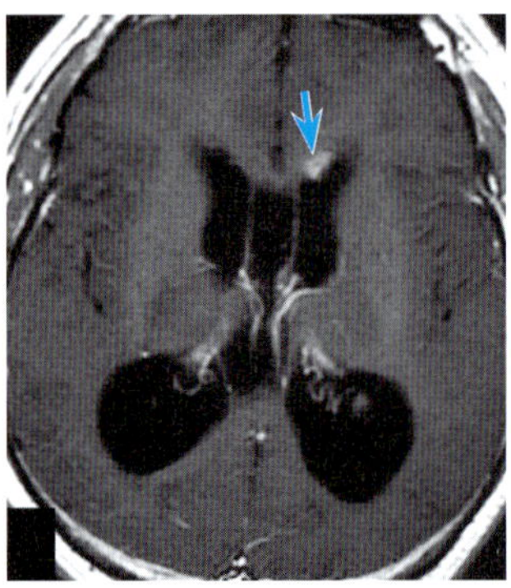

c. 조영 T1 강조영상(수평면)

[사진 1] a : 솔방울샘 부위에 경도의 고흡수를 나타내는 종양이 있으며(→), 이에 따른 폐쇄물뇌증으로 인해 가쪽뇌실, 셋째뇌실이 확대되어 있다. b : 솔방울샘 부위 종양은 강한 조영 효과를 나타낸다(→). 안장 위 부분에도 종양이 확인된다(➤). c : 왼쪽 뇌실 앞뿔에 결절모양 조영 효과를 나타내는 파종 병변(→)이 있다.

■ 병태

- **솔방울샘**(송과체) **부위** 및 그 주변에 발생하는 종양을 일컫는다.
- 솔방울샘 자체에서 발생하는 종양은 적고 **배아세포종양**(특히 종자세포종)이 많다.
- 배아세포종양(germ cell tumor)은 **솔방울샘 부위** 외에 **안장 위부분**, **대뇌바닥핵**에 동시에 발생하는 경우가 있다.
- 커지면 중간뇌수도관을 압박해서 **폐쇄물뇌증**(폐쇄수두증, obstructive hydrocephalus), 상향주시마비(파리노징후, Parinaud's sign)를 일으킨다.
- 종종 **뇌척수액파종**을 일으킨다.

■ 영상소견

솔방울샘 부위 종양의 영상소견

<table>
<tr><th colspan="2" rowspan="2"></th><th colspan="2">임상소견</th><th colspan="2">영상소견</th></tr>
<tr><th>특징</th><th>종양표지자</th><th>CT</th><th>MRI</th></tr>
<tr><td rowspan="5">배아세포종양
(germ cell tumor)*1</td><td>종자세포종</td><td rowspan="5">• 솔방울샘 부위 종양의 70%(이 중 종자세포종 60%, 기형종 20%)
• 남성에게 압도적으로 많음(90% 이상, 다만 안장 위 부분에서 발생하는 것은 거의 비슷)
• 호발연령은 10~20세</td><td></td><td rowspan="4">• 경도의 고흡수
• 균일하고 강한 조영 효과
• 석회화는 드묾*3</td><td rowspan="4">• 회백질과 비슷
• 균일하고 강한 조영 효과
• 뇌척수액파종이 관찰되는 경우도 있음</td></tr>
<tr><td>융모암</td><td>hCG</td></tr>
<tr><td>태아성
세포암</td><td>AFP</td></tr>
<tr><td>난황낭종양</td><td>AFP</td></tr>
<tr><td>기형종</td><td></td><td>• 지방조직, 석회화를 포함</td><td>• 지방성분은 T1 강조영상에서 고신호</td></tr>
<tr><td rowspan="2">솔방울샘종양
(pineal tumor)*2</td><td>솔방울샘
세포종</td><td rowspan="2">• 20~30세, 남녀비 1 : 1
• 소아에게 많음</td><td rowspan="2"></td><td rowspan="2">• 다소 고흡수
• 거칠고 큰 석회화를 동반하기도 함</td><td rowspan="2">• T1 강조영상에서 저신호
• T2 강조영상에서 고신호/조영 효과</td></tr>
<tr><td>솔방울샘
모세포종</td></tr>
<tr><td>별아교세포종
(astrocytoma)</td><td>별아교
세포종</td><td>• 중간뇌뒤판(중뇌피개)에서 발생하는 별아교세포종</td><td></td><td>• 저흡수, 석회화를 동반하는 경우도 있음</td><td>• T1 강조영상에서 저신호
• T2 강조영상에서 경도의 고신호/조영 효과</td></tr>
<tr><td>기타</td><td>솔방울샘낭</td><td>• 선천성, 무증상</td><td></td><td>• 저흡수</td><td>• 물과 비슷한 밝기
• 조영 효과 없음</td></tr>
</table>

*1 본래는 생식세포인 배아세포에서 발생하는 이소성 종양으로, 고환의 고환종, 난소의 미분화 배아세포종양과 동일한 조직이다.

*2 솔방울샘 자체에서 발생하는 종양이다.

*3 종양 자체의 석회화는 적지만, 솔방울샘의 생리적 석회화가 관찰된다.

▶ 솔방울샘세포종

44세 남성. 두통과 복시가 나타났다.

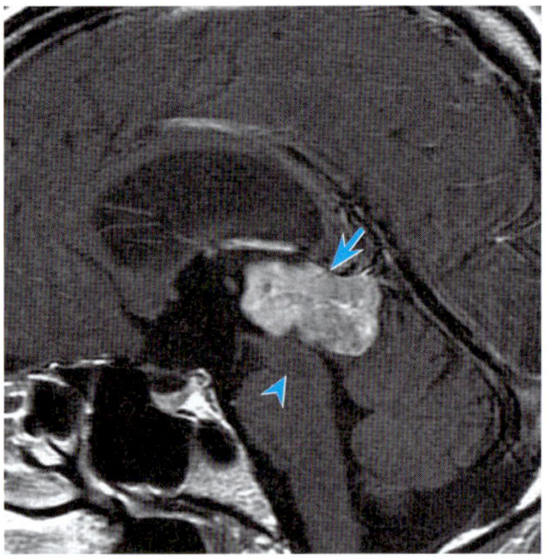

조영 T1 강조영상

[사진 2] 솔방울샘 부위에 균일한 조영 효과를 나타내는 충실성 종양이 확인되며(➔), 중간뇌뒤판(중뇌피개, tegmentum of midbrain)을 압박하고 있다(➤).

▶ 솔방울샘낭

20세 남성. 무증상이다.

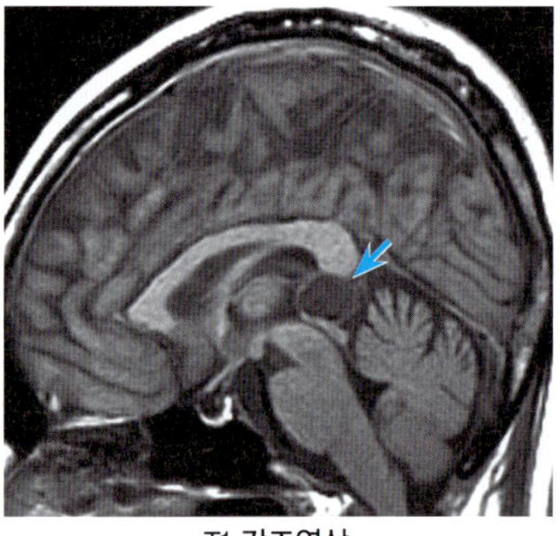

T1 강조영상

[사진 3] 솔방울샘 부위에 낭이 확인되고(➔) 충실성 부분은 없다. 우연히 발견되는 경우가 많다.

속질모세포종(수모세포종) *medulloblastoma*

7세 여아. 두통이 있고, 최근 잘 넘어진다.

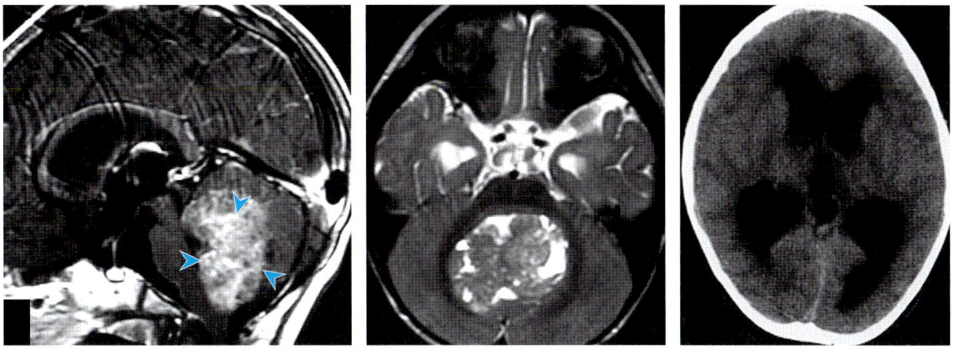

a. 조영 T1 강조영상 b. T2 강조영상 c. CT

[사진 1] a : 소뇌벌레(소뇌충부, vermian)에 고르지 않은 조영 효과를 나타내는 충실성 종양(➤)이 있다. b : 소뇌 정중앙의 종양은 불균일한 고신호를 나타낸다. c : 폐쇄물뇌증에 의한 천막 위 뇌실의 고도 확대가 있다.

■ 병태

- 호발연령 : 5~12세
- **소아의 소뇌벌레**에서 호발(소아의 뒤머리뼈우묵 종양의 25%)하며, 남녀 비율은 3:1이다.
- 매우 악성도 높은 종양으로 종종 **파종**(dissemination)을 동반한다.
- 소뇌증상(흔들걸음), 두통이 나타난다.

■ 영상소견

- **소뇌벌레에서 발생하는 가장자리가 고르지 않은 종양이다.**
- CT : 경도의 고흡수를 나타내며 석회화는 적다.
- MRI : T1 강조영상에서 저신호, T2 강조영상에서 경도의 고신호를 나타낸다.
- 중등도의 조영 효과를 나타낸다.
- 높은 비율로 **폐쇄물뇌증**을 동반한다(넷째뇌실의 압박이 원인).

관련사항

■ 소뇌종양의 감별진단

	속질모세포종 (medulloblastoma)	소뇌별아교세포종 (cerebellar astrocytoma)	혈관모세포종 (angioblastoma)	뇌실막세포종 (ependymal glioma)
호발부위	소뇌벌레	소뇌반구	소뇌반구	넷째뇌실 (성인은 가쪽뇌실이 많음)
호발연령	소아(5~12세) 남 > 여	소아, 청소년 (0~20세)	성인(25~40세)	소아(5~10세)
특징	매우 고악성도 뇌척수액파종	저악성도(털모양별아교세포종)가 많음	양성 20%는 폰히펠-린다우병 (→ p.149)	저악성도, 뇌실종양
영상소견				
종양의 성질	소뇌벌레의 충실성 종양 불균일한 조영 효과	낭 + 벽결절 벽결절에 조영 효과	낭 + 벽결절 벽결절에 조영 효과	넷째뇌실의 충실성 종양 불균일한 조영 효과 출혈을 동반하기도 함
석회화	드묾	20%	드묾	50%
물뇌증	초기부터 많음	적음	적음	조기에는 적음
혈관촬영	과소혈관성	과소혈관성	과다혈관성 (종종 동정맥단락)	과소혈관성

▶ **소뇌별아교세포종**

15세 남아. 흔들걸음(실조보행, ataxic gait)으로 걷는다.

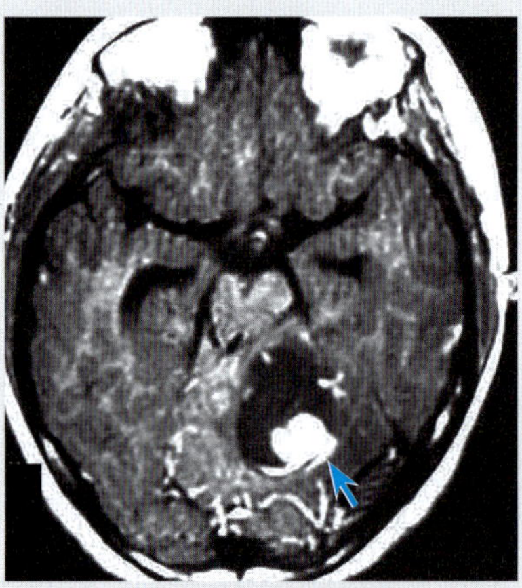

조영 T1 강조영상

[사진 2] 왼쪽 소뇌반구에 낭 및 조영 효과를 나타내는 벽결절이 있다(→).

관련사항

▶ 혈관모세포종

25세 남성. 두통이 발생하였다.

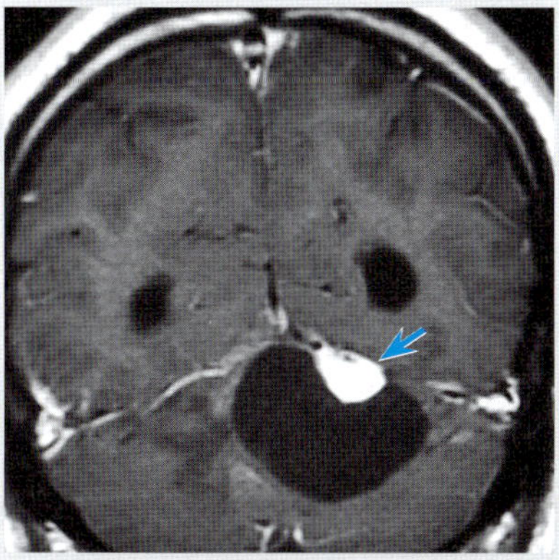

a. 조영 T1 강조영상(시상면)

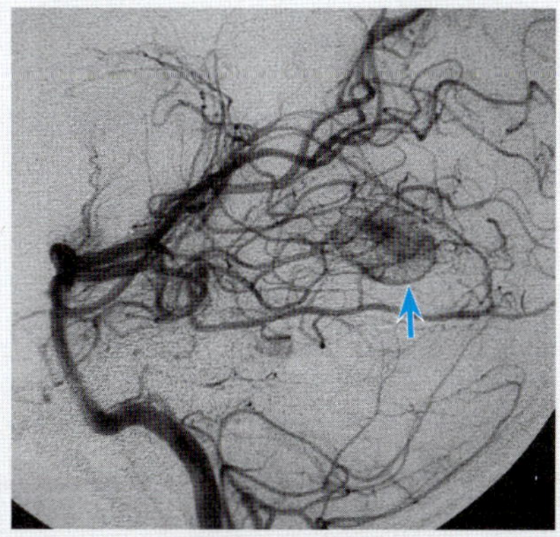

b. 척추동맥조영

[사진 3] a : 왼쪽 소뇌반구에 낭과 그 일부에 강한 조영 효과를 나타내는 벽결절(→)을 동반하는 종양. 소뇌별아교세포종과의 감별에는 혈관촬영을 통해 과다혈관성을 증명할 필요가 있다. b : 짙은 염색을 나타내는 과다혈관성 종양(→)이다.

▶ 뇌실막세포종

8세 남아

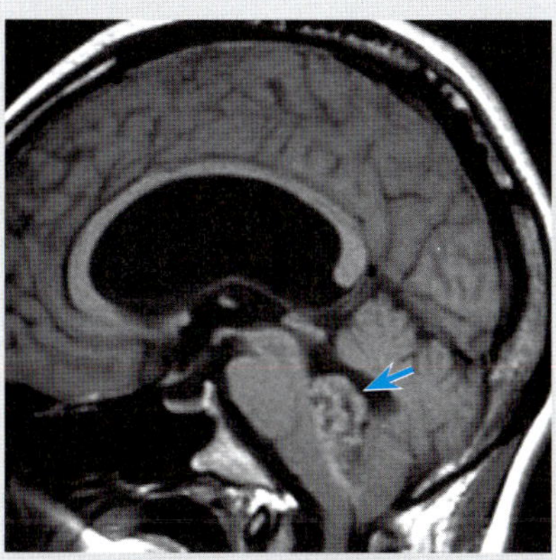

조영 T1 강조영상(시상면)

[사진 4] 넷째뇌실에 고르지 않은 조영 효과를 나타내는 종양(→)이 있다. 이에 따른 폐쇄물뇌증으로 인해 가쪽뇌실, 셋째뇌실이 확장되어 있다.

안뜰신경집종(전정신경초종) *vestibular schwannoma*

39세 여성. 왼쪽 귀에 이명과 난청이 발생하였다.

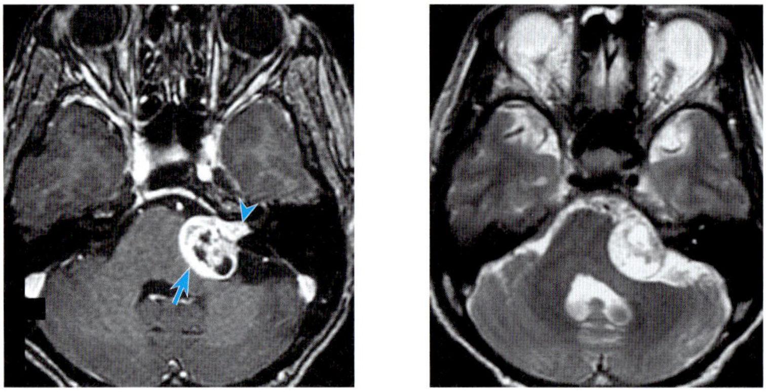

a. 조영 T1 강조영상　　　b. T2 강조영상

[사진 1] a : 왼쪽 소뇌다리뇌각(→)에서 속귀길 안(➤)으로 연속되는 강한 조영 효과를 나타내는 올챙이 모양의 종양으로, 내부에는 미세낭이 다발해 있다. b : 종양은 불균일하고 강한 고신호를 나타낸다.

■ 병태

- 위안뜰신경(상전정신경), 아래안뜰신경(하전정신경)*에서 발생하는 양성 종양이다.
- 거의 전체 증례에서 **난청**(hearing loss)이 나타난다.
- 양측성 안뜰신경집종 = **신경섬유종증 2형**(→ p.148)

* 속귀신경(내이신경, auditory nerve; 제8뇌신경)은 위 · 아래 안뜰신경(전정신경, vestibular nerve), 달팽이신경(와우신경, cochlear nerve)의 3가지 신경으로 이루어진다. 속귀신경집종(청신경집종, acoustic neurinoma)이라고도 하며, 청신경은 속귀신경의 구용어이다.

■ 영상소견

- 확대된 **속귀길**(내이도, internal acoustic canal)에서 **소뇌다리뇌각**(소뇌교각, cerebellopontine angle)으로 이어지는 **올챙이모양 종양**(tadpole tail sign)이 나타난다.

CT

- 저흡수성 종양이며, **석회화는 드물다**.

MRI

- T1 강조영상 : 저신호
- T2 강조영상 : **강한 고신호**
- 조영 MRI : **강한 조영 효과**를 나타내며, 종종 **작은 낭**이 다발한다.

관련사항

■ 소뇌다리뇌각 종양의 감별진단

		안뜰신경집종 (vestibular schwannoma)	소뇌다리뇌각수막종 (cerebellopontine angle meningioma)	표피모양암종 (epidermoid carcinoma)
임상소견	호발연령	30～60세	40～60세	선천성, 성인이 된 후 우연히 발견되는 경우가 많음
	신경증상	**난청으로 초발** → 그 후 다른 제V, VII뇌신경 등의 증상이 추가	두통, 현기증, 난청, V, VII의 증상	무증상이 많음
영상소견	형태	**올챙이모양** (tadpole tail sign)	**무경성**	뇌수조와의 경계가 선명하지 않음
	속귀길	**확대**	정상	정상
	석회화	**드묾**	많음	없음
	조영 효과	강함, 종종 **다낭성**	강함, 균일 **dural tail sign**	없음
	확산강조영상	저신호	저신호	**고신호**

▶ 소뇌다리뇌각수막종

53세 여성. 왼쪽 얼굴에 마비증상이 나타났다.

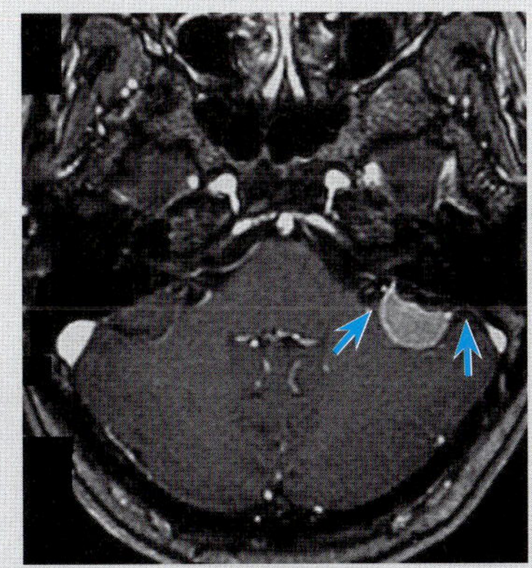

조영 T1 강조영상

[사진 2] 왼쪽 소뇌다리뇌각에 관자뼈바위연골(측두골추체연골)과 폭넓게 접하는, 균일한 조영 효과의 종양이며, 경질막꼬리징후(dural tail sign, →)도 나타난다(→ p.100).

관련사항

▶ **표피모양암종(epidermoid carcinoma)**

30세 남성. 무증상이며, 건강검진 MRI에서 이상을 지적받았다.

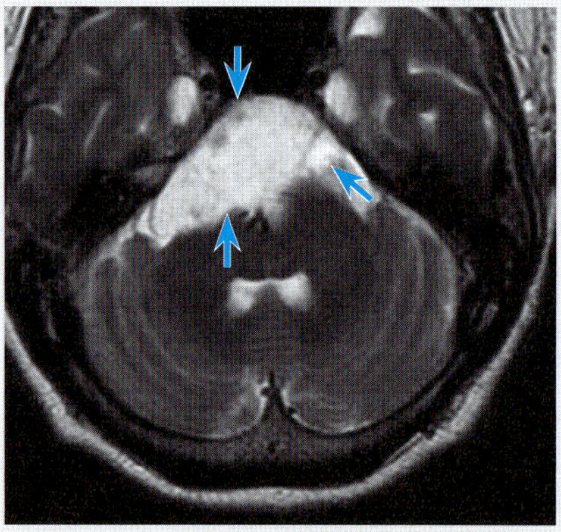

a. T2 강조영상

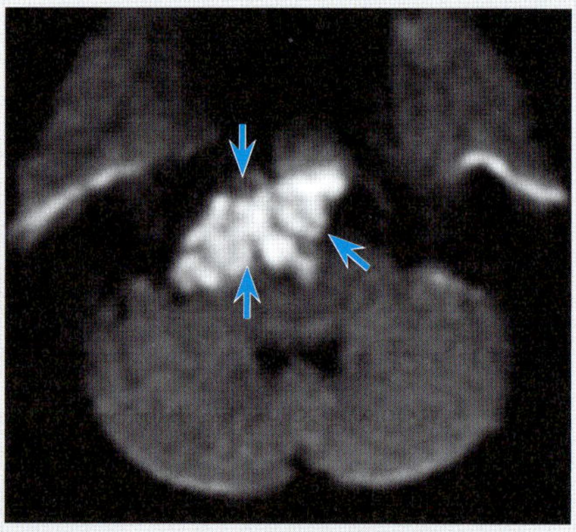

b. 확산강조영상

[사진 3] a : 오른쪽 소뇌다리뇌각에 뇌척수액과 등신호의 점거성 병변(→)이 있다. b : 뇌척수액과 다른 명료한 고신호(표피모양암종에 특징적인 소견, →)를 나타낸다.

수막염 *meningitis*

22세 남성. 38℃대의 발열 후 두통, 구토, 기면 경향. 목경직이 나타났다.
뇌척수액검사에서 세포 수 300개/mL(다형핵백혈구)이었다.

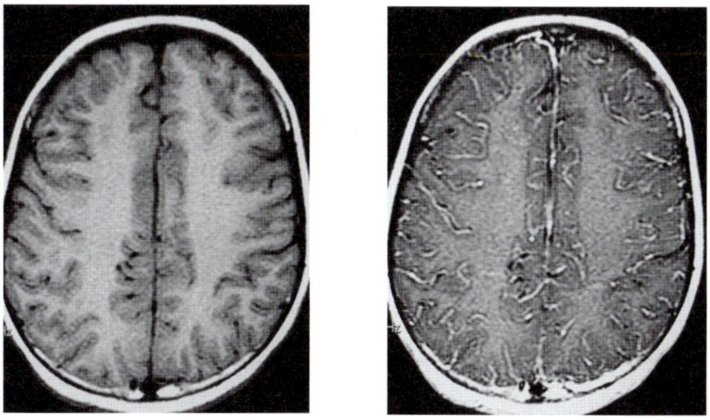

a. T1 강조영상　　b. 조영 T1 강조영상

[사진 1] a · b : 조영 전에는 이상소견이 나타나지 않지만, 뇌이랑(뇌회)을 따라 강한 조영 효과가 나타난다.

병태

- 연질막과 거미막의 감염병이다.

분류와 병원체

- 바이러스성 : 엔테로바이러스(enterovirus)가 많다.
- 화농성 : 소아는 인플루엔자막대균과 수막염균, 성인은 폐렴알균과 수막염균이 많다.
- 결핵성, 진균성 : 만성 수막염 형태를 나타내는 경우가 많다.

증상

- 수막자극증상인 두통, 구역 · 구토, 목경직, 케르니그징후(Kernig's sign)가 나타난다.

영상소견

CT · MRI

- **뇌 표면의 수막, 거미막밑공간**(지주막하공간)**에 조영 효과**가 나타난다.
- 일반적으로 화농성과 결핵성은 고도, 바이러스성은 경도의 조영 효과를 나타낸다.
- 결핵성은 뇌바닥에서 호발한다(뇌바닥수막염).

수막의 조영 효과

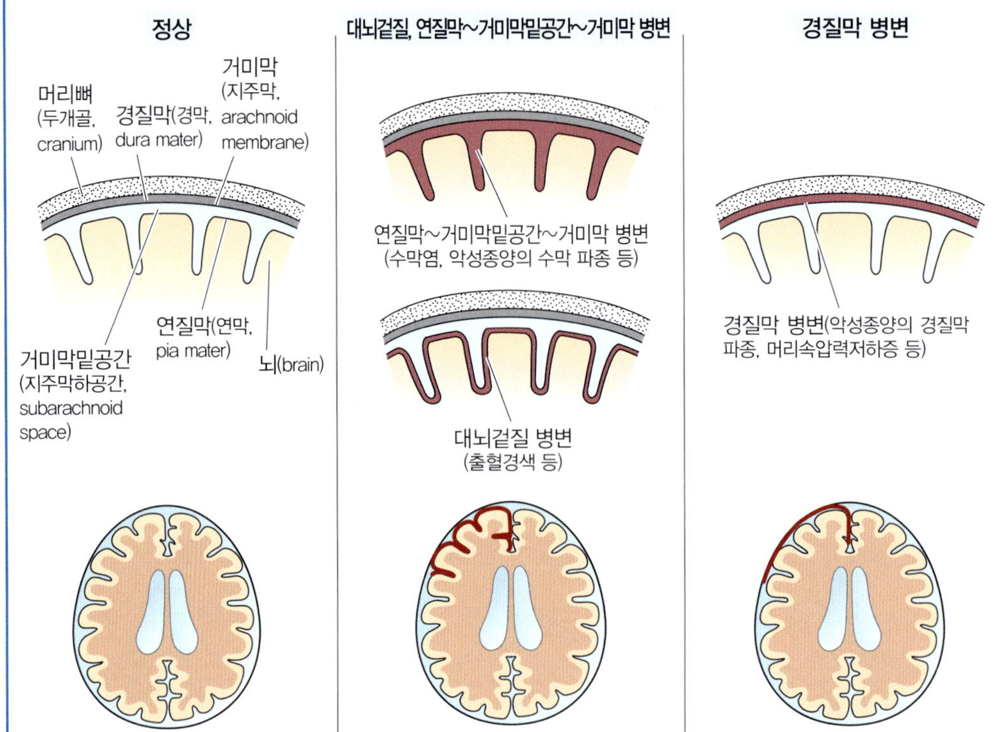

정상에서는 수막에 조영 효과가 나타나지 않는다.

대뇌겉질 또는 연질막~거미막밑공간~거미막 병변에서는 뇌이랑을 따라 사행하는 조영 효과가 나타난다(leptomeningeal enhancement).

경질막 병변에서는 머리뼈를 따라 활모양의 조영 효과가 나타난다(dural enhancement).

합병증

- 교통물뇌증(교통수두증, communicating hydrocephalus) : 뇌실 확대(→ p.146)
- 경질막밑물주머니(경막하수종, subdural hygroma) : 뇌 표면의 초승달모양 액체저류(경질막하축농으로 발전하는 경우도 있음)
- 뇌고름집(뇌농양, brain abscess, → p.117)
- 뇌경색증(cerebral infarction)

뇌고름집(뇌농양) *brain abscess*

28세 남성. 감염심내막염(infective endocarditis)으로 치료 중 오른쪽에 불완전마비(반부전마비, hemiparesis)가 나타났다.

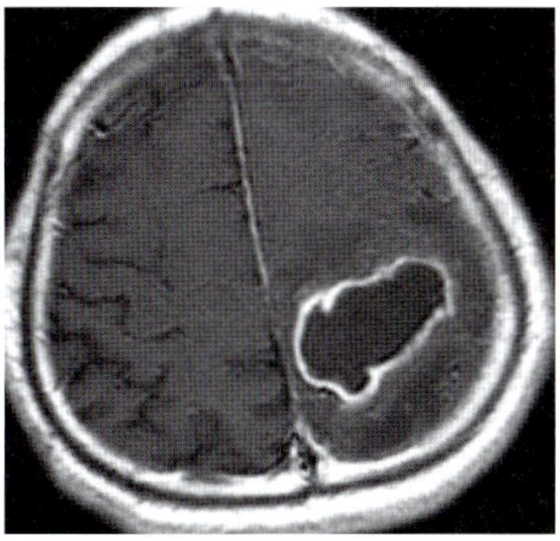

a. 조영 T1 강조영상

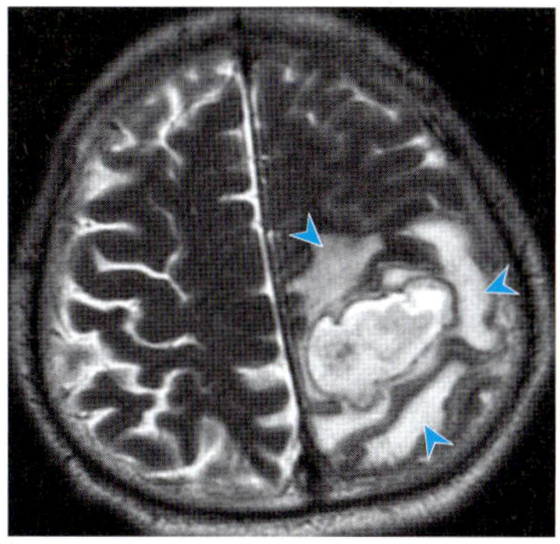

b. T2 강조영상

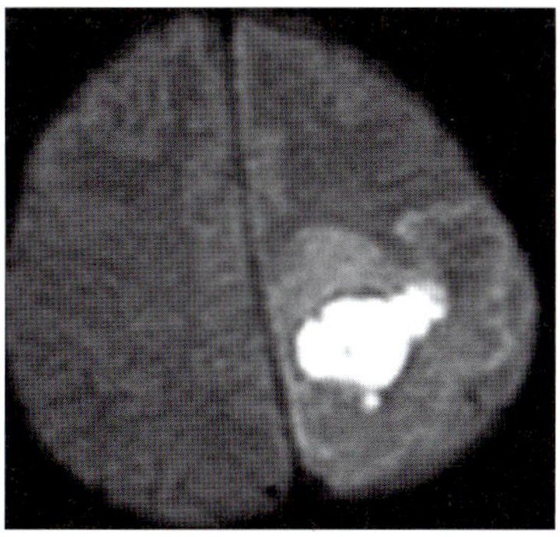

c. 확산강조영상

[사진 1] a : 왼쪽 마루엽 고위에 벽이 얇은 고리모양의 조영 효과를 나타내는 종양성 병변이 있다. b : 고신호를 나타내며 주위 백색질에 부종을 동반(➤)한다. c : 강한 고신호를 나타내어 고리모양 조영 효과가 있는 다른 질환과의 감별에 유용하다.

■ 병태

- 뇌실질 내의 감염(cerebritis)으로 주위에 피막이 형성되고 내부는 액화(고름)한다.

원인 질환

- 심장 · 허파 질환(혈행성)
  - 심기형, 판막증 → **감염심내막염** → 뭇고름집(다발농양, multiple abscess)이 많다.
  - 화농성 허파 질환
- 이비인후과 질환(직접 파급)
  - 이마굴염(전두동염, frontal sinusitis) → 이마엽
  - 가운데귀염(중이염, otitis media) · 꼭지돌기염(유돌염, mastoiditis) → 관자엽(측두엽)

■ 영상소견

- CT에서 저흡수, T1 강조영상에서 저신호, T2 강조영상에서 고신호를 나타낸다.
- 조영 CT · MRI : 강한 **고리모양 조영 효과**(→ 아래 표)
- **확산강조영상** : 속공간이 **고신호**(고리모양 조영 효과를 나타내는 다른 질환과의 감별에 유용, → p.65)
- 주위에 광범위한 **부종**(CT에서 저흡수, T2 강조영상에서 고신호)이 확인된다.

관련사항

고리모양 조영 효과의 감별진단

	아교모세포종 (교모세포종, glioblastoma)(→ p.96)	전이성 뇌종양 (metastatic brain tumour)	뇌고름집 (뇌종양, brain abscess)
호발연령	45~65세	40세~	모든 연령(소아 > 성인)
기저질환	없음	**악성 종양**(폐암 50%, 유방암 10%, 대장암 10%)	**감염심내막염**(판막증, 심기형) 화농성 허파질환 **이비인후과질환**(이마굴염, 가운데귀염 · 꼭지돌기염)
CT	저~등흡수, 불균일	저~등흡수	저흡수
MRI T1 강조영상 T2 강조영상 확산강조영상	 저~등신호, 불균일 고신호, 불균일 저신호	 저~등신호 고신호 저신호	 저신호 고신호 **고신호**
조영 효과	**불균일하며, 두꺼운 벽의 고리모양 조영 효과** 고르지 않은 충실성 조영 효과	**결절모양 또는 고르지 않은 고리모양 조영 효과**	**균일한 두께, 얇은 벽의 고리모양 조영 효과**
병변의 수, 진행	원칙적으로 **단발** 종종 **반대쪽으로 침윤**	**절반 이상이 다발**	다발하는 경우도 있음

관련사항

▶ 전이성 뇌종양

75세 남성. 경련발작을 일으켰다. 허파소세포암종(small cell carcinoma of lung)으로 화학요법 중이다.

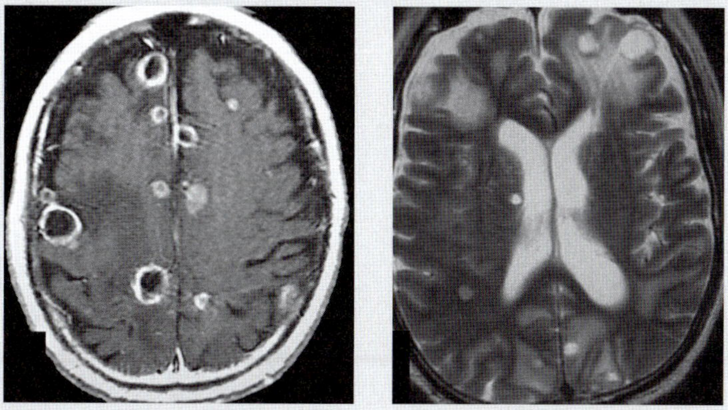

a. 조영 T1 강조영상　　　b. T2 강조영상

[사진 2] a : 고리모양 또는 결절모양 조영 효과를 나타내는 종양이 다발해 있다. b : 종양 주위에 광범위한 부종(고신호)이 확인된다.

고리모양 조영 효과의 감별진단

- 아교모세포종(→ p.96)
- 전이성 뇌종양
- 뇌고름집

헤르페스뇌염 *herpetic encephalitis*

41세 여성. 수일 전부터 이상행동을 보여 경찰이 보호 중이다.

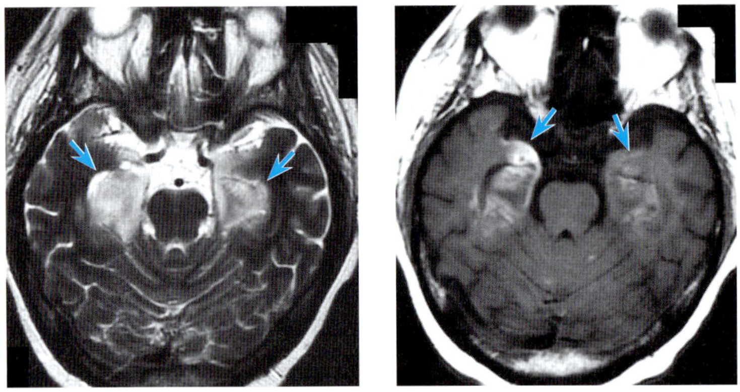

a. T2 강조영상　　b. T1 강조영상

[사진 1] a : 양쪽 관자엽에 광범위한 고신호 병변(→)과 부기(종창, swelling)에 의해 선명하지 않은 뇌 고랑이 관찰된다. b : 출혈을 나타내는 고신호(→)가 있다.

병태

- 단순헤르페스바이러스(herpes simplex virus)에 의한 감염이다.
- 관자엽에서 호발하는 **출혈성 괴사성 뇌염**으로 정신증상이 나타나는 경우가 많다.

영상소견

CT

- **관자엽의 저흡수**, **종종 고흡수가 섞여 있다**(출혈).

T2 강조영상

- 관자엽의 부기가 관찰되고 고신호가 나타난다.

T1 강조영상

- 저신호, 종종 고신호가 섞여 있다(출혈). 조영 후에는 **고르지 않은 조영 효과**가 나타난다.

※ 헤르페스뇌염 이외의 바이러스성 뇌염 대부분은 미만성 뇌종창(cerebral swelling), 겉질의 T2 연장을 나타내며 영상소견은 비특이적이다.

관련사항

■ 진행다초점백질뇌병증(progressive multifocal leukoencephalopathy, PML)

- JC 바이러스의 감염 : 광범위한 탈수를 일으킨다(대뇌에 많지만, 소뇌, 뇌줄기에도 발생).
- 대부분은 면역결핍상태에서 합병된다(악성종양 말기, 악성림프종, AIDS).
- **백색질의 미만성, 반상 병변**(CT에서 저흡수, T1 강조영상에서 저신호, T2 강조영상에서 고신호)이 나타난다.

▶ 진행다초점백질뇌병증

65세 남성. 악성 림프종으로 화학요법 중 의식장애가 나타났다.

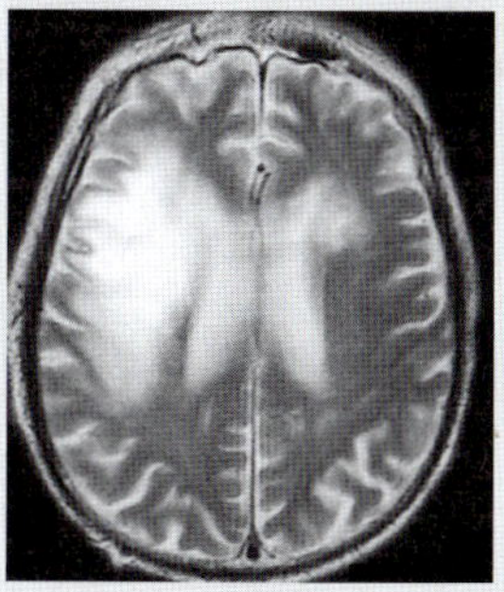

T2 강조영상

[사진 2] 양쪽 대뇌반구의 백색질에 미만성 고신호가 넓게 나타난다.

■ 크로이츠펠트-야콥병(Creutzfeldt-Jakob disease, CJD)

- 프리온 감염(호발성, 가족성, 의원성, 변이형 = 광우병)으로 발생한다.
- 초기부터 **확산강조영상에서 대뇌바닥핵, 대뇌겉질에 고신호**(변이형에서는 양쪽 시상에 병변)가 나타난다.
- **미만성 대뇌위축**이 급격하게 진행된다.

▶ 크로이츠펠트-야콥병

65세 남성. 치매가 급격하게 진행되었다.

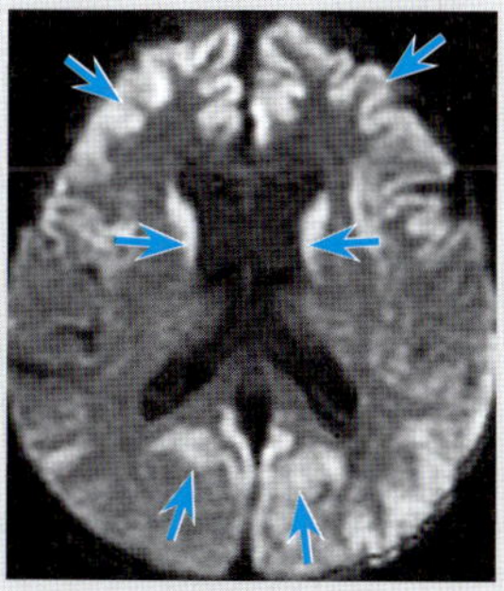

a. 확산강조영상

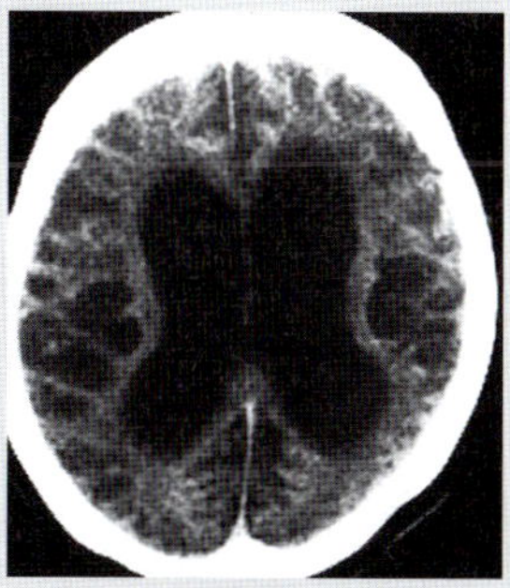

b. 1년 후 CT

[사진 3] a : 양쪽 대뇌바닥핵, 이마엽, 뒤통수엽 겉질에 고신호(→)가 나타난다. b : 불과 1년만에 대뇌겉질의 현저한 위축이 있다.

다발경화증 *multiple sclerosis, MS*

37세 여성. 양쪽 시력이 급격하게 저하되었다.

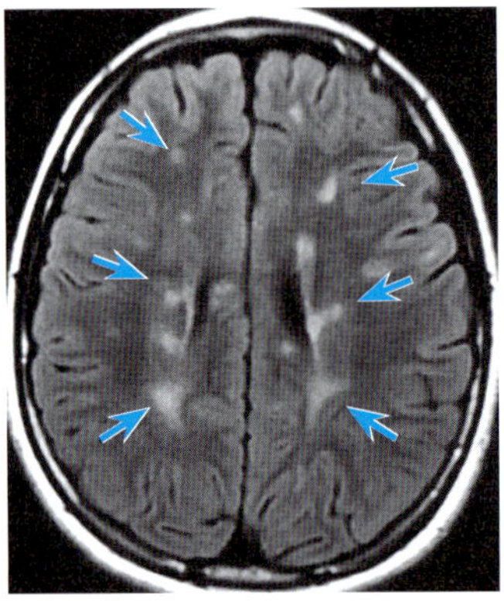

a. FLAIR

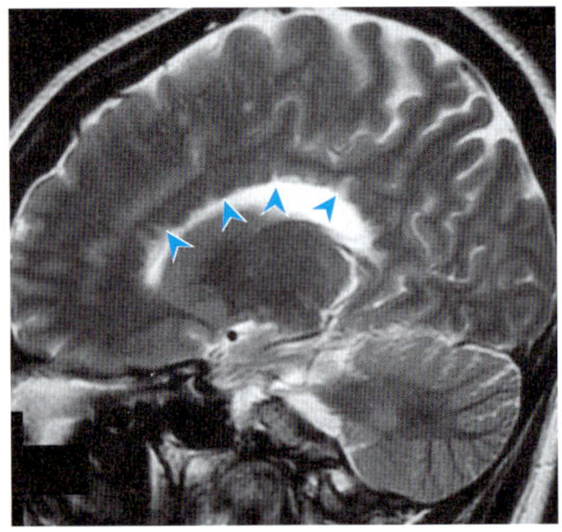

b. T2 강조영상(시상면)

[사진 1] a : 가쪽뇌실 주위 백색질에 작은 고신호 병변이 다발하였다(→). b : 뇌들보 밑면에도 작은 고신호 병변이 다발하였다(➤).

■ 병태

- 중추신경계의 말이집[수초, myelin; 희소돌기아교세포(핍지교세포, oligodendroglia)]이 선택적으로 파괴된다. 원인은 밝혀지지 않았다.
- 백색질을 중심으로 다발한다.
  - 공간적 다발성 : 여러 부위에 다발한다.
  - 시간적 다발성 : 시간경과에 따라 병변이 변화한다.
- 호발연령 : 15~50세

■ 영상소견

- 뇌실 주위, 뇌들보 등 백색질 중심으로 T2 강조영상, FLAIR에서 고신호를 나타내는 다발 병변이다.
- 각각의 병변은 수mm~2cm 정도가 많지만, 수cm를 넘는 종양상 병변을 만드는 경우도 있다.
- T1 강조영상에서는 저신호, CT에서는 저흡수이지만, 대부분 관찰되지 않는 경우가 많다.
- 조영 MRI에서 조영되는 병변은 활동성임을 시사한다.

관련사항

기타 말이집탈락질환(탈수초질환)

■ 급성 파종뇌척수염(acute disseminated encephalomyelitis, ADEM)

- 바이러스감염병으로, 백신접종 1~3주일 후에 발병하며 재발이 반복되지 않는다.
- 영상소견은 다발경화증과 구별할 수 없는 경우가 많다.

■ 시신경척수염(neuromyelitis optica, NMO)

- 시신경과 척수에서 발생하는 말이집탈락질환이다(데빅병, Devics disease).
- 항아쿠아포린4항체 양성이다.
- T2 강조영상 : 척수에 위아래로 긴 고신호가 나타난다.

■ 삼투압성 말이집탈락질환(osmotic demyelinating disease)

- **저나트륨혈증**(hyponatremia) 후, 특히 혈중 나트륨 농도를 급격하게 보정한 직후에 호발한다. 원인은 알코올중독, 영양실조 등이다.
- 호발부위 : 특히 **다리뇌뒤판**(교뇌피개, tegmentum of pons)에서 호발한다[**중심성 다리뇌말이집용해증**(중심성 교수초용해증, central pontine myelinolysis)].
- T2 강조영상에서 다리뇌뒤판(교뇌피개)에 고신호가 나타난다. 양쪽 피라미드로(추체로, pyramidal tract)를 피해 나타나는 **T자형 병변**이 특징적이다.

▶ **삼투압성 말이집탈락질환**

50세 여성. 만성 알코올의존증에 동반하는 저나트륨혈증에 이어서 눈운동장애, 의식장애가 발생하였다.

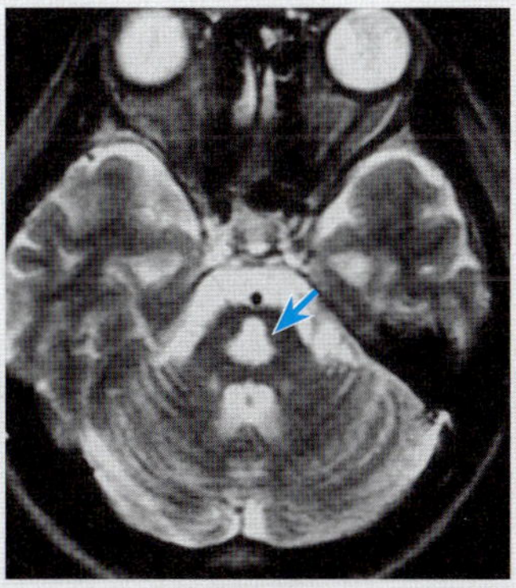

T2 강조영상

[사진 2] 다리뇌뒤판에 T자형 고신호(→)가 나타난다.

관련사항

■ 진행다초점백질뇌병증(progressive multifocal leukoencephalopathy, PML)

- JC바이러스 감염에 의해 발생한다(→ p.121).

■ 백질형성장애증(leukodystrophy)

병태 및 영상소견

- 선천성 대사이상증 중 말이집 형성장애를 일으키는 질환을 일컬으며, 원인은 다양하다.
- 주요 질환에는 **부신백색질형성장애증**(adrenoleukodystrophy), **이염색백색질장애**(metachromatic leukodystrophy) 등이 있다.
- CT에서 저흡수, T2 강조영상에서 고신호의 미만성 병변이 나타난다.
- **부신백색질형성장애증**은 **뒤통수엽~마루엽**에 국한되는 것이 특징이다.

▶ 이염색백색질장애

14세 남아. 보행장애 및 경련발작을 일으켰다.

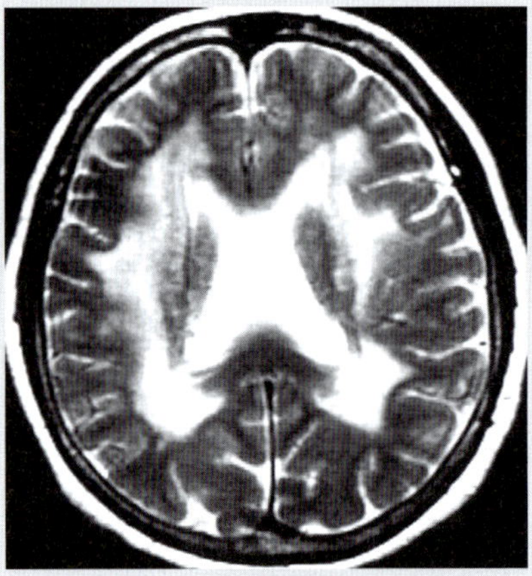

T2 강조영상

[사진 3] 양쪽 대뇌겉질에 미만성 고신호가 넓게 퍼져 있다.

▶ 부신백색질형성장애증

8세 남아. 이상행동을 보이며, 시력저하가 나타났다.

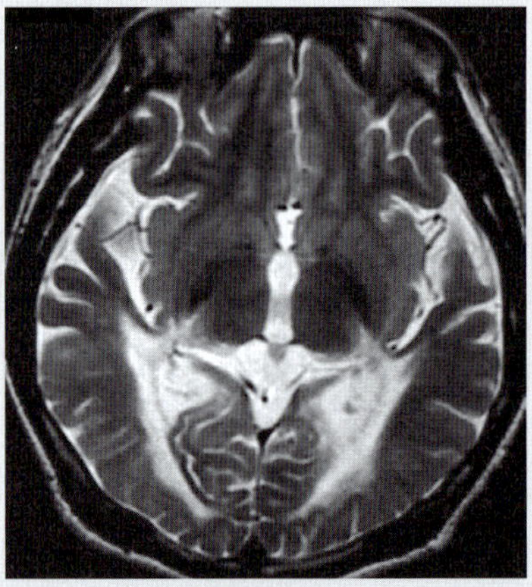

T2 강조영상

[사진 4] 뒤통수엽 우위에 가쪽뇌실 주위 백색질의 고신호가 확인된다.

알츠하이머병 *Alzheimer disease*

70세 여성. 기명력 장애가 서서히 진행 중이다.

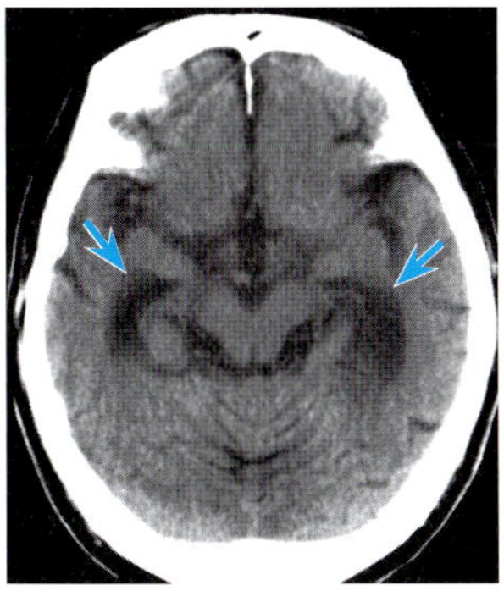

a. CT

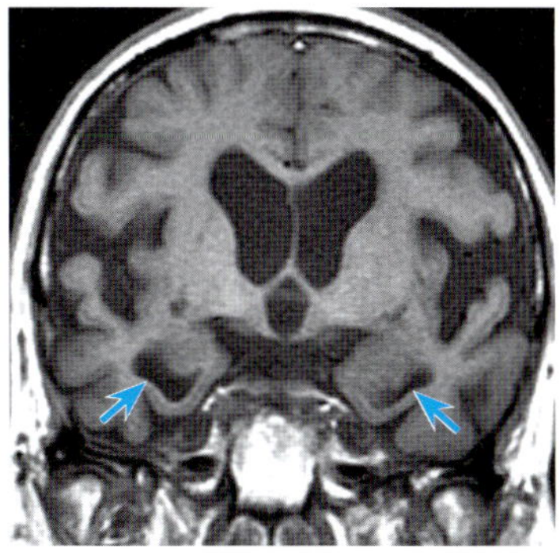

b. T1 강조영상

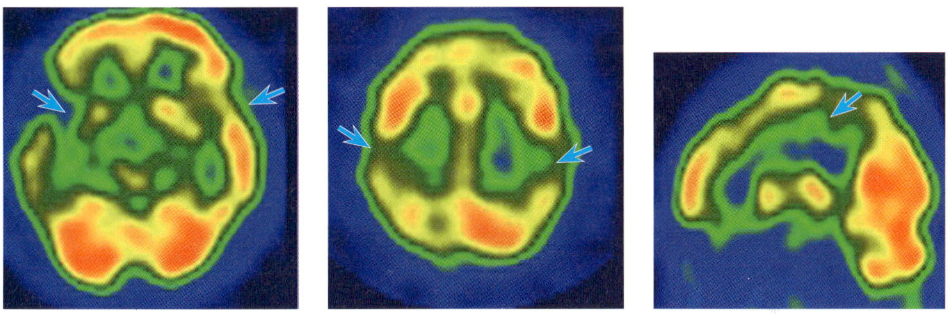

c. 뇌혈류섬광조영술

[사진 1] a : 대뇌위축이 있고 특히 해마의 위축을 반영하는 가쪽뇌실 아래뿔이 확대되었다(→). b : 양쪽 해마가 얇아졌다(→). c : 양쪽 마루엽(두정엽)의 혈류가 저하되었다(→).

■ 병태

- 대뇌겉질에 아밀로이드 β단백질의 비정상적 축적(노인반)이 나타난다.
- 치매의 원인으로 가장 많다.
- 조기부터 **기억장애**를 중심으로 하는 진행성 치매가 나타난다.

■ 영상소견

CT · MRI

- **관자엽**(측두엽), **이마엽**(전두엽)**의 위축**으로 뇌고랑이 벌어지고 뇌실이 확대된다.
- 특히 **해마를 포함하는 관자엽 안쪽면의 위축**으로 가쪽뇌실 아래뿔이 확대된다.

뇌혈류 SPECT

- 마루엽, 관자엽의 혈류가 저하된다(→ p.479).

관련사항

■ 이마관자엽치매[전두측두엽치매, frontotemporal dementia; 픽병(Pick disease)]

- 알츠하이머병과 같은 변성 치매로, 조기부터 인격장애, 비사회적 행동을 보인다.
- 타우단백질(tau protein)의 뇌내 비정상적 축적이 나타난다.
- CT · MRI : 관자엽과 이마엽에 부분적인 강한 위축으로 칼날모양 뇌이랑(knife-edge gyrus)이 나타난다.

▶ **픽병**

61세 남성. 1년 전부터 의미 불명의 언동을 하여 이웃과의 마찰이 반복되고 있다.

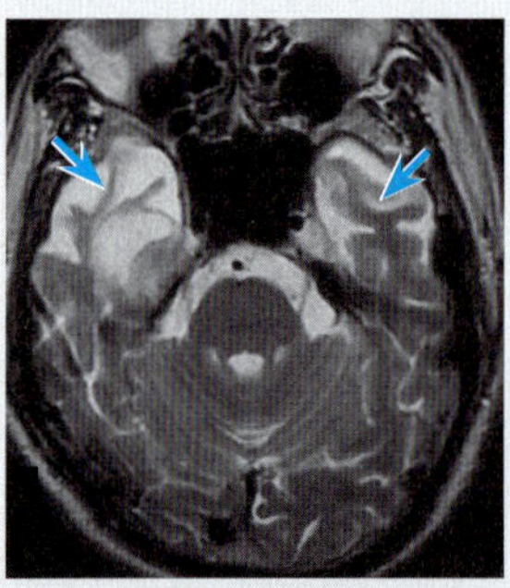

a. T2 강조영상

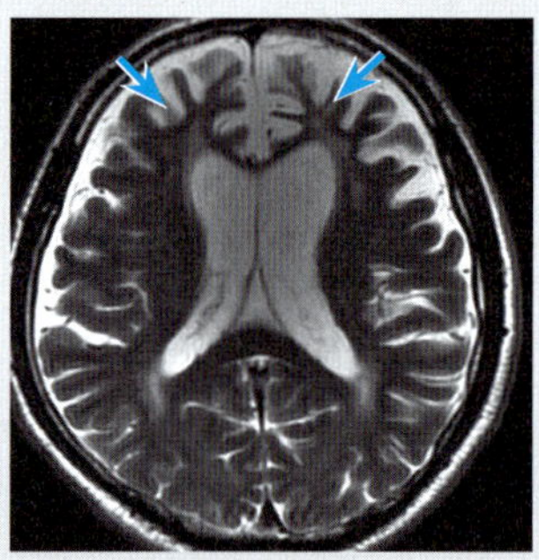

b. T2 강조영상

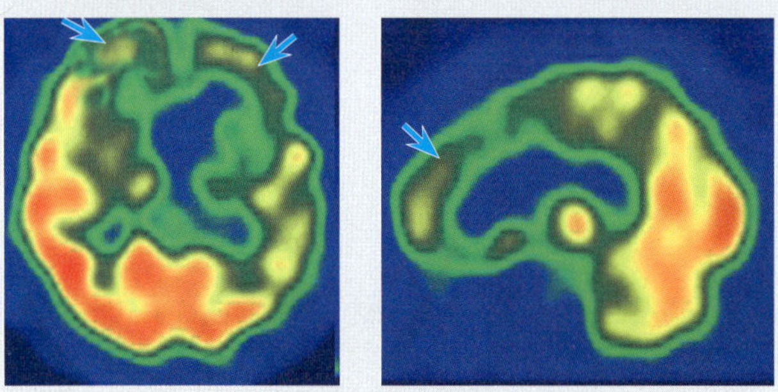

c. 뇌혈류섬광조영술

[사진 2] a : 관자엽이 심하게 위축되어 칼날모양으로 얇아진 뇌이랑이 확인된다(→). b : 이마엽에 심한 위축이 있으며 뇌이랑은 칼날모양이다(→). c : 이마엽의 혈류가 저하되었다.

관련사항

■ 헌팅톤무도병(Huntington's chorea)

- 30~40대에 발병하는 무도병(chorea)과 유사한 불수의운동과 진행성 치매가 나타나며, 상염색체 우성유전이다.
- 줄무늬체세포의 변성에 의해 발생한다.
- CT · MRI : **꼬리핵의 위축**으로 가쪽뇌실 앞뿔 가쪽벽의 직선화 또는 가쪽 볼록(정상에서는 안쪽이 볼록)이 나타난다.

▶ 헌팅톤무도병

44세 여성. 무도병과 유사한 불수의운동이 나타났다.

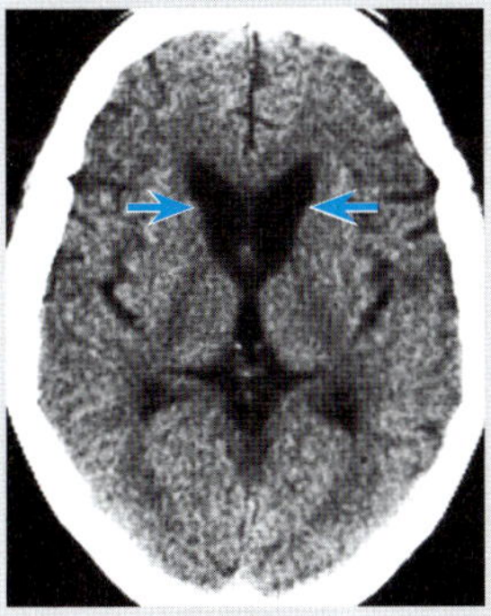

CT

[사진 3] 양쪽 꼬리핵머리의 위축을 반영하여 가쪽뇌실 앞뿔 가쪽벽이 직선으로 변해 있다(→).

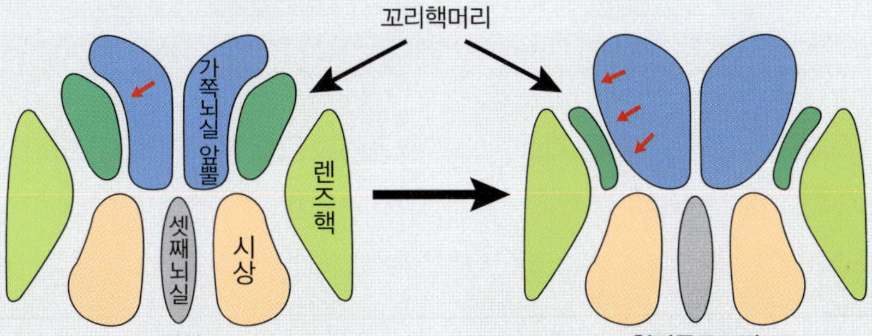

정상에서는 가쪽뇌실 앞뿔의 가쪽벽은 안쪽으로 볼록하다(→).

꼬리핵머리가 위축되어 가쪽뇌실 앞뿔이 확장되어 가쪽벽이 바깥으로 볼록해진다(→).

다계통위축 *multiple system atrophy, MSA*

55세 여성. 5년 전부터 흔들걸음(실조보행, ataxic gait)이 나타났으며, 발음장애가 서서히 악화되고 있다.

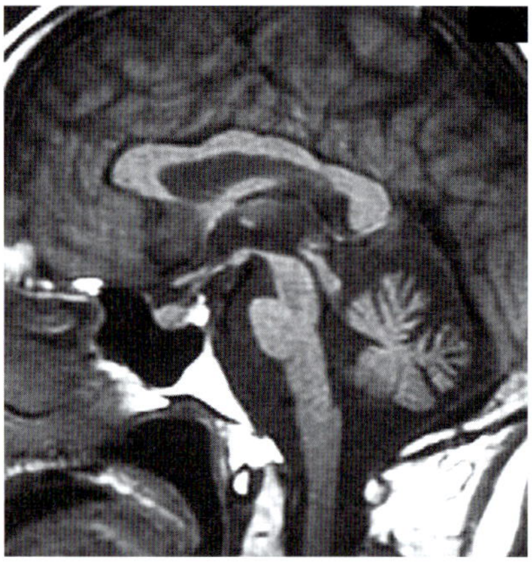

a. T1 강조영상

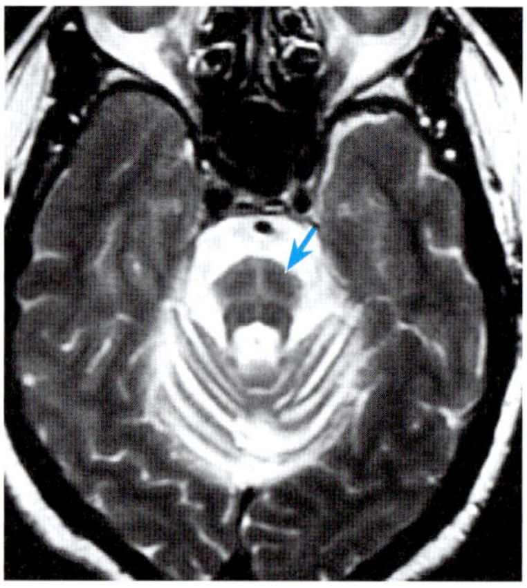

b. T2 강조영상

[사진 1] 올리브다리뇌소뇌위축(올리브교소뇌위축, olivopontocerebellar atrophy, OPCA, MSA-C). a : 소뇌 위축에 따른 소뇌고랑, 소뇌 주위수조, 넷째뇌실의 열림, 뇌줄기(다리뇌~숨뇌) 위축과 이에 따른 다리뇌앞수조(전뇌교조, prepontine cistern)의 열림이 확인된다. b : 위축된 다리뇌에 십자형 고신호(cross sign)가 확인된다(→).

병태

- 소뇌실조, 파킨슨증상, 자율신경증상이 주로 나타나는 변성질환이며 임상적으로 3가지 병형으로 나뉜다.
  - **올리브다리뇌소뇌위축**(올리브교소뇌위축, olivopontocerebellar atrophy, OPCA, MSA-C) : 소뇌증상이 주로 나타난다(소뇌실조, 보행장애).
  - **줄무늬체흑색질변성**(선조체흑질변성, striatonigral degeneration, SND, MSA-P) : 파킨슨증상이 주로 나타난다(경직, 떨림, 자세불안정).
  - **샤이-드래거증후군**(Shy-Drager syndrome, MSA-M) : 자율신경증상이 주로 나타난다(기립저혈압).
- 병리학적으로는 아교세포질포함체(glial cytoplasmic inclusion, GCI)를 특징으로 하는 공통적인 조직상을 나타낸다.

■ 영상소견

다음과 같은 소견이 다양한 비율로 나타난다.

- 소뇌, 뇌줄기의 위축(주로 MSA-C)
- 십자형 고신호(cross sign) : T2 강조영상에서 다리뇌의 십자형 고신호(주로 MSA-C, → 사진 1b)
- 조가비핵의 비정상적인 철 침착(주로 MSA-P)

▶ 줄무늬체흑색질변성(SND, MSA-P)

75세 남성. 3개월 전부터 파킨슨증상이 서서히 악화되고 있다.

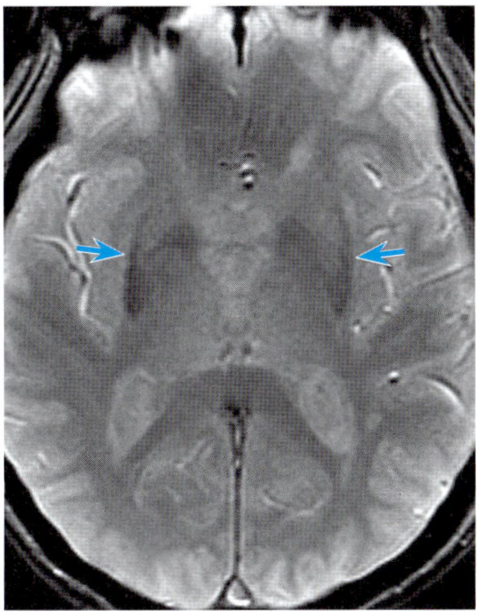

T2* 강조영상

[사진 2] 양쪽 조가비핵에 비정상적인 철 침착에 의한 저신호가 확인된다(→).

관련사항

■ 소뇌겉질위축증(cerebellar cortical atrophy)

- 호발연령 : 50~70세
- 소뇌에 국한하여 완만한 진행성 위축을 보인다. 뇌줄기가 유지된다는 점에서 MSA와 다르다.
- CT · MRI : 소뇌위축에 의한 소뇌고랑의 열림이 나타난다. 다리뇌는 정상이다.

▶ 소뇌겉질위축증

74세 여성. 걸을 때 흔들걸음이 관찰된다.

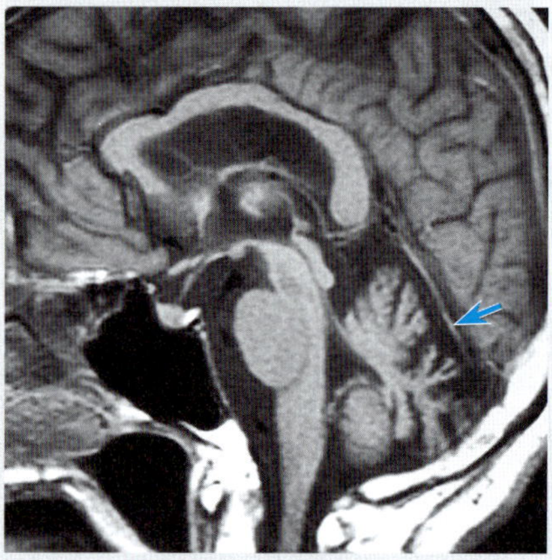

T1 강조영상

[사진 3] 소뇌에 위축이 있으나(→), OPCA와 달리 뇌줄기는 정상이다.

■ 진행핵상마비(progressive supranuclear palsy)

- 파킨슨증상, 안구운동장애[특히 수직방향이 장애를 입어 하방시(infraversion)가 곤란]가 나타난다.
- MRI(시상면) : 중간뇌뒤판(중뇌피개)의 위축(벌새징후)이 있다.

관련사항

▶ **진행핵상마비**

59세 남성. 파킨슨증상이 나타났다.

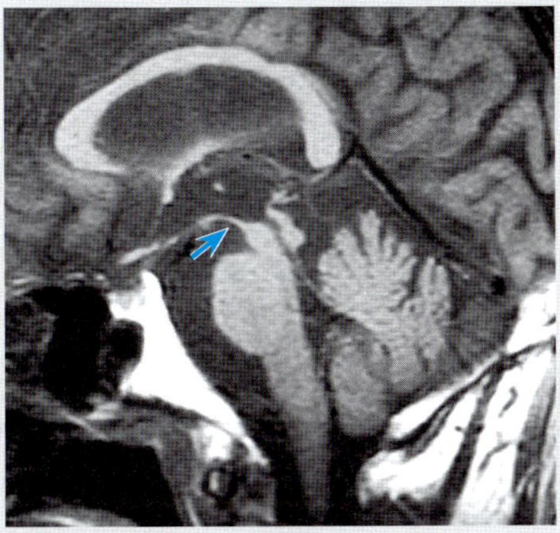

T1 강조영상

[사진 4] 중간뇌~다리뇌에 위축이 있는데, 특히 중간뇌뒤판의 위축이 심하다(hummingbird sign, →).

벌새징후(hummingbird sign)

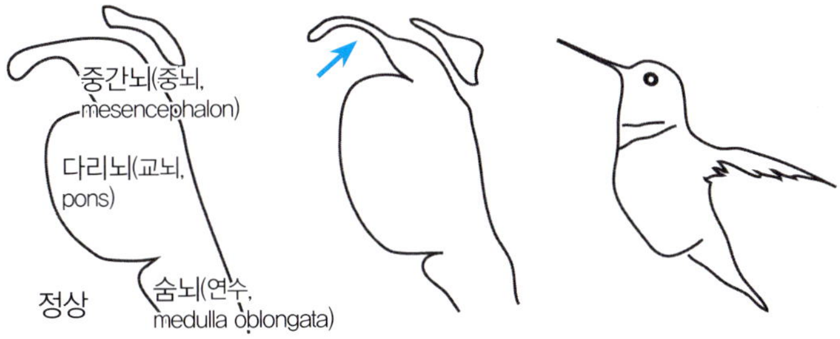

진행핵상마비 : 중간뇌가 위축되어(→) 부리가 가는 벌새(huming bird)모양의 형태가 된다.

파킨슨병 *Parkinson's disease*

70세 남성. 1년 전부터 잘 넘어지고 표정이 점차 사라졌다.

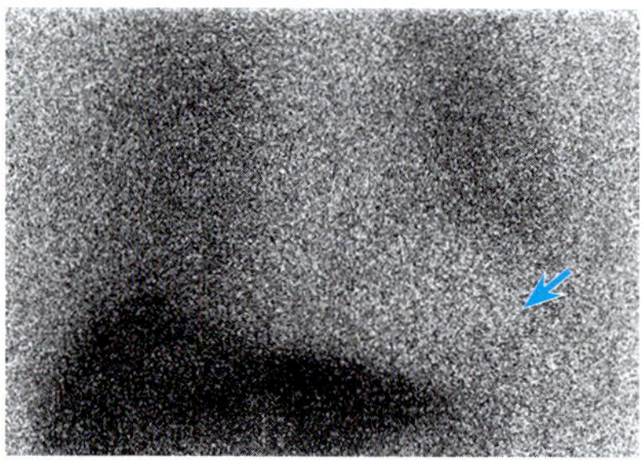

a. MIBG 심근섬광조영술

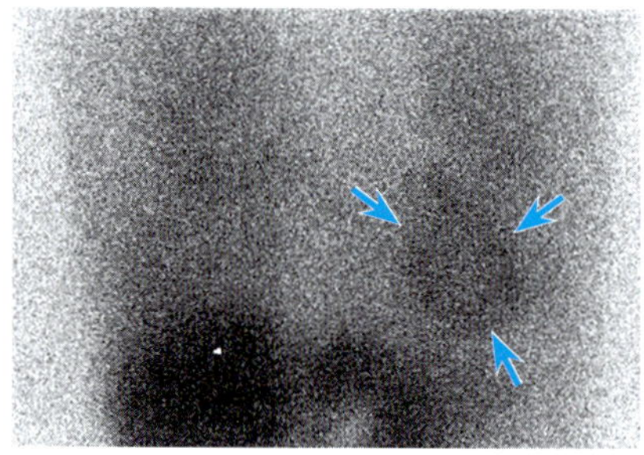

b. MIBG 심근섬광조영술

[사진 1] a : 심장근육에 축적되지 않았다(→). b : 심장근육에 정상적으로 축적되어 있다(→).

■ 병태

- 줄무늬체(조가비핵, 꼬리핵)의 **도파민 작동성 신경세포가 변성**되어 피라미드바깥길계통이 손상되었다.
- 50~60대에 호발한다.
- 4대 징후(파킨슨증상, Parkinsonism)
  ① 서동증(가면 유사 얼굴, 소자증 등)
  ② 근육강직(납관현상, 톱니바퀴현상 등)
  ③ 안정 시 떨림
  ④ 자세유지반사장애(돌진현상, 가속현상 등)
- 자율신경증상(특히 변비가 많음)과 정신증상(20%에 치매, 40%에 우울증상)이 나타난다.

■ 영상소견

CT · MRI

- CT, MRI 등 일반적인 영상검사에서는 **뇌에 특이적인 소견은 없다**.
- 영상검사는 파킨슨증상을 나타내는 다른 질환[다계통위축(→ p.128), 뇌혈관장애, 정상압 수두증(→ p.145)] 등을 부정하기 위해 시행한다.

핵의학검사

- ^{123}I−MIBG 심근섬광조영술 : **심장근육으로의 축적이 저하**된다. 이 소견을 나타내는 것은 파킨슨병, 레비소체치매뿐이기 때문에 특이성이 높다.

※ MIBG는 노르에피네프린 유사 물질로, 심장근육의 교감신경 종말에 축적된다. 본래는 심근허혈검사였지만, 이들 신경질환에 특이성이 높은 점에서 신경질환 진단에도 응용되고 있다.

관련사항

레비소체치매(dementia with Lewy body)

- 알츠하이머병, 픽병 등과 함께 변성 치매의 하나이다. 치매에 더해 **파킨슨증상**, **환각**이 많은 것이 특징이다.
- 병리조직학적으로 **레비소체**(Lewy body)라는 비정상적인 물질(세포포함체)이 대뇌에 미만성으로 축적된다. 한편, 파킨슨병에서는 레비소체가 뇌줄기(흑색질, 청반핵), 시상하부 등에 국한하여 출현한다.
- 파킨슨병과 마찬가지로 **^{123}I−MIBG 심근섬광조영술에서 심근으로의 축적 저하**가 특징적이다.
- 뇌혈류섬광조영술 : 뒤통수엽의 혈류가 저하된다.

DAT 섬광조영술

- 파킨슨병의 경우 CT, MRI에서는 뇌의 비정상적 소견을 발견할 수 없지만, 최근 **도파민 수송체**(dopamine transporter, DAT) **섬광조영술**로 이상을 진단할 수 있게 되었다.
- DAT에 친화성이 있는 ^{123}I−이오플루판(ioflupane)을 정맥에 주사하고 3~6시간 후 뇌 SPECT를 촬영한다.
- 정상에서는 **줄무늬체**에 축적되지만, 파킨슨병에서는 도파민신경이 탈락되기 때문에 **축적이 저하**된다(→ 사진 2).

관련사항

▶ DAT 섬광조영술

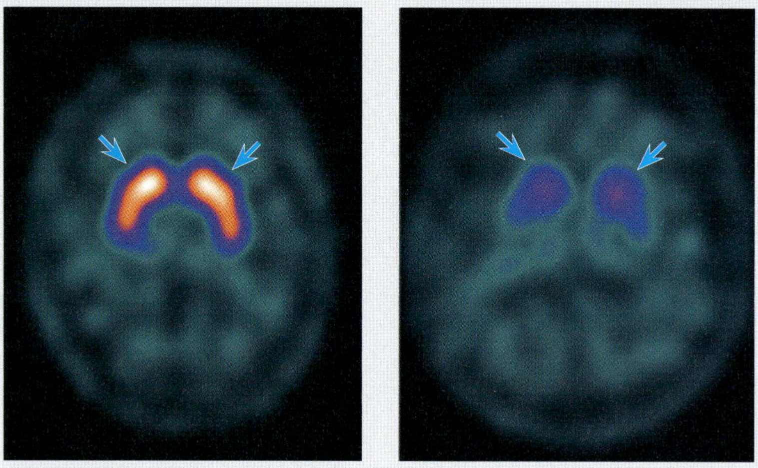

[사진 2] 건강한 사람(좌)에서는 양쪽 줄무늬체에 강한 축적이 있지만(→), 파킨슨병(우)에서는 축적이 저하되어 있다.

기타 대사성 · 중독성 · 내분비질환

■ 일산화탄소중독(carbon monoxide poisoning)

33세 남성. 화재 사고를 당했다.

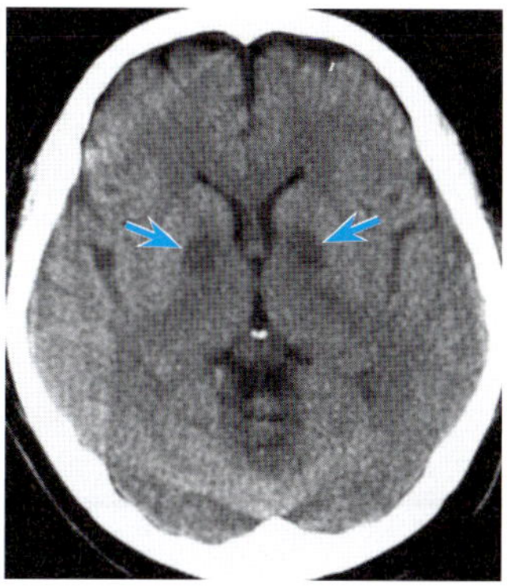

CT

■ 병태

- 헤모글로빈에 일산화탄소가 결합 → 저산소혈증(hypoxemia)

■ 영상소견

- 급성기 : **양쪽 창백핵의 대칭성 병변**(괴사). CT에서 저흡수, T2 강조영상에서 고신호
- 만성기 : 대뇌백색질의 미만성 말이집탈락 병변. CT에서 저흡수, T2 강조영상에서 고신호

[사진 1] 양쪽 창백핵에 대칭성의 저흡수(→)

■ 윌슨병(Wilson's disease)

19세 남성. 불수의운동을 나타낸다.

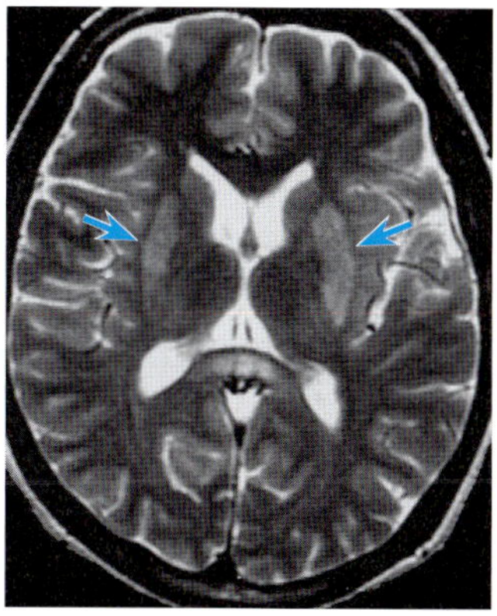

T2 강조영상

■ 병태

- 선천성 구리운반단백질 기능이상에 따른 세룰로플라스민(ceruloplasmin)과 구리(copper)의 결합장애 → 조직 내에 구리 축적
- 피라미드바깥길 증상, 간기능장애(만성 간염, 간경변), 각막의 카이저−플라이셔고리(Kayser−Fleischer ring) 등

■ 영상소견

- **렌즈핵(조가비핵 + 창백핵)의 대칭성 병변**(CT에서 저흡수, T2 강조영상에서 고신호)
- 대뇌백색질, 시상, 소뇌 등에서도 병변을 관찰할 수 있다.

[사진 2] 양쪽 렌즈핵에 대칭성 고신호(→)

■ 베르니케뇌병증(Wernicke encephalopathy)

55세 남성. 만성 알코올중독이며 의식장애를 나타내고 있다.

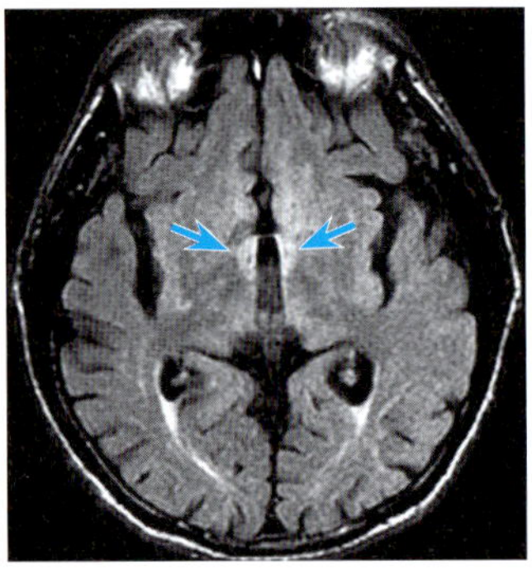

FLAIR

■ 병태

- 비타민 B_1 결핍에 의한 뇌병증으로, 만성 알코올의존증 등 저영양 상태가 많다.
- 급성 증상 : 의식장애, 바깥눈근육마비, 소뇌실조
- 만성 증상 : 코르사코프증후군[Korsakoff's syndrome; 작화증(confabulation), 지남력장애(disorientation)]

■ 영상소견

- **유두체, 시상하부~중간뇌수도관 주위 고신호**(T2 강조영상, FLAIR)
- 유두체의 조영 효과

[사진 3] 유두체의 고신호(→)가 관찰된다.

■ 만성 간기능장애(chronic dyshepatia)

60세 남성. 비보상성 간경변이며 신경증상은 없다.

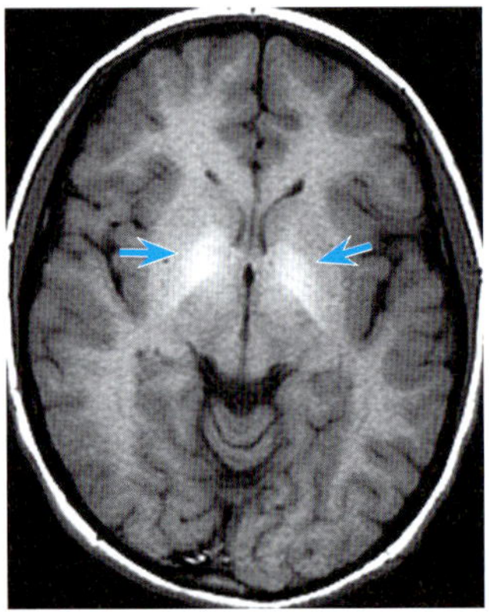

T1 강조영상

■ 병태 및 영상소견

- 간기능장애(만성 간염, 간경변)로, **양쪽 대뇌바닥핵에 T1 강조영상에서 고신호**가 관찰되기도 한다.
- 미량의 금속, 특히 망간 침착이 원인이다.

만성 알코올의존(chronic alcohol dependence)에서 관찰되는 영상소견

- 대뇌 미만성 위축(높은 비율)
- 알코올성 소뇌변성증 → 소뇌위축
- 베르니케뇌병증(→ 사진 3)
- 삼투압성 말이집탈락질환 → 다리뇌, 대뇌바닥핵의 말이집탈락(→ p.123)
- 마르키아파바–비냐미병(Marchiafava–Bignami disease) → 뇌들보의 말이집탈락
- 양쪽 대뇌바닥핵의 T1 단축(고신호, → 사진 4)

[사진 4] 양쪽 대뇌바닥핵에 고신호(→)가 관찰된다.

부갑상샘저하증(부갑상선기능저하증, hypoparathyroidism)

29세 여성. 부갑상샘저하증에 의한 저칼슘혈증을 나타내고 있다.

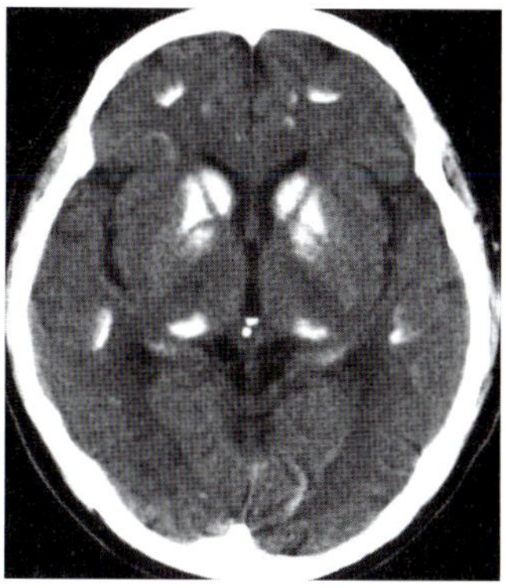

CT

병태 및 영상소견

- 부갑상샘저하증 등 칼슘대사이상증으로, 뇌 안에 이소성 석회화가 관찰되기도 한다.
- CT : 대뇌겉질 아래, 대뇌바닥핵, 시상 뒷부분, 소뇌치아핵 등에 **양쪽 대칭성 석회화**가 나타난다.

[사진 5] 대뇌겉질 아래 백색질, 대뇌바닥핵, 시상 등에 양쪽 대칭성 다발석회화가 확인된다.

MELAS

16세 여아. 저신장으로 경련발작을 일으켰다.

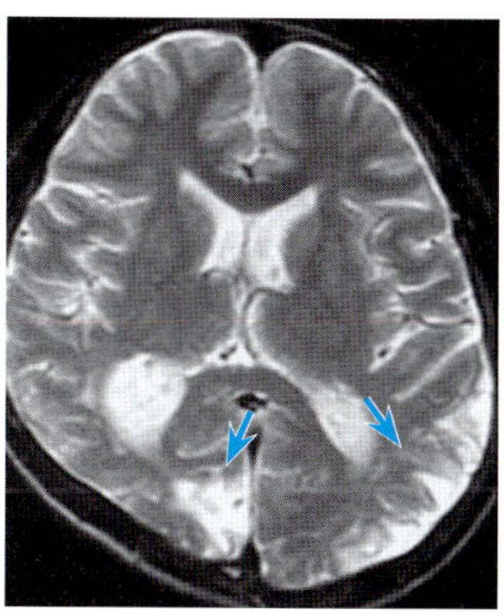

CT

병태

- 미토콘드리아의 DNA 이상에 따른 유전성 질환이다.
- 근력저하, 뇌졸중 유사 발작, 젖산산증, 정신발달지체, 저신장(MELAS, mitochondrial encephalomyopathy, lactic acidosis and stroke-like syndrome)이 나타난다.

영상소견

- 뒤통수엽(후두엽)~마루엽(두정엽)에 **뇌경색증 유사 병변**(뇌동맥 지배영역과 일치하지는 않음, → p.92)이 나타난다.
- 대뇌바닥핵의 석회화가 관찰되기도 한다.

[사진 6] 양쪽 뒤통수엽에 뇌경색증과 유사한 병변이 확인된다(→).

머리외상(두부외상) *head injury*

■ 급성 경질막바깥혈종(급성 경막외혈종, acute epidural hematoma)

23세 남성. 오토바이 사고로 머리에 타박상을 입었다.

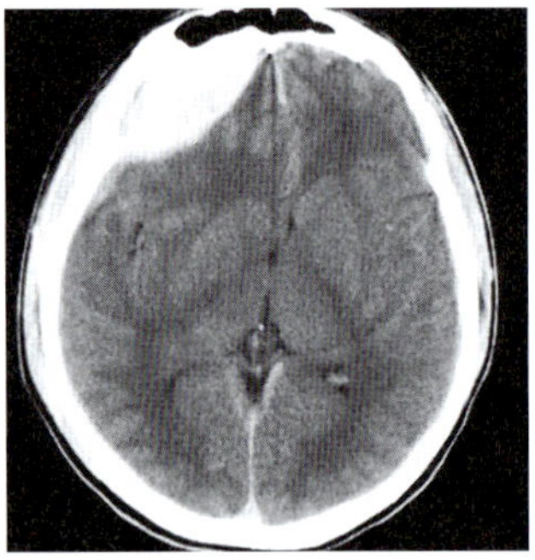

CT

[사진 1] 오른쪽 이마엽의 뇌 표면에 볼록렌즈 모양의 고흡수가 확인된다.

■ 급성 경질막밑혈종(급성 경막하혈종, acute subdural hematoma)

46세 남성. 높은 곳에서 떨어져 온몸에 타박상을 입었다.

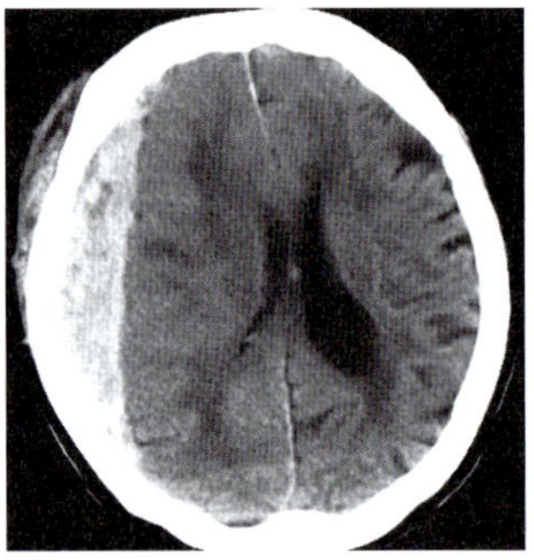

CT

[사진 2] 오른쪽 이마부위에 피부밑혈종(피하혈종, ecchymoma)이 있으며, 뇌 표면에 초승달모양의 고흡수가 확인된다.

■ 만성 경질막밑혈종(만성 경막하혈종, chronic subdural hematoma)

45세 여성. 1개월 전에 스키를 타다가 넘어졌고 수일 전부터 두통이 심해졌다.

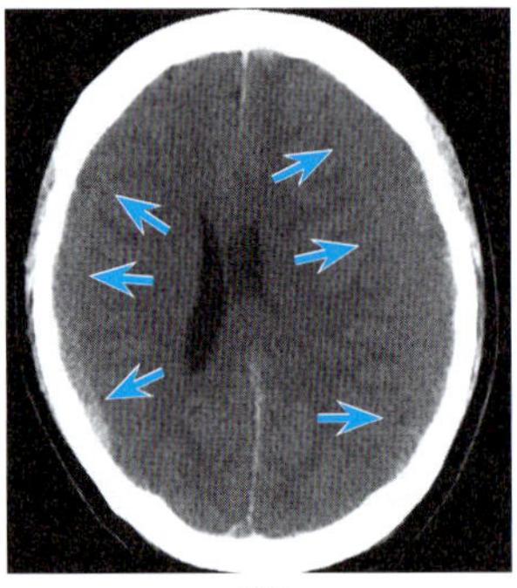

CT

[사진 3] 양쪽 대뇌반구의 뇌 표면에 거의 등흡수의 초승달모양 혈종(→)이 관찰된다. 혈종은 왼쪽이 크고 정중앙 구조는 오른쪽으로 치우쳐 있다.

■ 뇌좌상(cerebral contusion)

50세 남성. 교통사고로 온몸에 타박상을 입었다.

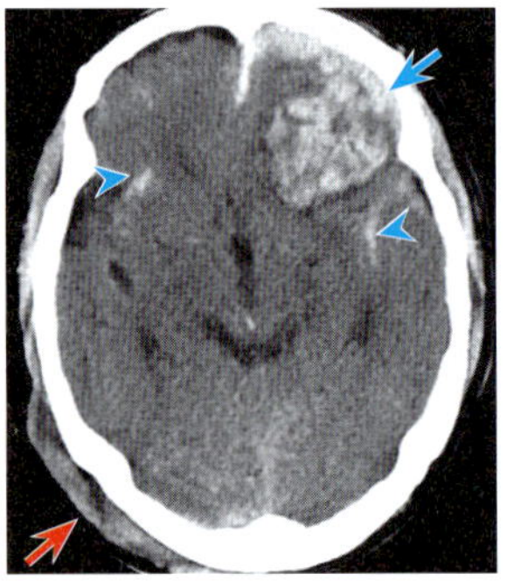

CT

[사진 4] 오른쪽 뒤통수의 타박부위에 피부밑혈종이 있고(타격손상, →), 그 대칭부위인 왼쪽 이마엽에 고흡수와 저흡수가 섞인 출혈성 좌상(맞충격손상, →)이 확인된다. 양쪽 실비우스열 안에는 외상성 거미막밑출혈(지주막하출혈)에 의한 고흡수도 확인된다(➤).

■ 병태 및 영상소견

	병변 국소	병태	CT 소견
급성 경질막바깥혈종 (acute epidural hematoma)	머리뼈와 경질막 사이	대부분은 **동맥성 출혈** 종종 **머리뼈 선골절**(선상골절, linear fracture)에 병합 → 경질막동맥의 손상	**볼록렌즈모양의 고흡수**
급성 경질막밑혈종 (acute subdural hematoma)	경질막과 거미막 사이	**정맥성 출혈**(연결정맥 손상)	**초승달모양의 고흡수**
만성 경질막밑혈종 (chronic subdural hematoma)	경질막과 거미막 사이	정맥성 출혈(연결정맥 손상) 경미한 외상 후 **수주~수개월 후**에 발병(두통, 보행장애, 치매 등)	**초승달모양의 고흡수~등흡수~저흡수**(혈종의 시기에 따라 농도가 다름)
뇌좌상 (cerebral contusion)	뇌실질 내	뇌실질 손상, 종종 출혈성 호발부위 : **이마엽 바닥부분**, 관자엽 앞부분	저흡수 안에 반점모양의 고흡수가 섞임(salt and pepper appearance)
외상성 거미막밑출혈 (traumatic subarachnoid haemorrhage)	거미막밑공간	뇌 표면을 주행하는 동맥의 손상	뇌 표면 거미막밑공간, 뇌수조 안의 고흡수(→ p.79)

머리외상의 영상소견

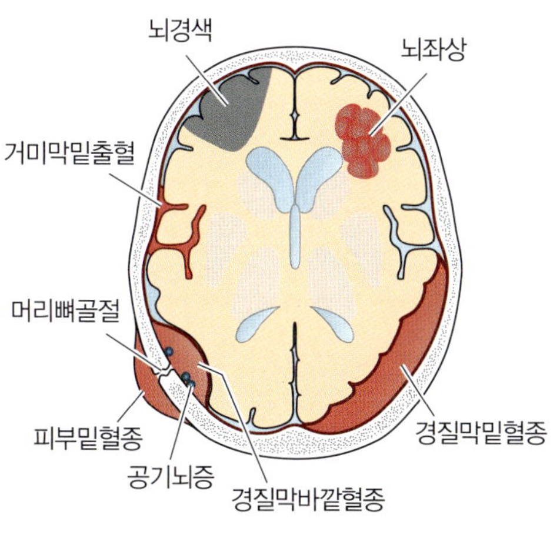

뇌좌상의 기전

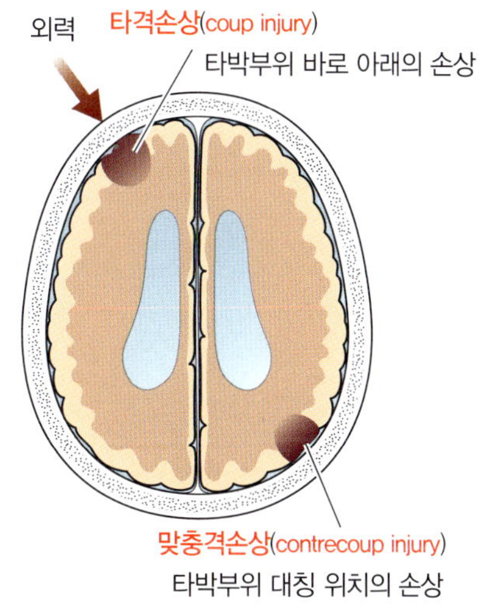

뇌좌상의 호발부위

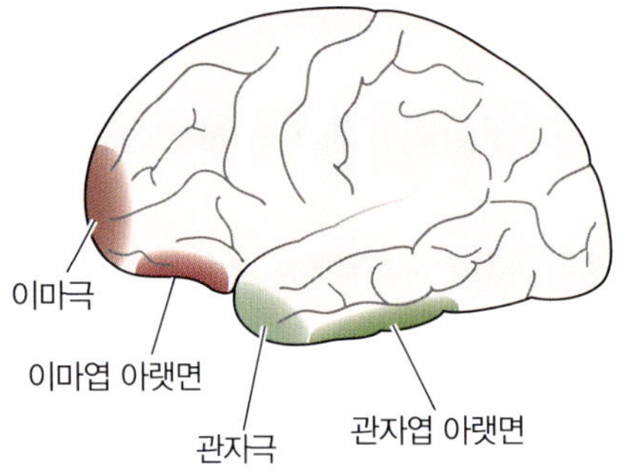

뇌탈출 *brain herniation*

30세 남성. 교통사고로 머리에 타박상을 입은 후 의식장애를 일으켰다.

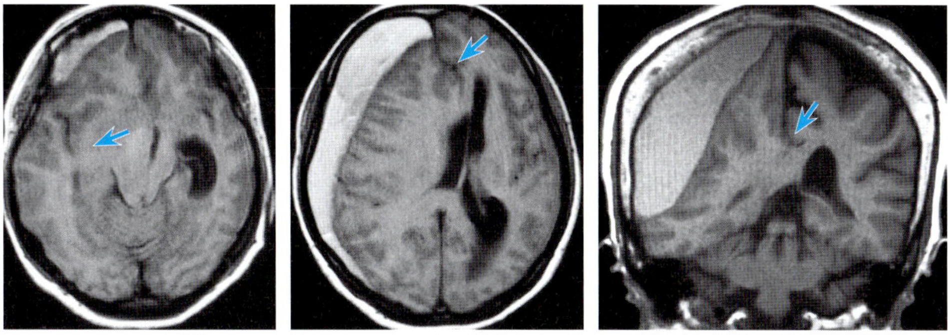

a. T1 강조영상　b. T1 강조영상　c. T1 강조영상(관상면)

[사진 1] a : 오른쪽 이마부위의 경질막밑혈종이 압박하여 관자엽이 탈출(hernia)을 일으켜 뇌줄기를 압박 · 변형시켰다(갈고리이랑탈출, uncal herniation, →). 왼쪽 가쪽뇌실이 열려 있다. b · c : 오른쪽 대뇌반구가 대뇌낫 아래쪽에서 반대쪽으로 부풀어(대뇌낫밑탈출, subfalcial herniation, →) 가쪽뇌실이 압박 · 변형되었다.

■ 병태

- 머리는 대뇌낫(대뇌겸, falx cerebri), 소뇌천막(tentorium cerebelli) 등과 같이 구획으로 나뉘어져 있다.
- 그 일부에서 머리속압력 항진 → 뇌가 인접하는 구획으로 탈출 → 기질적 손상이 일어난다.
- 특히 갈고리이랑탈출, 소뇌편도탈출에서는 뇌줄기의 압박과 손상이 일어나 종종 치명적이 된다.

원인

- 국한성 종창 : 점거성 병변(부기, 혈종)
- 미만성 뇌종창(→ 사진 2)

주요 뇌탈출

- **천막패임탈출**(tentorial herniation; **갈고리이랑탈출**) : 관자엽 갈고리이랑(uncus) 부위가 천막 아래로 탈출

- **대뇌낫밑탈출**(subfalcial herniation) : 대뇌반구가 대뇌낫 아래에서 반대쪽으로 탈출
- **소뇌편도탈출**(tonsillar herniation) : 소뇌편도가 큰구멍에서 척주관 안으로 탈출

■ 영상소견

특히 임상적으로 중요한 갈고리이랑탈출의 영상소견은 다음과 같다.

- **반대쪽 가쪽뇌실의 확대**, 같은쪽 가쪽뇌실의 압박
- **뇌줄기의 변형**
- **뇌줄기 주위 수조의 불명료**, 비대칭

뇌탈출

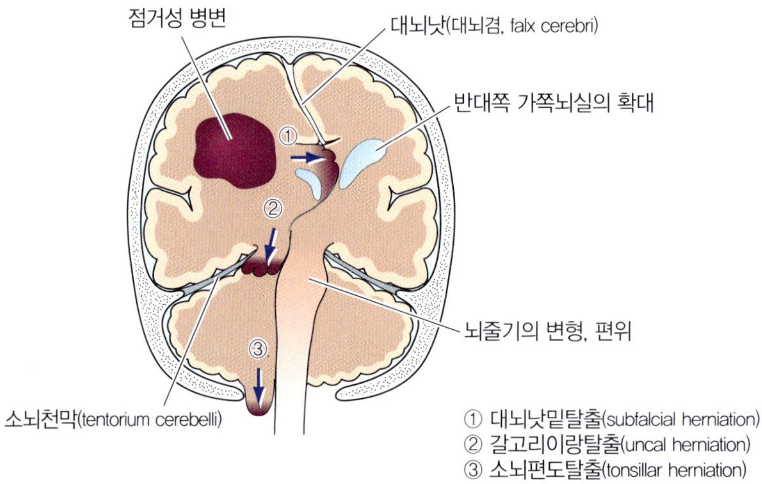

관련사항

■ 가역적 후백질뇌병증증후군(reversible posterior leukoencephalopathy syndrome, RPLS)

병태

- **고혈압성 뇌병증** = 급격한 혈압상승에 따른 백색질의 부종 → 두통, 의식장애, 경련 등이 발생한다.

원인

- 콩팥혈관성, **자간** 등이 원인이며 특히 면역억제제 투여 중에 많이 발생한다.

영상소견

- **뒤통수엽**, **마루엽**에서 호발하며 양쪽성인 경우가 많다.
- T2 강조영상, FLAIR에서 **겉질밑백색질에서 고신호**가 나타난다.
- 치료하면 소실된다.

▶ 가역적 후백질뇌병증증후군(RPLS)

40세 남성. 백혈병으로 면역억제제 사용 중에 경련발작이 일어났으며 발병 시 혈압이 200/120mmHg이었다.

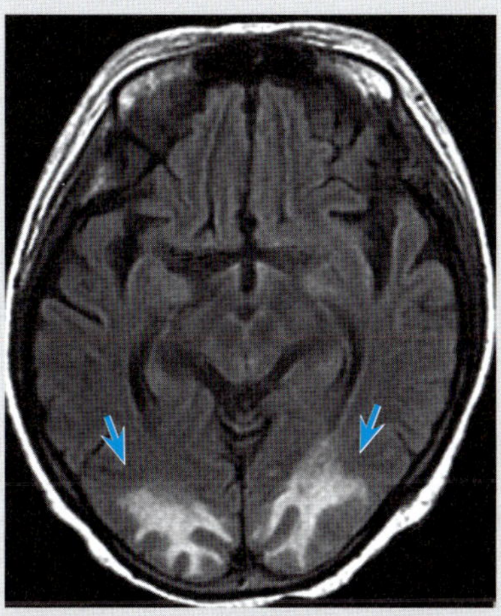

FLAIR

[사진 2] 양쪽 뒤통수엽의 겉질 아래에 고신호가 확인된다(→). 혈압강하 치료로 증상이 사라졌으며 1주일 후의 MRI는 정상이 되었다.

관련사항

■ 뇌척수액감소증(저수액압증후군, cerebrospinal fluid hypovolemia)

병태

- 뇌척수액 누출에 동반하는 뇌척수액의 감소와 뇌척수액압의 저하 → **기립성 두통**
  - 머리 · 목외상, 허리천자 등에 의해 발생한다.
  - 교통사고의 이른바 '채찍질손상(편타손상, whiplash injury)' 후 나타나는 부정수소(indefinite complaint)의 한 원인이 되지만 인과관계는 불명확하다.

영상소견

- MRI : 뇌 표면의 **경질막에 조영 효과**가 나타나며, **비대상**(정맥확장에 기인, → p.116)이 나타난다.
- 시상면에서 머리 내용물이 아래로 처진다.
- 뇌수조 섬광조영술 : 방광이 조기에 찍히고, 뇌척수액이 누출된다(→ p.480).

▶ 뇌척수액감소증

38세 남성. 두통이 누운 자세에서는 호전되고 일어서면 악화된다.
허리천자에서 뇌척수액압 측정이 불가능하다.

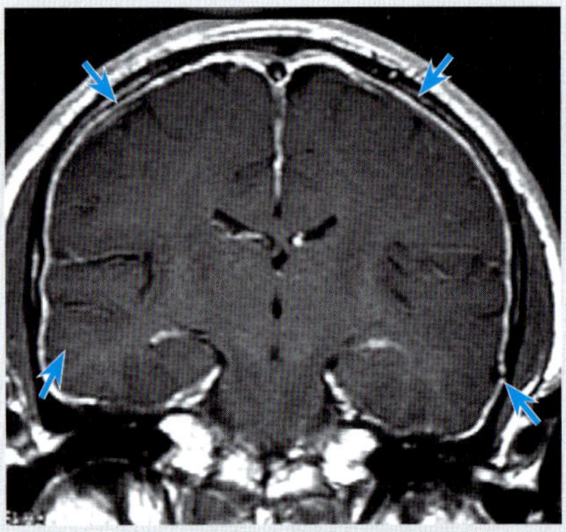

조영 T1 강조영상

[사진 3] 뇌 표면의 경질막에 광범위한 조영 효과가 나타나며 비대가 확인된다(→).

특발정상압물뇌증(정상압수두증) *idiopathic normal pressure hydrocephalus*

70세 남성. 보행장애와 지남력장애를 일으켰다.

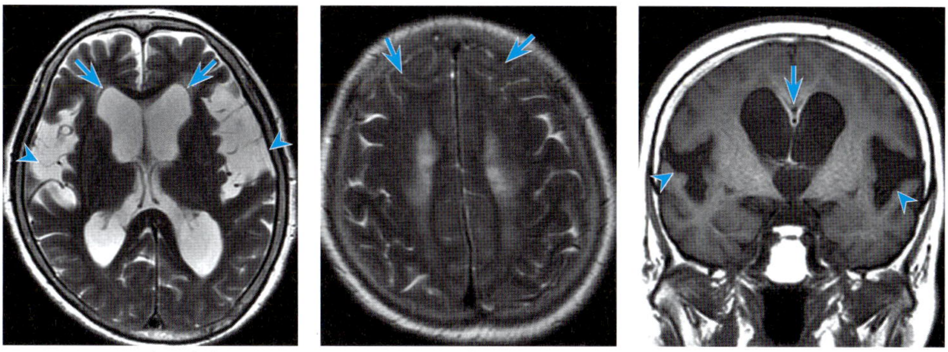

a. T2 강조영상　　b. T2 강조영상　　c. T1 강조영상(관상면)

[사진 1] a : 뇌실 확대(→), 실비우스열 열림(➤)이 확인된다. b : 천장부위의 높은 위치에 있는 뇌고랑은 불명료(→)하며 정상압물뇌증에 특징적이다. c : 뇌들보 각도의 감소(60°)와 실비우스열 열림(➤)이 확인된다.

■ 병태

- 교통물뇌증의 하나로 뇌실 확대는 있으나 뇌척수액압은 거의 정상이다.
- 임상증상 : 보행장애(불안정 보행), 치매, 요실금이 나타나며, 뇌척수액 단락으로 증상이 현저하게 개선되는 것이 특징이다.

■ 영상소견

CT · MRI

- **뇌실 확대, 실비우스열 확대**
- **뇌고랑의 불명료화**(대뇌 위축에 의한 뇌실 확대와의 감별점)
- 뇌들보 각도(callosal angle)의 감소(< 60°)

관련사항

■ 물뇌증의 병태와 분류

- **뇌척수액**은 뇌실 안에 있는 **맥락얼기**(맥락총, choroid plexus)에서 생산되어(약 500mL/일) 넷째뇌실에 있는 루시카공(foramen of Luschka)과 마장디공(foramen of Magendie)에서 뇌 표면의 거미막밑공간(지주막하공간)으로 유출되며 주로 뇌 표면의 **거미막과립**(지주막과립, arachnoidal granulation)에서 흡수된다.
- **물뇌증**(수두증, hydrocephalus)은 뇌실 내의 뇌척수액이 비정상적으로 증가하여 뇌실이 확대되는 상태를 말하며 크게 두 가지로 나뉜다(그림).
- **무교통물뇌증**(무교통수두증, noncommunicating hydrocephalus) : 뇌실 안에 종양 등의 폐쇄기전이 있어서 뇌척수액의 순환이 장애를 받아 상류의 뇌실계통이 확대되는 상태이다.
- **교통물뇌증**(교통수두증, communicating hydrocephalus) : 뇌실 안에 폐쇄기전이 없는 물뇌증이다. 대부분은 거미막과립에 의한 뇌척수액의 흡수장애에 기인하며, **정상압물뇌증**, 거미막미출혈 후 물뇌증이 대표적이다.

물뇌증의 분류

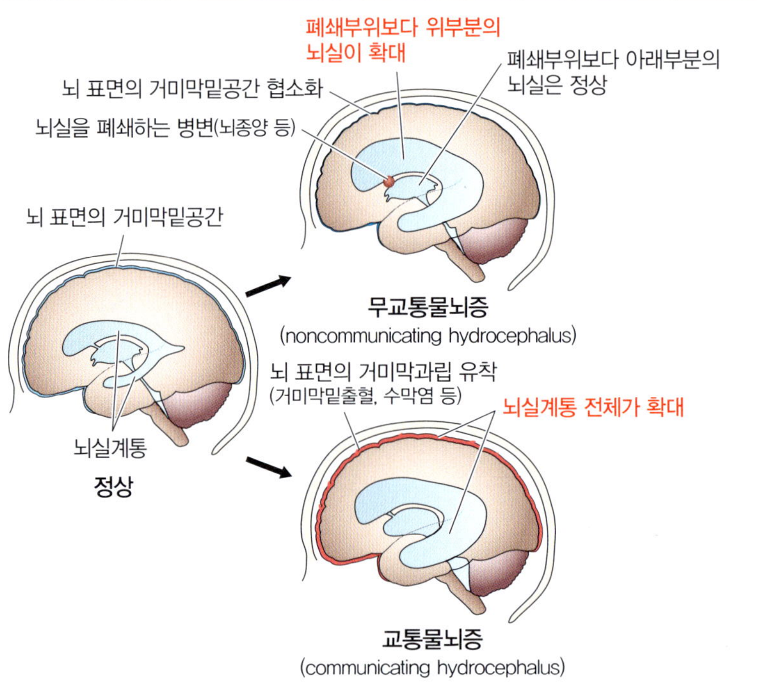

관련사항

■ 뇌실확대의 감별진단

뇌실확대의 감별진단(물뇌증과 뇌위축)

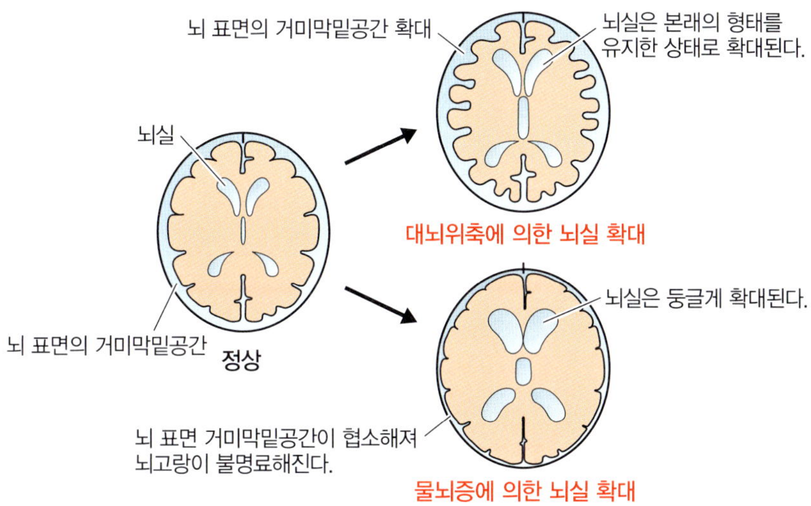

신경피부증후군 *neurocutaneous syndrome*

■ 신경섬유종증 1형 (폰레클링하우젠병, 시신경교종)

12세 여아. 온몸에 담갈색 반점과 피부 밑에 다발결절이 나타났다.

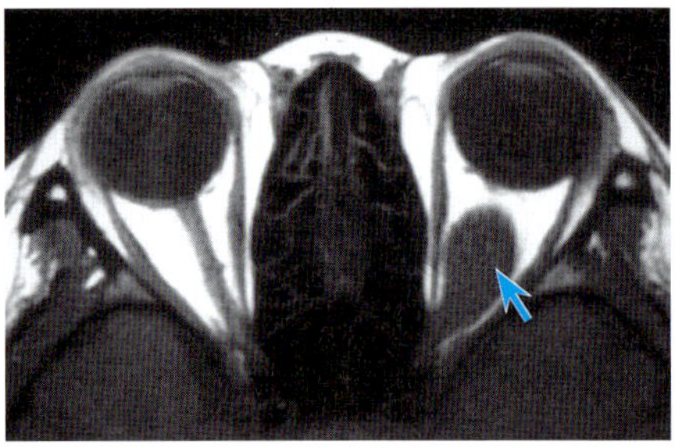

T1 강조영상

[사진 1] 왼쪽 시신경에 방추상 종양(→)(→ p.184)이 보인다.

■ 신경섬유종증 2형(양쪽 안뜰신경집종)

25세 남성. 양쪽 진행성 난청이 발생하였다.

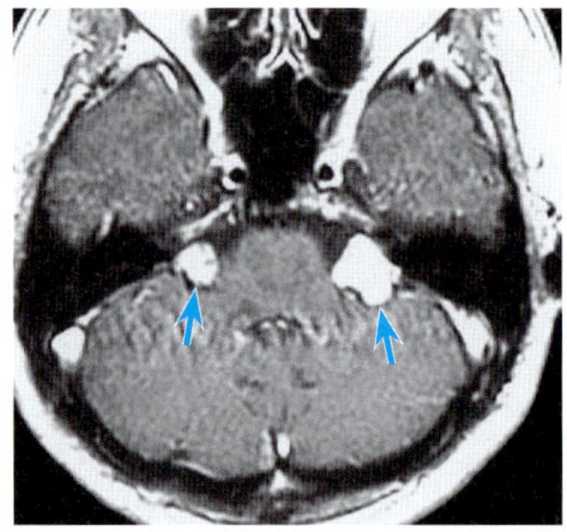

조영 T1 강조영상

[사진 2] 양쪽 소뇌다리뇌각에 강한 조영 효과를 나타내는 종양(→)이 보인다.

■ 결절성 경화증(프링글병)

9세 여아. 정신발달지체 및 경련발작이 일어났다.

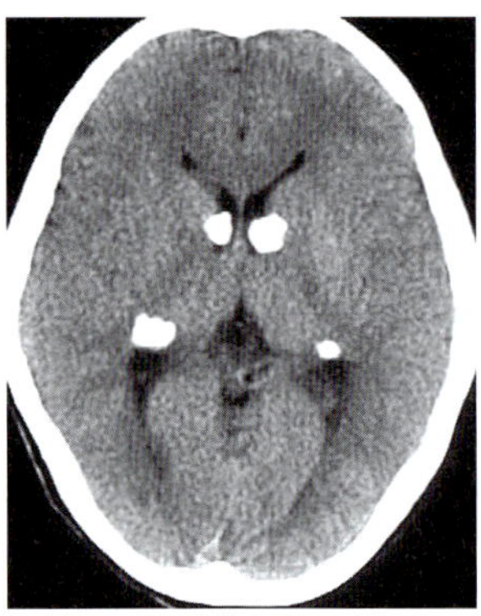

CT

[사진 3] 양쪽 가쪽 뇌실벽에 결절상 석회화가 다발해 있다.

■ 스터지–웨버증후군 (Sturge–Weber syndrome)

3세 남아. 경련발작 및 오른쪽 얼굴에 큰 혈관종이 나타났다.

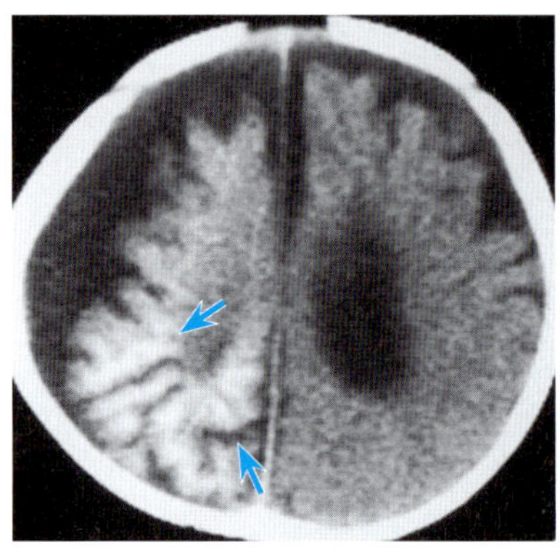

CT

[사진 4] 오른쪽 대뇌반구의 강한 위축, 뇌고랑의 석회화(→)가 보인다.

1
2
CHAPTER 3-1
3-2
3-3
3-4
3-5
3-6
3-7
3-8
3-9
4
5

■ 병태 및 영상소견

- 외배엽계통의 발생이상으로 신경과 피부에 이상을 나타내는 일련의 유전성 질환으로 대부분은 보통염색체 우성유전이다.
- **모반**(모종, phacoma)은 선천성 피부기형, **모반증**(모종증, phacomatosis)은 모반에 전신증상을 동반하는 것으로, 이 중에서 특히 신경계통의 증상을 동반하는 것이 **신경피부증후군**이다.

주요 신경피부증후군

	신경병변	피부병변	기타 병변
신경섬유종증 1형 (neurofibromatosis type 1; 폰레클링하우젠병)	말초신경의 **신경섬유종**(다발) **시신경교종**	**담갈색 반점**	척주옆굽음, 팔다리의 거짓관절, 나비뼈와 뒤통수뼈의 저형성
신경섬유종증 2형 (neurofibromatosis type 2)	**양쪽 안뜰신경집종** 기타 뇌신경, 뇌척수신경의 신경초종(특히 V, IX–XI에 많음)	담갈색 반점(1형보다 저빈도)	
결절성 경화증 (epiloia; 프링글병)	**가쪽 뇌실벽의 다발석회화**(과오종)	피부기름샘종 (adenoma sebaceum; 얼굴) 엽상백반 등	**콩팥혈관근지방종** (신혈관근지방종; 40%) 뭇주머니콩팥병(다낭신장병, polycystic kidney disease; 15%) 콩팥세포암종(3%) 허파림프관근종증 (→ p.231)
폰히펠-린다우병 (von Hippel-Lindau disease)	**소뇌 · 척수혈관모세포종** (→ p.111) **망막혈관모세포종***		**콩팥세포암종** (신세포암, renal cell carcinoma; 20~40%) 배부위 장기의 낭종 (콩팥, 이자, 지라, 부고환)
스터지-웨버증후군 (Sturge-Weber syndrome)	마루엽~뒤통수엽의 연질막혈관종 → **뇌이랑을 따라 석회화** (tramtrack sign) 같은쪽 대뇌반구의 위축	**안면혈관종**(뇌내 병변과 같은 쪽의 삼차신경 제1지 영역)	
신경피부흑색증 (neurocutaneous melanosis)	뇌실질 · 연질막의 흑색증(T1 강조영상에서 고신호 병변) 물뇌증	몸통의 거대색소성 모반	
루이스-바증후군 (Louis-Bar syndrome; 모세관확장실조)	소뇌 위축	얼굴, 안구결막의 모세혈관 확장	

* 폰히펠-린다우병(von Hippel-Lindau disease)은 안구병변만 있고 피부증상은 없으나 다른 질환과의 유사성 때문에 신경피부증후군으로 다룬다.

기타 선천성 및 주산기 이상

뇌들보(뇌량)형성부전

10세 남아. 경련발작 및 정신발달지체를 나타낸다.

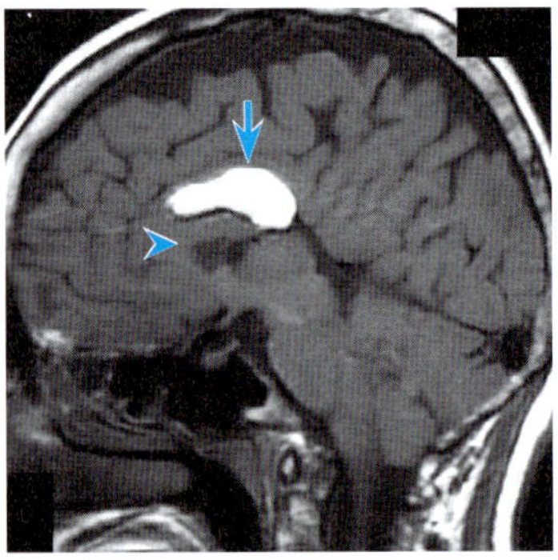

T1 강조영상

병태 및 영상소견

- 완전결손(무형성) 또는 부분결손(저형성)이 나타난다.
- 뇌들보(뇌량, corpus callosum)는 앞쪽에서 뒤쪽으로 발생하므로 부분결손인 경우는 뒷부분이 결손된다.
- 종종 지방종(lipoma)을 합병한다.

[사진 1] 지방종을 동반하는 뇌들보 저형성으로, 정중앙에 지방종(→)이 있고 뇌들보는 앞부분(➤)만 형성되고 뒷부분은 결손되어 있다.

신경세포유주이상

▶ 뇌이랑없음증

1개월 남아. 포유력이 약하다.

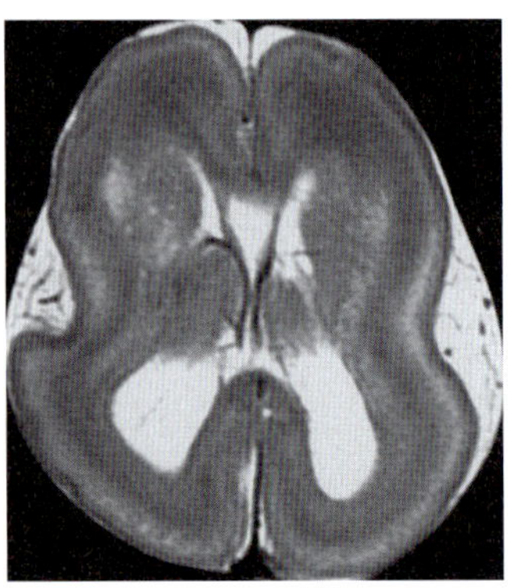

T2 강조영상

병태 및 영상소견

- 신경모세포(neuroblast)는 태생 조기에 뇌실 주위에서 뇌표면으로 이동(신경세포유주)하는데 이것이 장애를 입으면 뇌이랑형성이상이 된다. 장애 정도에 따라 다음과 같이 몇 가지 형태로 나뉜다.
  - 뇌이랑없음증(평평뇌증, lissencephaly) : 신경세포가 전혀 유주하지 않고 뇌이랑이 형성되지 않았다.
  - 큰뇌이랑증(pachygyria) : 거친 뇌이랑이 다수 형성되어 있다.
  - 이소성 회백질 : 백색질 내에 유주하지 않았던 회백질이 섬모양으로 남아 있다.

[사진 2] 뇌고랑, 뇌이랑의 형성이 전혀 나타나지 않고 겉질, 백색질의 구축도 비정상이다.

■ 댄디-워커증후군(Dandy-Walker syndrome)

1세 남아. 정신발달지체를 보이며, 머리둘레가 확대되었다.

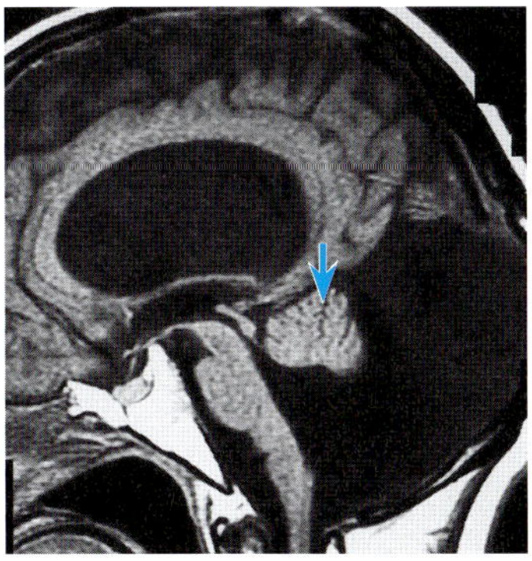

T1 강조영상

■ 병태 및 영상소견

- **소뇌벌레의 저형성, 넷째뇌실의 주머니모양 확장**이 나타난다.
- 종종 뇌들보저형성을 합병한다.

[사진 3] 소뇌는 작고(→) 확장된 넷째뇌실에서 이어지는 큰 주머니공간(낭강, capsular lumen)이 있으며 뒤머리뼈우묵이 현저하게 확대되어 있다.

■ 선천성 거대세포바이러스 감염병

3개월 남아. 발달지체 및 포유력이 약하다.

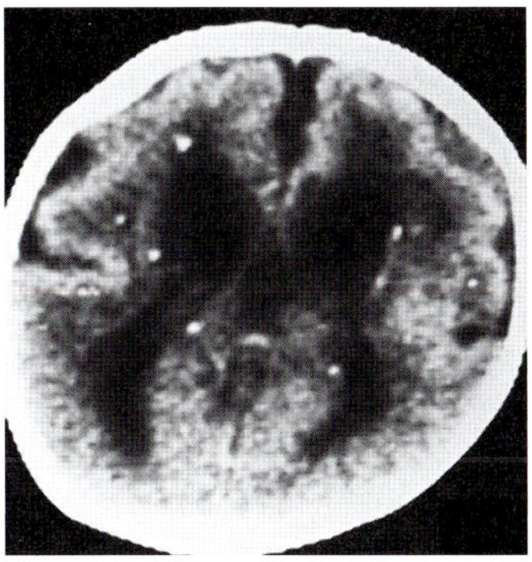

CT

■ 병태 및 영상소견

- **TORCH 증후군**의 하나이다(톡소포자충, 풍진, 거대세포바이러스, 헤르페스바이러스 등의 태생기 중추신경 감염).
- 뇌실질에 **석회화가 다발**해 있다.
- 종종 신경세포유주이상을 합병한다.

[사진 4] 대뇌실질에 작은 석회화가 다발해 있다. 신경세포유주이상에 따른 뇌이랑형성부전이 나타나 작은 뇌이랑이 소수 확인된다(큰뇌이랑증, pachygyria).

■ 뇌실주위백색연화증(periventricular leukomalacia)

15세 남아. 임신 28주에 출생하였으며, 경직교대마비(spastic alternating paralysis)를 나타낸다.

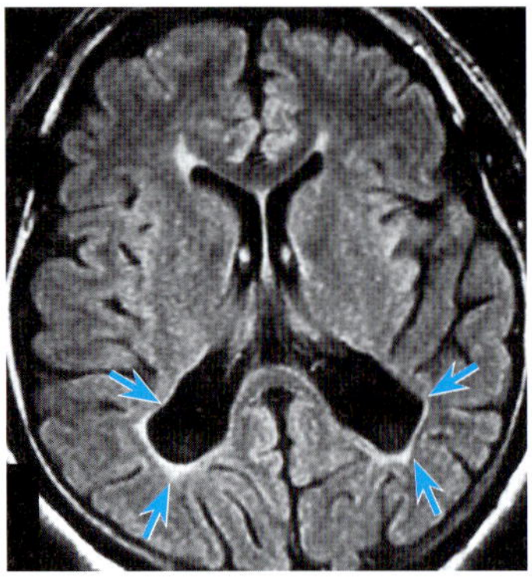

FLAIR

■ 병태 및 영상소견

- 임신주수 32주 이전의 **조기출산아**(미숙아)에게서 발생하는 주산기~신생아기의 허혈성 장애이다.
- 가쪽뇌실 주위의 백색질이 선택적으로 장애를 입어 위축된다. T2 강조영상에서 **가쪽뇌실 주위 고신호**, **가쪽뇌실의 사각 변형**, 부채꼴모양 윤곽(scalloping)이 나타난다.

[사진 5] 가쪽뇌실 뒤뿔 주위의 백색질에 고신호가 있고(→) 가쪽뇌실은 변형되어 네모난 부채꼴 윤곽을 나타낸다.

■ 머리뼈붙음증(두개골조기유합증, craniosynostosis)

3세 남아. 태어날 때부터 머리뼈와 얼굴의 변형이 나타났다.

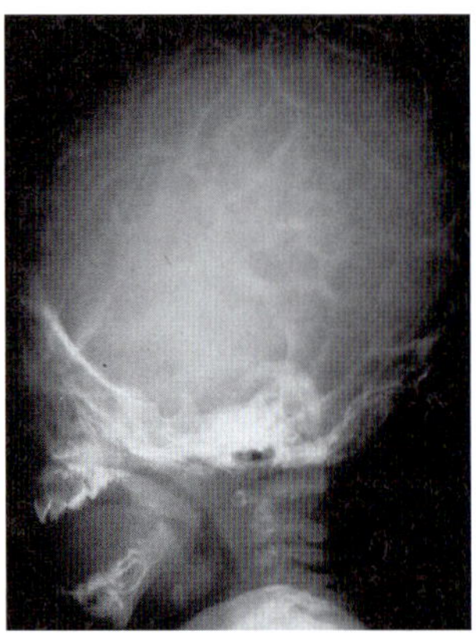

X선 사진

■ 병태 및 영상소견

- 본래 출생 시에는 열려 있는 **머리봉합**(두개봉합, cranial suture)**이 조기에 닫히기** 때문에 머리뼈 변형, 머리속압력 항진을 일으킨다(머리뼈협착, craniostenosis).
- **머리뼈 변형** 및 **손가락자국 증가**[머리속압력(두개내압) 항진에 의함]가 나타난다.

[사진 6] 머리뼈 변형[납작머리증(단두증, brachycephaly)]이 있으며 손가락자국의 증가가 현저하다.

■ 키아리기형(Chiari malformation)

- 소뇌, 뇌줄기가 큰구멍에서 척주관 안으로 처진다(→ p.422).

머리종양

■ 머리전이

80세 남성. 폐암수술 후 6개월로 이마부위에 종괴가 있다.

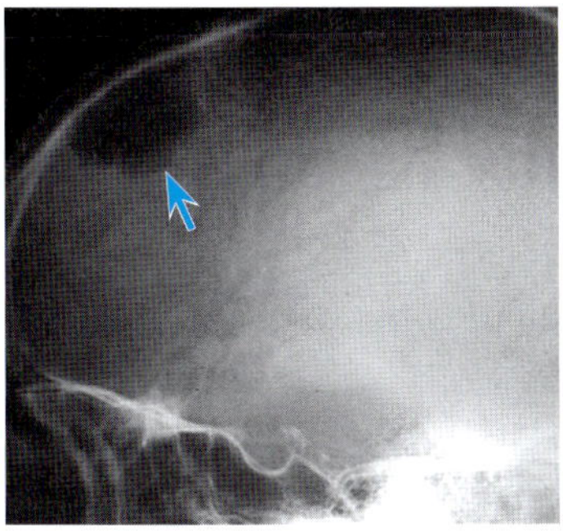

X선 사진

■ 병태 및 영상소견

- 온몸의 모든 악성종양이 머리로 전이된다.
- 윤곽이 뚜렷하지 않고 용골성인 경우가 많다.
- 종종 다발한다.

[사진 1] 이마뼈에 부정형의 용골성 병변이 있다(→).

■ 다발골수종(multiple myeloma)

55세 남성. 척추압박골절로 발병하였다.

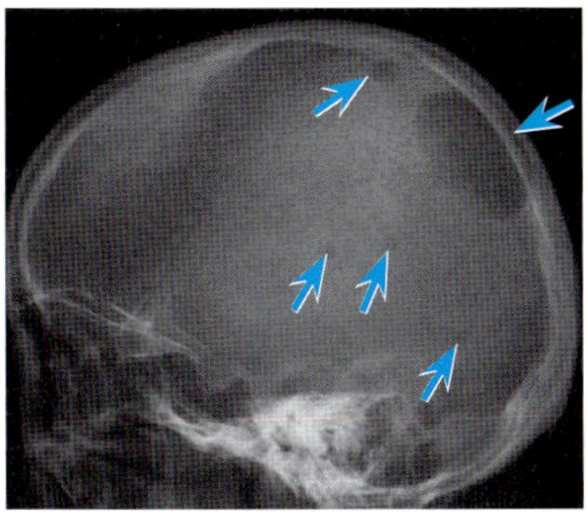

X선 사진

■ 병태 및 영상소견

- 50세 이상에서 호발한다.
- 윤곽이 뚜렷한 둥근 용골성 병변이 나타난다(punched out lesion).
- 가장자리에 경화상을 동반하지 않는다.

[사진 2] 머리에 윤곽이 뚜렷한 둥근 용골성 병변이 다발해 있다(→).

■ 뼈파제트병(Paget's disease)

52세 남성. 척수압박골절로 발병하였다.

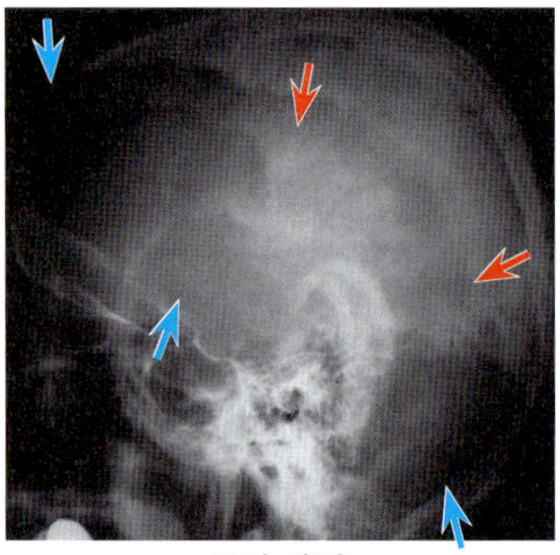

X선 사진

■ 병태 및 영상소견

- 원인 불명으로 온몸의 뼈에 다발성 병변이 나타난다.
- 용골성 병변과 조골성 병변이 점상으로 섞여 있다[지도머리뼈(지도두개, maplike skull)].

[사진 3] 머리에 용골성 변화(→)와 조골성 변화(→)가 섞여 있는 광범위한 지도상 병변이 퍼져 있다.

■ 섬유뼈형성이상(섬유성 골이형성, fibrous dysplasia of bone)

30세 여성. 유아 때부터 머리의 팽륭이 서서히 진행되었다.

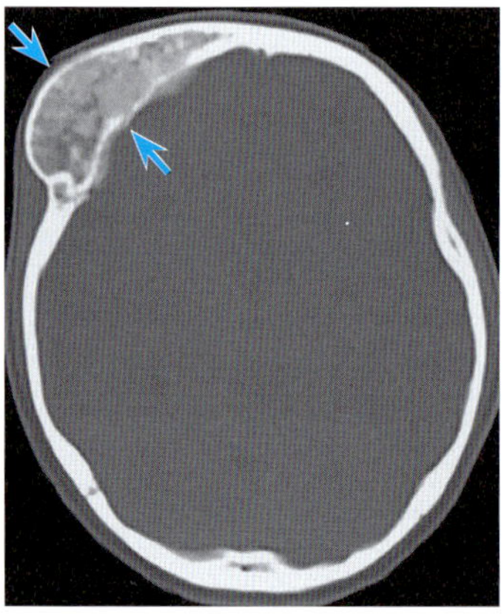

CT

■ 병태 및 영상소견

- 머리의 균일한 경화상(간유리상 병변)이 특징적이다.
- 서서히 머리변형이 진행된다.

[사진 4] 오른쪽 이마엽에 종괴상 간유리 경화상이 있어 부풀어 있다(→).

■ 표피모양암종(유표피종, epidermoid carcinoma)

25세 남성. 무증상이다.

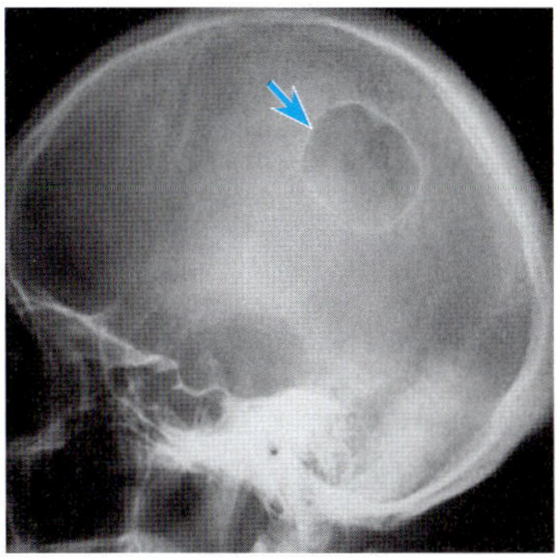

X선 사진

■ 병태 및 영상소견

- 윤곽이 뚜렷한 용골성 병변이 관찰된다.
- 가장자리에 명료한 경화상이 나타난다

[사진 5] 마루뼈에 경화상을 동반하는 윤곽이 뚜렷한 용골성 병변(→)이 있다.

■ 랑게르한스세포조직구증(Langerhans cell histiocytosis)

10세 여아. 요붕증이 있다.

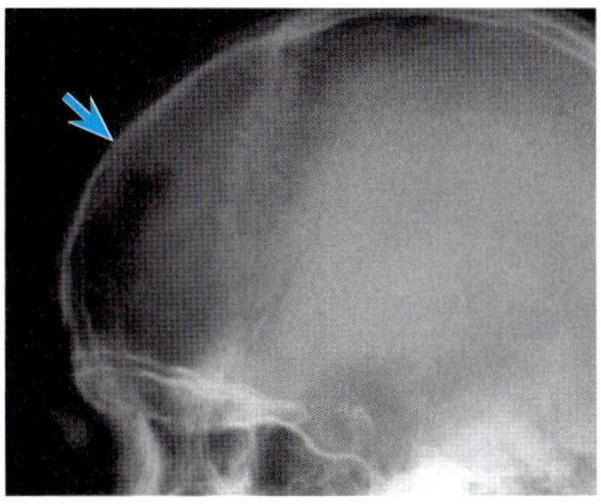

X선 사진

■ 병태 및 영상소견

- 윤곽이 뚜렷하지 않은 용골성 병변이 관찰된다.
- 온몸의 병변을 합병한다(림프절비대, 시상하부 병변, 미만성 허파병변 등).

[사진 6] 이마뼈의 윤곽이 뚜렷하지 않은 용골성 병변(→)이 있다.

ESSENTIAL MINIMUM

···› 뇌출혈(p.76)

- CT : 발병 직후부터 고흡수

···› 거미막밑출혈(p.79)

- 원인 : ①뇌동맥자루 파열, ②동정맥기형 파열, ③모야모야병, ④외상
- 뇌동맥자루 호발부위 : ①속목동맥 먼쪽부위, ②중간대뇌동맥 분지부위, ③앞교통동맥 분지부위

···› 뇌경색증(p.90)

- 발병 수시간까지 : 확산강조영상만 고신호
- 24시간 이후 : CT에서 저흡수, T1 강조영상에서 저신호, T2 강조영상에서 고신호

···› 수막종(p.99)

- CT : 다소 고흡수, 석회화, 뼈변화(뼈과다증 등)
- MRI : 균일하고 강한 조영 효과, 경질막꼬리징후(dural tail sign)

···› 뇌하수체샘종의 감별(p.104)

- ①뇌하수체샘종(풍선모양 터키안 확대), ②머리인두종(낭종 + 석회화), ③수막종(dural tail sign)

···› 고리모양 조영 효과의 감별(p.118)

- ①아교모세포종, ②전이성 뇌종양(다발), ③뇌고름집(얇은 벽, 확산강조영상에서 고신호)

···› 다발경화증(p.122)

- 백색질의 다발 병변
- T2 강조영상 : 고신호

···› 경질막바깥혈종(p.138)

- CT : 볼록렌즈모양 고흡수

⋯› 경질막밑혈종(p.138)

- CT : 초승달모양 혈종
  급성에서는 고흡수, 만성에서는 저흡수 또는 등흡수

⋯› 기타 특징적인 영상소견

- 칼날모양 뇌이랑 : 픽병(p.126)
- 꼬리핵의 위축 : 헌팅톤무도병(p.127)
- 다리뇌의 십자 징후, 조가비핵의 비정상적 철 침착 : 다계통위축(p.128)
- 양쪽 창백핵의 저흡수 : 일산화탄소중독(p.135)
- 가쪽뇌실벽의 석회화 다발 : 결절성 경화증(p.148)

CHAPTER 3

방사선진단학

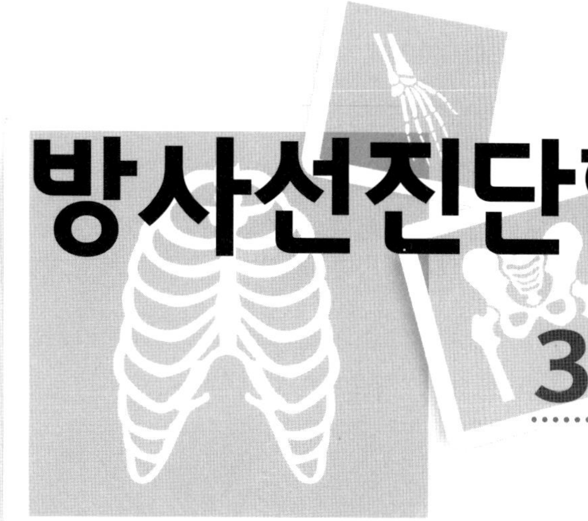

3-2 목

■ 인두암 · 허암 160
코인두암
입인두암(편도암)
허암
후두인두암

■ 후두암 163
[관련사항]
되돌이후두신경마비

■ 침샘종양 165
귀밑샘 여러형태샘종
[관련사항]
침돌증

■ 위턱굴암 168
[관련사항]
코곁굴염
점액낭종
술후성 상악낭

■ 만성 가운데귀염 171
[관련사항]
진주종성 가운데귀염/귀경화증

■ 갑상샘종 174
갑상샘암종(유두모양샘암종)
만성 갑상샘염(하시모토병)

■ 선천성 목물혹 177
정중경낭종(갑상혀관낭종)
측경낭종(아가미원성낭종)
[관련사항]
조롱박오목샛길/딴곳갑상샘/
두꺼비종/림프관종

■ 목림프절 비대 181
목림프절 전이
결핵성 림프절염
악성 림프종
[관련사항]
편도주위고름집/인두뒤고름집/
유년성 혈관섬유종

■ 눈확병변 184
망막모세포종
시신경교종
시신경집수막종
눈확신경집종
갑상샘눈병증
눈확바깥파열골절

■ ESSENTIAL MINIMUM 187

인두암 · 혀암(설암) *pharyngeal carcinoma*

■ 코인두암(상인두암, nasopharyngeal carcinoma)

51세 여성. 오른쪽 귀막힘(이폐감) 증상이 나타났다.

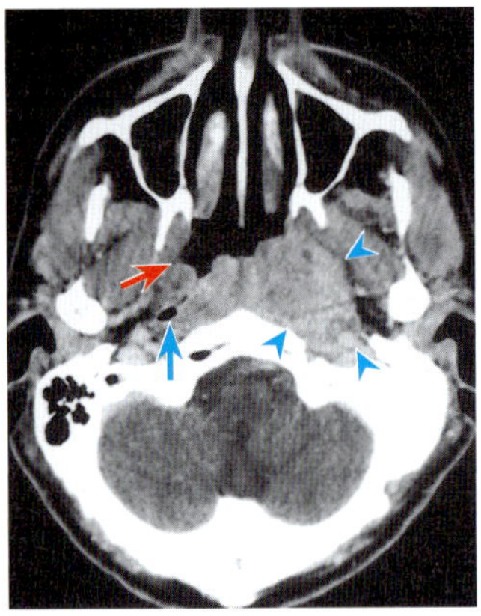

a. 조영 CT

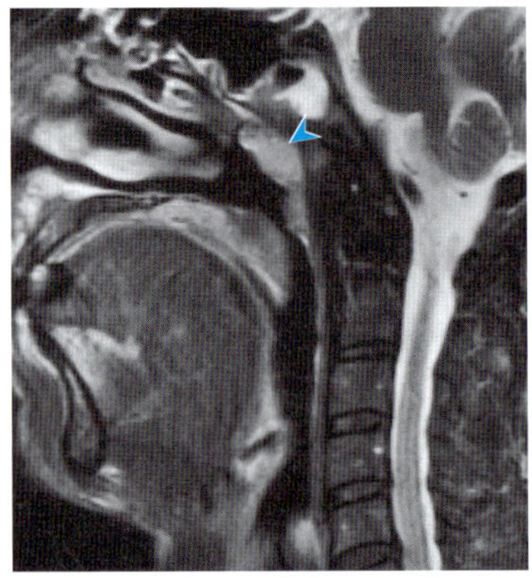

b. T2 강조영상(시상면)

[사진 1] 코인두 왼쪽 벽에 비대칭 비대(➤)가 있으며, 가쪽 함요부분(→, 건강측)이 소실되어 있다. 주요 호소 증상인 귀막힘은 종양에 의한 귀관 구멍의 폐쇄(→, 건강측)에 의한 것이다.

■ 입인두암(중인두암, oropharyngeal carcinoma; 편도암)

70세 남성. 인두통이 나타났다.

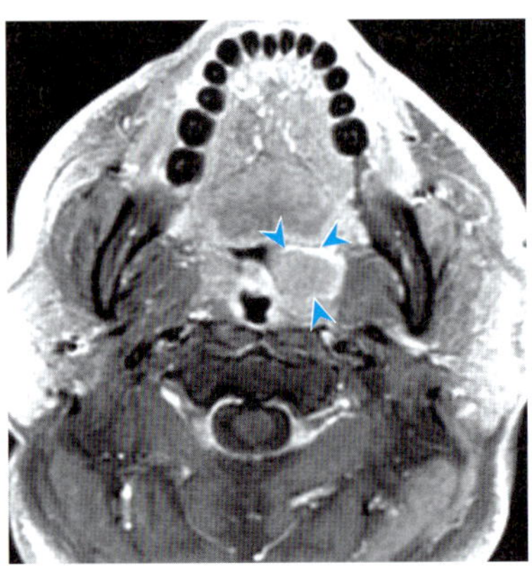

a. 조영 T1 강조영상

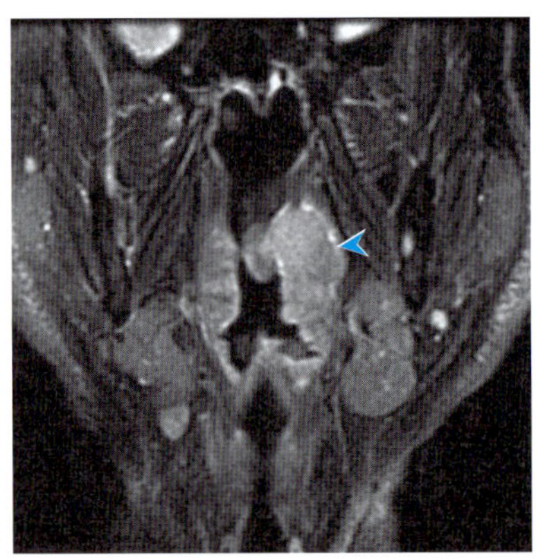

b. 조영 T1 강조영상

[사진 2] 왼쪽 편도의 비대가 확인된다(➤).

혀암(설암, tongue cancer)

60세 남성. 혀의 부기 및 통증이 나타났다.

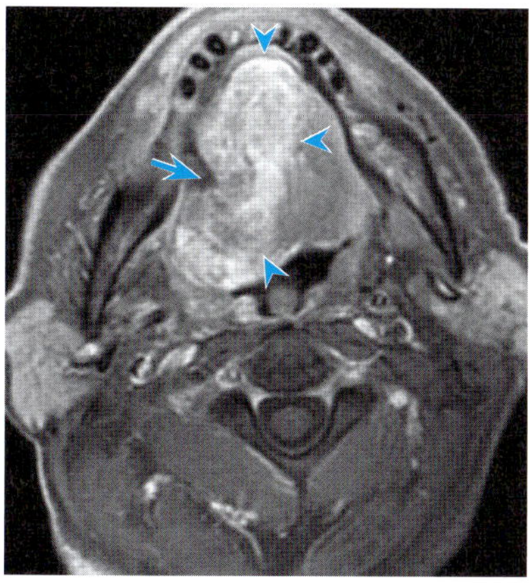

조영 T1 강조영상

[사진 3] 혀의 오른쪽 절반을 차지하는 종양성 병변이 있으며(➤) 표면에 궤양 형성도 확인된다(→).

후두인두암(하인두암, laryngopharyngeal carcinoma)

72세 남성. 삼킴 시에 막히는 느낌이 든다.

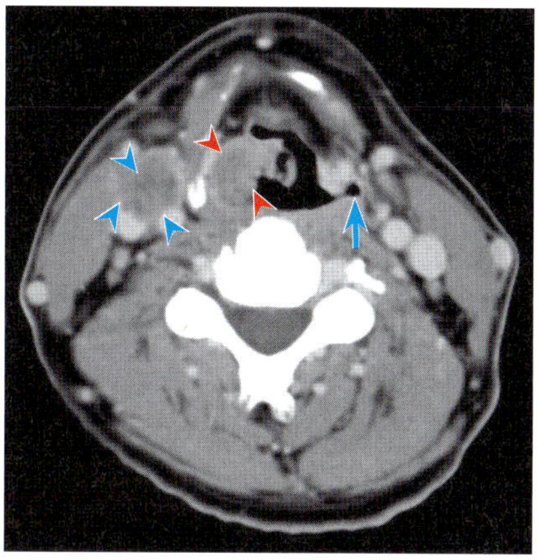

조영 CT

[사진 4] 오른쪽 조롱박오목(이상와, piriform recess)을 중심으로 하는 종양성 병변(➤)이 있으며, 건강측 조롱박오목(→), 위깊은목림프절 전이도 확인된다(➤).

인두의 해부(시상면)

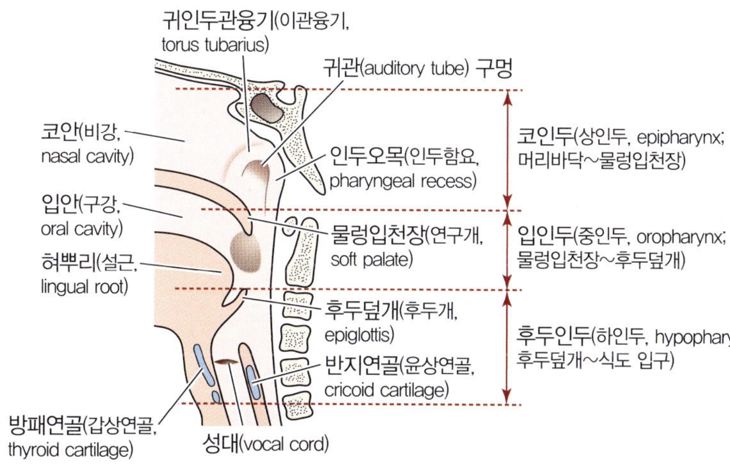

■ 병태 및 영상소견

- 대부분이 **편평상피암종**(squamous cell carcinoma)이다.
- 발다이어 고리(Waldeyer's ring)에는 **악성 림프종**도 발생한다.

인두 · 입안의 악성 종양

	임상소견	영상소견
코인두암 (nasopharyngeal carcinoma)	50세 이상, 남 > 여(3:1), EB바이러스와의 연관성, 자각 증상은 없고 초기부터 림프절 전이가 일어나기 쉬움	**뒤위벽**에 호발 → **가쪽오목의 비대칭**
입인두암 (oropharyngeal carcinoma)	50세 이상, 남 ≫ 여(10:1), 흡연, 음주와의 연관성, 인두통, 인두위화감으로 초발	**입천장편도**에 호발 → 인두측벽의 비대
혀암 (tongue cancer)	50세 이상에 많지만 청년에게서도 발생, 남 > 여(2:1), 혀의 위화감, 통증	**혀 가쪽모서리**에 호발 → 혀의 국한성 종양
후두인두암 (laryngopharyngeal carcinoma)	50세 이상, 남 ≫ 여(6:1), 식도암과의 동시 중복도 많음, 삼킴 시 통증 또는 위화감	**조롱박오목**에 호발 → 조롱박오목의 비대칭

후두암 *laryngeal carcinoma*

59세 남성. 쉰목소리가 나타났다.

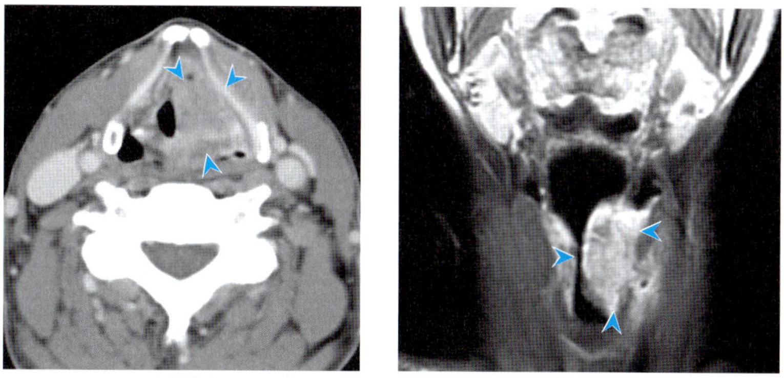

a. 조영 CT   b. 조영 T1 강조영상

[사진 1] a : 성문 위치의 가로단면. 왼쪽 성대의 비대칭적인 비대(➤). b : 성문 위부분에서 성문에 이르는 종양이 확인된다(➤).

■ 병태

- 50세 이상, 남성 ≫ 여성(10:1), 흡연과 뚜렷한 연관성을 보인다.
- 대부분이 편평상피암종이다.
- 성문부분 > 성문 위부분 > 성문 아래부분
- 성문암(glottic cancer)은 **쉰목소리**(hoarseness) 때문에 조기에 발견하기 쉽다.

후두의 해부

시상면   관상면

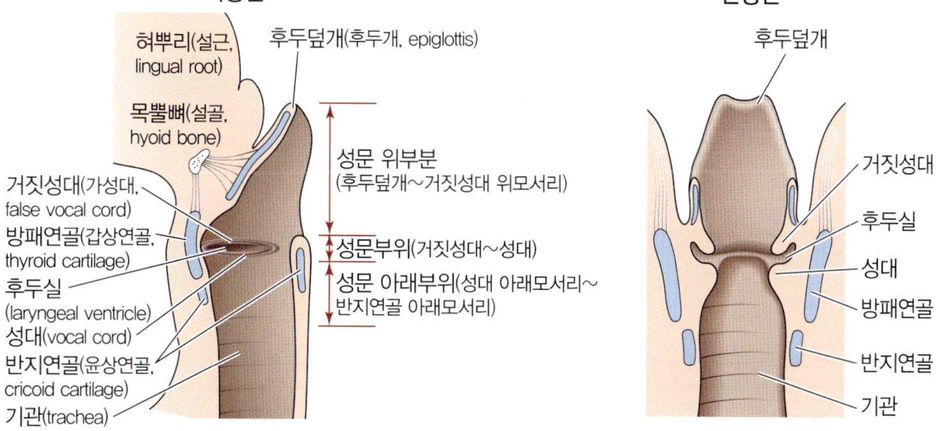

영상소견

- 후두의 비대칭, 종양이 확인된다.
- 진행되면 방패연골을 파괴하고 후두 밖으로 진행한다.

관련사항

되돌이후두신경마비(반회후두신경마비, recurrent laryngeal nerve paralysis)

- 되돌이후두신경(반회후두신경, recurrent laryngeal nerve) : 미주신경의 운동가지 중 하나로 머리바닥에서 목정맥을 따라 내려간다. 오른쪽은 빗장밑동맥(쇄골하동맥, subclavian artery), 왼쪽은 대동맥활(대동맥궁, aortic arch) 아래를 되돌아 온 후 기관과 식도를 따라 올라가서 아래후두신경으로서 반지방패근(윤상갑상근, cricothyroid muscle)을 제외한 후두근을 지배한다.

원인

- 외상
- 종양의 압박 및 침윤(식도암, 갑상샘암, 폐암, 세로칸종양 등)
- 대동맥활부분의 대동맥자루(왼쪽의 경우)
- 특발성

영상소견

- 성대의 비대칭(원인과 시기에 따라 내전위~외전위됨)
- 원인이 되는 병변의 검색이 중요

▶ 되돌이후두신경마비

70세 남성. 1개월 전부터 쉰목소리가 나타났다.

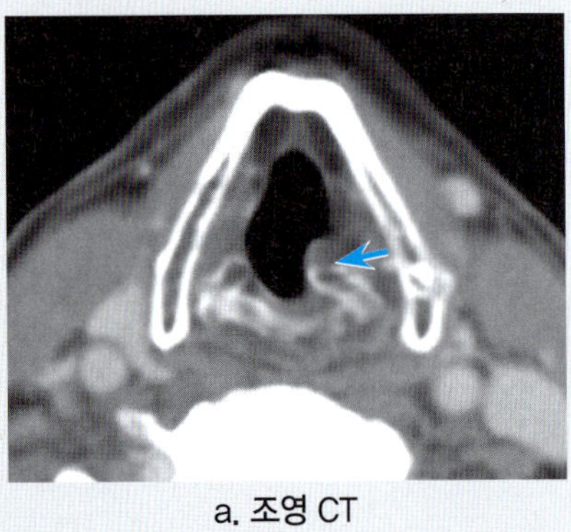

a. 조영 CT

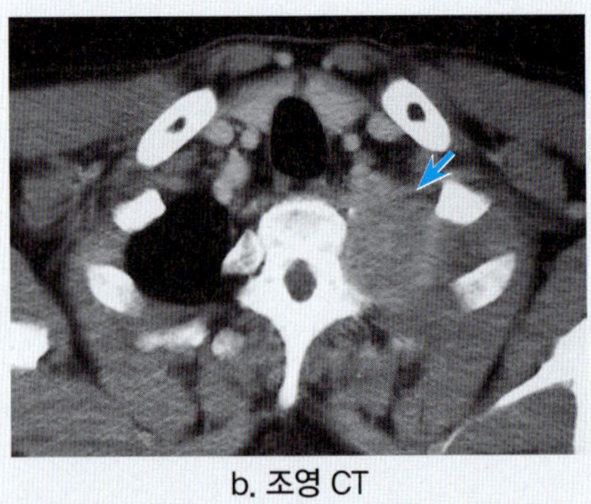

b. 조영 CT

[사진 2] a : 왼쪽 성대, 모뿔연골(피열연골)이 내전되어 있다(→). b : 허파 꼭대기부위의 폐암이 원인이었다(→).

침샘종양(타액선종양) *salivary gland tumor*

■ 귀밑샘 여러형태샘종(다형샘종, pleomorphic adenoma)

40세 여성. 오른쪽 귀밑부위에 무통성 비대가 발생하였다.

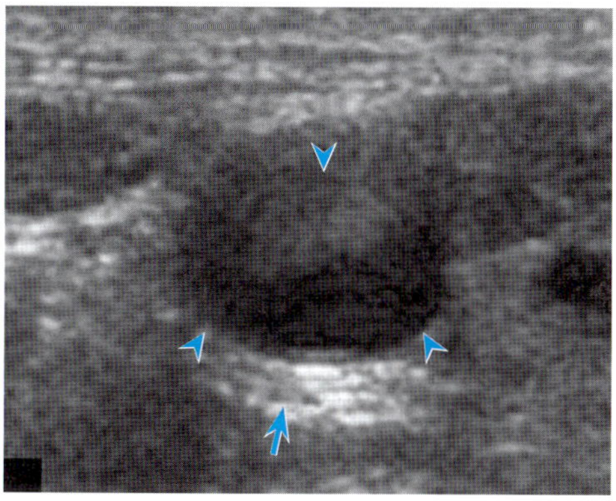

a. 초음파

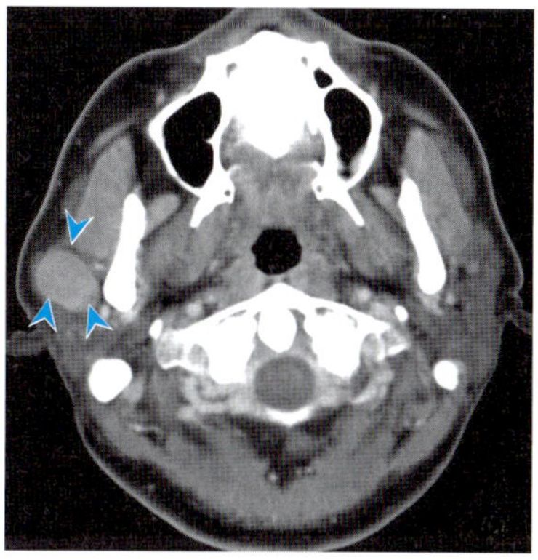

b. 조영 CT

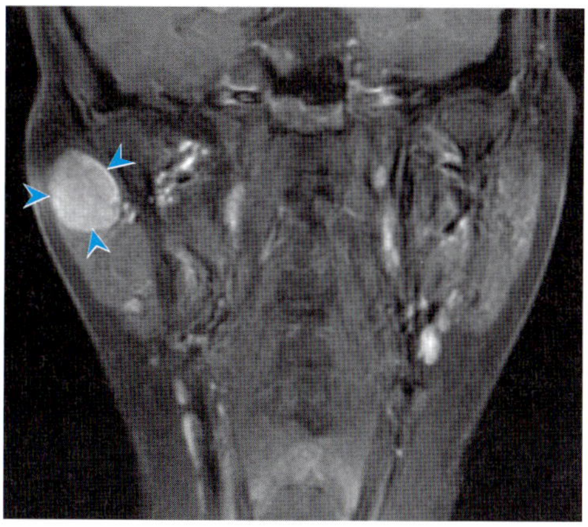

c. 조영 T1 강조영상

[사진 1] a : 저에코성, 경계가 선명한 둥근 종양(➤)으로, 후방 에코의 증가도 확인된다(→). b · c : 경계가 선명하고 균일한 조영 효과를 나타내는 종양(➤)이다.

병태 및 영상소견

침샘종양

		임상소견	영상소견
양성 종양	**여러형태샘종** (pleomorphic adenoma)	반수 이상을 차지함 80% 이상이 귀밑샘에서 발생 30~60세, 여 > 남(2:1) 무통성 종양, 서서히 증가	초음파 : 경계가 선명한 저에코성 종양, 후방 에코의 증가 CT : 경계가 선명한 저흡수성 종양 MRI : T1 강조영상에서 저신호, T2 강조영상에서 고신호
	와르틴종양 (Warthin's tumor)	대부분이 귀밑샘에서 발생 흡연자, 중장년 남성에게 호발 종종 다발, 양측성	여러형태샘종과 유사, 종종 낭성 침샘 섬광조영술에서 고(高)집적상 (기타 종양은 저집적, → p.493)
악성 종양[**표피모양암종**(epidermoid carcinoma), **샘암종**(adenocarcinoma), **샘낭암종**(adenoid cystic carcinoma) 등]		급격하게 증가 귀밑샘종양이 얼굴신경마비를 동반하는 경우에는 악성을 의심	경계가 선명하지 않고 고르지 않은 종양

▶ **와르틴종양(Warthin's tumor)**

50세 남성. 양쪽 귀밑샘종창이 발생하였다. 흡연력이 30년이다.

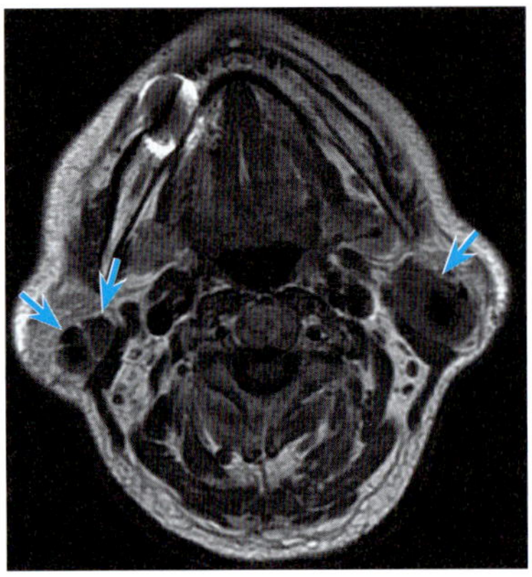

a. T1 강조영상

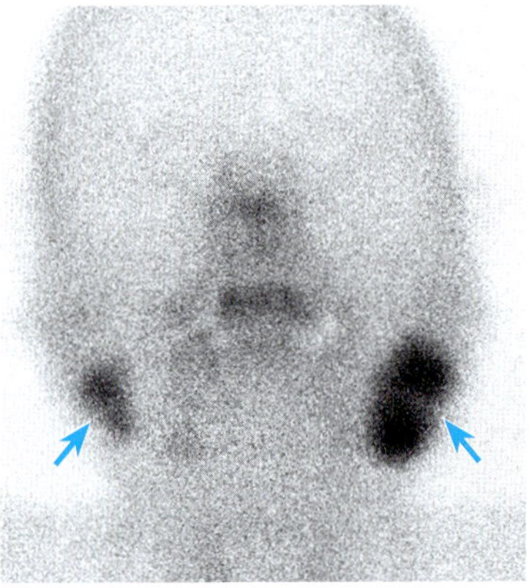

b. 침샘 섬광조영술

[사진 2] a : 양쪽 귀밑샘에 종양이 다발해 있으며(→), 낭의 변성이 동반되어 있다. b : 종양은 고집적상을 나타내는데, 이것은 와르틴종양에 특징적이다.

관련사항

■ 침돌증(타석증, sialolithiasis)

- 침샘, 침샘관 내에 칼슘염이 침착 → 침의 울체 → 침샘염(타액선염, sialadenitis)
- **털밑샘**(80%) > 귀밑샘(15%)
- 통증, 특히 **음식 섭취 시의 분비항진에 동반하여 증가**하는 것이 특징이다.
- CT : **침샘~침샘관의 주행에 일치하는 석회화**, 종종 침샘의 종창(→ 사진 3)이 나타난다.

턱밑샘과 턱밑샘관

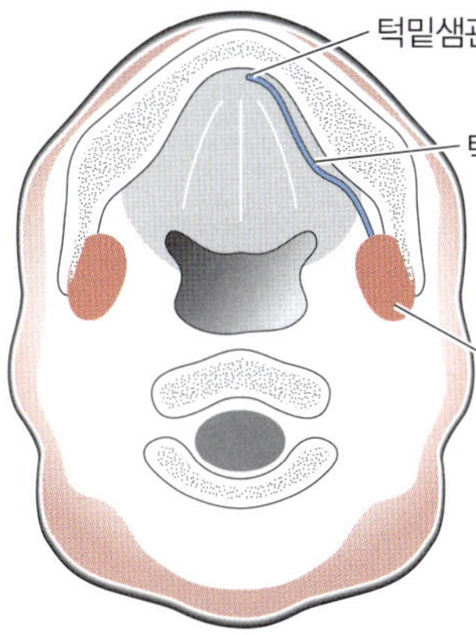

턱밑샘 침돌증에서는 이 경로를 따라 석회화상이 나타난다.

▶ **턱밑샘관 침돌증**

35세 남성. 왼쪽 턱밑부분에 통증이 나타나며 음식 섭취 시 심해진다.

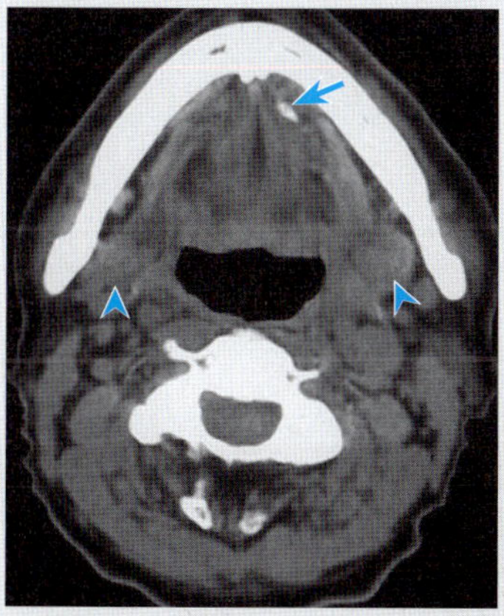

조영 CT

[사진 3] 왼쪽 턱밑샘관 구멍 부근에 일치하는 결석상(→)이 나타난다. 턱밑샘(➤).

위턱굴암(상악동암) *maxillary sinus carcinoma*

72세 남성. 오른쪽 위어금니에 통증이 발생하였다.
치과에서 충치라고 했으나 그 후 볼의 부기가 더 심해졌다.

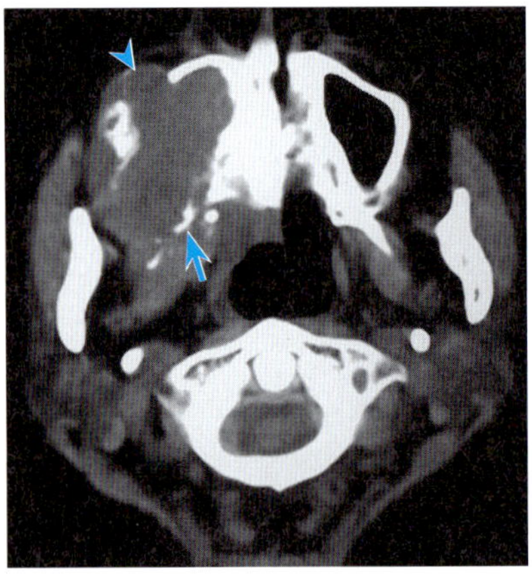

a. CT

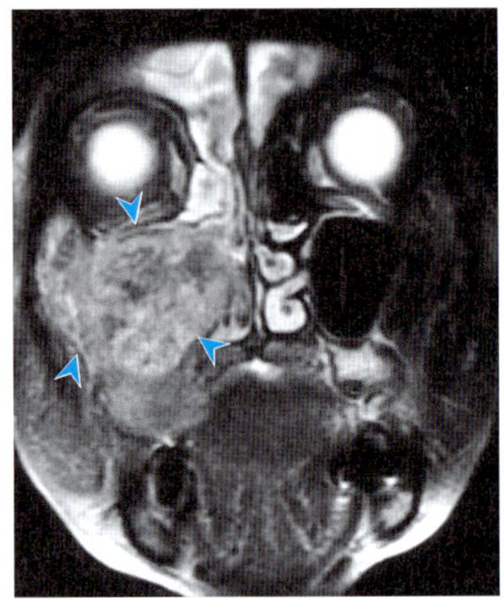

b. 조영 T1 강조영상(관상면)

[사진 1] a : 오른쪽 위턱굴을 중심으로 하는 연부 종양이 있으며 위턱굴 앞벽(➤), 뒤벽(➔)이 파괴되어 있다. b : 종양은 고르지 않은 조영 효과를 나타내며 눈확, 코안, 볼의 피부밑으로 진행되어 있다(➤).

병태

- 코곁굴의 악성 종양 중에서 위턱굴암(상악동암, 편평상피암종)이 가장 많다.
- **혈성 콧물**, 코막힘, 얼굴통증, **치통**(충치로 오진되는 경우가 있음), 입벌림장애(개구장애) 등이 나타난다.
- 목림프절전이는 비교적 적다.

영상소견

- **위턱굴 내에 크기가 고르지 않은 종양**이 관찰된다.
- **위턱굴벽의 파괴** → 눈확, 코안, 볼로 진행된다.

관련사항

■ 코곁굴염(부비강염, nasosinusitis)

원인

- 감염성 : 편측성, 위턱굴에 가장 많음
- 알레르기성 : 양쪽성, 모든 코곁굴의 점막비대

영상소견

- 코곁굴의 **공기 소실**
- 염증성 점막의 **동심원상 조영 효과**(악성 종양과의 감별점)

▶ **위턱굴염(상악동염, maxillary sinusitis)**

29세 남성. 코막힘과 농성 콧물이 발생하였다.

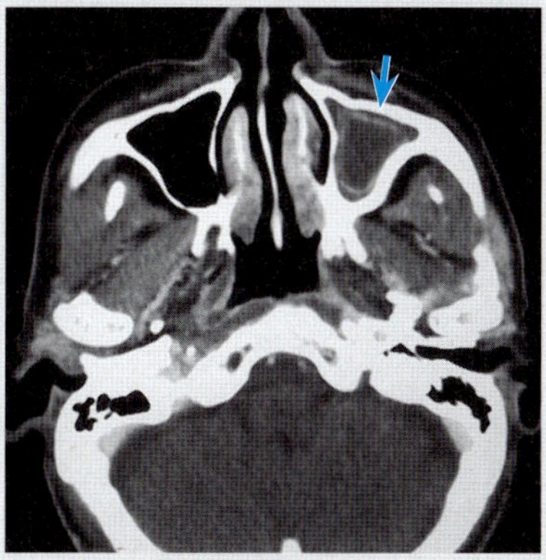

조영 CT

[사진 2] 왼쪽 위턱굴이 연부 음영으로 채워졌으나 뼈 파괴는 없다. 동심원상의 조영 효과(→)는 염증성 점막에 의한 것으로, 코곁굴염에 특징적이다.

■ 점액낭종(mucocele)

- 코곁굴염 · 수술 후 변화 → 배설구멍의 폐쇄 → 점액이 고여 팽륭 → 압박 증상
- 이마굴(전두동, 60%) > 벌집뼈동굴(사골동, 20%)

영상소견

- 경계가 선명한 **융기성 병변**, **뼈벽의 비박화**가 나타난다.
- CT에서 저흡수, T1 강조영상에서 저신호 또는 고신호(점조성 액체이므로), T2 강조영상에서 고신호가 나타난다.

관련사항

▶ 점액낭종

40세 여성. 왼쪽 이마부위의 융기 및 둔통이 발생하였다.

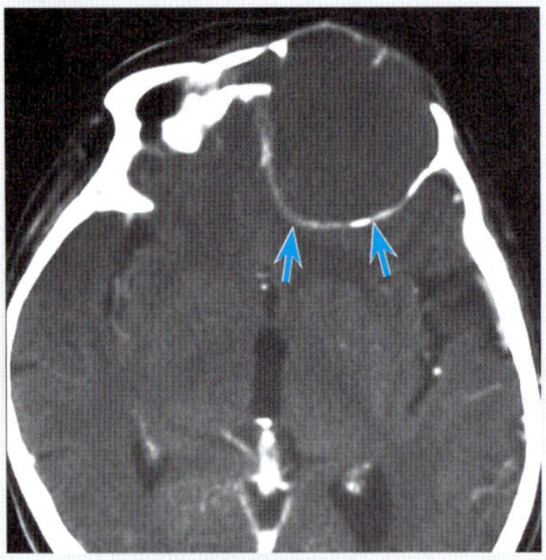

a. 조영 CT

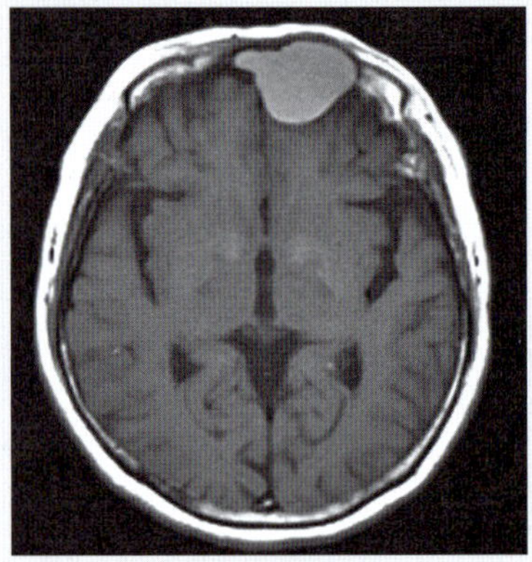

b. T1 강조영상

[사진 3] a : 왼쪽 이마굴에 윤곽이 뚜렷한 주머니모양의 확대가 있으며, 뼈벽이 얇아져 있다(→).
b : 점조성 있는 내용물을 반영하여 고신호를 나타낸다.

■ 술후성 상악낭(post-operative maxillary cyst)

- 위턱굴(상악동)근치술 후 → 잔존점막이 증식 → 수년에서 수십년 동안 점액이 고임 → 볼부위 통증
- 영상소견 : 위턱굴의 수술 후 변화 + 융기성 주머니모양 병변

▶ 술후성 상악낭

50세 남성. 25년 전에 양쪽 위턱굴근치술을 받았다.
1년 전부터 오른쪽 볼부위의 부기와 통증이 나타났다.

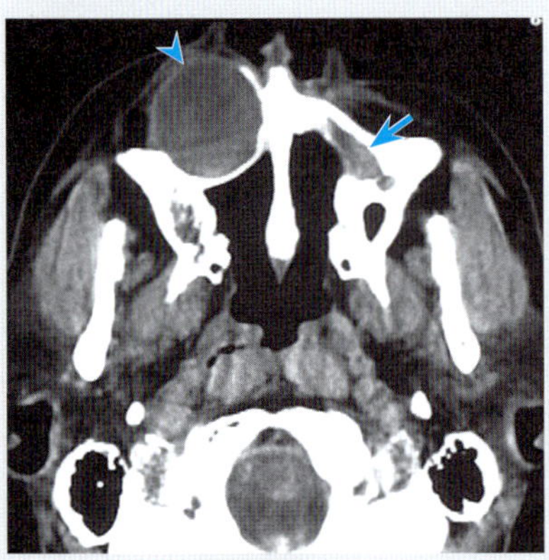

CT

[사진 4] 오른쪽 위턱굴에 주머니모양의 종양 병변이 있으며, 볼부위 피부밑으로 부풀어 있다(➤). 왼쪽 위턱굴에도 수술 후 변화(→)가 있다.

만성 가운데귀염(만성 중이염) *chronic otitis media*

20세 남성. 유아기부터 오른쪽 가운데귀염이 반복적으로 발생하여 귓물, 귀통증, 전음난청이 나타났다.

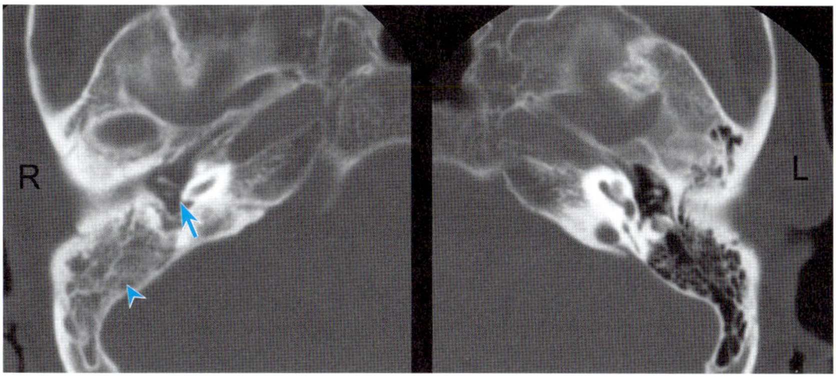

a. CT(수평면)

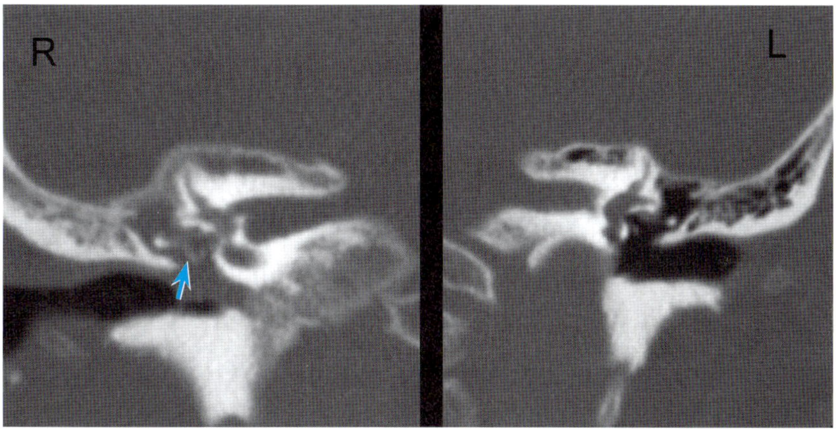

b. CT(관상면)

[사진 1] a : 건강측(왼쪽)과 비교하면 알 수 있듯이 오른쪽 고실(→)~꼭지벌집(➤)이 연부음영으로 대체되어 공기가 상실되어 있다. 오른쪽 꼭지벌집(유돌봉소)에서는 뼈경화도 확인된다. b : 오른쪽 고실이 연부 음영으로 채워지고 귀속뼈가 그 안에 묻혀 있다(→).

■ 병태

- 가운데귀(고실~꼭지벌집)의 점막을 중심으로 하는 만성 염증이다(세균성이 많음).
- 육아(granulation) 형성, 분비액 고임, 고막 천공 → 난청, 귓물이 나타난다.

영상소견

X선 사진

- 꼭지벌집(유돌봉소, mastoid air cell)의 농도 상승

CT

- 고실~꼭지벌집의 공기함유량 부족(정상에서는 공기로 채워져 있으나 이것이 소실), 뼈경화

관련사항

진주종성 가운데귀염(진주종성 중이염, otitis media cholesteatomatica)

- 만성 가운데귀염의 하나이지만, 동심원상으로 중층을 이루는 각화편평상피의 육아종이 형성된다.
- 위고실에 호발
  - 위고실벽의 파괴
  - 바깥귀길 위벽(scutum)의 파괴(→ p.42)
  - 귀속뼈도 종종 소실
- CT : 위고실 가쪽벽~바깥귀길 위벽을 파괴하는 연부 음영, 귀속뼈도 종종 소실

▶ 진주종성 가운데귀염

44세 여성. 20년 전부터 만성 가운데귀염으로 자주 통원하였다.
서서히 전음난청이 진행되었다.

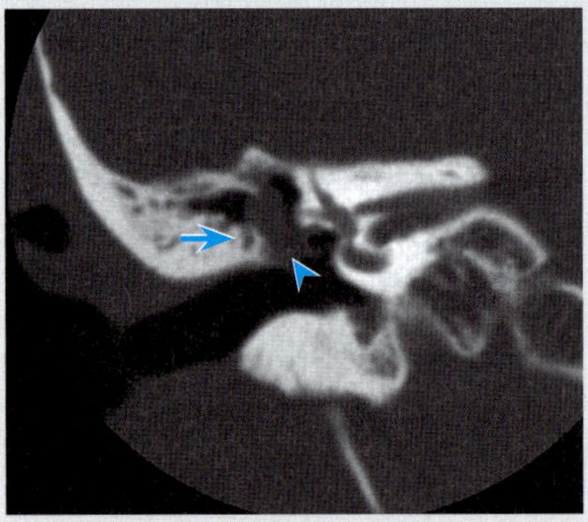

CT(관상면)

[사진 2] 오른쪽 위고실에 종양모양의 연부 음영이 있고, 위고실 가쪽벽(→), 바깥귀길 위벽(scutum)이 파괴되어 있다(➤). 귀속뼈도 소실되어 있다.

관련사항

진주종성 가운데귀염

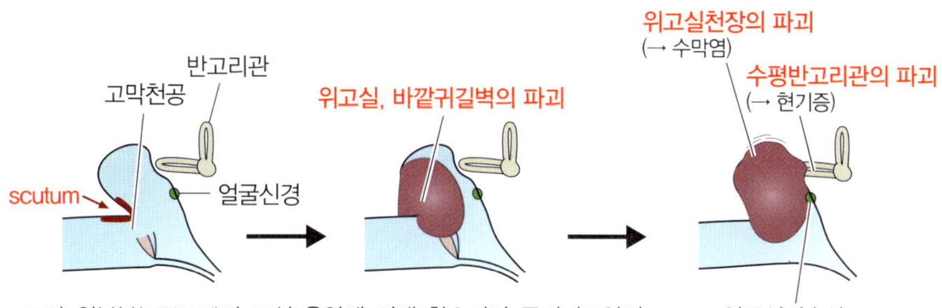

고막 위부분(이완부위)이 고실 음압에 의해 함요되어 주머니모양이 되고 여기에 고막 표피의 낙설(scaling)이 중층화되거나(1차성 진주종) 또는 고막 천공부위에서 바깥귀길의 표피가 고실로 진입하여 중층화된다(이차성 진주종).

■ 귀경화증(이경화증, otosclerosis)

- 원인 불명의 뼈미로(골미로, bony labyrinth)의 해면모양 변성으로, 등자뼈의 유착이 나타난다. 여성, 백인에게 많이 발생한다.
- 양쪽성으로 완만한 진행성 전도난청(conduction deafness)이 나타나고, 얼마 후 혼합난청(mixed hearing loss)이 나타난다.
- CT에서 **미로 주위의 탈회상 → 이중고리징후**(double ring sign; 미로를 동심원상으로 둘러싸는 고리모양 저흡수)가 나타난다.

▶ 귀경화증

48세 여성. 1년 전부터 양쪽 이명, 난청이 진행되었다.

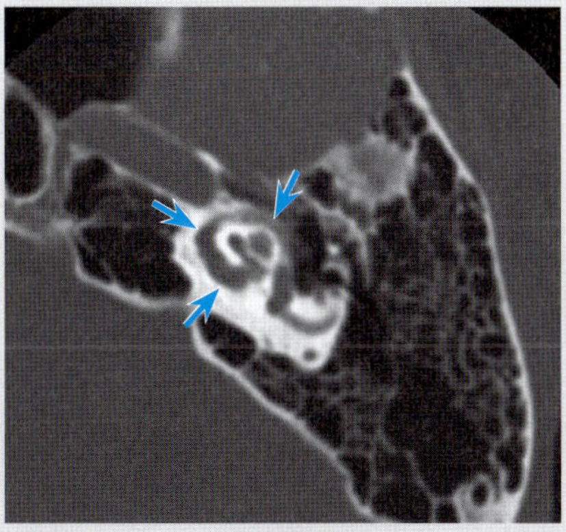

CT(수평면)

[사진 3] 달팽이를 동심원상으로 둘러싸는 고리모양의 탈회상(→)이 확인된다(double ring sign).

갑상샘종(갑상선종) *goiter*

■ 갑상샘암종(유두모양샘암종, papillary adenocarcinoma)

45세 여성. 앞목부위에 종창이 나타났으며, 통증은 없고 3개월 사이에 크기가 커졌다.

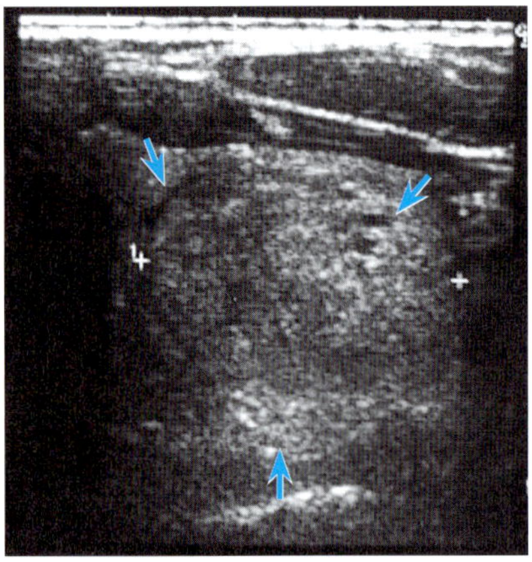

a. 초음파(갑상샘 왼엽, 수평면)

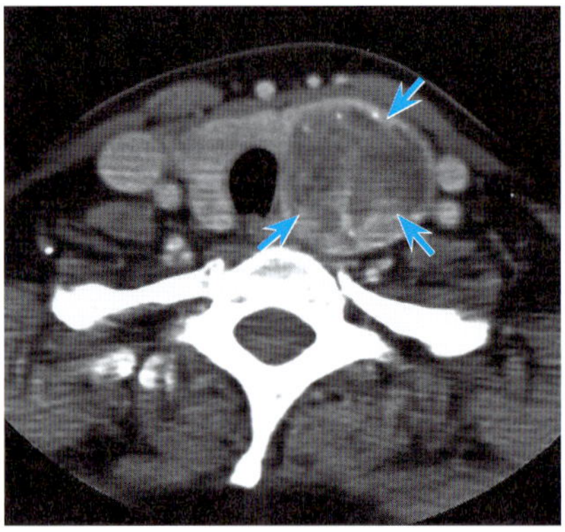

b. 조영 CT

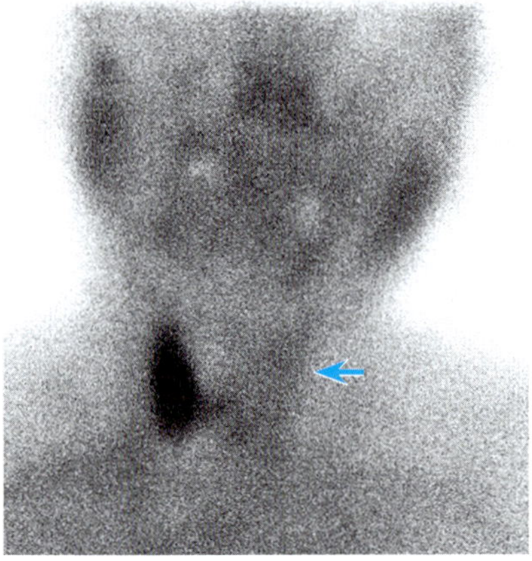

c. ^{99m}Tc 갑상샘 섬광조영술

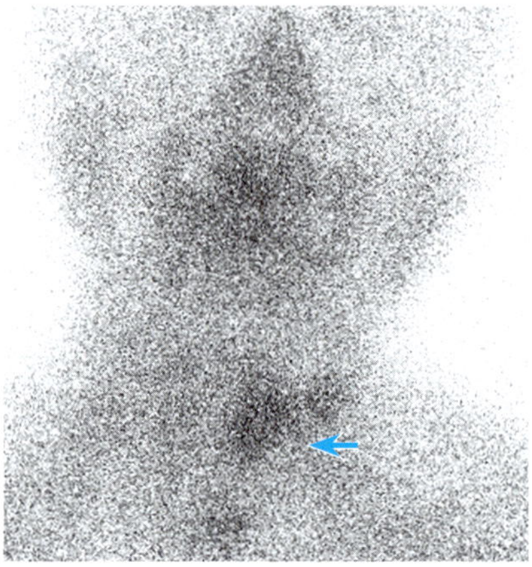

d. ^{201}TlCl 섬광조영술(후기상)

[사진 1] a : 저에코, 고에코가 섞여 있는 불균일한 충실성 종양이다(→). b : 왼엽의 종양은 불균일한 조영 효과를 나타낸다(→). 미세 석회화가 흩어져 있다. 오른엽은 정상이다. c : 왼엽의 집적은 저하되었다(→). d : 후기상에서 집적이 있어(→) 악성으로 보인다.

■ 병태 및 영상소견

갑상샘종의 감별진단

	질환	임상소견		영상소견	
		갑상샘 기능	기타	CT 소견	핵의학 (→ p.486~487)
미만성 갑상샘종	**그레이브스병** (Graves' disease)	↑	눈증상, 갑상샘 자가항체	**미만성 비대, CT치 저하**, 불균일	미만성, 균일한 집적 항진
	만성 갑상샘염 (하시모토병, Hashimoto's disease)	↓	항티로글로불린 항체	**미만성 비대, CT치 저하**, 불균일	균일한 집적 (저하~다소 항진)
	아급성 갑상샘염 (subacute thyroiditis)	↑↑ (일시적)	발열, 심한 목통증	CT치의 고도 저하	**요오드섭취율 ↓↓**
	무통성 갑상샘염	↑↑	무통, 항갑상샘항체	CT치의 고도 저하	요오드섭취율 ↓↓
	단순성 갑상샘염	~	없음※1	미만성 비대만 나타남	정상~약간 불균일
결절성 갑상샘종	**샘암종** (adenocarcinoma)	~	촉진상 단단하며, 주위로 침윤됨	**고르지 않은 저흡수성 종양** 기관, 앞목근육으로 침윤 유두암에서는 **모래알 모양의 석회화**	**^{201}TlCl 후기상 집적**은 악성 종양의 가능성 높임
	미분화암종 (undifferentiated carcinoma)		급속도로 진행, 전신 증상	샘암종과 같음	**^{67}Ga 집적 고도**
	속질암 (medullary cancer)	~	칼시토닌 생산성 MEN 2형이 많음	샘암종과 같음	**^{131}I–MIBG 집적**
	림프종 (lymphoma)	~	하시모토병 합병이 많음	큰 종양, 종종 미만성 비대	**^{67}Ga 집적 고도**
	양성 갑상샘종양 (benign thyroid tumor)	~	유두모양샘종이 많음. 작은 유두모양샘암종과의 감별이 어려움	경계가 선명한 저흡수 **거친 석회화**가 관찰되는 경우도 있음	^{99m}Tc 집적 저하
	플러머병 (plummer's disease)	↑	기능성 샘종, 드묾	샘종과 같음	**^{99m}Tc 집적 고도**
	샘종성 갑상샘종 (adenomatous goiter)	~	없음※2	다발성 결절 종종 **거친 석회화**	불균일한 집적

※1 갑상샘의 미만성 비대가 있고 갑상샘기능을 포함하는 모든 검사가 정상을 가리키지만, 검사의 발달로 그 대부분이 경도의 하시모토병이나 그레이브스병임을 알게 되었다.

※2 과형성이라고 판단되나 실체는 밝혀지지 않았다. 크고 작은 결절이 다발하고, 종종 양쪽성으로 비대해지며, 내부에는 작은 낭, 석회화 등 다양하게 나타난다. 임상적으로는 상당히 많은 병태로, 기본적으로 양성이나 암과의 감별이 어려워 적출하는 경우도 있다.

▶ 만성 갑상샘염(하시모토병)

60세 여성. 갑상샘저하증이 있다.

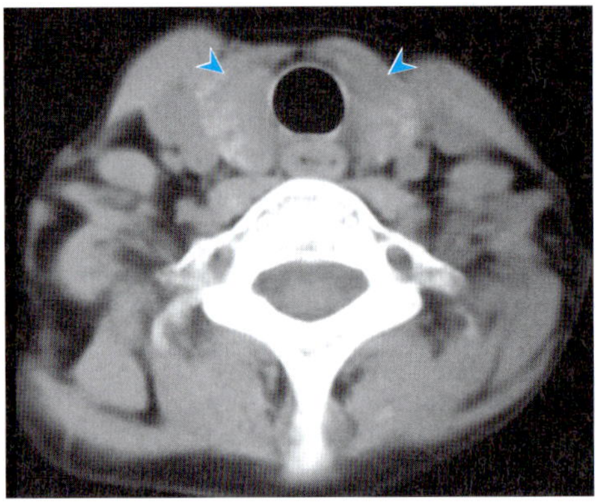
CT

[사진 2] 갑상샘은 양엽 모두 미만성으로 비대해져 있고 CT치가 불균일하게 저하되어 있다(➤).

선천성 목물혹(경부낭종) *congenital cervical cyst*

■ 정중경낭종(갑상혀관낭종, thyroglossal duct cyst)

30세 남성. 앞목부분에 종양이 있다.

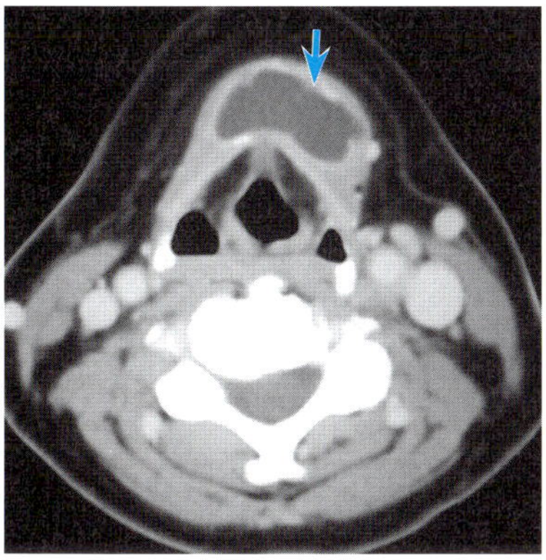

a. 조영 CT

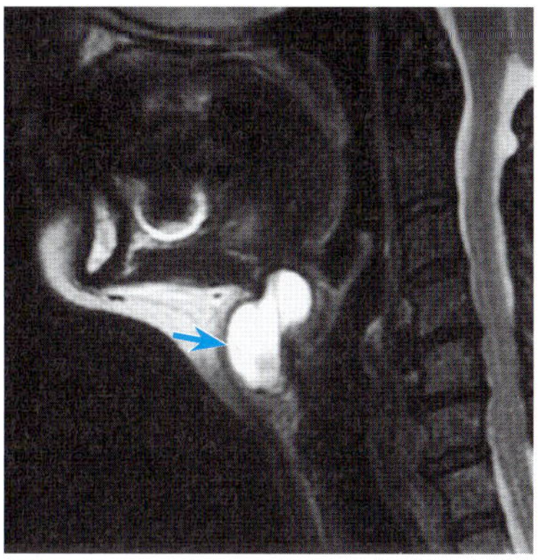

b. T2 강조영상(시상면)

[사진 1] a : 앞목 정중앙의 목뿔뼈 높이에 윤곽이 선명한 저흡수를 나타내는 낭성 종양이 있다(→). b : T2 강조영상에서 균일한 고신호를 나타낸다(→). 갑상혀관의 주행을 따라 나타남을 알 수 있다.

■ 측경낭종(아가미원성낭종, branchiogenic cyst)

35세 남성. 가쪽목에 종양이 있다.

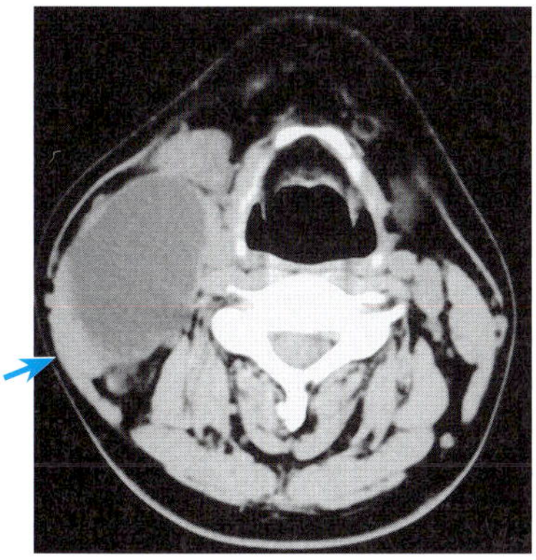

a. 조영 CT

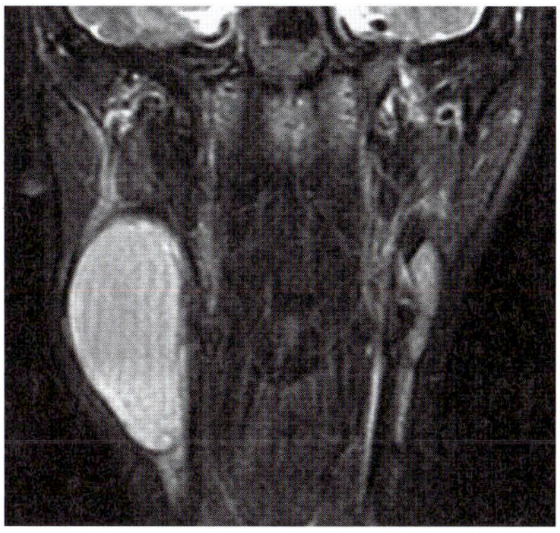

b. T2 강조영상

[사진 2] a : 오른쪽 가쪽목에 윤곽이 선명한 저흡수를 나타내는 낭상 종양이 있다. 목빗근(→)은 등쪽으로 압박되어 있다. b : 오른쪽 가쪽목에 고신호를 나타내는 낭상 종양이 있다.

병태 및 영상소견

정중경낭종(갑상혀관낭종, thyroglossal duct cyst)

- 갑상혀관(갑상설관, thyroglossal duct)의 일부가 남아 낭종을 형성한다(→ 아래 그림).
- 특히 목뿔뼈 높이에 많다.
- CT : 목의 정중앙에 경계가 선명한 둥근 저흡수성 종양이 나타난다.

측경낭종(아가미원성낭종, branchiogenic cyst)

- 태생기의 아가미고랑 일부가 남아 → 낭종(혹은 누공)을 형성한다(대부분이 제2아가미고랑에서 유래).
- CT : 목빗근의 앞가쪽에 경계가 선명한 저흡수성 종양이 나타난다.

갑상혀관의 해부

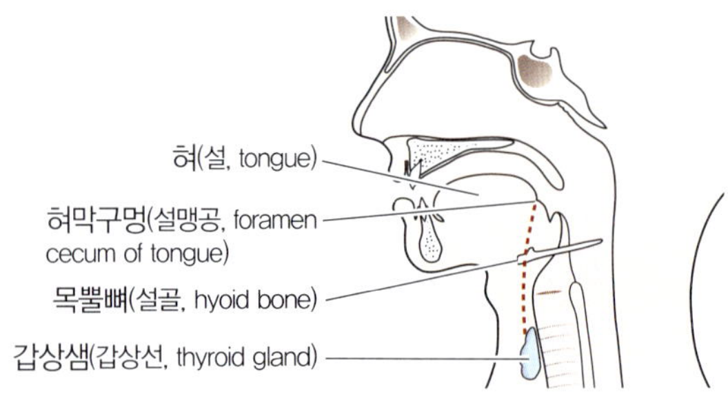

갑상혀관(갑상설관, thyroglossal duct) : 태생기에 혀막구멍(설맹공)에 위치하는 갑상샘 원기가 앞목 정중앙을 내려가는 경로(점선)이다. 정중경낭종, 딴곳갑상샘은 이 경로를 따라 발생한다.

관련사항

■ 조롱박오목샛길(이상함요누공, pyriform sinus fistula)

- **조롱박오목 바닥에서 갑상샘 위끝**으로 연속되는 누관이다(제4인두낭의 잔류, → 사진 3).
- 목의 급성 염증과 농양을 형성하고, **급성 화농성 갑상샘염**의 원인이 된다.

▶ 조롱박오목샛길

18세 여성. 왼쪽 가쪽목에서 앞목에 걸쳐 부기와 통증이 나타났다.

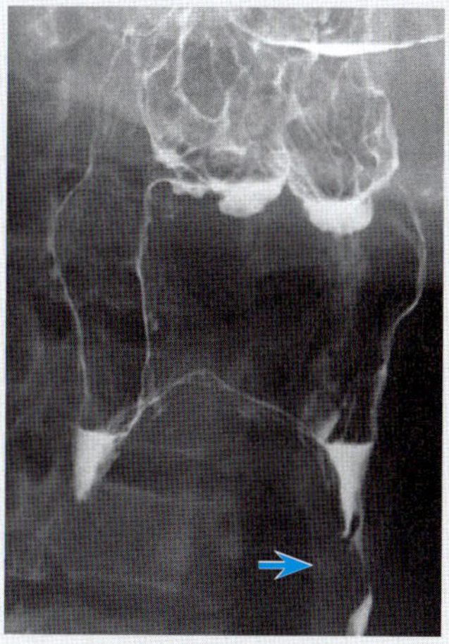

후두인두 조영

[사진 3] 조롱박오목 바닥에서 꼬리쪽으로 뻗은 샛길이 조영된다(→).

■ 딴곳갑상샘(이소성 갑상선, ectopic thyroid)

- **갑상혀관**을 따라 갑상샘이 하강하다 중간에서 정지함 → 갑상샘저하증의 한 원인이다.
- CT : 혀뿌리~앞목부위에 **갑상샘과 동등한 농도**를 나타내는 고흡수성 종양(→ 사진 4)이 나타난다.
- 갑상샘 본래의 위치에는 갑상샘이 있는 경우와 없는 경우가 있다.

■ 두꺼비종(하마종, ranula)

- 혀밑샘(설하선, sublingual gland)의 저류낭(retention cyst)이다.
- CT : 입안 바닥에 아래턱뼈를 따라 저흡수 종양이 관찰된다. 조영 효과는 없다(→ 사진 5).

관련사항

▶ 딴곳갑상샘

5세 여아. 갑상샘저하증

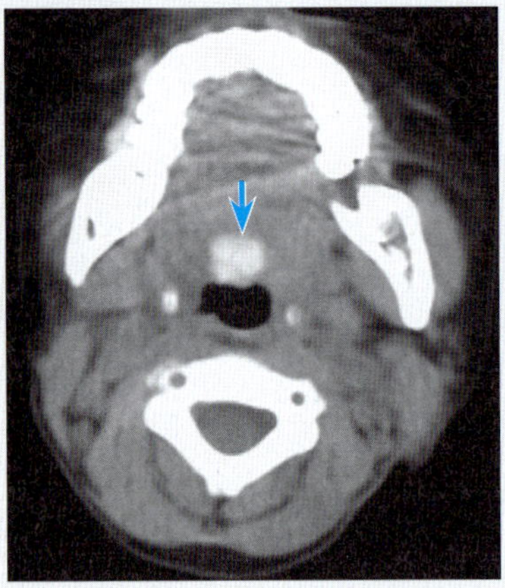

CT

[사진 4] 혀뿌리부위에 고흡수를 나타내는 종양(→)이 확인된다.

▶ 두꺼비종

40세 남성. 1년 전부터 오른쪽 목 아래부위에 종양이 나타났다.

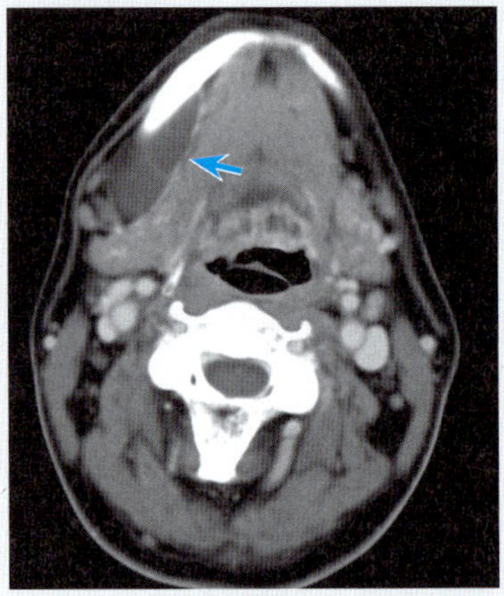

조영 CT

[사진 5] 아래턱뼈를 따라 저흡수 종양이 확인된다(→). 조영 효과는 없다.

림프관종(lymphangioma)

- 60%는 선천적으로 존재하며, 20%가 2세까지 진단된다.
- 호발부위 : **가쪽목~뒤목부위**
- CT : 목, 인두 주위, 입안바닥에 경계가 선명하지 않고 침윤성이 있는 저흡수성 병변이 나타난다.

▶ 림프관종

6개월 남아. 얼굴의 종창, 변형이 나타났다.

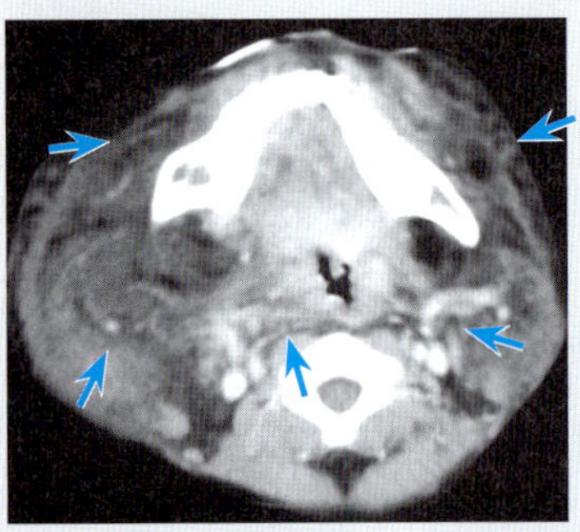

조영 CT

[사진 6] 양쪽 목부분에서 볼부분에 걸쳐 광범위하게 경계가 명확하지 않은 미만성의 저흡수 병변이 확인된다(→). 병변은 근육다발사이, 인두점막밑에 침윤성으로 진행되고 있다.

목림프절 비대 *cervical lymphadenopathy*

■ 목림프절 전이(cervical lymph node metastasis)

55세 남성. 오른쪽 목에 종양이 있다.

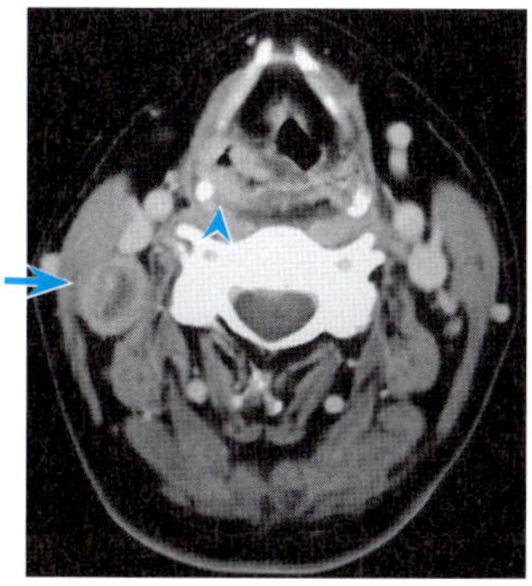

조영 CT

[사진 1] 오른쪽 깊은목림프절에 중심괴사를 동반하는 림프절 비대(→)가 확인되고 같은 쪽 조롱박오목의 비대도 확인된다(➤). 후두인두암의 전이로 판단된다.

■ 결핵성 림프절염 (tuberculous lymphadenitis)

27세 남성. 오른쪽 목의 종창, 압통, 미열이 나타났다.

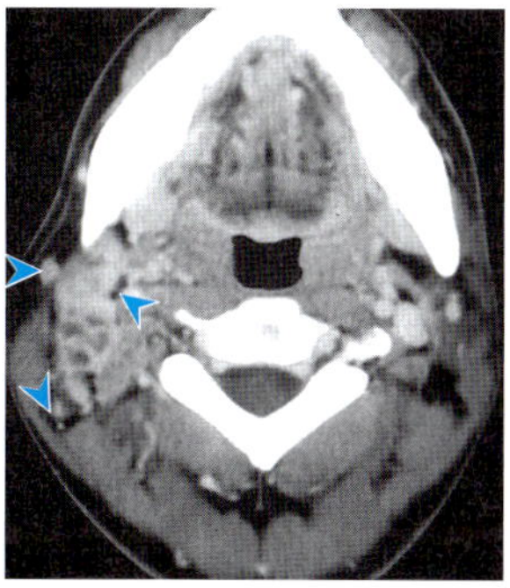

조영 CT

[사진 2] 오른쪽 깊은목림프절에 비대가 확인되고(➤) 내부에 괴사에 의한 저흡수가 다발해 있다.

■ 악성 림프종 (malignant lymphoma)

32세 남성. 목의 종창, 미열이 나타났다.

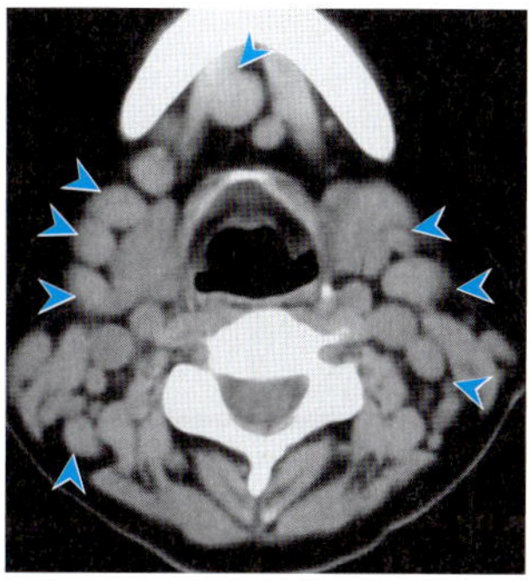

조영 CT

[사진 3] 턱끝아래림프절, 턱밑림프절, 깊은목림프절, 부신경림프절 등 모든 림프절에 종창이 있다(➤). 중심괴사가 없는 점이 림프종에 특징적이다.

■ 병태 및 영상소견

목림프절과 정상 혈관의 구분법

- 림프절은 혈관보다 조영 효과가 약하다.
- 내부가 불균일하면 림프절이다.
- 혈관은 위아래로 연속된다.

1 2 3-1 CHAPTER 3-2 3-3 3-4 3-5 3-6 3-7 3-8 3-9 4 5

■ 목림프절 비대

질환	임상적 특징	영상소견
림프절 전이 (cervical lymph node metastasis)	머리 · 목 부위에 악성 종양이 많이 발생하지만, 가슴배 부위의 악성 종양에서 전이하는 경우도 있음	중심괴사(+)
악성 림프종 (malignant lymphoma)	양쪽, 다발성 비대	중심괴사(−), 상당히 커지는 경우도 있음
결핵성 림프절염 (tuberculous lymphadenitis)	허파결절 등 다른 부위의 결절에 합병하는 경우가 많지만, 단독인 경우도 있음	중심괴사(+)
아급성 괴사성 림프절염 (subacute necrotizing lymphadenitis)	10~30세 여성에게 호발하며, 통증, 발열이 나타난다. 원인불명(바이러스 감염?)	중심괴사(+), 상당히 커지는 경우도 있음
비특이성 림프절염 (nonspecific lymphadenitis)	바이러스 감염, 세균 감염 등	중심괴사(−)

관련사항

■ 편도주위고름집(편도주위농양, peritonsillar abscess)

- 급성 편도염에 속발한다.
- 고열, 심한 삼킴통증(연하통, odynophagia), 입벌림장애(개구장애, trismus)가 나타난다.
- CT : **편측 입천장편도의 비대**와 **중심부에 저흡수**(고름집)가 나타난다.

▶ **편도주위고름집**

40세 남성. 2일 전부터 39℃의 발열, 삼킴통증으로 인해 식사를 못하고 있다.

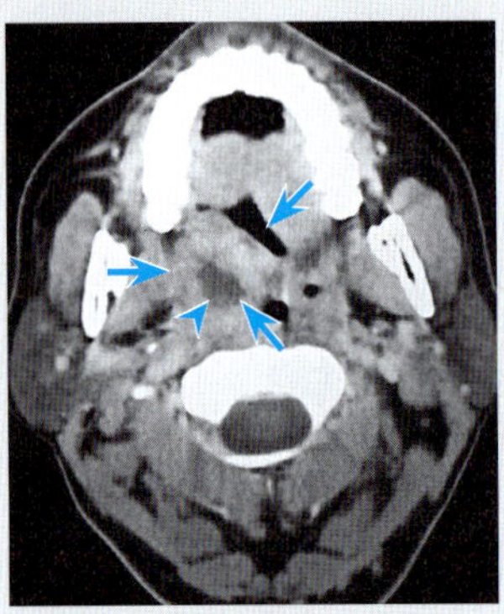

조영 CT

[사진 4] 오른쪽 입천장편도가 비대해져 있고(→), 중심부에 고름집에 의한 저흡수가 관찰된다(➤).

관련사항

인두뒤고름집(인후농양, retropharyngeal abscess)

- 급성 인두염, 외상, 이물(생선가시) 등에 합병된다.
- 꼬리쪽으로 확대하여 세로칸고름집(종격농양)으로 진행되기도 한다.
- CT : 인두뒤벽의 비대와 중심부의 저흡수(고름집, 가스)가 나타난다.

▶ 인두뒤고름집

25세 남성. 생선가시가 목에 걸려 3일 후부터 삼킴통증과 발열이 나타났다.

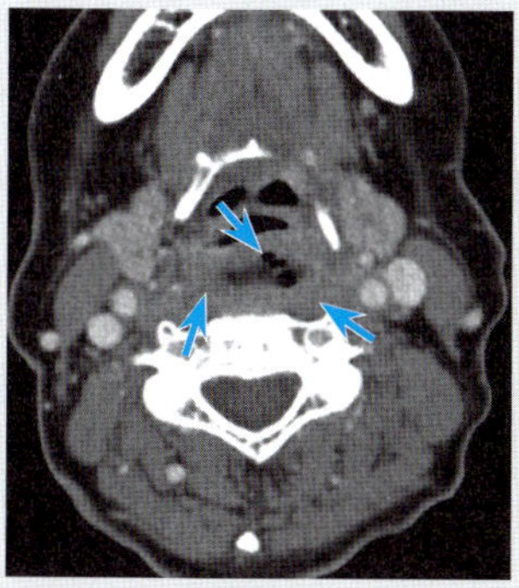

조영 CT

[사진 5] 인두뒤벽이 비대해지고 내부에 가스를 동반한 고름집(저흡수)이 확인된다(→).

유년성 혈관섬유종(juvenile angiofibroma)

- **사춘기에 호발하며**, **대부분 남성에게서 발생**한다.
- 증상 : 코피, 코막힘
- 코인두의 과다혈관성 종양이다.
- CT에서 강한 조영 효과, 혈관조영에서 **고도의 과다혈관성**이 관찰된다.

▶ 유년성 혈관섬유종

20세 남성. 코피가 자주 났다.

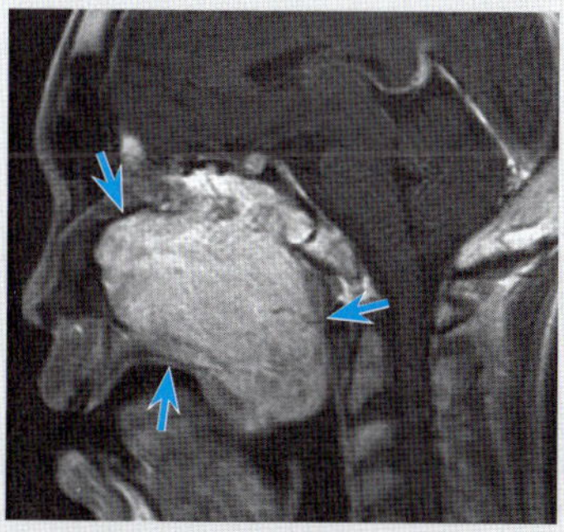

조영 T1 강조영상(시상면)

[사진 6] 코인두~코안에 강한 조영 효과를 나타내는 큰 종양이 확인된다(→).

눈확병변(안와병변) *orbital lesion*

■ 망막모세포종(retinoblastoma)

3개월 남아. 오른쪽 눈에 백색동공이 나타났다.

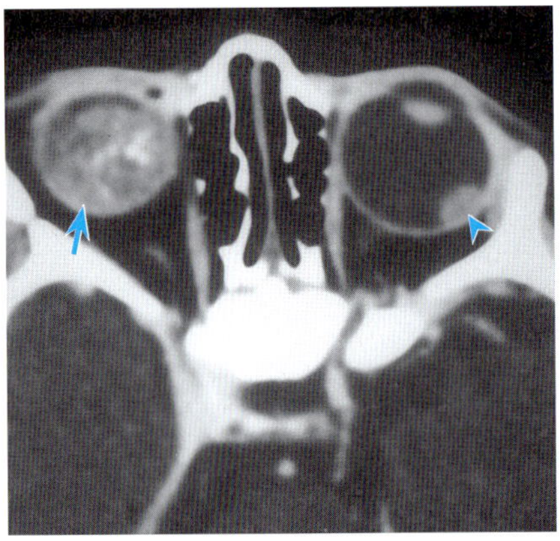

조영 CT

■ 병태 및 영상소견

- 영유아의 백색동공(leukokoria) 감별로서 중요하다.
- 20%가 양쪽성이다.
- 안구 내에 결절상 병변이 나타나며 종종 **석회화**를 동반한다.

[사진 1] 오른쪽 안구 내에 석회화를 동반한 종양(→)이 있고, 왼쪽에도 작은 병변(➤)이 있다.

■ 시신경교종(optic glioma)

1세 남아. 왼쪽 시력이 나쁘다.

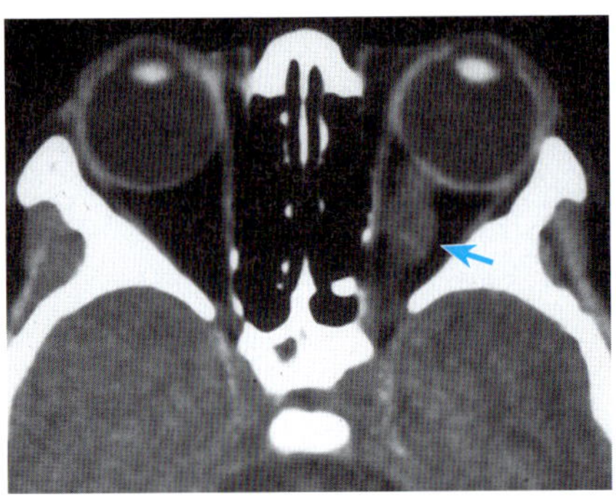

CT

■ 병태 및 영상소견

- 대부분 소아에게서 발생한다.
- **시신경의 방추형 비대**가 나타난다.
- 신경섬유종증 1형에 호발한다(→ p.148).

[사진 2] 시신경의 방추형 비대(→)

■ 시신경집수막종(시신경초수막종, optic nerve sheath meningioma)

50세 여성. 왼쪽 안구가 돌출되고 시력장애가 발생하였다.

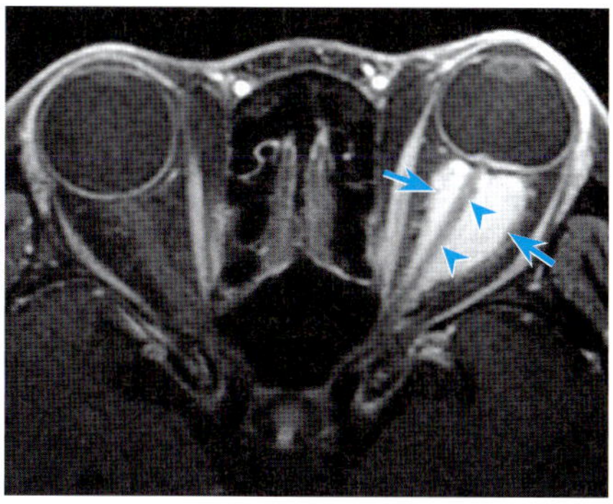

조영 T1 강조영상

■ 병태 및 영상소견

- 시신경 주위의 수막에서 발생한다. 중년 여성에게 많다.
- 강한 조영 효과를 나타내는 방추형 종양 안을 시신경이 관통한다.

[사진 3] 안구 뒤에 강한 조영 효과를 나타내는 종양이 있으며(→), 내부에 시신경(➤)이 관통해 있다.

■ 눈확신경집종(안구신경초종, orbital neurilemoma)

38세 남성. 왼쪽 안구가 돌출되었다.

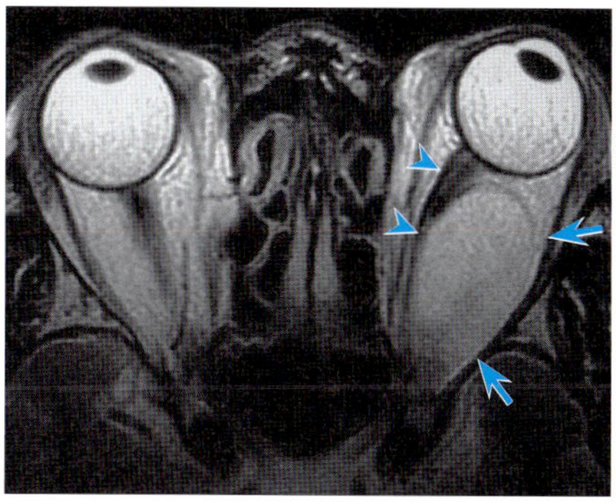

T2 강조영상

■ 병태 및 영상소견

- 눈돌림신경(동안신경), 도르래신경(활차신경)에서 발생하는 경우가 많다.
- 종양이 시신경을 압박한다.
- T2 강조영상에서 고신호, 조영 MRI에서 불균일한 조영 효과가 나타난다.

[사진 4] 가늘고 긴 고신호의 종양(→)에 의해 시신경(➤)이 압박되어 있다.

■ 갑상샘눈병증(갑상선안병증, dysthyroid ophthalmopathy)

45세 여성. 안구돌출이 나타났다. 그레이브스병으로 치료 중이다.

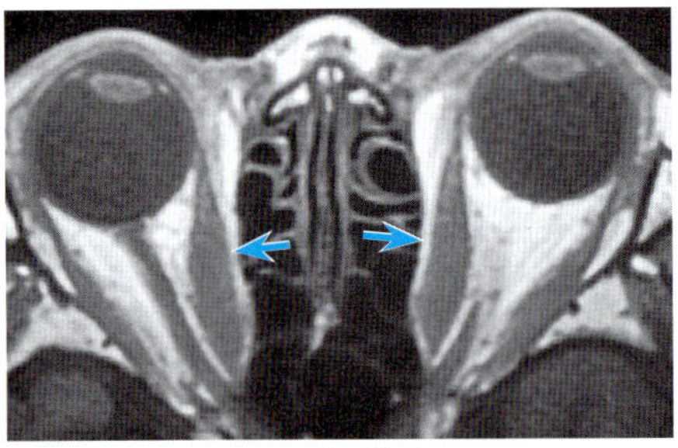

T1 강조영상

■ 병태 및 영상소견

- 갑상샘항진증에 동반하는 안구돌출이 있다.
- 2가지 유형이 있으며 합병되는 경우도 있다.
  - 바깥눈근육의 비대
  - 안구뒤 지방조직의 과형성

[사진 5] 양쪽 안쪽곧은근(내직근)의 비대(→)가 관찰된다.

■ 눈확바깥파열골절(안와외파열골절, blow-out fracture)

30세 남성. 날아온 야구공에 얼굴을 맞았고, 그 후부터 복시가 나타났다.

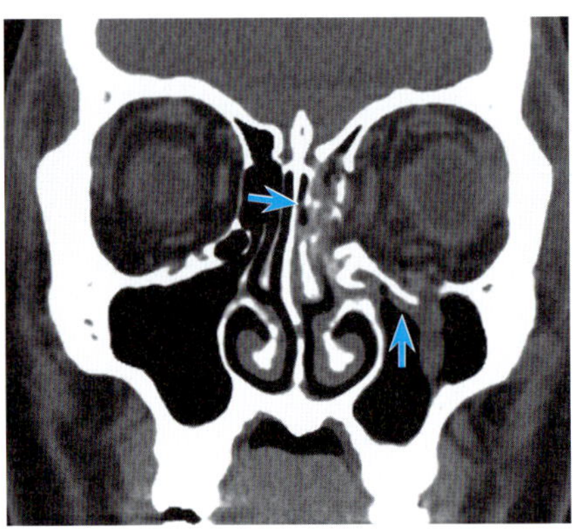

CT(관상면)

■ 병태 및 영상소견

- 얼굴외상 → 눈확내압 항진 → 특히 취약한 눈확 안쪽벽, 아래벽이 파열되었다.
- CT : 뼈벽의 불연속, 눈확 내용물의 탈출이 관찰된다.

[사진 6] 왼쪽 눈확 아래벽 및 안쪽벽이 골절되어 눈확 내용물이 각각 위턱굴(상악동), 벌집뼈동굴(사골동)로 탈출하였다(→).

ESSENTIAL MINIMUM

···› 두경부암(head and neck cancer)의 호발부위(p.162)

- 코인두암(상인두암) : 뒤위벽 → 가쪽오목의 비대칭
- 입인두암(중인두암) : 입천장편도
- 혀암(설암) : 혀 가쪽모서리
- 후두인두암(하인두암) : 조롱박오목

···› 침샘 병변(p.166)

- 종양 : 대부분이 여러형태샘종(다형성종)이며, 경계가 선명한 종양
- 침돌증(타석증) : 턱밑샘에 호발하며, 샘관의 주행과 일치하는 석회화가 나타남

···› 위턱굴 병변(p.168)

- 위턱굴암(상악동암) : 뼈파괴
- 위턱굴염(상악동염) : 동심원상의 점막비대
- 술후성 상악낭 : 술후 수년 이상, 볼부위 낭

···› 갑상샘종(p.174)

미만성 갑상샘종

- 그레이브스병, 하시모토병 : 미만성 비대, CT치 저하

결절성 갑상샘종

- 모래알모양의 석회화 : 샘암종
- ^{201}TICI 후기상 집적 : 샘암종
- ^{67}Ga 집적 : 미분화암, 림프종
- ^{131}I-MIBG 집적 : 속질암
- ^{99m}TC 집적 : 플러머병(기능성 샘암종)

···› 목물혹(p.177)

- 정중경낭종 : 갑상혀관의 일부가 남음, 정중앙 목뿔뼈 높이에 많음
- 측경낭종 : 제2아가미고랑에서 유래, 목빗근의 앞가쪽

···› 목림프절 비대(p.181)

- 중심괴사(+) : 악성 종양의 전이, 결핵성 림프절염
- 중심괴사(−) : 림프종, 기타 림프절염

CHAPTER 3

방사선진단학

3-3 허파·세로칸

종양

- **중추형 폐암 (허파문부형 폐암)** ··· 190
  [관련사항] 중추형 폐암 · 말초형 폐암
- **말초형 폐암 (허파영역형 폐암)** ··· 193
  [관련사항] 간유리 음영(GGO)
- **전이성 폐종양** ··· 196
  [관련사항] 암성 림프관종증/허파영역 다발종양 음영의 감별진단
- **세로칸종양** ··· 199
  가슴샘종/기관지낭종/신경집종
  [관련사항] 복장뒤공간과 심장뒤공간

무기폐 · 폐렴

- **무기폐** ··· 203
- **폐렴** ··· 206
  [관련사항] 원인균에 따른 영상소견의 특징/폐농양/발병기전에 따른 명칭/실루엣징후
- **폐결핵** ··· 212
  [관련사항] 좁쌀결핵/비결핵성 항산균증
- **아스페르길루스종** ··· 216
  [관련사항] 아스페르길루스감염병의 분류/폐포자충폐렴

미만성 허파질환 · 기타

- **특발성 사이질폐렴** ··· 219
  [관련사항] 급성 호흡곤란증후군(ARDS)
- **허파먼지증** ··· 222
  [관련사항] 석면증/기타 이차성 사이질성 허파질환
- **과민성 폐렴** ··· 225
  [관련사항] 호산구폐렴
- **폐기종** ··· 228
  [관련사항] 만성 폐쇄폐질환(COPD)/기관지천식
- **림프관근종증** ··· 231
  랑게르한스세포조직구증(LCH)/허파꽈리미세결석증/미만성 범세기관지염(DPB)/허파꽈리단백증
- **기관지확장증** ··· 234
  [관련사항] 원발섬모운동이상증/스와이어-제임스증후군
- **사르코이드증** ··· 237

가슴막

- **공기가슴증** ··· 239
  [관련사항] 큰공기집 · 작은공기집/세로칸공기증(종격기종)
- **가슴막삼출액** ··· 242
  [관련사항] 특수한 가슴막삼출액
- **가슴막중피종** ··· 245
  [관련사항] 석면 관련 허파병변/가슴막외징후

순환장애

- **허파색전증 · 허파경색증** ··· 248
  [관련사항] 허파동맥확장의 감별진단/원발허파고혈압
- **허파울혈 · 허파부종** ··· 251
- **허파분리증** ··· 254
  [관련사항] 허파동정맥샛길/기관지폐쇄증
- **ESSENTIAL MINIMUM** ··· 257

중추형 폐암(허파문부형 폐암) *lung cancer*

72세 남성. 기침과 발열이 있고 심하게 기침할 때는 2~3mL의 선혈을 토한다. 흡연력 20개비/일×20년이다.

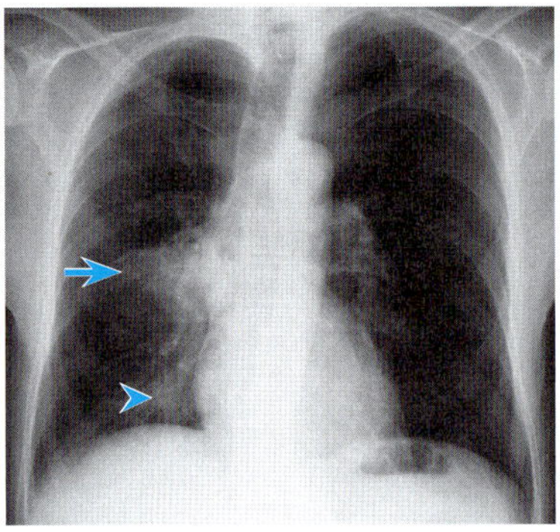

a. X선 사진

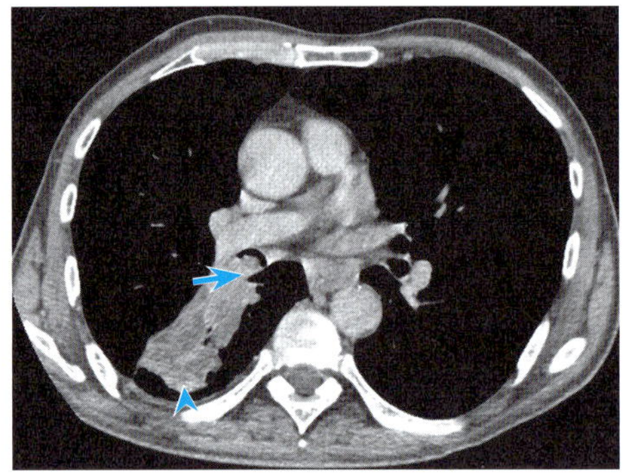

b. CT

[사진 1] a : 오른쪽 허파문부위의 돌출(→)과 오른쪽 아래허파영역의 침윤음영(➤)이 확인된다. 아래허파영역의 음영은 폐렴(pneumonia) 소견이지만, 허파문부위에 종양 음영이 있는 점에서 종양에 동반하는 폐쇄폐렴이 의심된다. b : 오른쪽 허파문부위의 종양이 주기관지 내로 돌출해 있어서 협착되어 있으며(→), 오른쪽 아래엽에 폐렴상이 확인된다(➤).

■ 병태

- 구역기관지까지의 굵은 기관지에서 발생하는 폐암(원발성 폐암의 약 30%)이다.
- 조직형 : **편평세포암종**(squamous cell carcinoma) > **소세포암종**(small cell carcinoma) ≫ 샘암종(adenocarcinoma; 편평세포암종의 80%는 중추형)
- 비교적 초기부터 증상(혈담, 기침)이 나타난다.

■ 영상소견

- **허파문부위의 종양 음영** + 기도폐쇄에 의한 **허파영역의 2차 소견**(폐쇄폐렴, 무기폐)
  - 종양 음영은 초기에는 확인되지 않는 경우도 많으며, 허파영역의 2차 소견(폐렴, 무기폐)이 중요하다.
  - 종양의 윤곽은 **가장자리가 고르지 않다**(분엽상; notch sign).
  - 편평세포암종은 종종 **공동**(cavitas)을 형성(중심괴사)한다.
- **Golden's S sign** : 오른쪽 허파문부위 폐암에 의한 오른쪽 위엽 무기폐[종양 음영, 허탈한 위엽의 윤곽(위중간엽간선)이 역S자형을 그림, → 사진 3]

- **소세포암종** : 종종 초기부터 **허파문**(폐문, pulmonary hilum), **세로칸**(종격, mediastinum)**에 광범위한 림프절전이** → 림프종 등 세로칸종양과 유사하다(→ 사진 2).

▶ 소세포암종

60세 남성. 기침, 체중 감소가 나타났다.

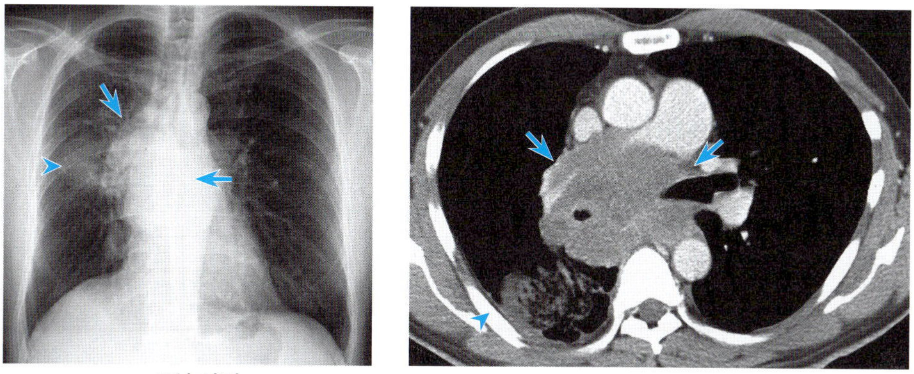

a. X선 사진　　b. CT

[사진 2] a, b : 허파문, 세로칸에 큰 종양을 형성하여 세로칸종양(종격종양, mediastinal tumor)과 같은 형태이다(→). 오른쪽 기관지가 종양에 둘러싸여 있으며 아래엽에 폐쇄폐렴을 동반하고 있다(➤).

중추형 폐암의 영상소견(X선 사진)

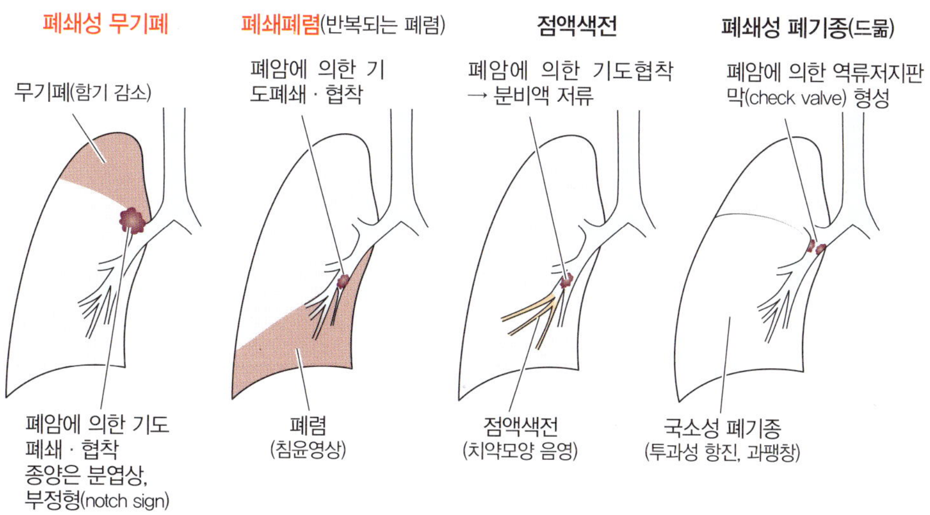

▶ 중추성 폐암에 의한 오른쪽 위엽의 무기폐

60세 남성. 가슴통증, 혈담이 나타났다.

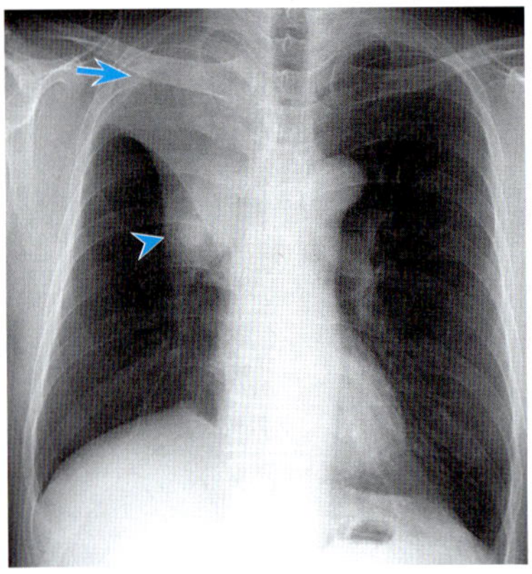

X선 사진

[사진 3] 오른쪽 허파문부위 폐암(➤)에 의한 오른쪽 위엽의 폐쇄성 무기폐(→)이다. Golden's S sign이 확인된다.

Golden's S sign

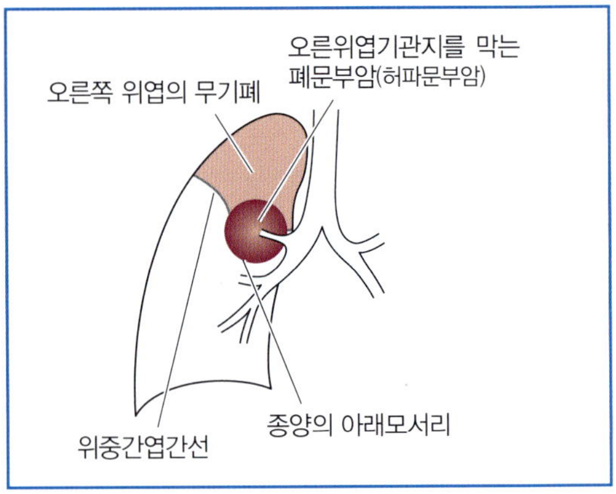

관련사항

중추형 폐암 · 말초형 폐암

	중추형 폐암	말초형 폐암
주요 조직형	편평세포암종, 소세포암종	샘암종
흡연과의 연관성	밀접한 관계 있음	그다지 관계 없음
성비(남:여)	10:1	2:1 (여성 비흡연자의 75%가 샘암종)
임상증상	초기부터 기침, 혈담, 반복되는 폐렴	초기는 무증상
영상소견	허파문부의 종양(분엽상, 공동 형성) 종종 폐쇄폐렴, 무기폐	허파영역 종양(분엽상, 돌기 형성)

말초형 폐암(허파영역형 폐암) *lung cancer*

73세 남성. 무증상이다.

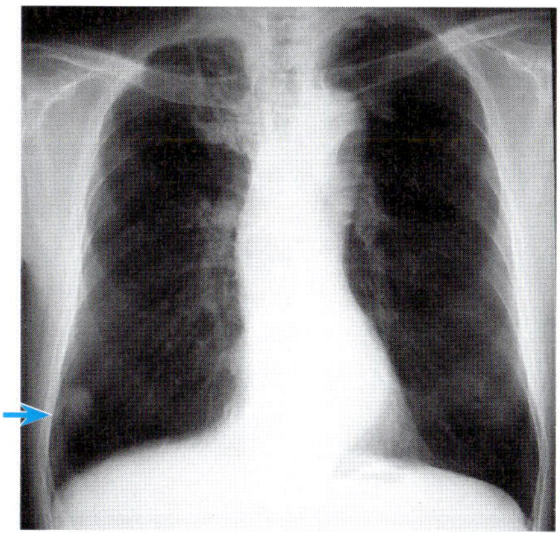

a. X선 사진

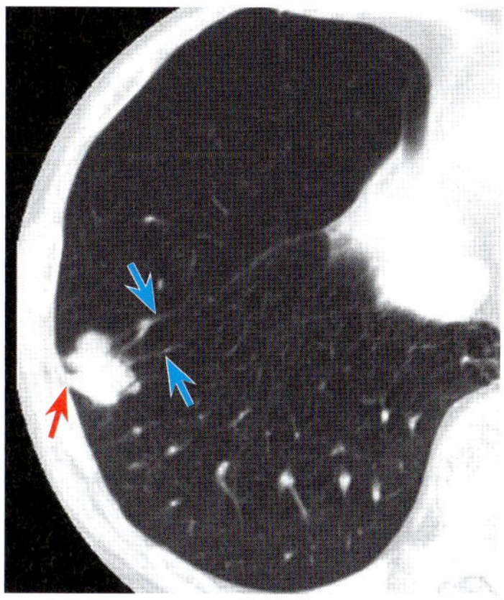

b. CT

[사진 1] a : 오른쪽 아래 허파영역에 옅은 종양 음영이 확인된다(→). b : 분엽상의 윤곽(notch sign)을 나타내며 주위 혈관수속상(→), 가슴막함입상(→)을 동반하고 있다.

병태

- 아구역기관지보다 말초에서 발생하는 폐암(원발성 폐암의 약 70%)이다.
- 조직형 : 샘암종 ≫ 대세포암, 편평세포암종 > 소세포암종
- 증상이 없는 기간이 길고 건강검진에서 발견되는 경우가 증가하고 있다.

영상소견

X선 사진

- 윤곽이 선명하지 않은 희미한 음영 : 고분화형 샘암종이 많다.
- 경계가 선명한 종양 음영 : 저분화형 샘암종, 편평세포암종이 많다.

CT

- 초기에는 간유리 음영(GGO)이 나타난다(→ 관련사항).
- 부정형 종양 음영(분엽상; notch sign, 돌기상윤곽; spiculation)이 나타난다.
  - 분화형 샘암종에서는 저농도, 저분화형 샘암종, 편평세포암종에서는 고농도가 많다.
  - 공동 형성은 편평세포암종에 많다.
- 주위 구조의 변화 : 혈관수속상, 가슴막함입상

관련사항

간유리 음영(ground glass opacity, GGO)

- CT에서 확인되는 **허파영역의 옅은 음영**이다. 배후의 혈관, 기관지 구조를 투시할 수 있다.
- 초기 샘암종에 특징적이지만, 이형샘암종성 과형성(전암상태), 염증성 병변에서 관찰되는 경우도 있다.

▶ 간유리 음영

42세 남성. 무증상이다.

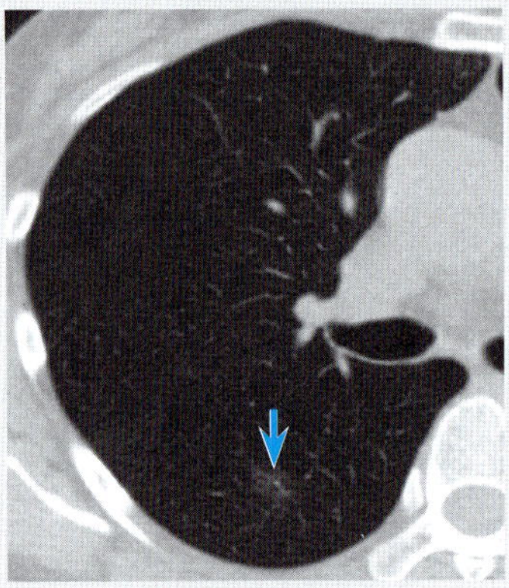

CT

[사진 2] 건강검진에서 간유리 음영(GGO)이 발견되었고(→) 1년 후에 크기가 증가하여 폐암으로 진단받았다.

허파종양성 병변의 감별 : 양성 vs. 악성

		양성	악성
종양 상태	크기*1	작은 것이 많음(< 2cm)	큰 것이 많음(> 3cm)
	윤곽	**매끈**	**가장자리가 고르지 않음** **(분엽상, 돌기상)**
	공동	얇은 벽의 공동	두꺼운 벽의 공동, 부정형
	석회화*2	종종	없음*2
주위 상태	파종성 병변	**있음**(염증성)	없음
	기관지 · 혈관	중추쪽 기관지벽의 비대 (염증성)	**혈관집중상, 가슴막함입상**
임상경과	경과*3	상당히 급속 또는 완만	급속 증가

*1 악성 종양이라도 무증상으로 발견되는 병변은 작은 것이 많으므로 작다고 해서 양성이라고는 할 수 없다.
*2 악성 종양은 석회화를 동반하는 경우가 드물지만, 육아종 등 기존 석회화 병변 외에 추가적으로 발생하는 경우가 있는데, 그 경우는 석회화가 병변의 가장자리 부위에서 확인된다.
*3 배가시간(doubling time)이 1개월 이내인 병변은 염증성 질환이 많고, 2년 이상은 양성 종양이 많다.

관련사항

허파종양성 병변의 감별 : 양성 vs. 악성

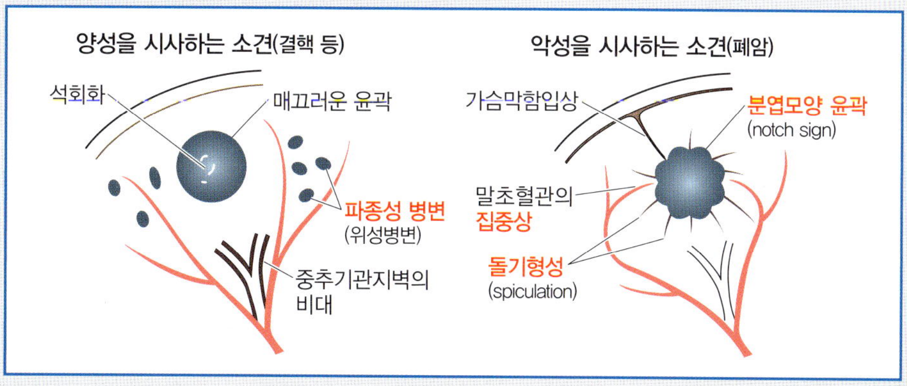

말초형 폐암과 감별이 필요한 허파의 양성 종양

	병리	임상사항	영상소견
과오종 (hamartoma)	정상 조직(기관지연골, 호흡상피, 지방조직 등을 포함)	40세 이상 무증상	경계 선명, 경도 분엽상 30%에 **팝콘모양 석회화**(특징적) CT에서 지방의 저농도를 포함하는 경우 있음
경화혈관종 (sclerosing hemangioma)	허파꽈리상피 유래(본래의 혈관종은 아님)	중년 여성 무증상	경계 선명, 분엽 없음 균일한 연부 농도 아래허파영역에 호발
결핵종 (tuberculoma)	결핵성 육아종	30세 이하의 단발성 음영은 결핵종의 가능성이 높음. 40세 이상에서는 폐암과의 감별이 중요	**석회화**를 동반하는 경우가 많음 주위에 **파종성 병변**(작은 결절 음영, 침윤 음영) S1, S2, S6에 호발
아스페르길루스증 (aspergillosis)	아스페르길루스종(곰팡이덩이, fungus ball)	중장년 기침, 혈담 등. 무증상인 경우도 있음	기존의 공동에 호발 → **초승달징후**(meniscus sign, → p.216)
크립토코쿠스증 (cryptococcosis)	진균성 육아종 (결핵종과 유사)	원발성(기저질환 없음) 속발성(면역저하상태)	단발성 > 다발성 공동을 동반하는 경우가 있어 결핵종과 유사 아래허파영역에 호발

전이성 폐종양 *metastatic lung tumor*

55세 여성. 콩팥세포암종 수술 후 발견되었다.

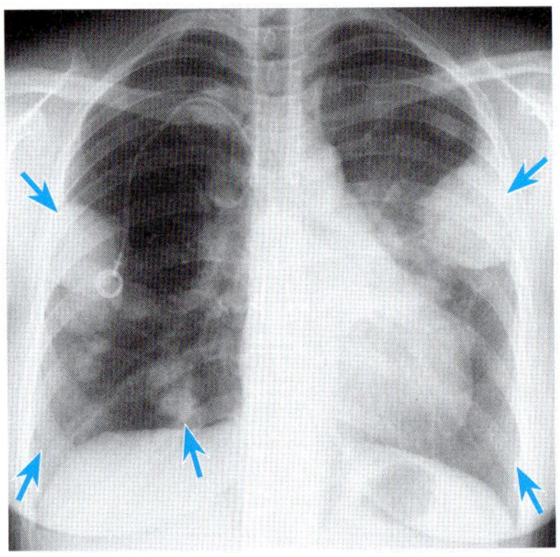

a. X선 사진

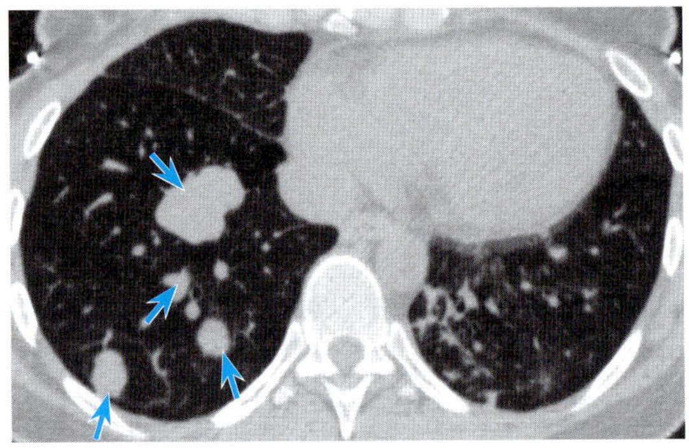

b. CT

[사진 1] a : 양쪽 허파영역에 경계가 선명한 종양 음영이 다발해 있다(→). 수 cm를 넘는 포탄(cannon ball)모양의 음영 소견이다. b : 경계가 선명한 분엽모양 종양이 다발해 있다(→).

■ 병태

- 원발병소 : **소화관암**, **유방암**, 폐암의 허파 내 전이가 많다.

■ 영상소견

- 혈행성 전이 : **경계가 선명**한 허파영역의 **종양 음영**(다발 > 단발)
  - 큰 병소(**포탄모양 음영**) : 콩팥세포암종, 위암, 뼈육종에 많다.
  - 무수한 미세 전이병소 : 갑상샘암, 융모암에 많다(→ 사진 2).
  - 공동 형성 : 편평세포암종에 많다.
- 림프절전이 → 허파문 · 세로칸림프절 비대
- 림프관 파종(암성 림프관증, → 사진 3)

▶ 갑상샘암의 허파전이

73세 여성. 2년 전에 갑상샘유두암으로 갑상샘 적출 후 허파전이를 일으켰다.

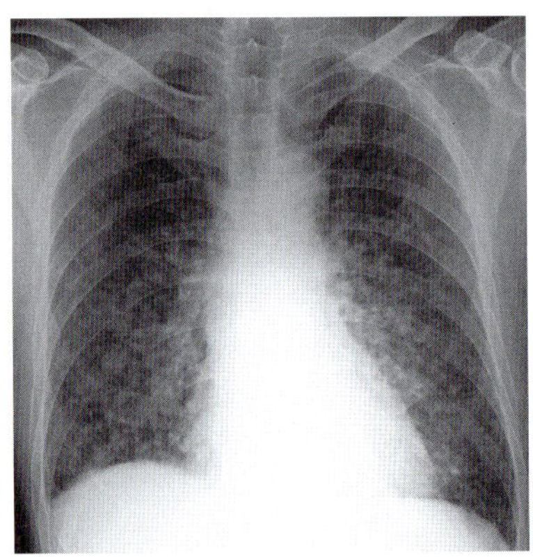

X선 사진

[사진 2] 무수한 미세 전이병소가 다발해 있다. 이러한 전이는 갑상샘암, 융모암에서 종종 관찰된다.

관련사항

■ 암성 림프관종증(carcinomatous lymphangiomatosis)

- 악성 종양이 림프관에 미만성으로 파종되어 있다.
- 허파 전이의 5~10%가 이 형태를 나타낸다(유방암, 위암에 많음).

영상소견

- X선 사진 : 허파문에서 허파영역으로 연속되는 **선모양 · 그물모양 음영**, **가슴막삼출액저류** 등이 관찰된다(→ 사진 3).
- CT : 기관지혈관 주위 사이질의 비대가 확인된다.
- 감별진단 : 사르코이드증(sarcoidosis), 악성 림프종(malignant lymphoma), 사이질폐렴(간질폐렴, interstitial pneumonia)

■ 허파영역 다발종양 음영의 감별진단

		공동	석회화	기타 특징
종양성	전이성 폐암	+ (편평세포암종)		윤곽 선명
	악성 림프종			종종 세로칸림프절 비대
염증성	폐결핵	+	+	위엽에 호발(→ p.212)
	진균증	+		
	폐농양	+		종종 액면형성
혈관성	베게너육아종증	+		코안 · 상기도 병변
	류마티스결절	+		관절 증상
	허파경색증			허파영역 말초, Hampton's hump (→ p.248)
기타	허파먼지증		+	사이질성 음영의 증가(→ p.222)

CHAPTER 3-3

관련사항

▶ 암성 림프관종증

50세 남성. 반년 전에 진행위암으로 위적출술 후 2주일 전부터 운동 시 호흡곤란이 나타났다.

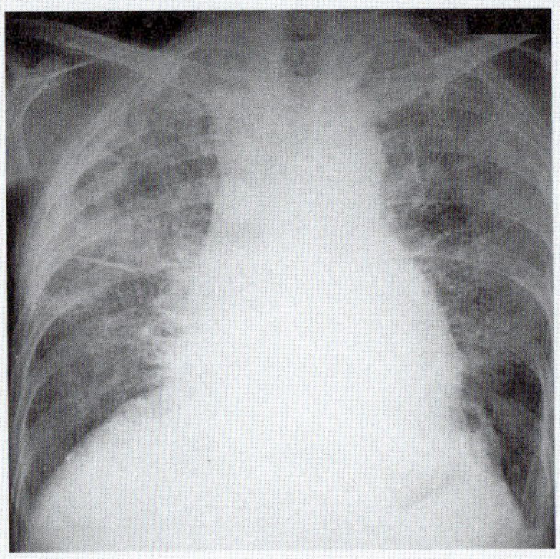

X선 사진

[사진 3] 양쪽 허파영역에 증가된 광범위한 선모양 음영, 그물모양 음영이 관찰된다.

▶ 베게너육아종증

62세 남성. 코피가 나고 코안에 종양이 있다. 베게너육아종증으로 진단된다.

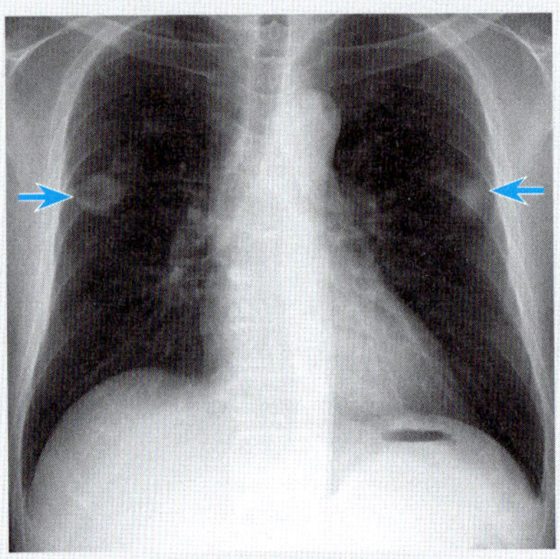

X선 사진

[사진 4] 양쪽 허파영역에 결절음영이 다발해 있으며(→) 일부 공동도 확인된다. 이 사진만으로는 전이성 허파종양과의 감별이 어렵다.

세로칸종양(종격종양) *mediastinal tumor*

■ 가슴샘종(흉샘종, thymoma)

54세 여성. 피로감이 증가되고, 눈꺼풀처짐(안검하수, blepharoptosis)으로 발병하였다. 중증근무력증으로 진단되었다.

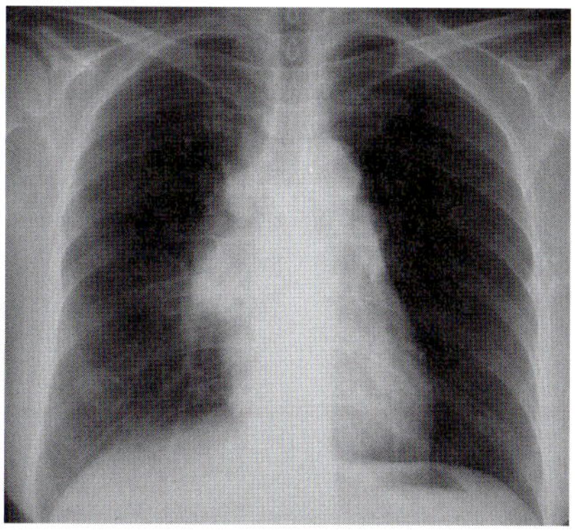

a. X선 사진(정면상)

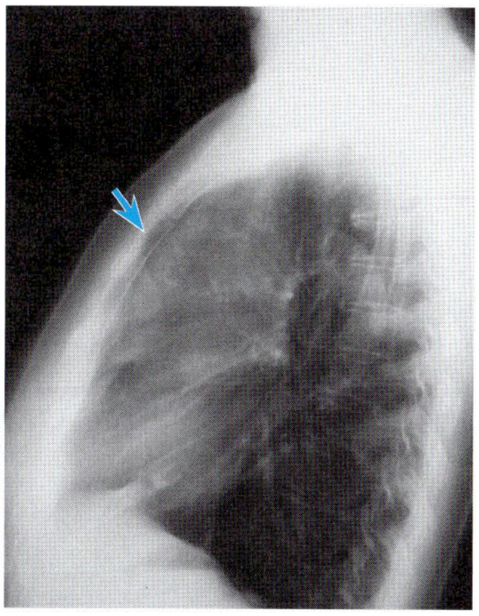

b. X선 사진(측면상)

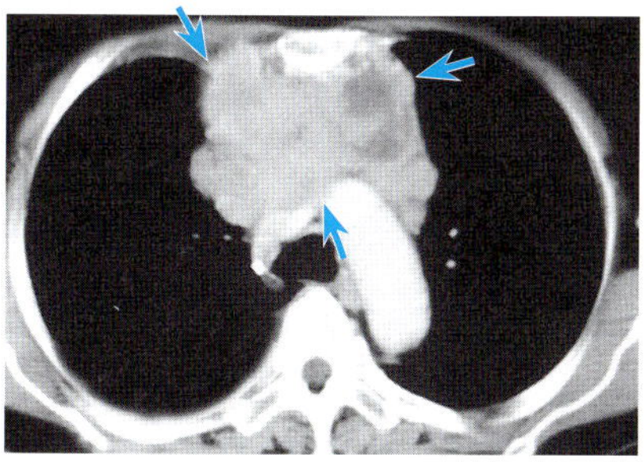

c. 조영 CT

[사진 1] a : 세로칸 오른쪽 위부분의 확대가 확인된다. b : 복장뼈 뒤공간의 반투명상이 사라져 있으며(→), 앞세로칸 병변임을 알 수 있다. c : 앞세로칸에 분엽상의 고르지 않은 충실성 종양이 확인된다(→).

■ 병태

- 세로칸(종격, mediastinum) : 가슴(흉곽, thorax)을 좌우로 나누는 구조를 일컫는다. 복장뼈, 심장 대혈관, 식도, 기도, 척추뼈, 척수 등을 포함하며 다양한 종양이 발생한다.

■ 영상소견

X선 사진

- **세로칸 음영의 확대**, **종양 음영**이 확인된다.

CT

- 세로칸의 충실성 또는 낭성 종양 음영 → 존재 부위에 따라 감별한다.

세로칸의 구분

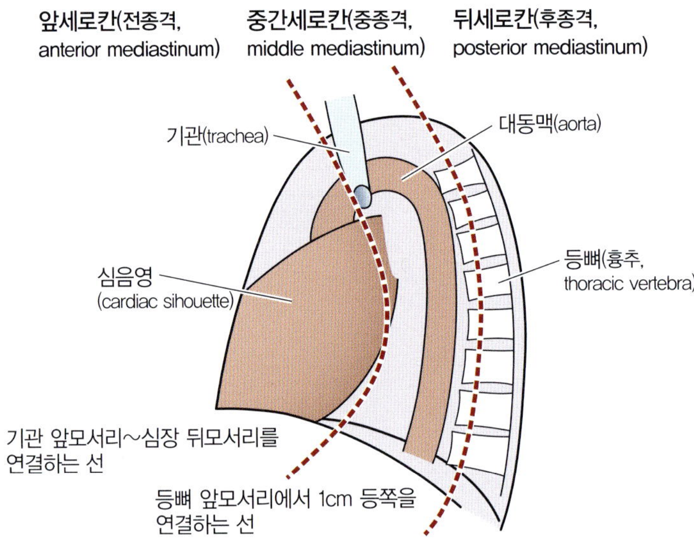

세로칸종양의 감별진단

		호발부위			기타 특징
		앞 세로칸	중간 세로칸	뒤 세로칸	
종양	가슴샘종(thymoma)*1	◎			석회화를 동반하는 경우가 있으며 30%로 중증 근무력증이 합병
	기형종(teratoma)*1	◎			높은 비율로 석회화, 지방을 함유
	갑상샘종(goiter)*1	◎	○		삼킴운동에 의해 상하운동이 나타남
	악성 림프종 (malignant lymphoma)	○	○	○	고르지 않은 충실성 종양, 종종 허파 문에도 병변이 있음
	신경원성 종양 (neurogenic tumor)			◎	종종 낭상, 석회화는 드묾(→ 사진 3)
	식도종양 (esophageal tumor)		○		식도조영으로 확인
선천성 낭종	가슴샘낭종(thymic cyst)	○	○		조영 효과가 나타나지 않음(→ 사진 2)
	기관지낭종 (bronchogenic cyst)		○		
	심막낭종(pericardial cyst)	○	○		

		호발부위			기타 특징
		앞 세로칸	중간 세로칸	뒤 세로칸	
기타*2	대동맥자루 (aortic aneurysm, → p.280)	○	○	○	벽의 석회화, 강한 조영 효과
	이완불능증 (achalasia, → p.296)		○		액면형성, 가스상
	가로막탈장(diaphragmatic hernia, → p.321)	○ 모르가니 공탈장	○ 식도열공 탈장	○ 보흐달레크 공탈장	액면형성, 가스상

*1 가슴샘종(thymoma), 갑상샘종양(thyroid tumor), 기형종(teratoma)을 '3개의 T'라고 하며 앞세로칸종양의 감별로서 중요하다.
*2 본래 세로칸종양은 아니지만, 영상소견, 특히 X선 사진에서 감별이 필요한 질환이다.

▶ 기관지낭종(bronchogenic cyst)

23세 남성. 무증상이다.

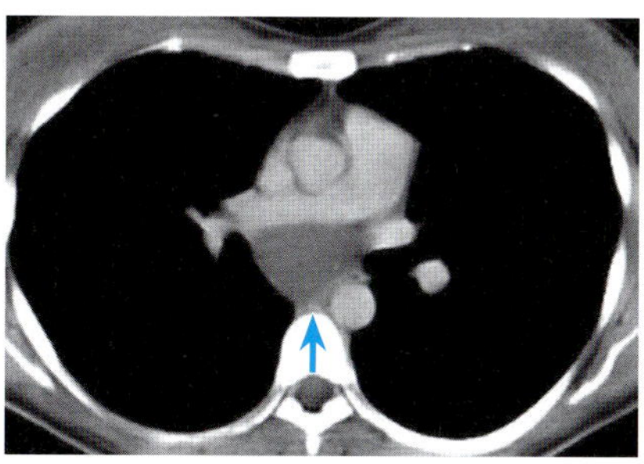

조영 CT

[사진 2] 기관분지부 바로 아래에 조영 효과가 없는 저흡수성 종양이 확인된다(→).

▶ 신경집종(신경초종, neurilemmoma)

30세 남성. 등 부위 통증 외에는 증상이 없다.

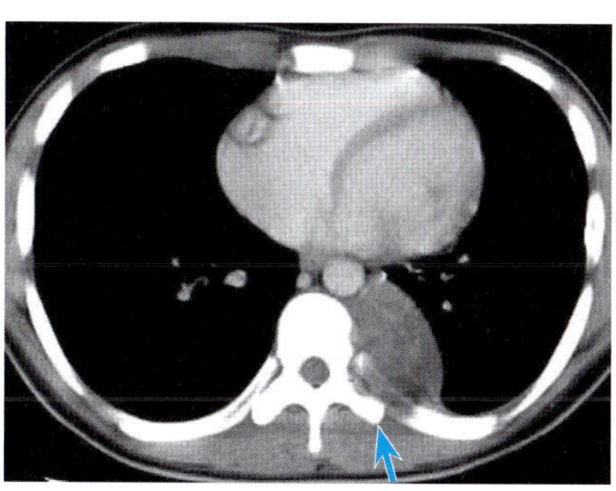

조영 CT

[사진 3] 뒤세로칸에 경도의 조영 효과를 나타내는 저흡수성 종양이 확인된다(→).

관련사항

■ 복장뒤공간과 심장뒤공간

- X선 사진(측면상) : 이 두 곳은 반투명상(저농도)으로 보이는 것이 정상이다. 이 반투명상이 소실된 경우에는 병변을 의심해야 한다. 특히 세로칸병변은 정면상에서는 잘 보이지 않는 경우도 있으므로 주의가 필요하다.
  - **복장뒤공간**(흉골후강, retrosternal space) → 앞세로칸, 허파 위엽의 병변
  - **심장뒤공간**(심후강, retrocardiac space) → 중간 · 뒤세로칸, 허파 아래엽의 병변

복장뒤공간과 심장뒤공간

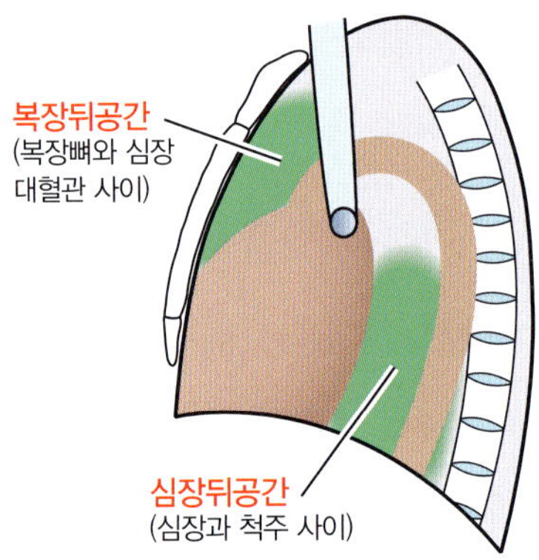

무기폐 *atelectasis*

■ 오른중간엽 무기폐

40세 남성. 발열, 기침이 있다.

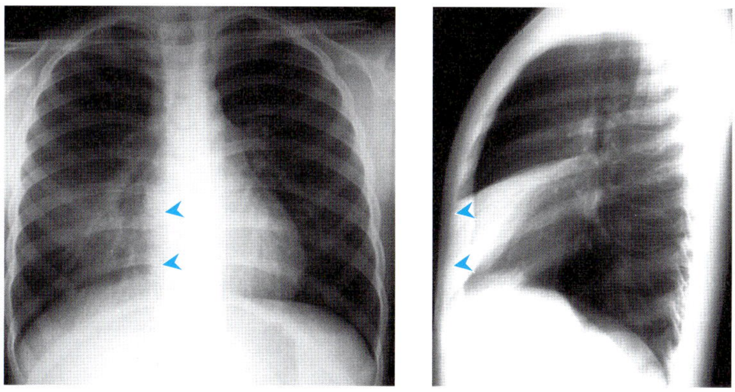

a. X선 사진(정면상)　　b. X선 사진(측면상)

[사진 1] a : 오른쪽 아래허파영역에 불투과 음영이 있고 심음영의 윤곽이 선명하지 않다(실루엣징후 양성, ➤). b : 쐐기모양의 불투과 음영이 확인된다.

■ 오른위엽 무기폐

45세 여성. 가슴통증, 발열이 있다.

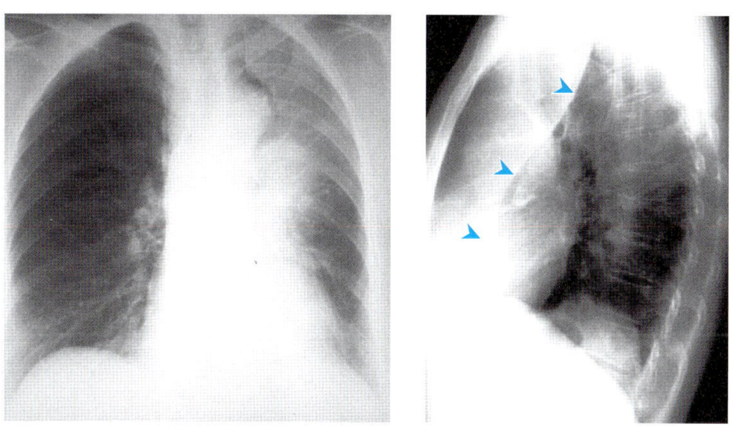

a. X선 사진(정면상)　　b. X선 사진(측면상)

[사진 2] a : 왼쪽 허파영역 전체에 베일을 씌운 것 같은 희미한 불투과 음영이 확인된다. b : 앞가슴벽에 평행하는 편평한 불투과 음영(➤)이 확인된다.

■ 병태

- 허파꽈리의 공기가 소실되어 허파용적이 저하된 상태로, 폐허탈(pulmonary collapse)이라고도 한다.

무기폐의 원인

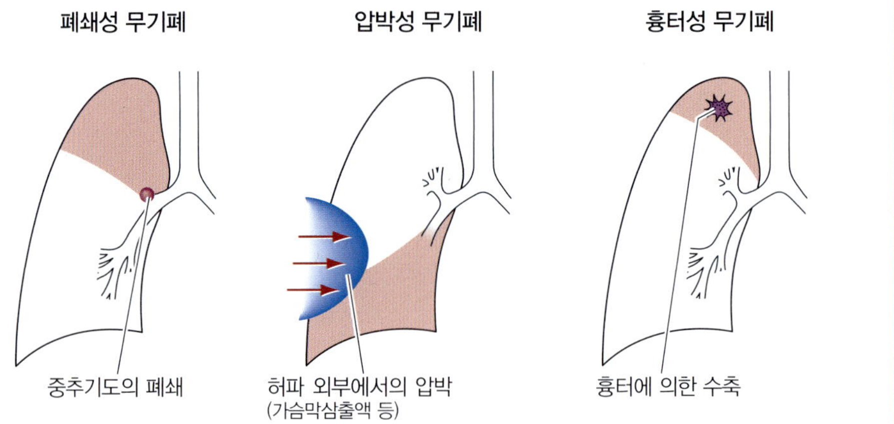

■ 영상소견

- 허파문(폐문, pulmonary hilum)을 정점으로 하는 쐐기모양의 균일한 불투과 음영(다만 윈위엽은 다소 특수한 형상이 됨)이 나타난다.
- 세로칸 음영이 환부측으로 편위되었다.

무기폐의 영상진단(X선 사진)

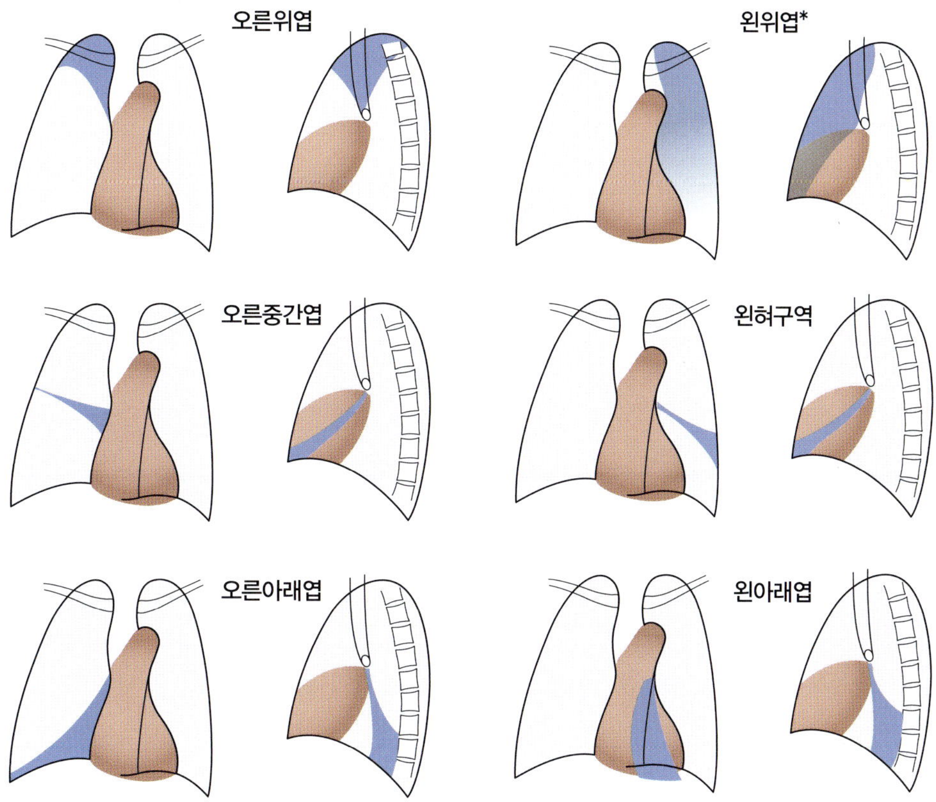

* 왼위엽의 무기폐는 다른 부위와 달리 정면상에서 쐐기모양이 되지 않고 허파영역에 베일을 씌운 것 같이 경계가 선명하지 않은 불투과 음영이 된다(→ 사진 2).

폐렴 *pneumonia*

■ 허파꽈리성 폐렴(폐포성 폐렴, alveolar pneumonia)

49세 남성. 39℃대 발열, 기침, 농성 가래가 있다.

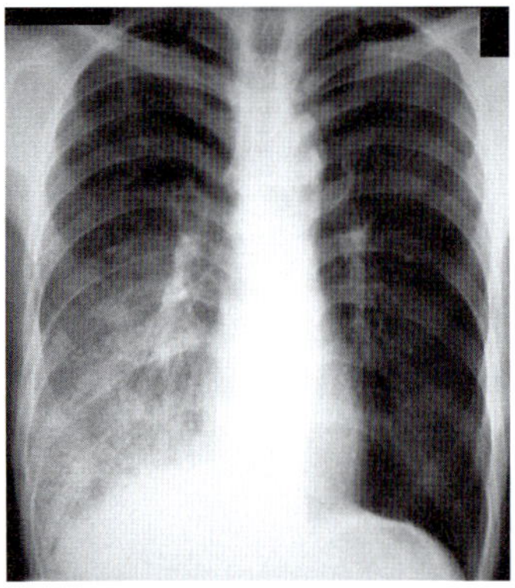

a. X선 사진

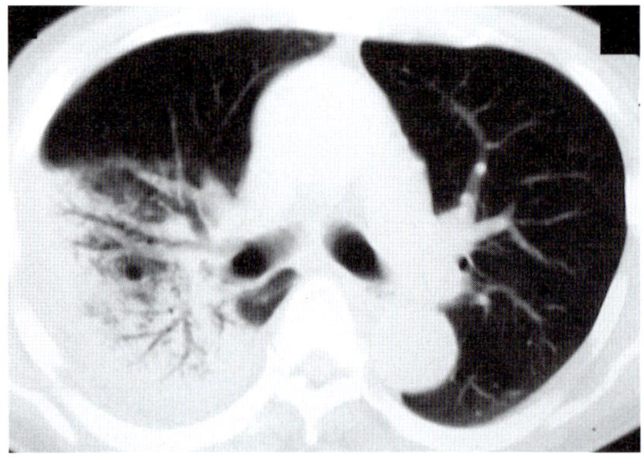

b. CT

[사진 1] a : 오른쪽 아래허파영역에 광범위하고 농후한 침윤 음영이 있으며, 내부에 기관지의 반투명상(공기기관지조영상, air bronchogram)이 확인된다. b : 오른아래엽의 공기가 상실되어 내부에 기관지의 반투명상이 확인된다.

■ 기관지폐렴(bronchopneumonia)

38세 여성. 37℃대 발열, 건성기침이 나타났다.

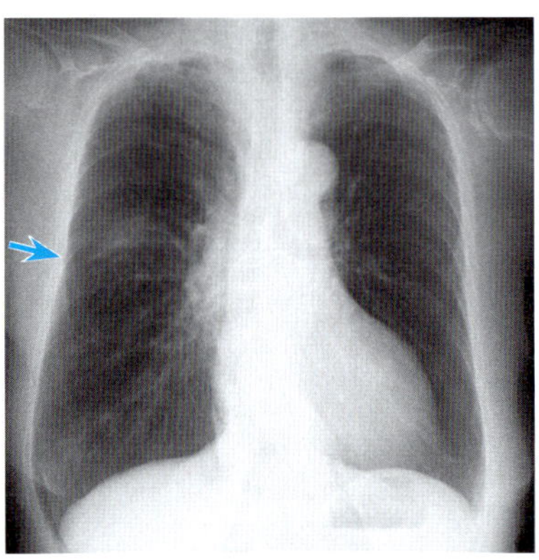

a. X선 사진

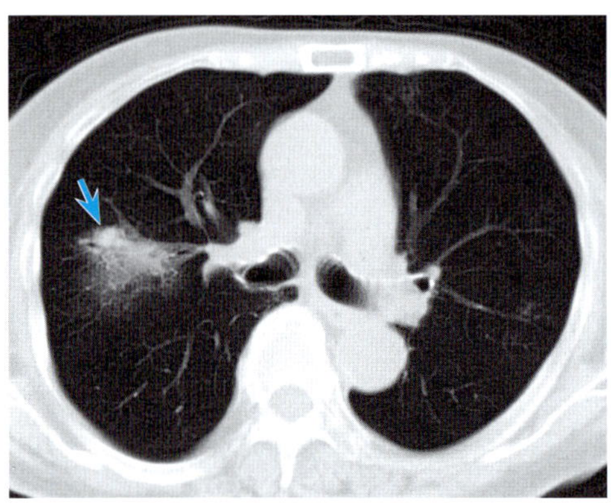

b. CT

[사진 2] a : 오른위엽에 경계가 선명하지 않은 반점모양의 침윤 음영이 확인된다(→). b : 오른위엽의 병변은 불균일한 허파꽈리성 병변이다(→).

병태

원인균

- 지역사회폐렴(시중폐렴, community-acquired pneumonia) : 폐렴알균, 인플루엔자막대균, 미코플라스마, 클라미디아 등
- 병원내폐렴(원내폐렴, hospital acquired pneumonia) : 녹농균, 무산소성균, 황색포도알균 등

병변의 존재 부위

- **허파꽈리성 폐렴**(폐포성 폐렴, alveolar pneumonia) : 허파꽈리에 감염 → 콘구멍(pore of Kohn)을 통해 인접한 허파꽈리로 급속하게 진행 → 종종 한 엽 전체를 침범한다[엽폐렴(**대엽성 폐렴**, lobar pneumonia)이라고도 함].
- **기관지폐렴**(bronchopneumonia) : 세기관지 점막에 감염 → 주위의 허파꽈리 → 소엽 전체로 진행한다(**구역성 폐렴**이라고도 함).
- **사이질폐렴**(간질폐렴, interstitial pneumonia) : 세기관지 점막에 감염 → 기관지 주위 사이질 · 소엽사이질로 진행한다.

영상소견

허파꽈리성 폐렴

- **농후**하고 **경계가 선명하지 않은 불투과 음영**, **침윤 음영**이 나타난다.
- 종종 한 엽 전체에 침범한다(**엽폐렴**).
- **공기기관지조영상**(air bronchogram)이 나타난다.

기관지폐렴

- **반점모양**, **경계가 선명하지 않은 불투과 음영**이 나타난다.
- 구역성이며 종종 다발성으로 나타난다.

사이질폐렴

- 기관지벽의 비대에 의한 **선모양 · 그물모양의 음영**이 나타난다.
- 기관지혈관 주위 사이질의 비대가 나타난다.

1
2
3-1
3-2
CHAPTER
3-3
3-4
3-5
3-6
3-7
3-8
3-9
4
5

폐렴의 영상소견

	허파꽈리성 폐렴	기관지폐렴	사이질폐렴
영상소견	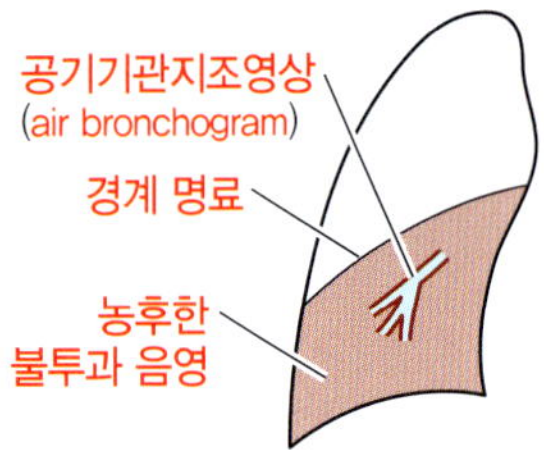	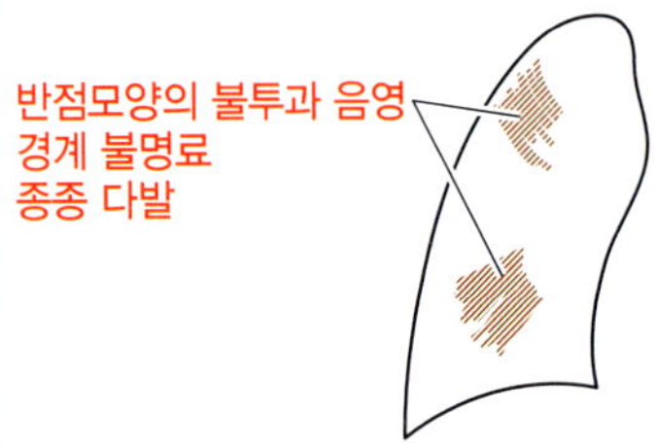	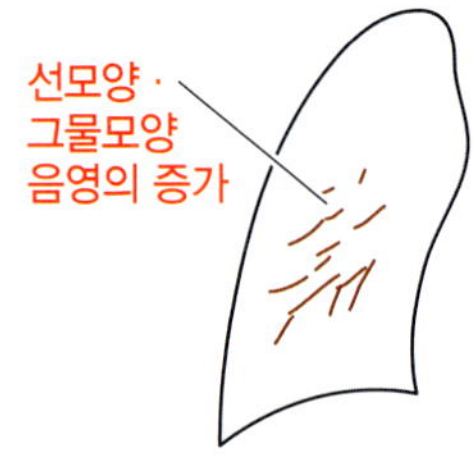

허파꽈리성 음영과 사이질성 음영

	허파꽈리성 음영		사이질성 음영	
영상소견	반점모양 음영 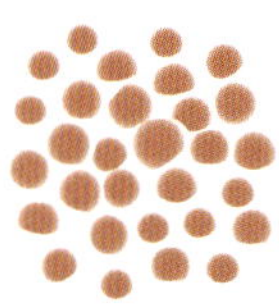	침윤 음영 농후한 불투과 음영 	선모양 · 그물모양 음영 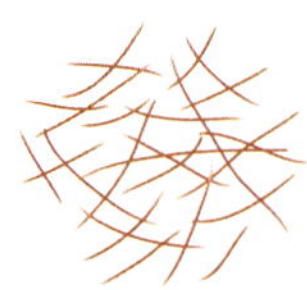	벌집모양 음영 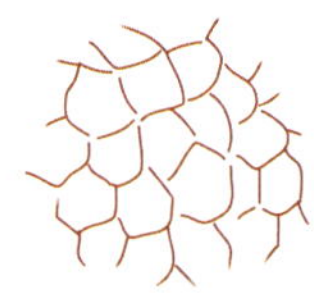
	침윤 음영 내의 공기기관지조영상 (air bronchogram) 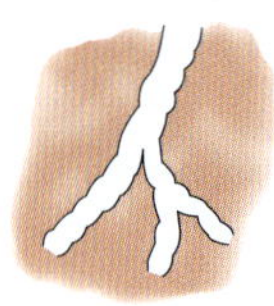	나비모양 음영 (허파문 주위의 침윤 음영) 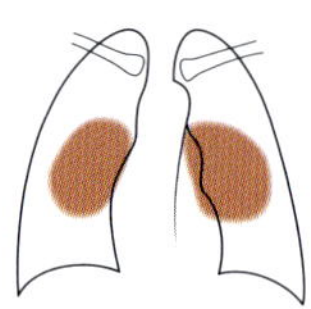	입자모양 · 작은결절모양 음영 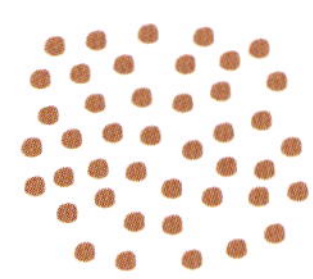	간유리 음영 
주요 질환	허파꽈리성 폐렴, 기관지폐렴		(감염성) 사이질폐렴, 특발성 사이질폐렴	

관련사항

■ 원인균에 따른 영상소견의 특징

원인균과 영상소견은 반드시 일치하지 않지만 어느 정도의 특징이 있다.

영상소견	많은 원인균
전체상	
허파꽈리성 폐렴	**폐렴알균**, **클레브시엘라막대균**, 레지오넬라
기관지폐렴	**황색포도알균**, **인플루엔자균**, **미코플라스마**, 바이러스 등
사이질폐렴	바이러스, 미코플라스마 등
분포	
위엽 우위	**결핵균**, 진균
중간엽 · 혀구역에 국한	**비결핵성 항산균**
허파문 중심(나비모양 음영)	**폐포자충**, 거대세포바이러스
병변의 성질	
융기성	**클레브시엘라막대균**, 폐렴알균, 레지오넬라
낭종 형성(pneumatocele)	**황색포도알균**, 녹농균, 무산소성균, 클레브시엘라막대균
음영 다발(종종 공동을 동반)	황색포도알균(다른 병변에서 혈행성 전이폐렴)
좁쌀모양 음영 다발	결핵균, 진균
공동 형성 · 폐농양 형성	**황색포도알균**, **녹농균**, **무산소성균**, 클레브시엘라막대균
간유리 · 반점모양 음영, skip lesion	이형 폐렴(레지오넬라, 미코플라스마, 바이러스 등)
수반소견	
대량의 가슴막삼출액	무산소성균, 그람음성막대균, 레지오넬라
허파문림프절비대	**결핵균**, 진균
병변의 경과	
급격하게 변화	그람음성막대균
서서히 변화	결핵균, 비결핵성 항산균, 진균

■ 폐농양(pulmonary abscess)

- 고름형성균(화농균, pyogenic bacterium)에 의한 허파꽈리성 폐렴이 괴사를 일으켜 고름집(농양, abscess)을 형성(황색포도알균, 무산소성균이 많음)한다.
- 폐렴 음영 중에 **액면 형성을 동반하는 공동음영**(→ p.243)이 나타난다.

관련사항

▶ **폐농양**

58세 남성. 발열과 함께 대량의 농성 가래를 배출한다.

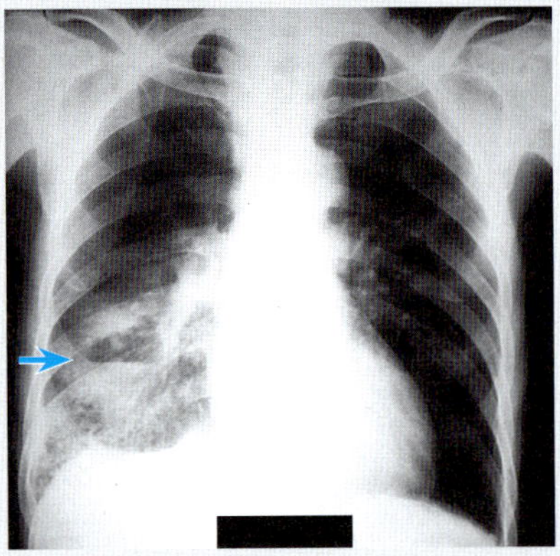

X선 사진

[사진 3] 오른쪽 아래허파영역의 광범위한 침윤 음영(허파꽈리성 폐렴) 속에 액면 형성(→)을 동반하는 고름집 공간이 확인된다.

■ 발병기전에 따른 명칭

- **폐쇄폐렴**(obstructive pneumonia) : 중추기관지의 폐쇄에 동반되는 폐렴이다. 폐문부폐암, 이물질 등
- **흡인폐렴**(aspiration pneumonia)
  - 만성 불현성 흡인폐렴 : 노인, 장기간 병상 생활자에게 많다. 그람음성막대균, 무산소성균, 황색포도알균 등 → 아래엽, 등쪽 기관지폐렴상
  - 멘델슨증후군(Mendelson's syndrome) : 급성, 대량의 위 내용물의 흡인 → 허파부종(폐부종)

■ 실루엣징후(silhouette sign)

- 정의 : X선 흡수계수가 거의 같은 두 가지 구조 A, B에서 **둘의 경계(윤곽)가 보이지 않는 경우 A와 B는 서로 접해 있다.** 이때 A와 B의 **실루엣징후가 양성**이다. 반대로 둘의 경계가 보이는 경우 즉, A와 B의 실루엣징후가 음성인 경우는 A와 B가 접해 있지 않다.
- 의의 : 가슴 X선 정면상에서 폐렴, 무기폐 등의 음영이 있을 때 측면상이나 CT를 찍지 않아도 그 병변 부위를 파악할 수 있다.

관련사항

실루엣징후 판정법(가슴 X선 정면상)

음영의 위치		주목해야 하는 윤곽선	실루엣징후	
			양성(윤곽 소실)	음성(윤곽 보존)
오른 허파	위 · 중간 허파영역	심장 오른모서리 위부분(→ 그림 1) 오름대동맥	위엽(S3)	위엽(S1, S2)
	중간 · 아래 허파영역	심장 오른모서리 아래부분(→ 그림 2) 오른쪽 가로막(→ 그림 3)	중간엽 아래엽	아래엽 중간엽
왼 허파	위 · 중간 허파영역	심장 왼모서리 위부분(→ 그림 4) 대동맥활부(→ 그림 5)	위엽(S3) 위엽(S1 + 2)	위엽(S1 + 2) 위엽(S3)
	중간 · 아래 허파영역	내림대동맥(→ 그림 6) 심장 왼모서리 아래부분(→ 그림 7) 왼쪽 가로막(→ 그림 8)	아래엽 위엽(혀구역) 아래엽	위엽(혀구역) 아래엽 위엽(혀구역)

그림 1 : 심장 오른모서리 위부분　그림 2 : 심장 오른모서리 아래부분　그림 3 : 오른쪽 가로막　그림 4 : 심장 왼모서리 위부분

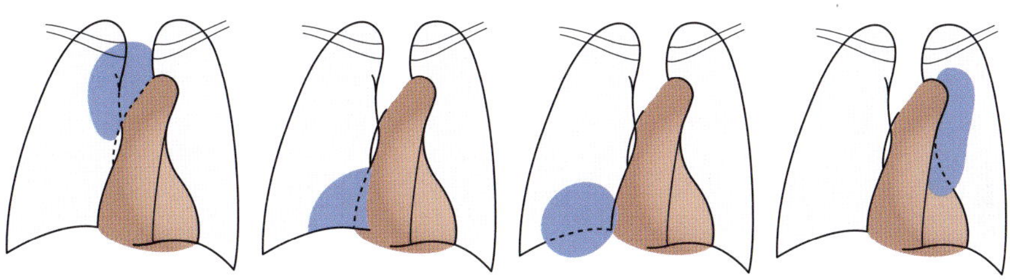

그림 5 : 대동맥활부　그림 6 : 내림대동맥　그림 7 : 심장 왼모서리 아래부분　그림 8 : 왼쪽 가로막

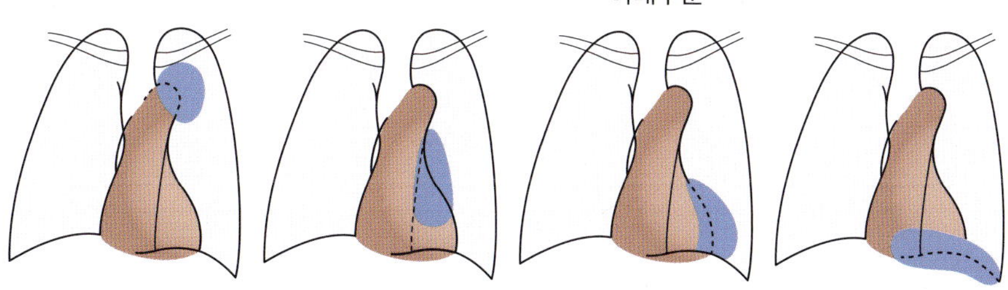

폐결핵 *pulmonary tuberculosis*

32세 여성. 감기가 낫지 않고 미열, 전신권태감이 계속되며 혈담을 배출하였다.

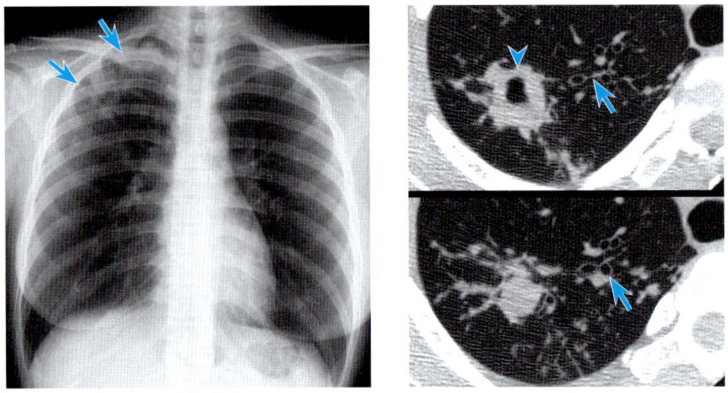

a. X선 사진　　b. CT

[사진 1] a : 오른위엽에 불균일한 침윤 음영이 확인된다(→). b : 두꺼운 벽에 공동을 동반하는 결절모양 음영(➤) 주위에 작은 입자모양, 가지모양(나무의 싹모양)의 중심소엽성 음영이 다발해 있다. 중추쪽 기관지벽이 비대해 있다(→).

■ 병태

- 1차 폐결핵 : 첫 감염 → **원발복합체**(초기변화군, primary complex)를 형성 → 대부분은 임상적으로 '치유'되지만, 결핵균은 휴면 상태로 잠복한다.
- 2차 폐결핵 : 면역력 저하 등을 계기로 **재발** → **침윤성 병변** + 종종 **공동**을 형성한다.

폐결핵의 병태

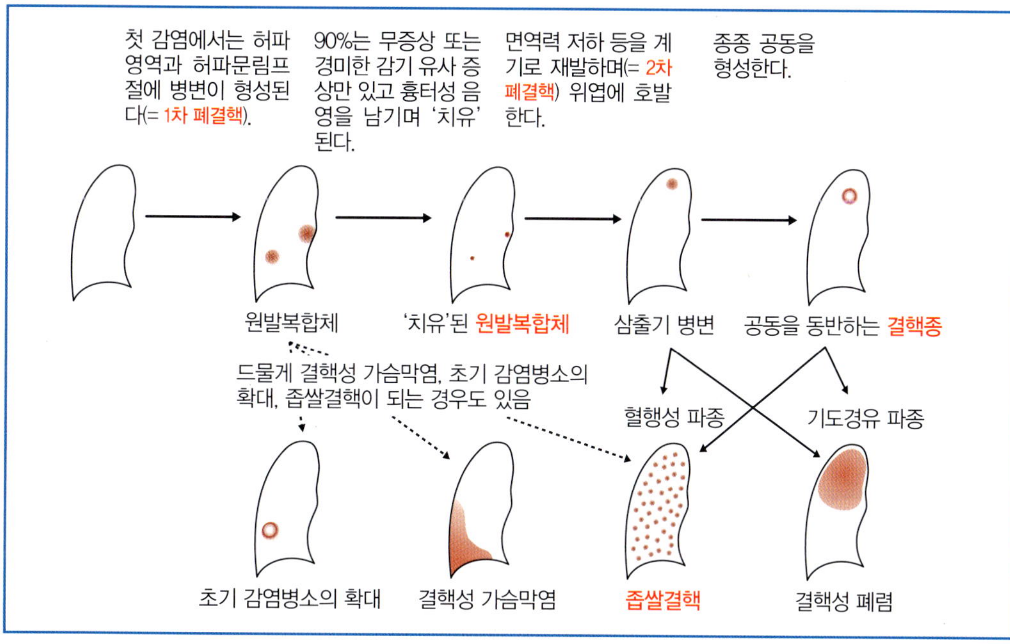

■ 영상소견

폐결핵의 영상소견

	1차 폐결핵	2차 폐결핵
병태	첫 감염 결핵	휴면 병소의 재발
연령	소아 > 성인	성인 > 소아
임상상	90%는 무증상 일부 가슴막염	미열, 가래, 기침 좁쌀결핵 → 고열, 전신 병변
호발부위	특별히 없음(다소 아래엽에 많음)	위엽(S1~S3), 아래엽 S6
영상소견	허파영역의 침윤 음영 + 허파문림프절 비대(원발복합체)	주 병소 = 허파영역의 침윤 음영, 공동을 동반하는 결핵종 주 병소 주위의 파종 음영 중추쪽 기관지의 비대상 CT : 중심소엽성 음영*(tree–in bud appearance 등)

* 중심소엽성 음영 : 허파 2차 소엽을 중심으로 하는 음영으로, 고분해력 CT에서 입자모양 음영, 가지모양 음영으로서 파악된다. 가지모양 음영은 나무 싹모양 음영(tree–in–bud appearance)이라고도 한다. 폐결핵에 많이 관찰되지만, 민감성 폐렴, 미만성 범세기관지염(DPB, → p.232) 등에서도 관찰된다.

관련사항

좁쌀결핵(속립결핵, miliary tuberculosis)

- 결핵균이 혈행성으로 온몸에 파종된 상태이다.
- 온몸의 장기에 미세병변이 다발한다.

▶ 좁쌀결핵(폐결핵)

35세 남성. 39℃대의 발열이 있다.

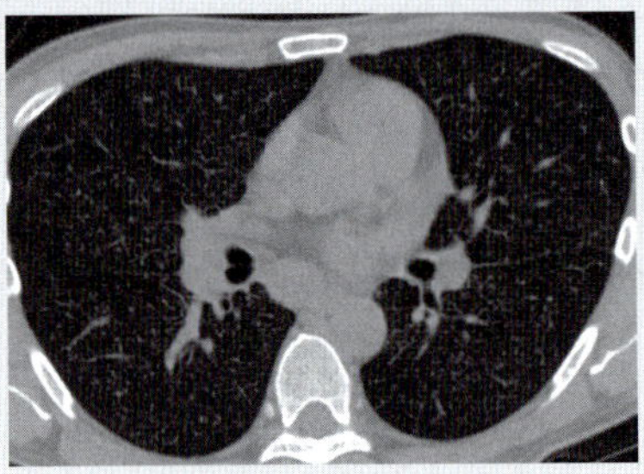

CT

[사진 2] 양쪽 허파영역에 미만성의 입자모양 음영이 무수히 다발해 있다.

관련사항

■ 비결핵성 항산균증(nontuberculous mycobacteria)

- 항산균으로 분류되는 미코박테리움속(*Mycobacterium*) 가운데 결핵균, 나병균을 제외한 균이다.
- *Mycobacterium avium* complex(MAC)가 많다.
- 중장년 여성의 오른중간엽, 왼혀구역에 호발한다.
- 기관지 확장을 동반하는 염증성 병변(다발한 입자모양 음영)이 특징적이다.
- 임상소견, 영상소견 모두 폐결핵과의 감별이 어려운 경우가 있다.

▶ **비결핵성 항산균증(기관지확장형)**

52세 여성. 반년 전부터 기침, 가래, 혈담이 나타났다.

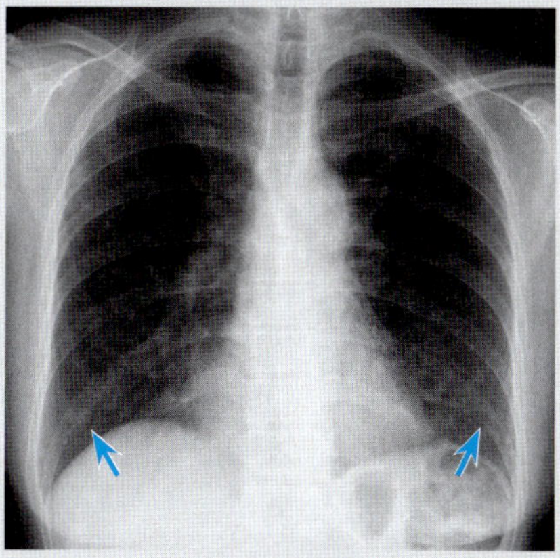

a. X선 사진

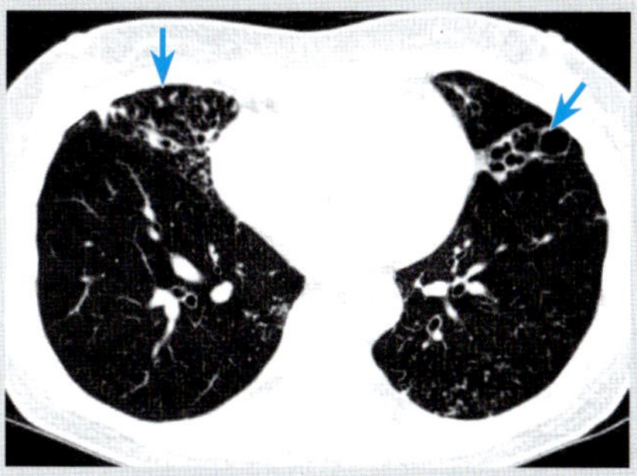

b. CT

[사진 3] a : 양쪽 아래허파영역에 입자모양~반점모양 음영이 증가되어 있다(→). b : 오른중간엽, 왼위엽 허구역에 기관지확장상과 입자모양 음영이 확인된다(→).

아스페르길루스종 *aspergilloma*

57세 남성. 40년 전에 왼위엽에 폐결핵을 앓았던 과거력이 있다. 1년 전부터 기침, 혈담이 나타났다.

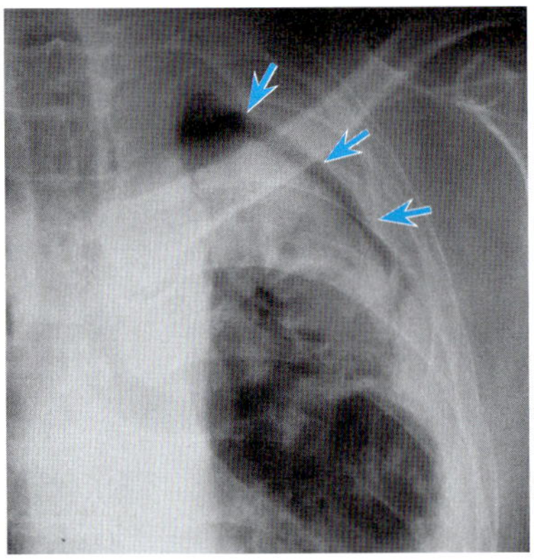

a. X선 사진

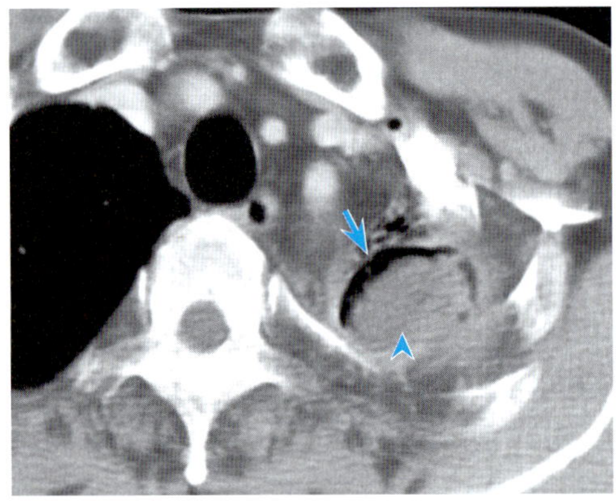

b. CT(바로누운자세)

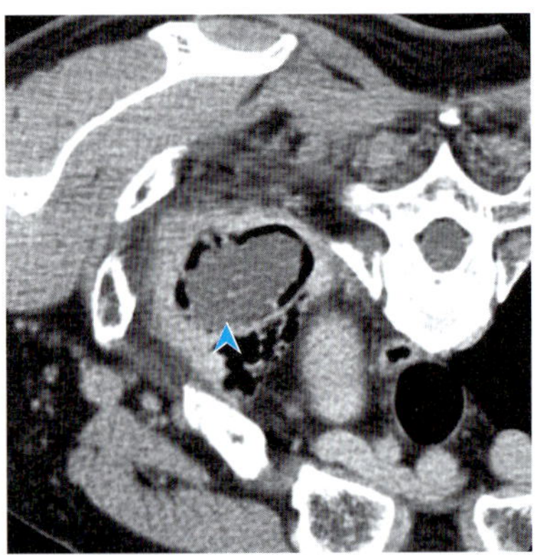

c. CT(엎드린자세)

[사진 1] a : 왼위엽에 종양상 음영이 있고 그 주위에 초승달모양 음영(crescent sign)이 확인된다(→). b : 공동 내에 종양상 음영(곰팡이덩이)이 확인된다(➤). c : 체위 변경에 따라 곰팡이덩이(➤)가 중력 방향으로 이동한다.

■ 병태

- 진균인 아스페르길루스(*Aspergillus*)의 아포를 흡입 → 기존 공동, 낭종, 기관지확장 등의 비정상 공간에 정착 → **곰팡이덩이**(균구, fungus ball)를 형성한다.
- 허파(특히 **진구성 결핵공동**)가 가장 많은데, 코곁굴에 곰팡이덩이를 만드는 경우도 있다.
- 혈담, 발열 등의 원인이 되지만, 무증상인 경우도 많다.

■ 영상소견

- **공동** + **곰팡이덩이** = **초승달모양 음영**(crescent sign, meniscus sign)
- 체위에 따라 공동 내의 곰팡이덩이가 이동하면 더 확실하다.

관련사항

아스페르길루스감염병의 분류

- 아스페르길루스종(aspergilloma; 가장 많음)
- 알레르기기관지폐아스페르길루스증[allergic bronchopulmonary aspergillosis, ABPA(호산구폐렴의 하나, → p.227)]
  - 주로 천식 증상이 나타난다.
  - 이동성 허파침윤 음영이 확인된다.
  - 점액색전(mucoid impaction) → 기관지를 따라 굵은 밧줄모양 음영(치약모양 음영, tooth-paste appearance, → p.235)이 나타난다.
- 침습성 아스페르길루스증(invasive aspergillosis) : 면역저하 상태에서 감염 → 중증 폐렴(세균성 폐렴과의 감별이 어려움)

▶ 알레르기기관지폐아스페르길루스증(ABPA)

50세 남성. 천식발작을 반복하며 종종 혈담이 동반된다.

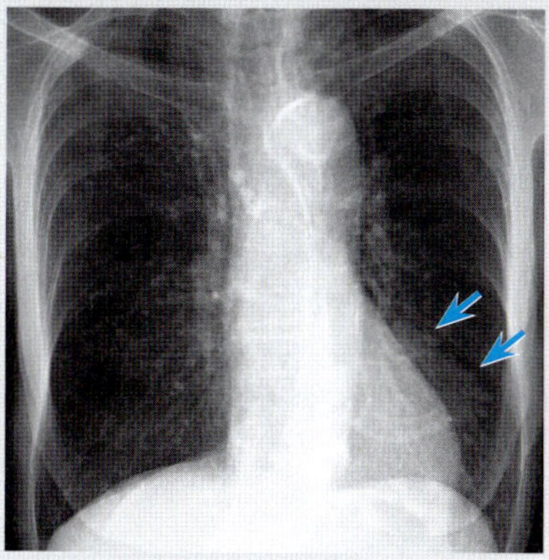

a. X선 사진

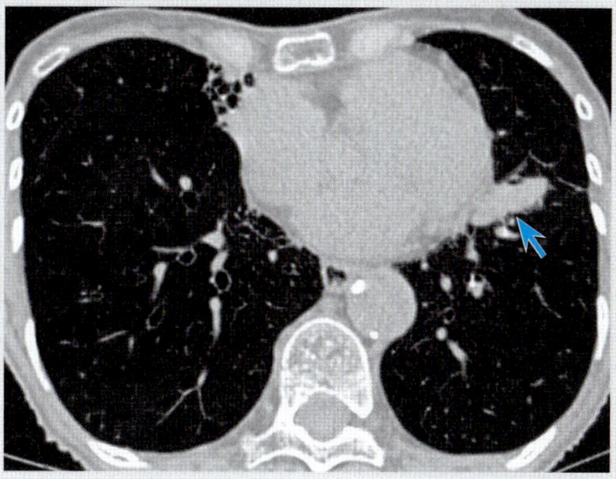

b. CT

[사진 2] a · b : 왼쪽 허구역에 굵은 밧줄모양 음영이 확인된다(→ 치약모양 음영).

관련사항

■ 폐포자충폐렴(Pneumocystis carinii pneumonia)

- 사람폐포자충(*Pneumocystis jiroveci*)의 기회감염으로, AIDS(후천면역결핍증후군, acquired immune deficiency syndrome)에 많다.
- 가슴 X선 사진, CT
  - 미만성, 다발성 **간유리 음영**
  - 종종 **나비모양 음영**(→ p.252)
- Ga 섬광조영술 집적

▶ 폐포자충폐렴

35세 여성. 백혈병 치료 중에 건성 기침이 발생하였다.

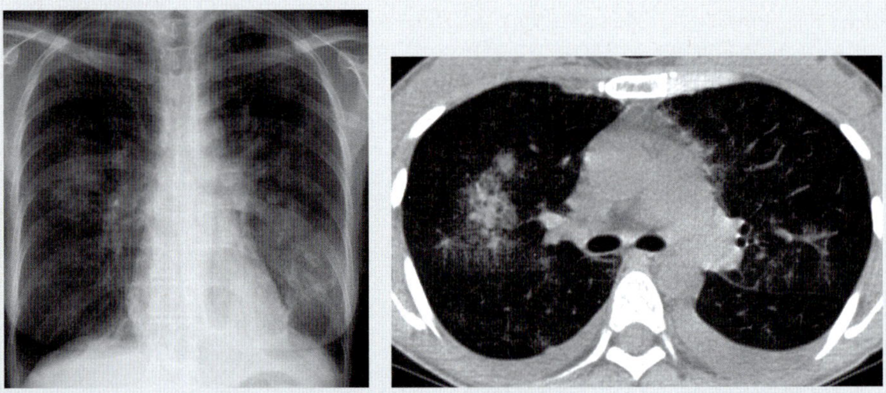

a. X선 사진　　b. CT

[사진 3] a : 양쪽 허파영역에 허파문을 중심으로 하는 간유리 음영이 다발해 있다. b : 간유리 음영 외에 사이질성 선모양 음영도 증가하였다.

특발성 사이질폐렴(특발성 간질폐렴)

idiopathic interstitial pneumonia

66세 남성. 운동 시 호흡곤란이 심해진다.

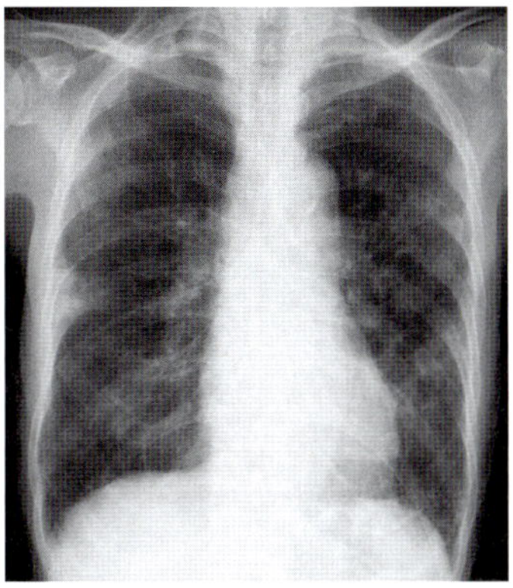

a. X선 사진

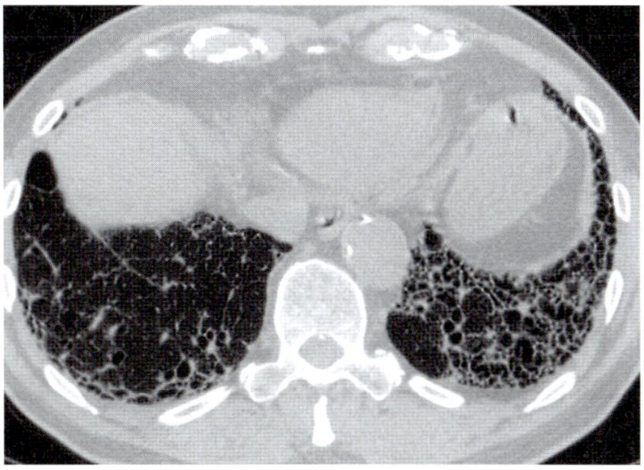

b. CT

[사진 1] a : 양쪽 아래허파영역에 미만성으로 선모양, 그물모양의 음영이 증가하고 일부에는 간유리상 불투과 음영도 확인된다. b : 양쪽 허파바닥 부분에 벌집모양 병변이 다발해 있다.

■ 병태

- 사이질폐렴 = 허파사이질(허파꽈리격벽)에서 발생하는 염증성 질환이다.
  - 특발성(원인 불명)
  - 이차성 : 콜라겐병, 약물성, 진폐, 과민성 폐렴(→ p.225), 방사선 등
  - 감염성 : 바이러스폐렴, 미코플라스마폐렴 등(대부분은 허파꽈리성 폐렴을 합병)
- 호발 연령(특발성) : 60~70대, 남녀비 2:1
- 건성 기침, 운동 시 호흡곤란이 나타난다.

특발성 사이질폐렴의 분류

※ 약어는 p.221의 표 참조

경과	임상상	병리상	영상소견의 특징	임상적 특징
만성	IPF	UIP	정상 허파에서 벌집 허파까지 발생 시기가 다른 불균일한 병변이 혼재하며 아래엽 우위의 분포를 보임	가장 많음. 만성 진행성, 스테로이드 반응성이 나빠 예후 불량
	NSIP	NSIP	발생 시기가 비슷한 균일한 병변이며 아래엽 우위의 분포를 보임	두 번째로 많음. UIP보다 아급성으로 경과, 스테로이드 반응성이 좋음
	COP	OP(BOOP)	발생 시기가 비슷한 균일한 병변으로 다발성 융합 음영이 나타남 그물모양 음영~벌집모양 음영은 적음	스테로이드의 현저한 효과, 예후 양호
	DIP	DIP	아래허파영역 등쪽의 간유리 음영, 낭종 음영이 나타남 그물모양 음영 또는 벌집모양 음영은 적음	흡연과 깊은 연관성, 스테로이드 유효
	RB-ILD	RB	중심소엽성의 흐린 음영이 나타남	흡연과 깊은 연관성
	LIP	LIP	간유리 음영, 사이질의 비후상, 낭종 음영이 나타남	피진, 세로칸 · 겨드랑림프절 비대를 동반하는 드문 병태
급성	AIP	DAD	NSIP와 유사하지만, 위엽에서 아래엽까지 미만성으로 분포	예후 불량

■ 영상소견

다음은 빈도가 가장 높은 IPF/UIP의 소견이다.

X선 사진

- 아래허파영역, 허파영역 말초 우위의 미세한 선모양 음영, 그물모양 음영, 간유리 음영이 나타난다.
- 허파용적 감소가 나타난다.

CT

- 그물모양 음영, 간유리 음영, 벌집모양 음영
- 견인성 기관지확장 : 주위의 사이질이 수축하기 때문에 말초 기도가 국소성으로 확장되는 상태로, 사이질폐렴이나 급성 호흡곤란증후군(ARDS)의 말기에 나타난다.

관련사항

■ 급성 호흡곤란증후군(acute respiratory distress syndrome, ARDS)

- 병리학적으로는 AIP와 완전히 동일하다(DAD).
- 원인 : 폐흡인, 수술 후, 중증 외상, 유독가스 등에 의한 비심원성 허파부종
- 증상 : 급성으로 발병하며 현저한 저산소혈증(산소투여로 개선되지 않음)이 나타난다.
- 영상소견 : 양쪽 허파영역의 간유리 음영, 침윤 음영이 나타나며, 원칙적으로 가슴막삼출액은 없다.

▶ 급성 호흡곤란증후군(ARDS)

39세 남성. 공장에서 발생한 사고로 유독가스를 흡입하였다.

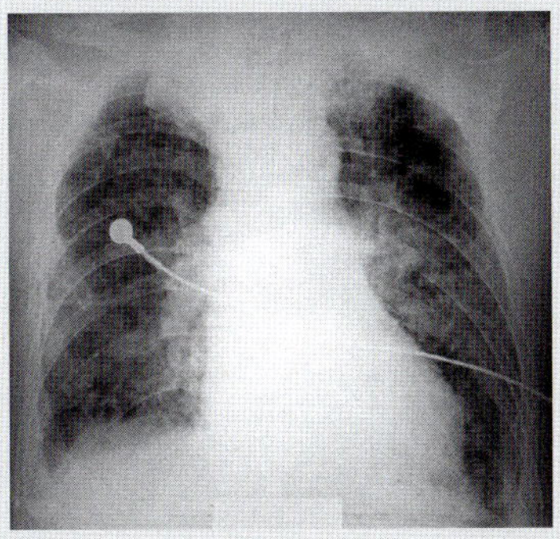

가슴 X선 사진

[사진 2] 양쪽 허파영역에 미만성의 침윤 음영이 확인된다. PaO_2 45Torr(FIO_2 0.5)

약어 일람

약어	용어
AIP(acute interstitial pneumonia)	급성 사이질폐렴(급성 간질폐렴)
BOOP(bronchiolitis obliterans−organizing pneumonia)	폐쇄세기관지기질화폐렴(폐쇄성 세기관지염폐렴)
COP(cryptogenic organizing pneumonia)	특발기질화폐렴(특발성 기질화폐렴)
DAD(diffuse alveolar damage)	미만성 허파꽈리장애(미만성 폐포장애)
DIP(desquamative interstitial pneumonia)	박리사이질폐렴(박리간질폐렴)
IPF(idiopathic pulmonary fibrosis)	특발폐섬유증(특발성 폐섬유증)
LIP(lymphoid interstitial pneumonia)	림프구사이질폐렴(림프구간질폐렴)
NSIP(nonspecific interstitial pneumonia)	비특이사이질폐렴(비특이성 간질폐렴)
OP(organizing pneumonia)	기질화폐렴
RB−ILB(respiratory bronchiolitis−associated interstitial lung disease)	호흡세기관지염을 동반하는 사이질성 허파질환(간질성 폐질환)
UIP(usual interstitial pneumonia)	통상성 사이질폐렴(통상성 간질성 폐렴)

허파먼지증(진폐증) *pneumoconiosis*

55세 남성. 20년 전 시멘트원료 공장에서 근무한 이력이 있다. 운동 시 호흡곤란이 발생한다.

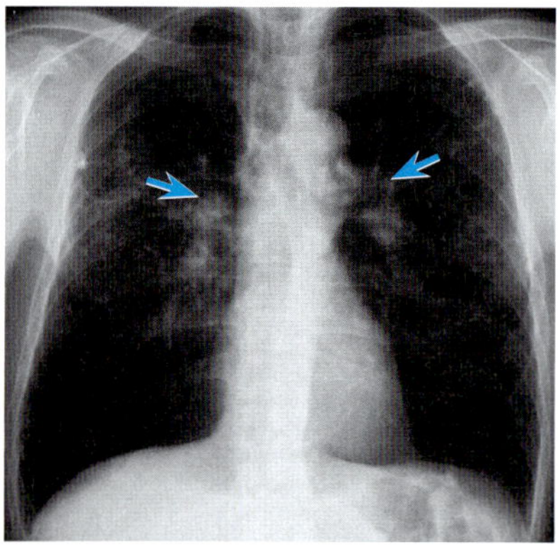

a. X선 사진

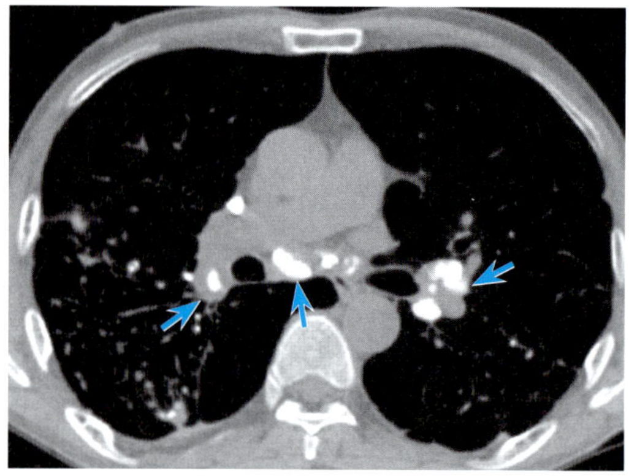

b. CT

[사진 1] 양쪽 허파문의 비대(BHL, →), 허파문 · 세로칸림프절의 석회화(→)가 있으며, 위 · 중간허파영역에 작은 입자모양 음영, 결절모양 음영이 다발해 있다. 허파문림프절의 비대, 석회화가 있으며 허파영역의 말초에 작은 입자모양 음영, 선모양 음영이 확인된다.

■ 병태

- 장기간의 분진 흡입에 의해 허파가 비가역성으로 섬유증식성 변화를 나타낸다.

■ 영상소견

허파먼지증의 영상소견

	원인물질	영상소견
규폐증 (silicosis)	유리규산(SiO_2) (광산, 요업 등)	위허파영역 우위의 음영 입자모양 음영 부정형 음영(선모양, 그물모양, 벌집모양) 결절모양 음영 허파문림프절 비대(계란껍질모양 석회화 20%)
석면증 (asbestosis)	석면섬유(단열제, 브레이크부품 등)	아래허파영역 우위의 선모양 · 벌집모양 음영 가슴막 · 가로막의 비후성 반점, 석회화 가슴막중피종, 말초성 폐암의 합병이 많음
베릴륨증 (beryliiosis)	베릴륨(전자부품, 형광물질 등) (현재는 매우 드물다.)	사르코이드증 유사 미세입자모양 음영 허파문림프절 비대(BHL, → p.238)

관련사항

■ 석면증(asbestosis, → p.246)

● 아래허파영역 우위의 폐섬유증이다.

● 가슴막판(pleural plaque; 가슴막의 국소성 비대), 종종 석회화를 동반한다.

▶ 석면증

55세 여성. 석면 노출 이력 15년으로, 운동 시 호흡곤란이 나타났다.

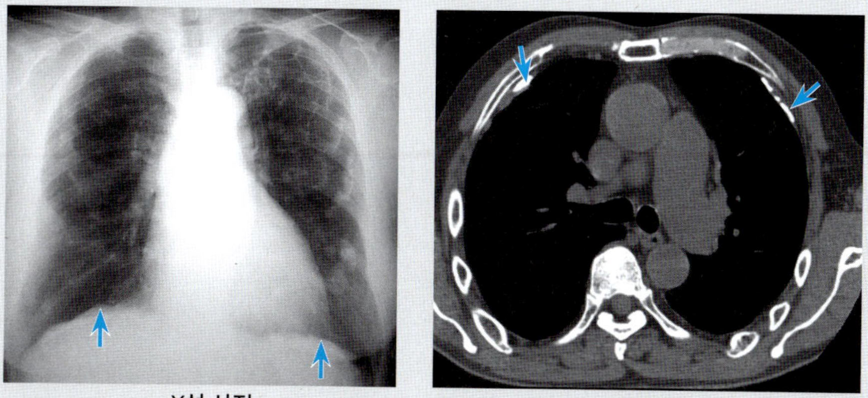

a. X선 사진　　b. CT

[사진 2] a : 가슴막에 다발성 석회화가 있고 허파바닥부(가로막면)에도 활모양의 석회화가 확인된다(→). b : 가슴막에 석회화를 동반하는 국소성 비대(가슴막판)가 다발해 있다(→).

■ 기타 이차성 사이질성 허파질환

콜라겐병(collagen disease)

● 사이질폐렴 외에도 각종 허파질환을 합병한다.

콜라겐병에 합병하는 허파질환

	SLE	RA	SjS	SSc	DM/PM	PN	MCTD
사이질폐렴*	드묾	많음	드묾	많음	많음	드묾	많음
기타 허파질환	가슴막염	류마티스결절(육아종)	기관지염	폐동맥 고혈압			가슴막염

* 사이질폐렴의 병리상은 UIP, NSIP가 많다.

1 2 3-1 3-2 CHAPTER 3-3 3-4 3-5 3-6 3-7 3-8 3-9 4 5

관련사항

방사선폐렴(radiation pneumonitis)

- 방사선 치료 후에 **조사 영역에 일치하는 경계가 선명한 사이질성 음영**이 나타난다.

▶ 방사선폐렴

40세 여성. 유방암으로 왼쪽 젖샘절제술 후 빗면조사[tangential irradiation(50Gy)]를 시행하였다.

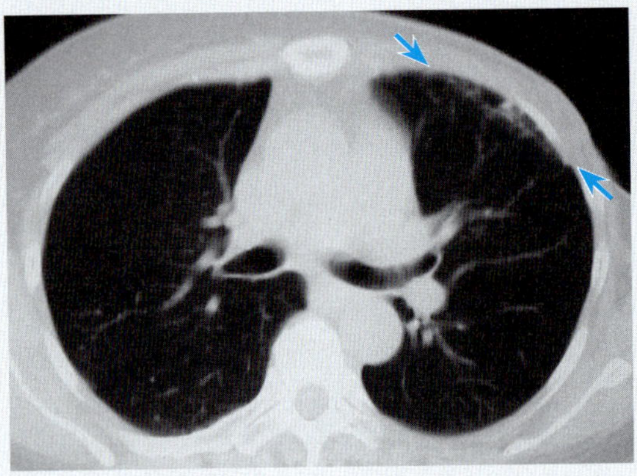

CT

[사진 3] 왼쪽 앞가슴벽을 따라 조사 영역에 일치하는 선모양의 사이질성 음영이 확인된다(→).

과민성 폐렴 *hypersensitivity pneumonitis*

40세 여성. 건성 기침 및 운동 시 호흡곤란이 나타났다.

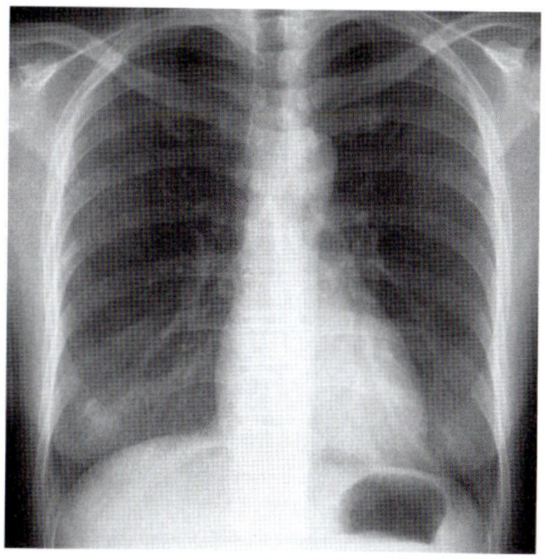

a. X선 사진

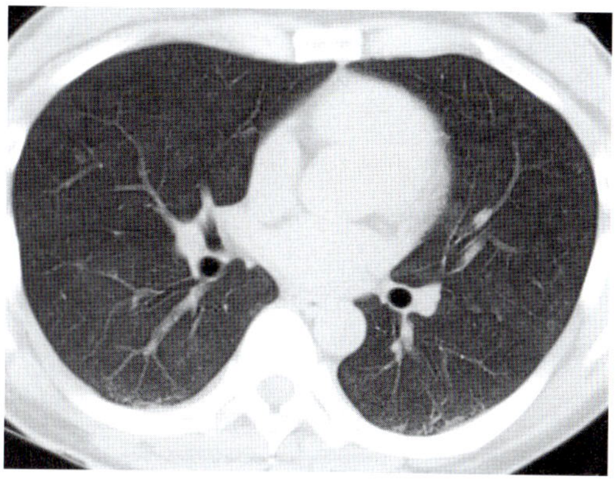

b. CT

[사진 1] a : 양쪽 아래허파영역 우위로 미만성, 간유리상의 불투과 음영이 확인된다. b : 미만성 간유리 음영이 확인되며 허파영역 말초에는 희미한 작은 결절모양 음영이 분산되어 있다.

■ 병태 및 영상소견

- 유기항원 또는 무기항원의 흡입 → **Ⅲ형/Ⅳ형** 알레르기 → 미만성 사이질폐렴이 발생한다.
- 환경을 개선하면 경감된다.

원인

- **여름형 과민성 폐렴**이 75%를 차지한다(진균인 *Trichosporon*).
- **농부허파**(바퀴살균, 진균)
- **공조기 · 가습기 폐렴**(바퀴살균, 세균)
- **조류 관련 과민성 폐렴**(조류의 배설물)

과민성 폐렴

병형	급성 · 아급성	만성
주요 원인	여름형 과민성 폐렴(*Trichosporon*)	조류 관련 과민성 폐렴
병태	대량 항원 → 수시간에 발병 소량 항원에 간헐적으로 노출 → 수시간에 발병 발열, 기침, 호흡곤란	소량 항원에 만성적으로 노출 → 피로감 증가, 기침 또는 운동 시 호흡곤란 진행
단순 X선 사진	종종 정상, 간유리 음영	그물모양 음영 또는 벌집허파
CT	반점모양 또는 미만성 간유리 음영 소엽성 입자모양 음영 모자이크관류	특발성 사이질폐렴과 유사(벌집허파로 진행) 위엽 우위

관련사항

호산구폐렴(eosinophilic pneumonia)

- 허파 국소의 호산구 침윤, 말초혈의 호산구 증가가 확인되는 폐렴을 일컫는다.
- PIE증후군(pulmonary infiltration with eosinophilia)과 같은 뜻으로 사용되는 경우가 있지만, 호산구폐렴은 말초혈의 호산구 증가를 반드시 동반하지는 않는다.

호산구폐렴의 분류와 영상소견

	임상소견	영상소견
뢰플러증후군 (Löffler's syndrome) (단순성 호산구폐렴)	경미한 증상	희미한 반상 음영 일과성, 이동성, 2주간 이내에 소실
만성 호산구폐렴 (chronic eosinophilic pneumonia)	발열, 호흡곤란 수주에서 수개월의 경과로 서서히 발병	위허파영역 우위, 허파영역 가쪽의 짙은 역나비모양 음영[*1] 스테로이드 반응성 양호
급성 호산구폐렴 (acute eosinophilic pneumonia)	급격하게 호흡부전 흡연 시작 직후의 남성에게 호발	미만성 침윤 음영 스테로이드 반응성 양호

1
2
3-1
3-2
CHAPTER
3-3
3-4
3-5
3-6
3-7
3-8
3-9
4
5

관련사항

	임상소견	영상소견
알레르기기관지 폐아스페르길루스증 (allergic bronchopulmonary aspergillosis, → p.217)	천식 증상 진균에 대한 과민성(특히 아스페르길루스에 따른 것이 대부분) 아토피 체질에 많음	침윤 음영 점액색전 → 치약상 음영(tooth paste appearance)*2
알레르기성 육아종성 혈관염 (처그-스트라우스증후군, Churg-Strauss syndrome)	호흡기증상(천식, 호흡곤란) 외에 고열, 피진, 말초신경염 등 전신증상이 현저하게 나타남	비특이적 침윤 음영

*1 허파영역 가쪽 우위의 침윤음영으로, 허파부종에서 관찰되는 허파문을 중심으로 하는 나비모양 음영의 역패턴이다.
*2 기관지의 주행방향에 따른 굵은 밧줄모양 음영으로, 손장갑 음영(gloved finger appearance)이라고도 한다.

▶ 뢰플러증후군(Löeffler's syndrome)

30세 여성. 무증상이며, 백혈구 11,000(호산구 17%)이다.

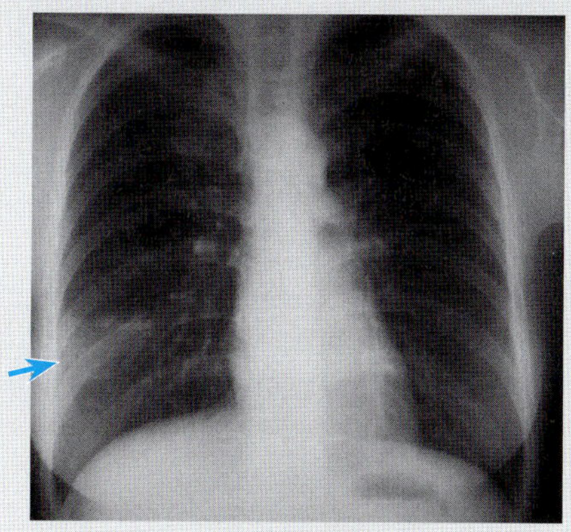

a. X선 사진

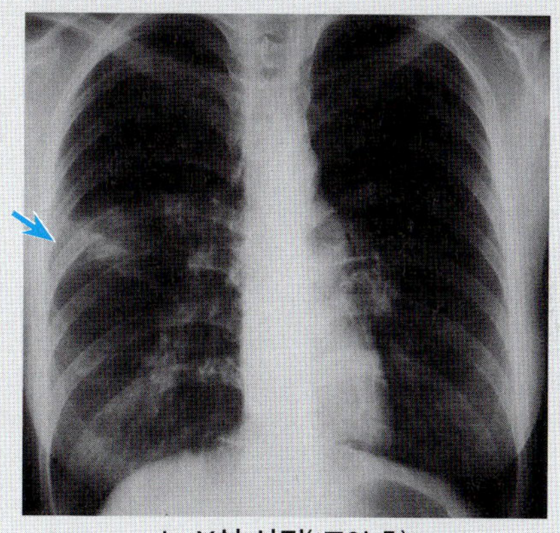

b. X선 사진(1주일 후)

[사진 2] a : 오른쪽 아래허파영역에 희미한 침윤 음영이 확인된다(→). b : 1주일 후 음영이 이동해 있다(→). 다시 1주일이 지난 후 음영은 사라지고 백혈구 수도 정상화되었다.

폐기종 *pulmonary emphysema*

■ 범소엽성 폐기종(panlobular emphysema)

65세 여성. 운동 시 호흡곤란이 서서히 진행되었다.

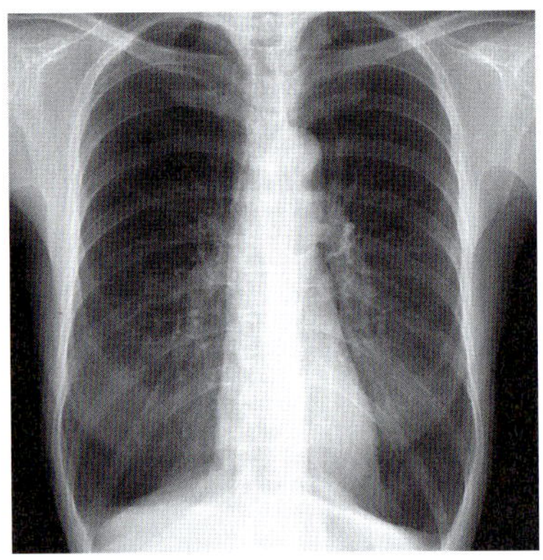

a. X선 사진

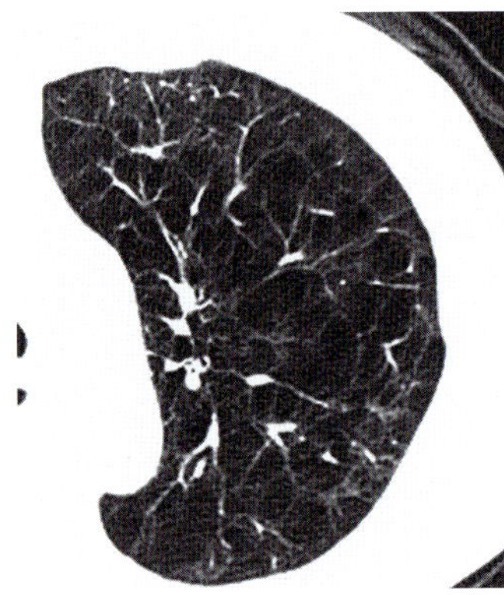

b. CT

[사진 1] a : 가슴은 술통(barrel)모양으로 확대되고 허파영역의 투과성 항진, 가로막의 저위 · 평탄화, 갈비뼈 주행방향의 수평화가 확인된다. b : 허파영역 전체에 걸쳐 허파실질 구조를 파괴하는 낭종상 저흡수 영역이 다수 확인된다.

■ 중심소엽성 폐기종 (centrolobular emphysema)

70세 남성. 운동 시 호흡곤란을 느꼈다.

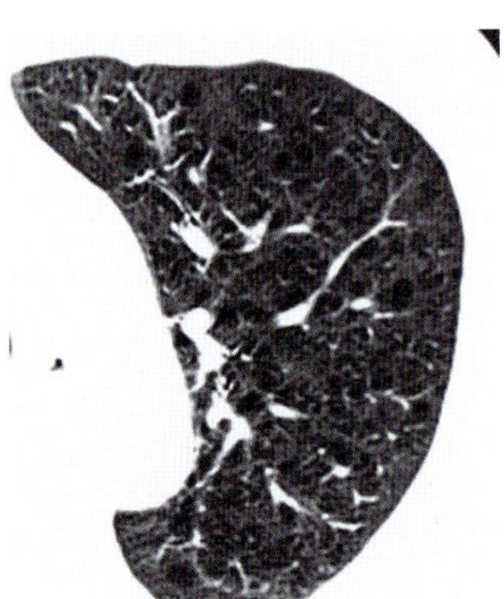

CT

[사진 2] 허파영역 안에 둥글고 작은 저흡수 영역이 다발해 있다.

■ 중격주위폐기종 (paraseptal emphysema)

58세 남성. 공기가슴증(기흉, pneumothorax)이 두 차례나 반복해서 발생하였다.

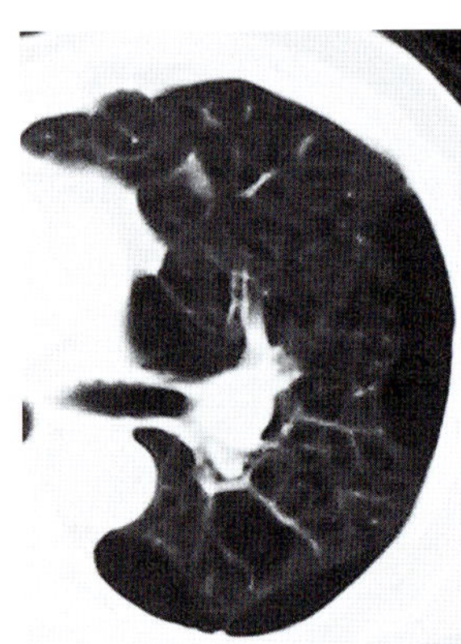

CT

[사진 3] 가슴막 바로 아래에 작은공기집(bleb)이 다발해 있다.

■ 영상소견

X선 사진

- **허파영역 투과성 항진**(범소엽성은 아래허파영역 우위, 중심소엽성은 위허파영역 우위)이 나타난다.
- 가로막의 저위 · 평탄화, 갈비뼈 주행방향의 수평화(**술통모양 변형**)가 확인된다.
- 물방울모양 심장(drop−heart; 심음영이 상대적으로 작게 보임)이 확인된다.
- 중심소엽성 폐기종에서는 X선 소견이 정상 또는 경미한 경우가 많다.

CT

- 범소엽성 : **허파영역 전체에 파괴성 낭이 다발**한다.
- 중심소엽성 : **원형** 또는 **다각형의 작은 저흡수 영역**(low attenuation area, LAA)이 다발한다.
- 중격주위 : 가슴막 바로 아래에 작은공기집이 다발한다(→ p.241).

■ 병태

만성 폐기종의 병태

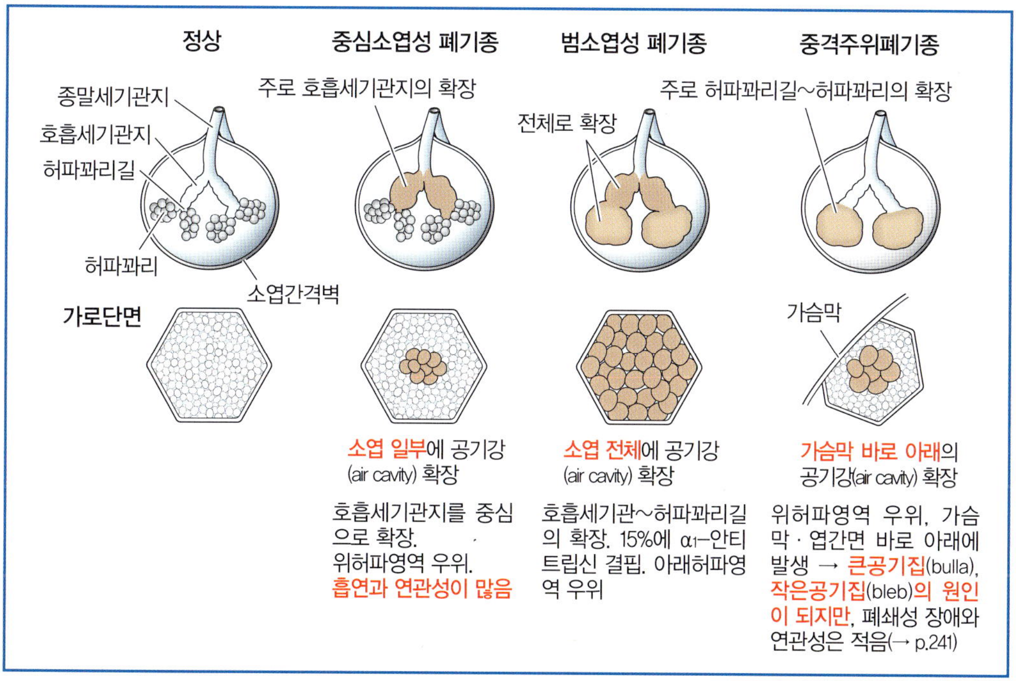

관련사항

■ 만성 폐쇄폐질환(chronic obstructive pulmonary disease, COPD)

- 흡연, 대기오염 등에 의한 비가역성 기류제한을 특징으로 하는 만성 진행성의 허파질환이다.
- 기종형, 비기종형으로 나뉘며 폐기종은 기종형 COPD, 기존 만성 기관지염은 비기종형 COPD에 해당한다.
- 비기종형 COPD의 CT 소견은 기종성 변화는 없고 기관지벽의 비후가 관찰된다.

▶ 만성 기관지염

60세 남성. 수년 전부터 만성 기침이 나타났으며, 흡연력은 40년이 되었다.

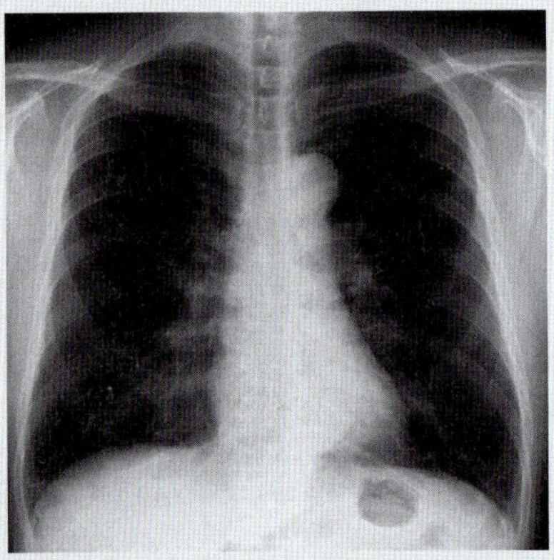

a. X선 사진

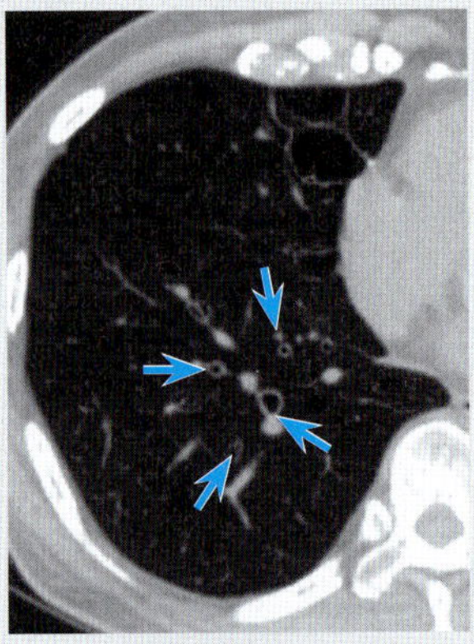

b. CT

[사진 4] a : 양쪽 아래허파영역의 빗줄모양 음영(기관지벽 비대)이 약간 증가하였다. b : 허파영역 말초기관지벽의 비대, 확장(→)이 확인된다.

■ 기관지천식(bronchial asthma)

- 만성 기도염증, 기도 과민성을 배경으로 하는 가역성 기류폐쇄(COPD로 분류되지 않음)가 나타난다.
- 특이적인 영상소견은 없고 영상진단의 목적은 합병증 진단을 위함이다.
  - 급성기 : 정상~허파의 과팽창(미만성 투과성 항진)
  - 세로칸공기증(종격기종, mediastinal emphysema) : 심한 기침의 결과 관찰되는 경우가 있다(→ p.241).

림프관근종증 *lymphangiomyomatosis*, *LAM*

32세 여성. 1년 전부터 건성 기침이 났으며, 운동 시 호흡곤란이 심해졌다.

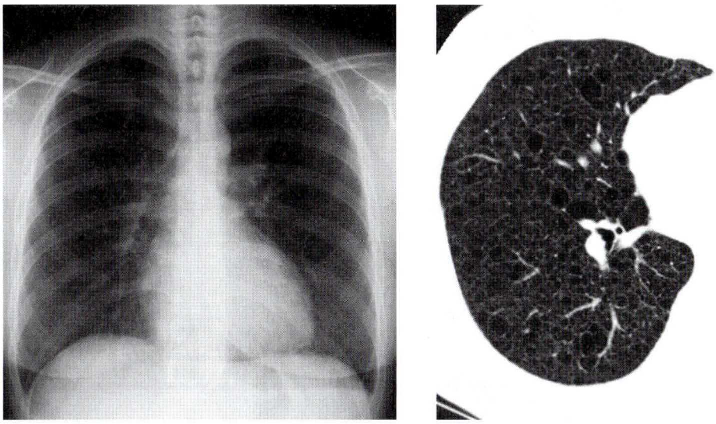

a. X선 사진　　b. CT

[사진 1] a : 약간 함기가 항진되어 있는 외에 특이한 소견은 없다. b : 양쪽 허파실질 내에 크기가 일정하고 벽이 얇은 미세낭종이 다발해 있다.

■ 병태 및 영상소견

- 허파의 림프조직에 민무늬근육세포가 비정상적으로 증식 → 말초기도의 폐쇄, **미세낭종이 다발**한다.
- 대부분 **임신 가능 연령의 여성**에게 발생한다.
- 건성 기침, 운동 시 호흡곤란, 자연공기가슴증, 객혈 등이 나타난다.

미만성 허파질환의 감별진단

	병태	호발연령	임상소견	X선 사진	CT
림프관근종증 (lymphangiomyomatosis)	기도의 민무늬근육세포가 **과오종성으로 증식**	**임신 가능 연령의 여성**(30대에 많음)	**반복되는 공기가슴증**, 운동 시 호흡곤란, **결절성 경화증**, 콩팥혈관근지방종 합병	정상 또는 과팽창, 미만성 선모양 · 그물모양 음영	**벽이 얇은 미세낭종이 다발**, 미만성 또는 아래허파영역 우위

	병태	호발연령	임상소견	X선 사진	CT
랑게르한스 세포조직구증 (Langerhans cell histiocytosis)	전신의 조직구증식증의 일부(폐호산구육아종증)	20~40대, 흡연과 관계 있음	무증상, 공기가슴증의 합병	미만성 선모양·그물모양 음영	벽이 약간 두꺼운 미세낭종, 위 허파영역 우위로 다발, 중심소엽성 입자모양 음영 다발
미만성 범세기관지염 (diffuse panbronchiolitis)	호흡세기관지 영역의 만성 염증, **코곁굴염**의 합병	10~70대(50대에 많음), **일본**, **동아시아인**에 국한	습성 기침, 운동 시 호흡곤란	미만성 입자모양 음영	**중심소엽성 미만성 입자모양 음영**, 기관지확장증
허파꽈리미세결석증 (pulmonary alveolar microlithiasis)	꽈리공간 내에 미세한 석회화가 다발	6~40세	**무증상**, 말기는 호흡곤란	**매우 미세, 미만성 작은 입자모양 음영**	매우 미세하고 미만성인 작은 입자모양 음영
허파꽈리단백증 (pulmonary alveolar proteinosis)	허파꽈리 내에 PAS 양성 물질이 충만	원발성, 이차성(규산 흡입, 면역결핍, 폐포자충폐렴 등에 속발)	**초기는 무증상** → 건성 기침, 운동 시 호흡곤란 BAL에서 **쌀뜨물 같은 유백색액**	**양측 미만성 허파꽈리성 음영**, 나비모양 음영(→ p.252)	멜론껍질모양 음영 (crazy paving pattern)

▶ **랑게르한스세포조직구증**
(Langerhans cell histiocytosis, LCH)

43세 남성. 건성 기침과 운동 시 호흡곤란이 나타났다. 20개비/일, 25년간의 흡연력이 있다.

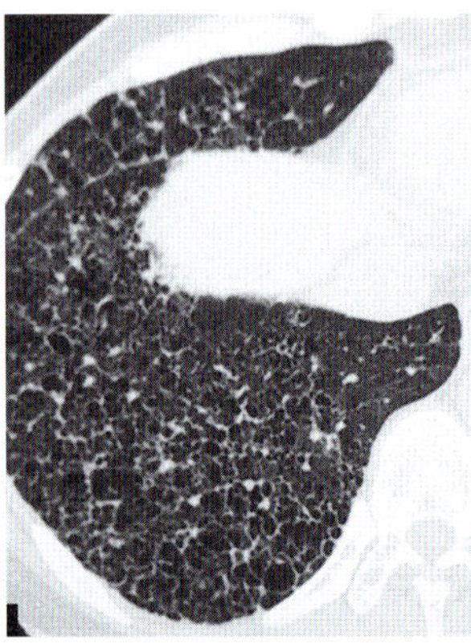

CT

[사진 2] 양쪽 허파영역에 벽이 약간 두꺼운 미세낭종이 미만성으로 다발해 있다.

▶ **허파꽈리미세결석증**
(pulmonary alveolar microlithiasis)

30세 남성. 무증상이며, 가슴의 이상음영을 지적받았다.

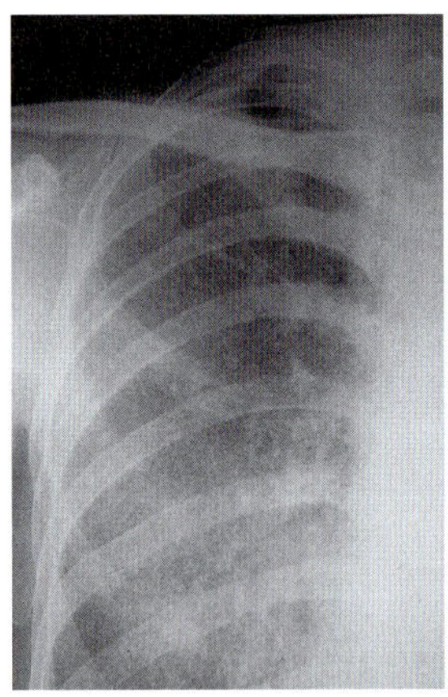

X선 사진

[사진 3] 미세한 입자모양 음영이 무수하게 다발해 있다.

▶ 미만성 범세기관지염(diffuse panbronchiolitis, DPB)

56세 남성. 젊은 시절부터 만성 위턱굴염(상악동염)을 앓았고, 1년 전부터 가래, 기침, 운동 시 호흡곤란이 증가하였다.

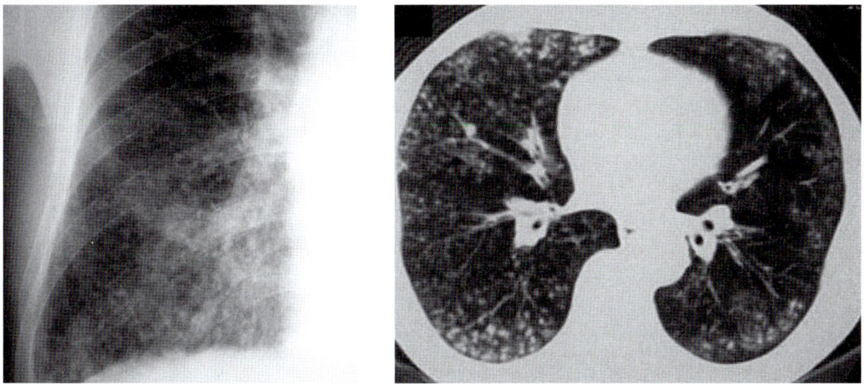

a. X선 사진　　b. CT

[사진 4] a : 아래허파영역에 미만성 입자모양 음영이 다발해 있다. b : 양쪽 허파영역 말초에 중심소엽성 음영(→ p.229)이 다발해 있으며 기관지확장도 확인된다.

▶ 허파꽈리단백증(pulmonary alveolar proteinosis)

30세 남성. 1년 전부터 운동 시 숨찬 증상이 나타났고, 가슴의 이상음영을 지적받았다.

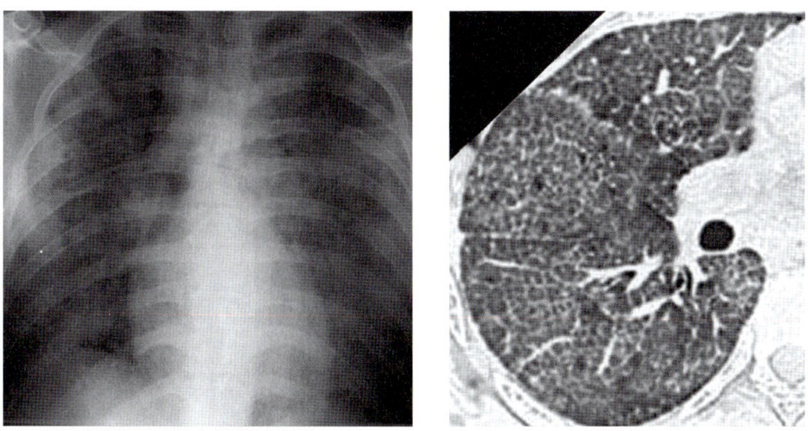

a. X선 사진　　b. CT

[사진 5] a : 양쪽 미만성, 경계가 선명하지 않은 허파꽈리성 음영이 있다. b : '멜론껍질모양'으로 표현되는 그물모양의 광범위한 음영이 확인된다.

기관지확장증 *bronchiectasis*

40세 남성. 10년 전부터 농성 가래가 간헐적으로 있었고 서서히 증가하였다.

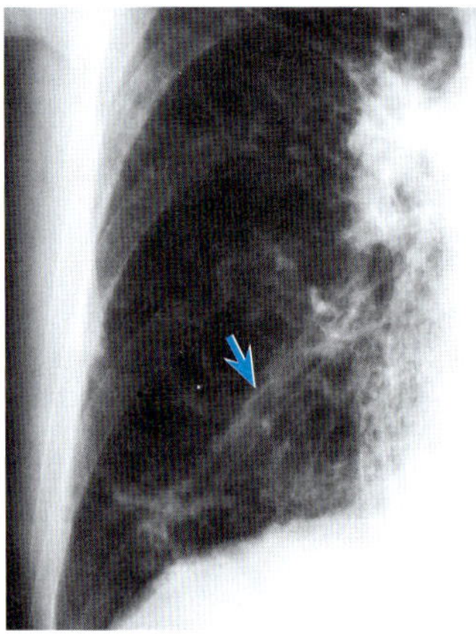

a. X선 사진

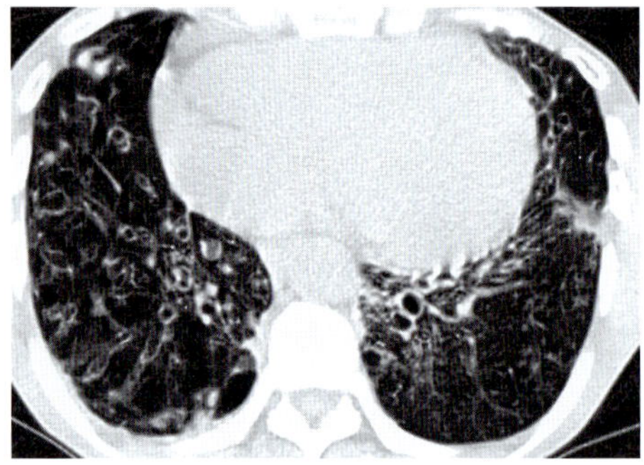

b. CT

[사진 1] a : 아래허파영역에 줄무늬모양 음영이 증가해 있다(tram-line모양, →). b : 확장된 기관지벽이 관모양 음영, 고리모양 음영으로 나타난다.

■ 병태

- 구역기관지가지(subsegmental bronchus)보다 말초 기관지의 **비가역성 확장**이 나타난다.

원인

- 선천성 : **카르타게너증후군**(Kartagener's syndrome), 무감마글로불린혈증(agammaglobulinemia), 낭성섬유증(cystic fibrosis) 등
- 후천성 : 영·유아기 중증폐렴(홍역, 백일해 등)의 후유증, 결핵(절반 이상이 합병), 알레르기기관지폐아스페르길루스증(allergic bronchopulmonary aspergillosis, → p.217), 미만성 범세기관지염(diffuse panbronchiolitis, → p.232)

증상

- wet type : 대량의 가래(농성 가래, 때로 혈담), 기침[코곁굴염(부비강염)의 합병이 많음]
- dry type : 무증상이 많으며, 영상진단에서 우연히 발견된다.

■ 영상소견

X선 사진

- 기관지벽의 비대 → tram–line appearance가 나타난다.
- 확장된 기관지 내의 점액색전(mucoid impaction) → 치약모양 음영(tooth paste appearance, → p.217)이 나타난다.

CT

- 기관지의 확장 + 벽의 비대 → 관모양 · 고리모양 음영이 확인된다.

관련사항

■ 원발섬모운동이상증(primary ciliary dyskinesia)

- 섬모/정자편모의 운동성 선천이상 → 유소아 때부터 상 · 하기도의 감염이 반복적으로 발생한다.
  - 상기도 : **만성 코곁굴염**(만성 부비강염, chronic nasosinusitis) · **코염**(비염, rhinitis)
  - 하기도 : **기관지확장증**(bronchiectasis)
  - 정자운동성 저하 → **남성불임**(male sterility)
- **카르타게너증후군**(Kartagener's syndrome) : 위의 증상 외에 **내장역위**(situs inversus)를 동반하는 상태이다.
- 코곁굴기관지증후군(sinobronchial syndrome) : 만성 코곁굴염 + 만성 하기도감염병(카르타게너증후군, 미만성 범세기관지염 등도 포함)

▶ **카르타게너증후군**

45세 남성. 기침, 농성 가래가 특징이며, 젊은 시절부터 만성 코곁굴염이 있었다.

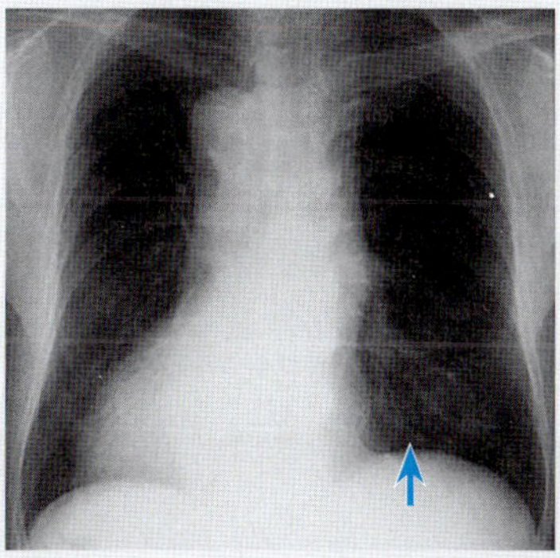

a. X선 사진

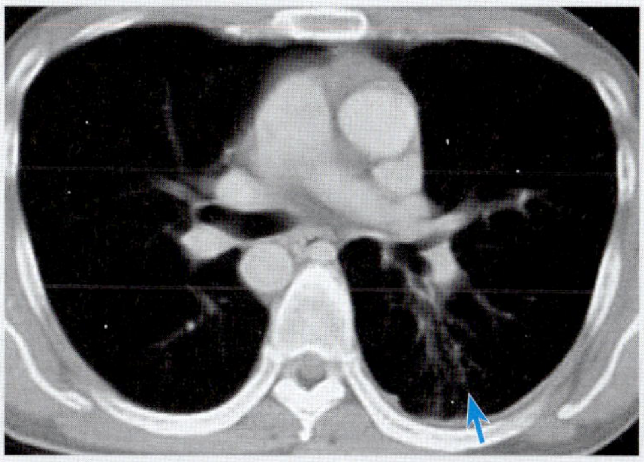

b. CT

[사진 2] a : 내장역위가 있고 왼쪽 아래허파영역에 경도의 침윤 음영이 확인된다(→). b : 왼아래엽에 기관지확장과 경도의 침윤 음영(→)이 확인된다.

관련사항

■ 스와이어-제임스증후군(Swyer-James syndrome)

- 원인 불명으로 한쪽 허파에 투과성 항진이 나타난다.
- 유소아기의 허파 · 기관지 감염병 → 세기관지 파괴 → 허파동맥의 혈류 감소가 원인으로 파악된다.

▶ 스와이어-제임스증후군

20세 남성. 혈담이 나타났다.

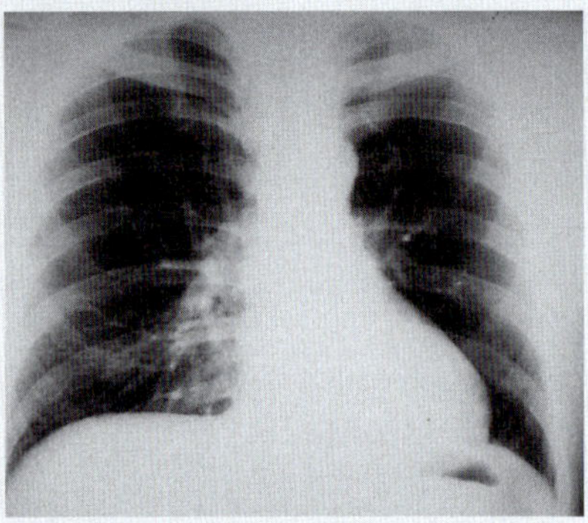

a. X선 사진

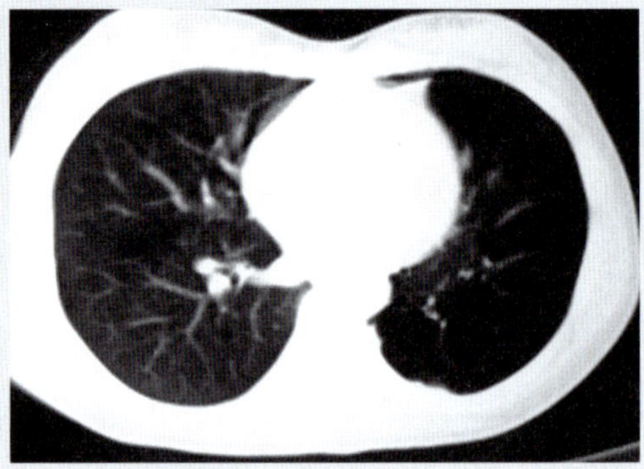

b. CT

[사진 3] a : 왼쪽 허파영역의 투과성이 항진되어 있다. b : 왼쪽 허파동맥가지가 가늘며 허파영역의 투과성 항진은 이 때문이라고 판단된다.

사르코이드증 *sarcoidosis*

■ 사르코이드증(Ⅰ기)

35세 남성. 무증상이다.

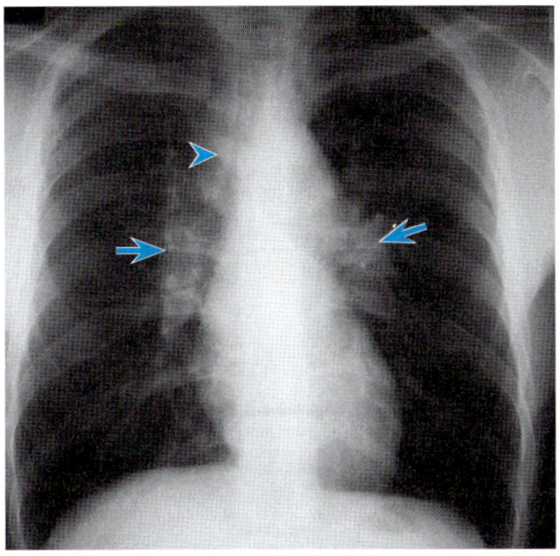

a. X선 사진

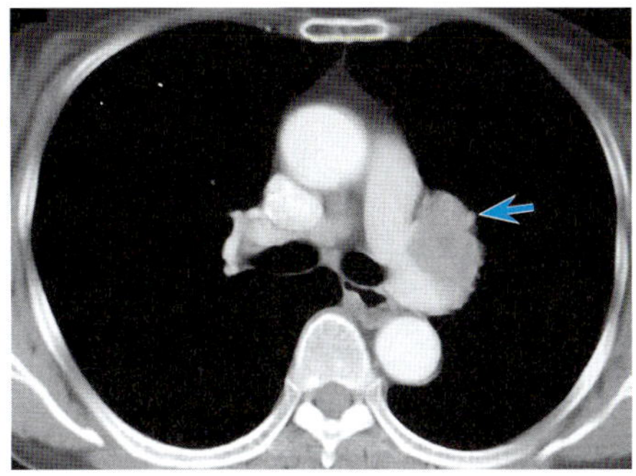

b. 조영 CT

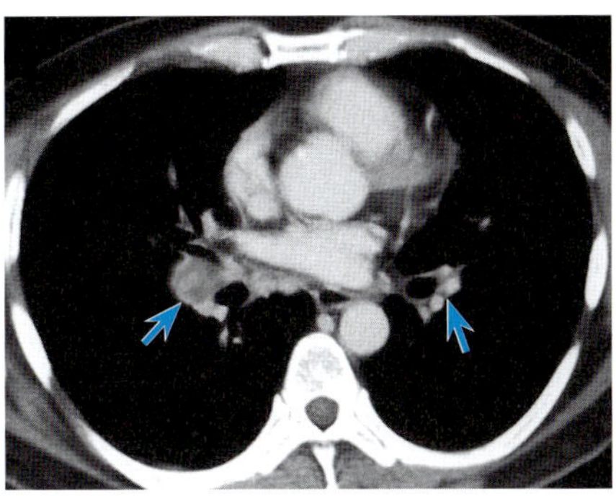

c. 조영 CT

[사진 1] a : 양쪽 허파문의 비대(➔), 위세로칸의 확대(➤)가 확인된다. b : 위세로칸림프절의 비대(➔)가 확인된다. c : 허파문림프절의 비대(➔)가 확인된다.

■ 병태

- 여러 장기에 **비치즈형육아종**(비건락육아종, noncaseating granuloma)이 다발해 있다.
- 호발부위 : **허파문림프절**, **허파**, **눈**(**포도막**), **피부**, 심장근육 · 뼈대근육
- 초진 시의 증상 : 허파문 · 세로칸림프절 비대(75%), 허파영역 병변(30%)
- **허파문 · 세로칸림프절 비대**, 허파영역 병변의 대부분은 무증상이지만, 섬유화를 일으키면 호흡곤란이 나타난다.
- 80%(특히 Ⅰ기)가 자연 치유된다.

■ 영상소견

사르코이드증의 영상소견

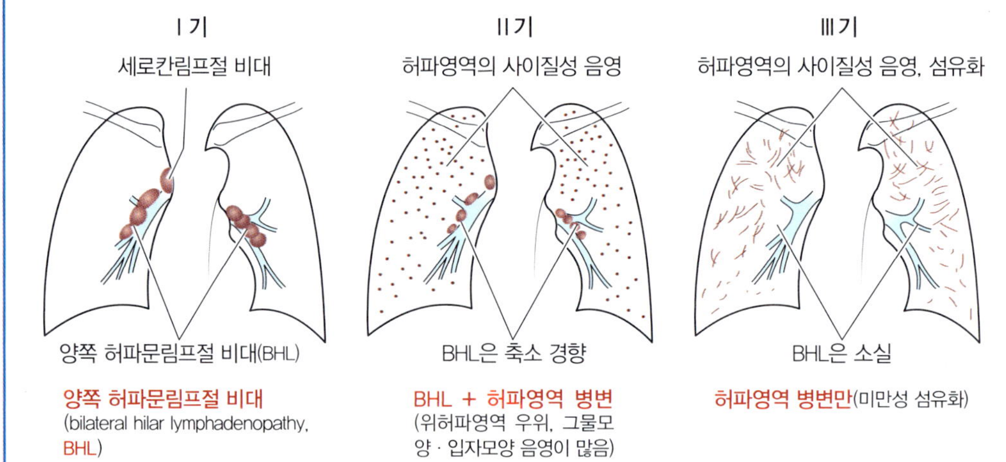

사르코이드증의 허파영역 소견

- 사이질성 음영(입자상, 그물상 음영)
- 기관지혈관다발 주위의 사이질 비대상
- 소엽간격벽의 비대

BHL의 감별진단

- 사르코이드증
- 폐암(특히 소세포암종)
- 악성 림프종
- 허파먼지증(규폐증, 베릴륨증 등)

▶ 사르코이드증(Ⅱ기)

45세 남성. 운동 시 숨찬 증상이 나타났다.

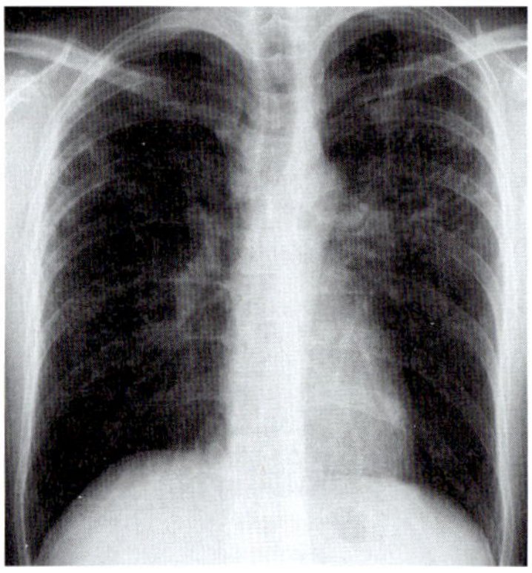

a. X선 사진

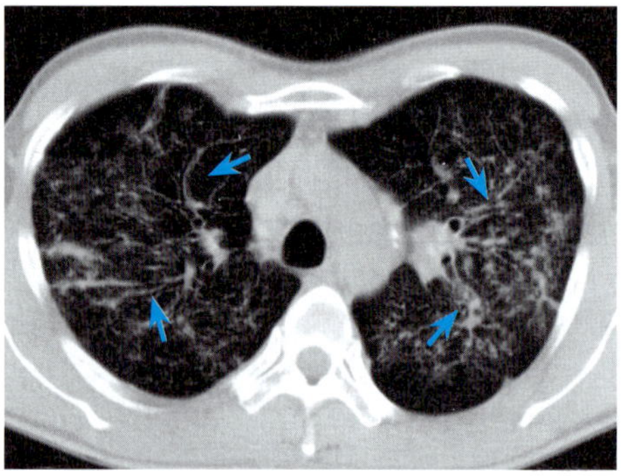

b. CT

[사진 2] a : 위허파영역 우위로 사이질성 음영이 증가되어 있다. BHL은 경도이다. b : 기관지혈관다발 주위 사이질의 비대(→)가 확인되고, 말초허파영역의 그물모양 음영이 증가되어 있다.

공기가슴증(기흉) *pneumothorax*

21세 남성. 신장 175cm, 체중 55kg이다. 조깅 중 갑자기 예리한 왼쪽 가슴통증과 호흡곤란이 나타났다.

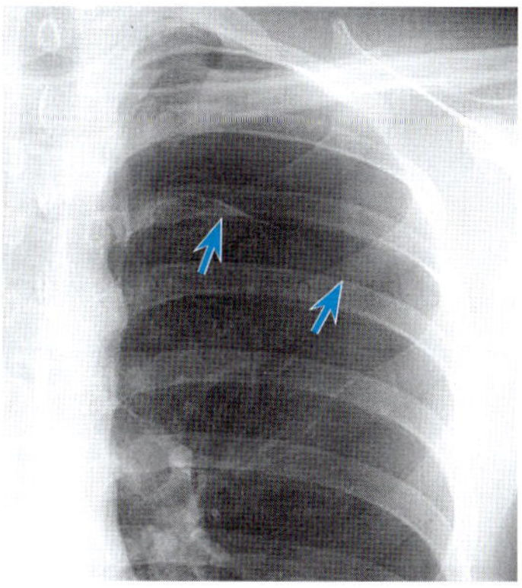

a. X선 사진

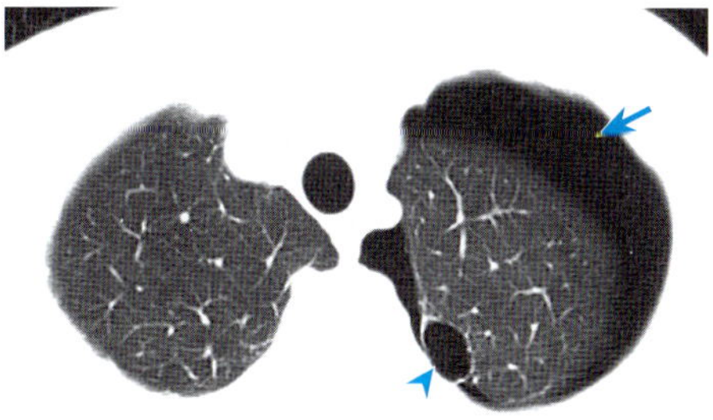

b. CT

[사진 1] a : 왼쪽 허파꼭대기부위에 내장쪽가슴막의 윤곽(→)이 보이며, 그 가쪽에 허파음영(lung marking)이 소실된 공기가슴공간이 확인된다. b : 왼쪽 허파꼭대기부위에 공기가슴공간이 있고(→) 허파실질이 축소되어 있다. 가슴막 바로 아래에 작은공기집이 있는데(➤) 이것의 파열에 의한 것으로 판단된다.

■ 병태

- 가슴막안(흉막강, pleural cavity) : 허파 표면을 덮는 **내장쪽가슴막**(내장측흉막, visceral pleura) 및 가슴벽 내면을 덮는 **벽쪽가슴막**(벽측흉막, parietal pleura)에 둘러싸인 공간이다. 정상에서는 소량의 장액이 있으며 경도의 음압으로 유지된다.
- 공기가슴증(기흉, pneumothorax) : **가슴막안에 공기가 진입** → 음압 감소 → **허파의 허탈** → 가슴통증, 호흡곤란이 발생한다.
- **긴장공기가슴증**(긴장기흉, tension pneumothorax) : **역류저지판막**(check valve) **형성** → 공기가슴공간의 양압화 → 세로칸의 이동 → 고도의 호흡곤란 + 순환상태의 이상 → **긴급 배액**이 필요하다.

원인

- **자연공기가슴증**(자연기흉, spontaneous pneumothorax) : 큰공기집 · 작은공기집의 파열 → **내장쪽가슴막**이 파열된다.
- **외상성 공기가슴증**(외상성 기흉, traumatic pneumothorax) : 가슴벽 외상 → **벽쪽가슴막**이 파열된다.

■ 영상소견

- 공기가슴공간
  - X선 사진 : **허파음영 소실**, **투과성 항진**이 나타난다.
  - CT : **초승달모양**, **무구조의 저흡수**가 나타난다. 허파문쪽에 허탈한 허파가 확인되며 큰공기집이 보이는 경우도 있다.
- 긴장공기가슴증 : **세로칸음영이 반대쪽으로 편위** → 긴급배액이 필요하다.

▶ 긴장공기가슴증

40세 남성. 교통사고로 가슴을 강하게 부딪친 후 급격하게 호흡곤란이 나타났다.

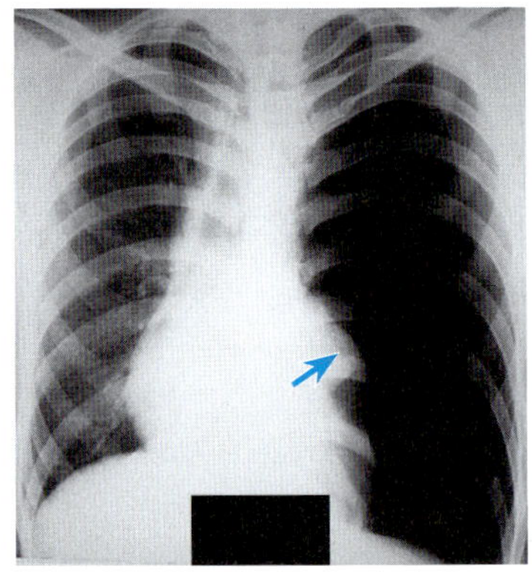

X선 사진

[사진 2] 왼쪽 허파영역의 허파음영이 소실되고 세로칸이 반대쪽으로 편위되어 있다. 허파문부에 허탈한 허파(→)가 확인된다.

공기가슴증의 기전

정상 해부

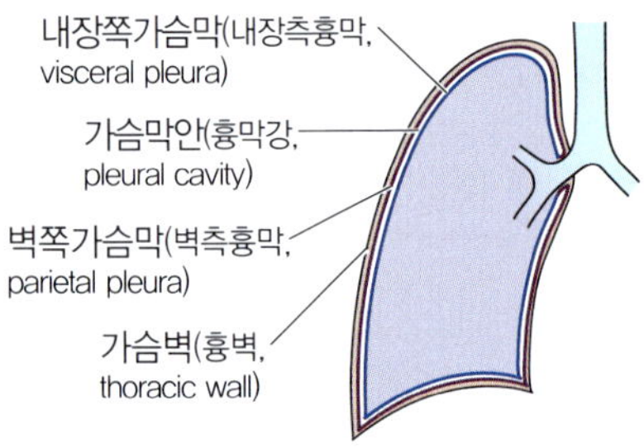

허파를 덮는 내장쪽가슴막, 가슴벽을 덮는 벽쪽가슴막 사이의 가슴막안에는 소량의 가슴막삼출액이 있으며 경도의 음압으로 유지된다.

외상성 공기가슴증(벽쪽가슴막의 파열)

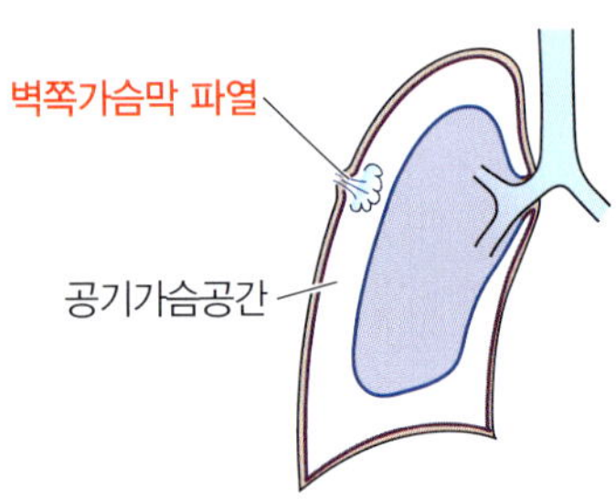

외상 등으로 벽쪽가슴막이 손상되면 가슴막안이 외기압과 같아져 허파의 용적이 감소한다. 확대된 가슴막안을 공기가슴공간이라고 한다.

자연공기가슴증(내장쪽가슴막의 파열)

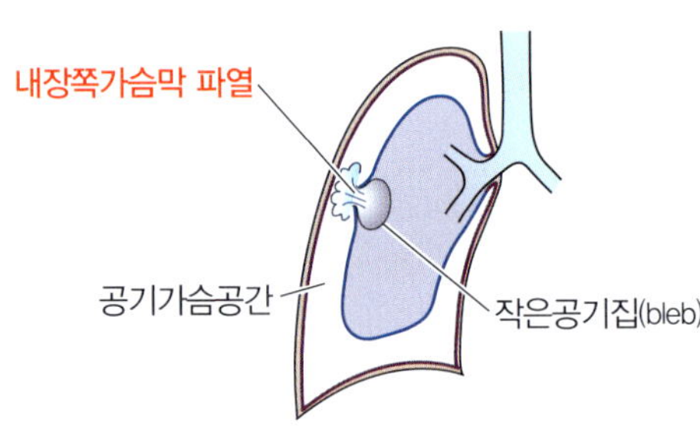

큰공기집 · 작은공기집의 파열로 내장쪽가슴막이 파열되어 말초기도와 교통하면 역시 가슴막안이 외기압과 같아져 공기가슴증이 된다.

관련사항

큰공기집 · 작은공기집(bulla · bleb)

- 꽈리공간(폐포공간, alveolar space)이 융합되어 일정한 크기의 공간을 만든 상태로 보통은 증상이 없다.
- 큰공기집(bulla) : 허파 내에 있는 것으로, 드물게 진행성으로 확대되어 거대낭종을 형성 → 허파실질이 광범위하게 소실된다(vanishing lung).
- 작은공기집(bleb) : 가슴막 아래에 있는 것으로, 파열되면 **자연공기가슴증**의 원인이 된다(→ p.229).

세로칸공기증(종격기종, mediastinal emphysema)

- 정상에서는 공기가 존재하지 않는 세로칸 내에 공기가 침입한다.

원인

- 허파꽈리의 파열(기관지천식, 격렬한 기침, 힘주기 등)
- 식도, 기관, 가슴벽의 파열(외상, 파열, 천공)
- 목의 피부밑, 뒤배막(후복막)에서 파급

영상소견

- 세로칸을 감싸는 선모양 반투명상이 나타난다.
- 정상에서는 내벽만 보이는 기관, 식도벽의 가쪽 윤곽이 보인다(double wall sign).
- 종종 **피부밑공기증**(피하기종, subcutaneous emphysema)을 합병 → 목 피부밑의 선모양 반투명상이 나타난다.

▶ 세로칸공기증

30세 남성. 가슴외상을 입었다.

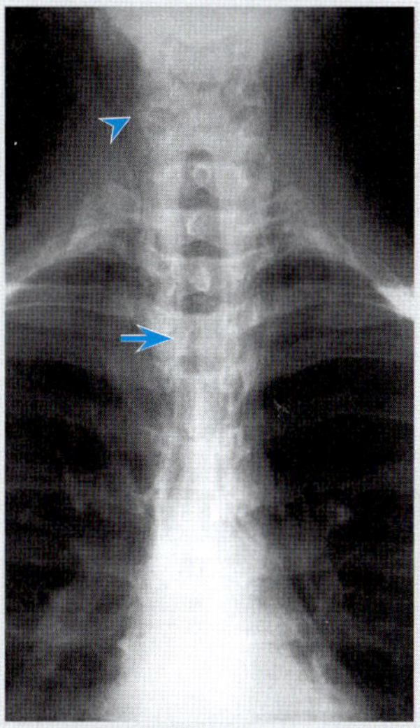

X선 사진

[사진 3] 가스상에 둘러싸인 식도 가쪽벽의 윤곽이 보인다(double wall sign, →). 목에는 피부밑공기증이 확인된다(➤).

가슴막삼출액(흉수) *pleural effusion*

45세 여성. 전신홍반루푸스(systemic lupus erythematosus, SLE)로 치료 중에 운동 시 호흡곤란이 나타났다.

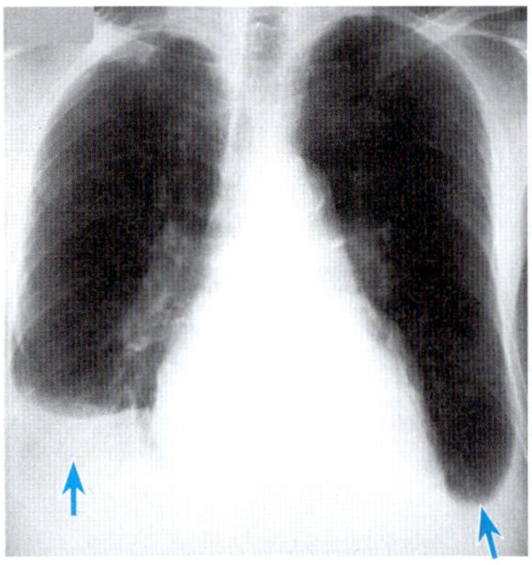

a. X선 사진(곧게선자세)

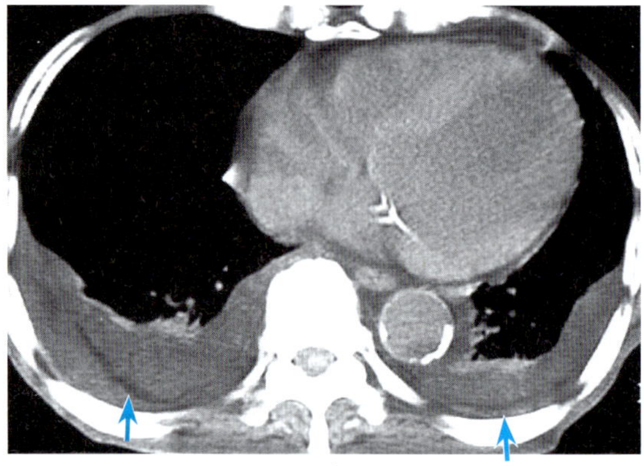

b. CT

[사진 1] a : 양쪽 허파바닥부위에 균일한 불투과성 음영, 갈비뼈 가로막각의 둔화가 나타나 있다(→).
b : 양쪽 허파바닥부위에 초승달모양의 저흡수가 확인된다(→).

병태

- 가슴막안(→ p.239)에 과잉의 액체가 저류한다(정상에서도 소량의 액체가 있음).

원인

- 정수역학적인 이상(누출성 가슴막삼출액)
- 가슴막의 염증 · 종양(삼출성 가슴막삼출액)

영상소견

X선 사진

- 양에 따라 변화 : **갈비가로막각**(늑골횡격막각, costophrenic angle, CPA)**의 둔화** → 활모양의 불투과 음영 → 광범위한 불투과 음영이 나타난다.
- 소량의 가슴막삼출액은 **옆누운자세에서 촬영**하면 진단하기 쉽다.

CT

- 가슴 모서리부위의 **초승달모양 저흡수**가 나타난다.

가슴막삼출액의 영상소견

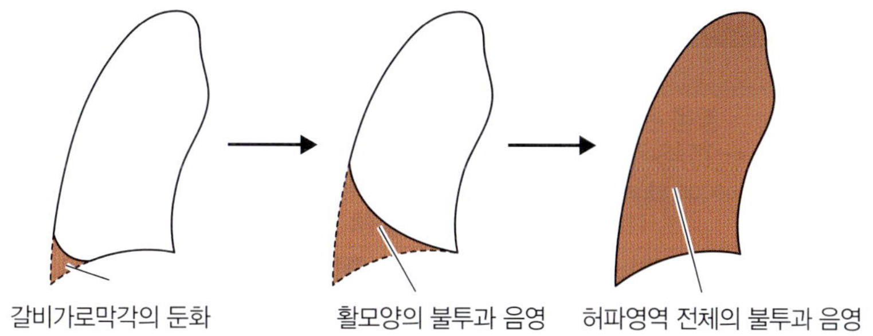

관련사항

특수한 가슴막삼출액

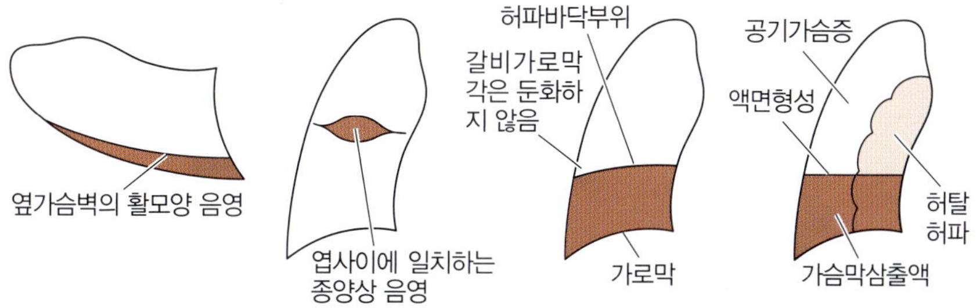

엽사이에 일치하여 방추형, 종양상 음영을 나타낸다. 단기간에 소실되므로 vanishing tumor라고도 한다(→ 사진 2).

허파바닥부위와 가로막 사이에 저류한다. X선 사진에서 가로막이 올라온 것처럼 보이며 갈비가로막각은 둔화하지 않는다.

가슴막삼출액과 공기가슴증이 공존하는 경우이다. 액면형성(niveau)이 관찰된다.

관련사항

폐농양과 고름가슴증(농흉)

	병태	영상소견
급성 고름가슴증 (acute pyothorax)	가슴안 내에 가래가 저류 세균성 폐렴 후, 외상, 식도천공 등 발열, 가슴통증, 호흡곤란	가슴막삼출액과 동일(갈비가로막각의 둔화) CT에서는 가슴막삼출액보다 농도가 높음
만성 고름가슴증 (chronic pyothorax)	3개월 이상 지연되는 고름가슴증 결핵성이 대부분 호흡곤란, 농성 가래	가슴막의 고도 비대, 종종 석회화(→ 사진 3) 가슴막 아래의 종양모양 음영(가슴막외징후) 액면형성(기관지와 연결되어 있는 경우)
폐농양 (pulmonary abscess)	허파실질의 가래 저류 세균성 폐렴에 속발 발열, 농성 가래	허파 내의 종양 음영(→ p.210) 벽의 비대, 조영 효과 액면형성(→ 사진 4)

▶ 엽사이 가슴막삼출액

50세 여성. 대동맥판역류(aorticregurgitation)가 있고, 심장기능상실이 악화되었다.

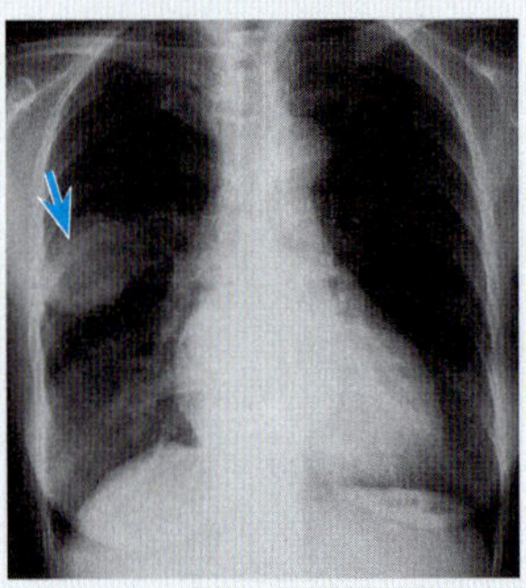

X선 사진

[사진 2] 오른쪽 중간허파영역에 경계가 선명한 종양모양 음영이 확인된다(→).

▶ 만성 고름가슴증

72세 여성. 40년 전에 폐결핵으로 치료받은 적이 있고, 운동 시 숨찬 증상이 나타났다.

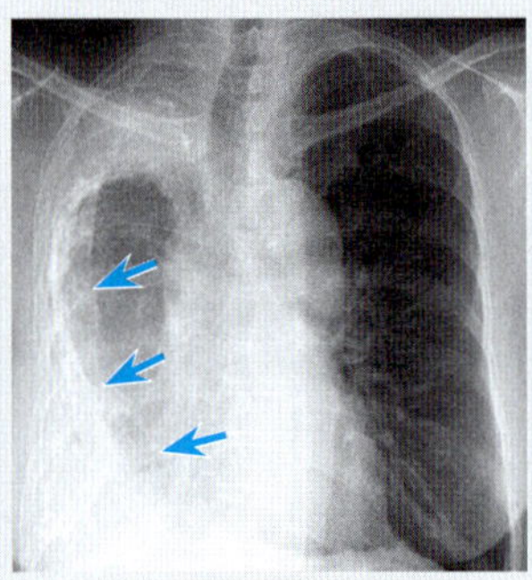

X선 사진

[사진 3] 현저한 가슴막 비대와 석회화가 확인된다(→).

▶ 폐농양

50세 남성. 39℃대 발열. 농성 가래가 나타났다.

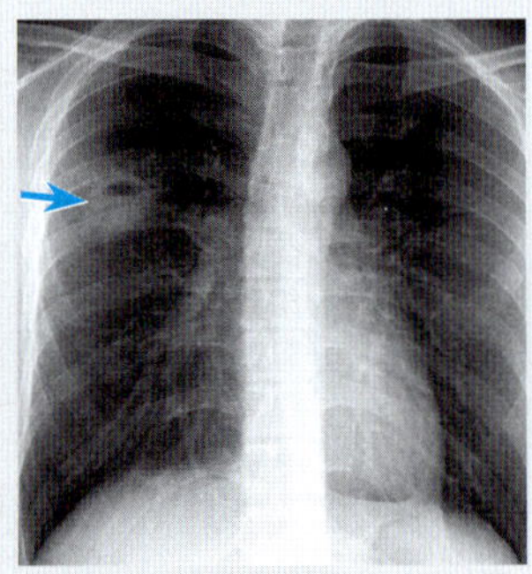

X선 사진

[사진 4] 오른위엽의 종양모양 음영이 있고 내부에 액면형성이 확인된다(→).

가슴막중피종(흉막중피종) *pleural mesothelioma*

55세 남성. 15년간 석면에 노출되었다.

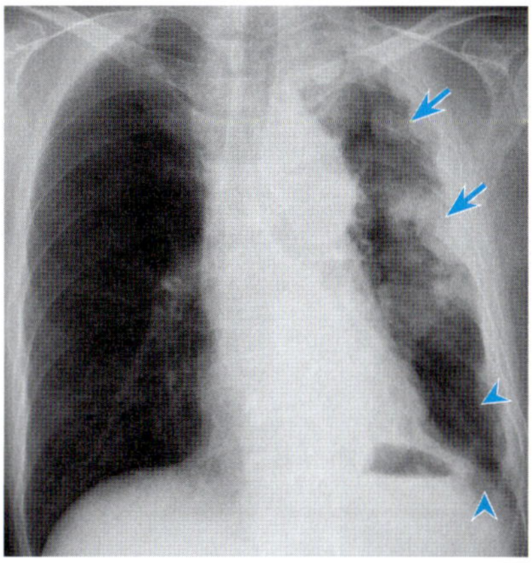

a. X선 사진

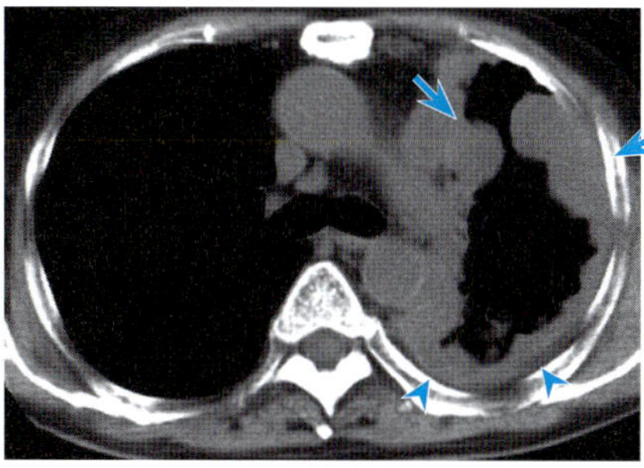

b. CT

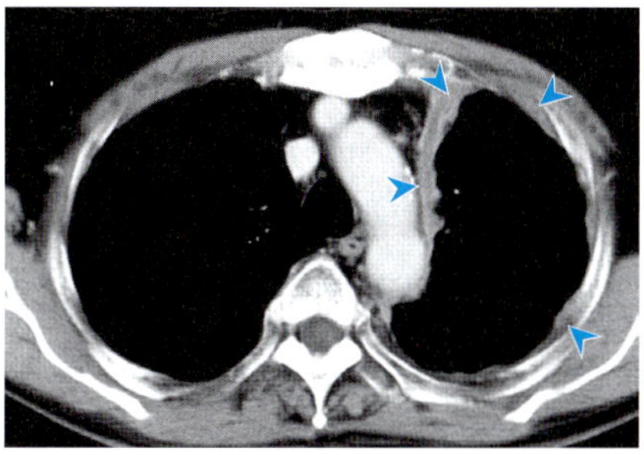

c. 조영 CT

[사진 1] 왼쪽 가슴벽에 가슴막외징후(흉막외징후, extrapleural sign)를 나타내는 종양이 다발해 있고(→), 광범위한 가슴막 비대상이 확인된다(➤).

■ 병태 및 영상소견

- 가슴막의 중피세포(mesothelial cell)에서 유래하며, 형상에 따라 크게 **국한성**, **미만성**으로 나뉘지만, 임상소견은 전혀 다르다.

		국한성 가슴막중피종	미만성 가슴막중피종
임상소견	악성도	**80%가 양성**	**대부분이 고악성도**
	증상	무증상이 많음	가슴통증, 호흡곤란, 전신증상
	석면과의 연관성	없음	**농후**(50~70%에 노출 이력)
영상소견	형상	**가슴막에 접하는 국한성, 단발성, 경계가 선명한 종양**	**가슴막의 미만성 비대, 다발성 종양**
	가슴막외징후	(+)	(+)
	가슴막삼출액	없음	종종

감별진단

- 폐암의 가슴막 파종
- 전이성 종양의 가슴막 파종(가슴샘종, 콩팥세포암종이 많음)

관련사항

석면 관련 허파병변

가슴막중피종(흉막중피종, pleural mesothelioma)

- 석면 노출 이력의 80%에서 발병한다.
- 진단될 때까지의 기간이 10~50년(평균 40년)이다.
- 1~2년의 단기간 노출에도 발병한다.
- 편측성 90%, 양측성 10%이다.

폐암(lung cancer)

- 발병률 : 가슴막중피종의 2배이다.
- 진단될 때까지의 기간이 20~50년이다.
- 흡연과 밀접한 관계(발병률 : 노출 · 비흡연자의 10배, 비노출 · 비흡연자의 50배)가 있다.
- 편평세포암종, 샘암종 모두 증가 경향에 있다.

석면증(asbestosis) (→ p.223)

- 아래허파영역 우위의 폐섬유증이다.
- 10년 이상의 노출로 발병한다.
- 진단될 때까지의 기간이 10~20년이다.

관련사항

가슴막판(pleural plaque) (→ p.223)

- 가슴막의 국한성/미만성 비대, 종종 석회화가 나타난다.
- 특히 가로막면의 가슴막판은 **석면 노출에 특이적**이다.
- 비교적 저농도에 노출되어도 나타난다.

가슴막외징후(허파외징후)

종양성 병변이 가슴막 외(가슴막병변, 가슴벽병변)인지 또는 가슴막 내(허파실질 병변)인지의 감별에 도움이 된다.

- **윤곽이 선명**하다.
- **가슴벽에서의 기시부가 완만하고 둔각**이다.
- 종종 갈비뼈, 가슴벽의 이상을 동반한다.

가슴막외징후

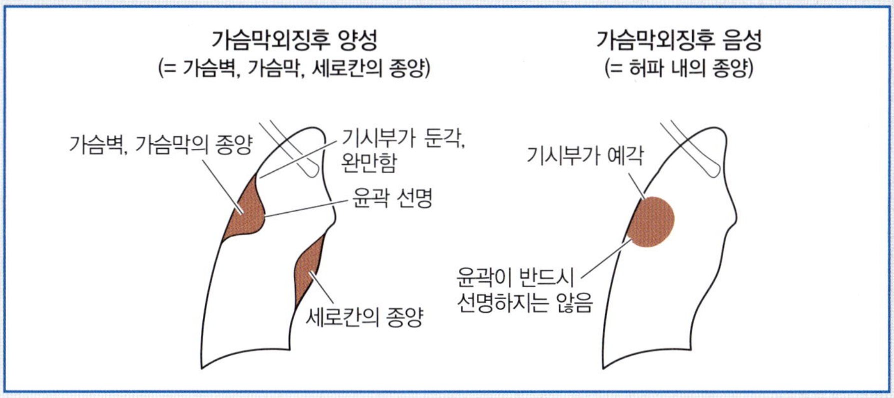

허파색전증 · 허파경색증(폐색전증 · 폐경색증)

pulmonary embolism · pulmonary infarction

70세 남성. 위암수술 후 3일째에 호흡곤란이 나타났다.

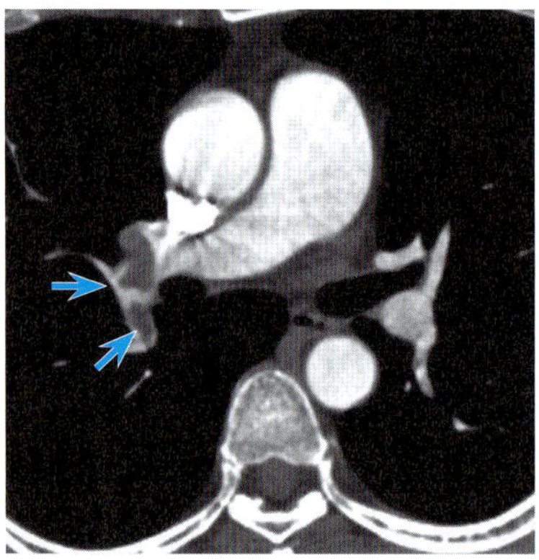

조영 CT

[사진 1] 오른허파동맥~아래엽가지에서 색전이 확인된다(→).

병태

- 허파색전증(폐색전증, pulmonary embolism) : 혈전에 의한 **허파동맥가지의 급성 폐쇄** → 이차성 급성 허파고혈압 + 허파실질의 허혈 → 재소통되지 않으면 **허파경색증**(폐경색증, pulmonary infarction)이 된다.
- 고전적 3징후 : **가슴통증**, **호흡곤란**, **빠른호흡**
- 원인 : 대부분 **다리**와 **골반안의 깊은정맥혈전증**(심부정맥혈전증, deep vein thrombosis; 특히 수술 후, 장기간 병상생활, 하지정맥류 등에 합병, → p.290)

영상소견

허파혈류 섬광조영술(→ p.484)

- 허파혈류의 저하가 나타난다. **가장 예민**한 검사이다.

X선 사진

- 급성 허파고혈압 → 허파동맥 몸쪽부분의 확장(knuckle sign) + 먼쪽부분의 급격한 협소화(tapering sign)가 나타난다.
- 허파영역의 혈류 저하 → 허파영역의 투과성 항진(Westermark sign)이 확인된다.

- 허파경색증 → 국한성 불투과 음영, 허파바닥부위의 쐐기형, 반달형 음영(Hampton's hump)이 나타난다.

CT · 허파혈관조영

- 허파동맥 내의 혈전상이 확인된다.

허파색전증 · 허파경색증의 X선 소견

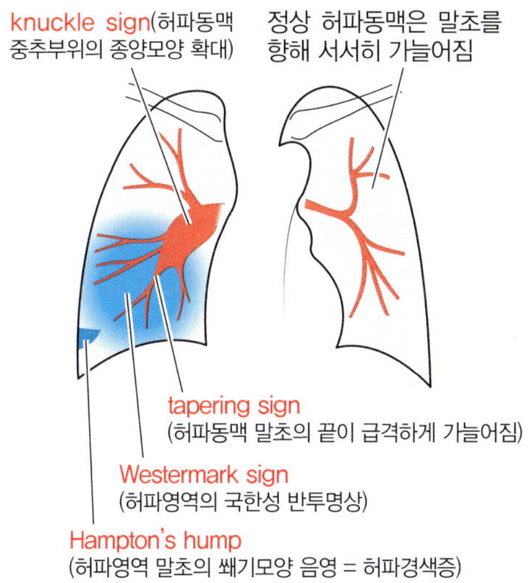

▶ 허파경색증

81세 남성. 가슴통증과 호흡곤란이 나타났다.

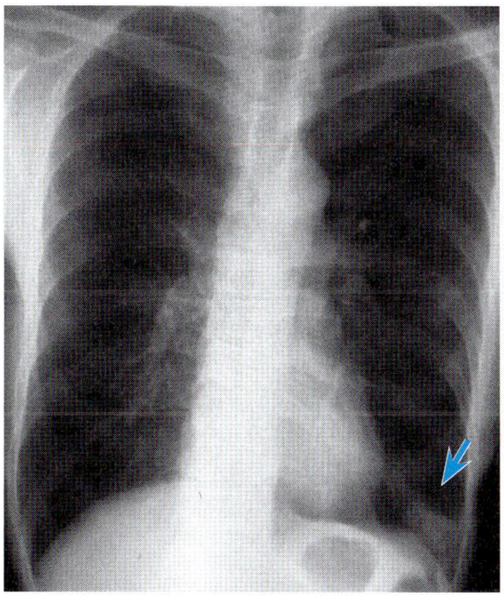

a. X선 사진

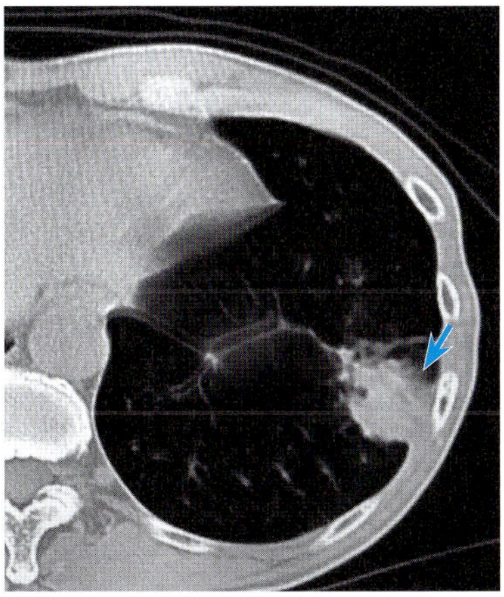

b. CT

[사진 2] a : 왼허파영역에 혈관음영이 결핍되고 아래허파영역 말초에 쐐기모양 음영(Hampton's hump)이 확인된다(→). b : 쐐기모양의 고농도 음영(→)이 확인된다.

관련사항

허파동맥확장의 감별진단

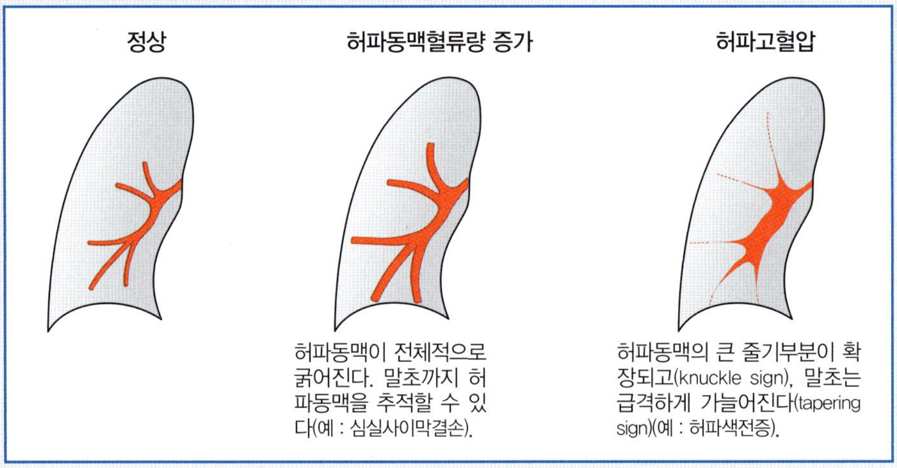

■ 원발허파고혈압(원발폐고혈압, primary pulmonary hypertension)

● 병태

- 원인 불명의 허파동맥벽 비대 → 협착, **젊은 여성**에게 많다(1:2).
- 증상 : 운동 시 호흡곤란, 가슴통증, 객혈, 오른심실기능상실이 나타난다.

● 영상소견

- **허파동맥 굵은 줄기가 현저하게 확장되었고 말초 끝이 가늘다.**
- 허파혈류 섬광조영술은 정상이다.

▶ 원발허파고혈압

32세 여성. 운동 시 호흡곤란과 가슴통증이 나타났다.

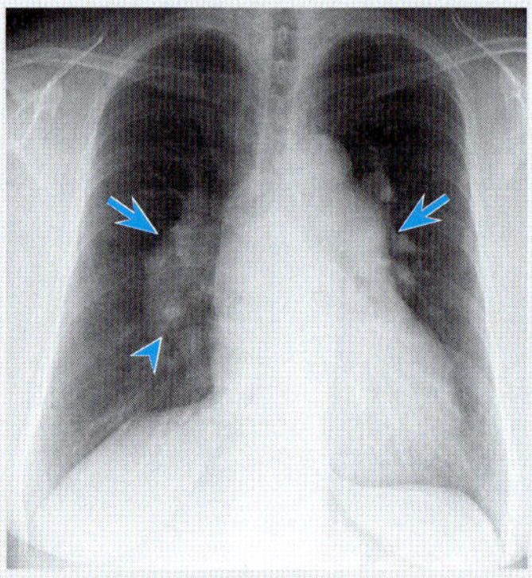

X선 사진

[사진 3] 양쪽 허파동맥 큰 줄기부분의 현저한 확장(→)과 말초 끝이 가늘어진 것(➤)이 확인된다.

허파울혈 · 허파부종(폐울혈 · 폐부종)
pulmonary congestion · pulmonary edema

■ 허파울혈

75세 남성. 만성 콩팥기능상실로 투석 중이며 앉아숨쉬기(기좌호흡)를 한다.

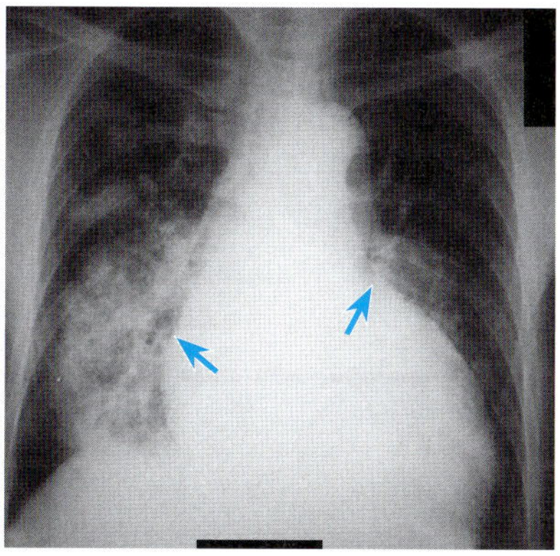
a. X선 사진

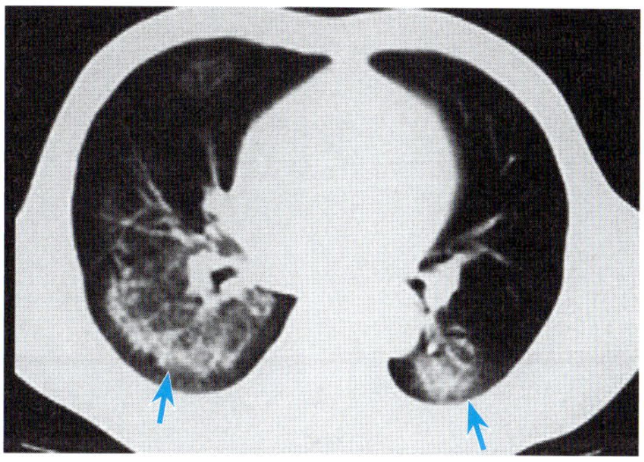
b. CT

[사진 1] a : 허파문을 중심으로 하는 불투과 음영 = 나비모양 음영이 확인된다(→). b : 양쪽 허파영역 중심부에 농도 상승이 확인된다(→).

■ 병태

- 허파부종의 원인
  - **허파정맥압 항진** : **왼심장기능상실**이 가장 많다(판막증 등). 허파정맥환류 이상, 머리속압력 항진 등
  - **혈관투과성 항진** : 폐흡인(pulmonary aspiration), 유독가스, 중증 감염병, 외상 등
- 허파 내의 수분량 증가 → 초기에는 **사이질성 허파부종** → 더욱 진행되면 **허파꽈리성 허파부종**이 나타난다.

■ 영상소견

허파정맥압 항진

- 초기부터 허파정맥의 확장이 있으나 평가하기 어렵다.
- 허파정맥혈의 재분포(redistribution) : **위허파영역의 혈관지름 증가**

사이질성 허파부종

- 허파영역의 선모양, 그물모양 음영이 나타난다.
- 컬리선(Kerley's line)이 출현한다.

허파꽈리성 허파부종

- 허파영역의 불투과 음영이 나타난다.
- 허파문을 중심으로 하는 음영(나비모양 음영)이 특징적이다.

나비모양 음영의 감별진단

- 허파부종, 허파출혈
- 폐포자충폐렴(→ p.252), 거대세포바이러스감염병
- 허파꽈리단백증(→ p.232)

허파정맥압 항진 · 허파부종의 영상소견

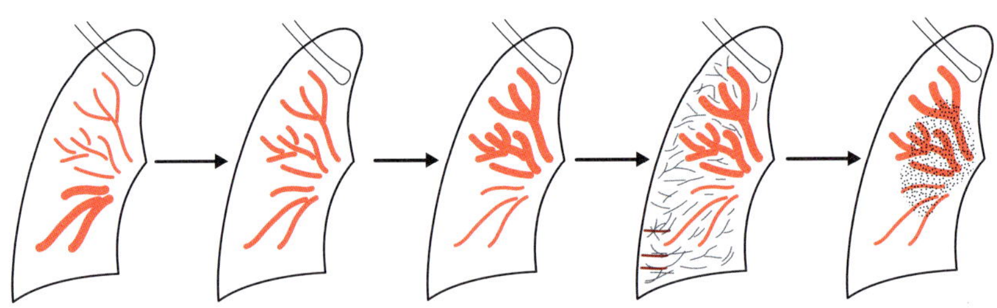

왼심방압 혈관지름	~10mmHg(정상) 아래허파영역 > 위허파영역	10~15mmHg 아래허파영역 ≒ 위허파영역	15~25mmHg 아래허파영역 < 위허파영역 허파정맥혈의 재분포	25~35mmHg 아래허파영역 < 위허파영역 선모양 음영, Kerley선 (사이질성 허파부종)	35mmHg~ 아래허파영역 < 위허파영역 반점모양 음영, 나비모양 음영 (허파꽈리성 허파부종)

▶ 허파정맥압항진

55세 남성(→ p.264, 사진 3과 동일 사례). 승모판역류가 있다.

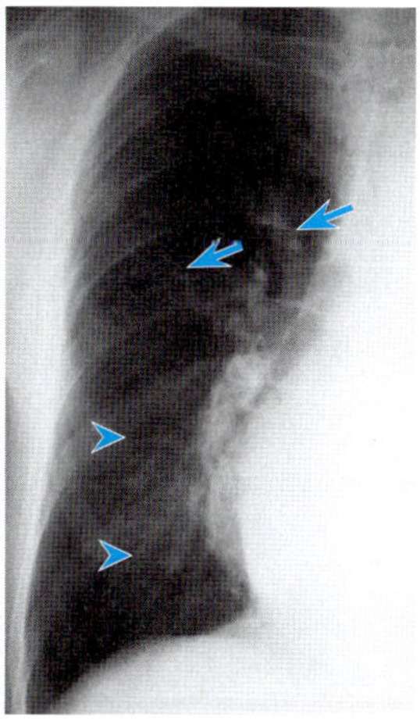

X선 사진

[사진 2] 위허파영역의 허파정맥이 확장되고(→), 아래허파영역에서는 가늘고 불명료화해 있다(➤). 초기의 허파정맥항진을 나타내는 소견이다.

■ 컬리선(Kerley's line)

- 소엽사이격벽의 비대에 의한 **선모양 음영**(septal line)이다.
  - A선 : 허파문 부근의 방사상 음영이다.
  - **B선 : 가슴막에 연속되는 수평의 선모양 음영**으로, 허파바닥부위에 많다.
- **사이질성 허파부종**에서 많이 관찰되지만, 사이질폐렴, 암성 림프관종증 등의 사이질성 병변에서도 관찰된다.

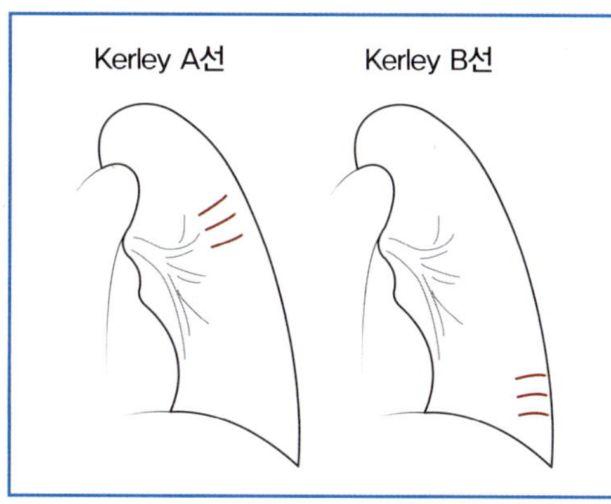

컬리 B선

77세 남성. 허파부종을 일으켰다.

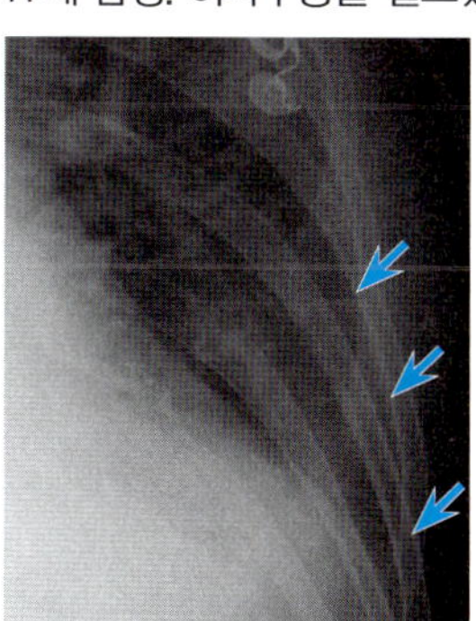

X선 사진

허파분리증(폐분리증) *pulmonary sequestration*

35세 남성. 폐렴이 반복해서 발생하였다.

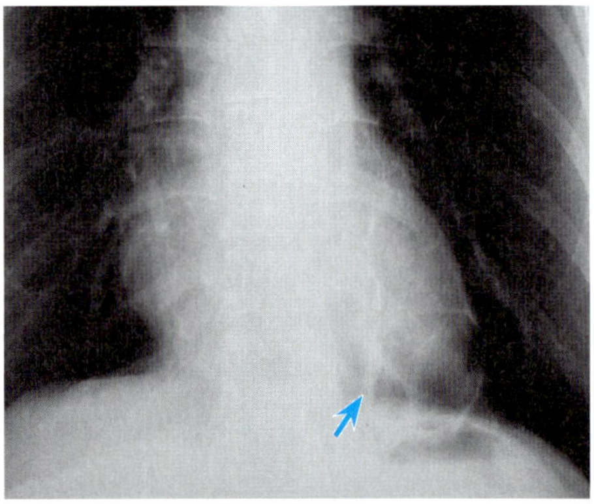

a. X선 사진

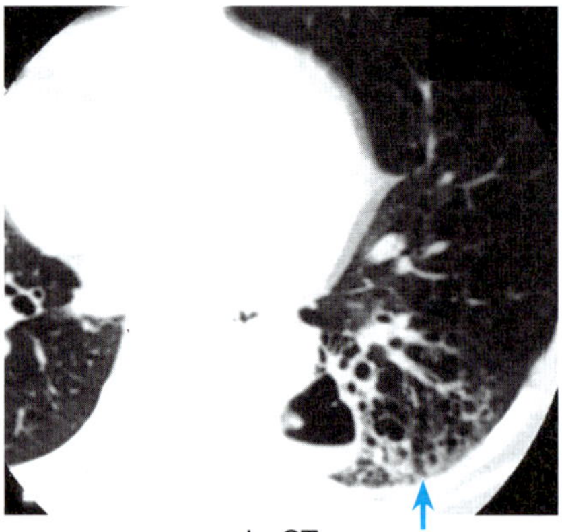

b. CT

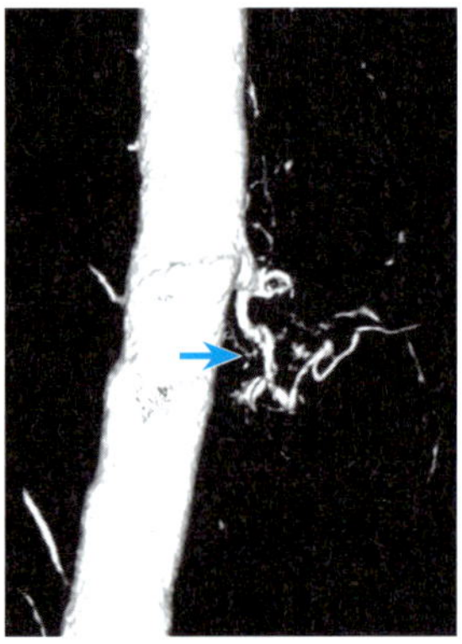

c. CT 혈관촬영

[사진 1] a : 왼쪽 아래허파영역에 고르지 않은 반투명상을 중심으로 하는 음영이 나타난다(→). b : 왼아래엽 S10 일부에 낭종성 변화를 동반하는 침윤 음영이 확인된다(→). c : 가슴대동맥에서 직접 분지되는 비정상 혈관이 확인된다(→).

■ 병태

- 허파의 일부가 정상 기관지와 연결되지 않아 몸순환계통의 지배를 받는 허파형성에 이상이 발생하였다.
- 허파엽내형(75%)
  - 가슴막에 싸여 있다.
  - 기관지와 연결되지 않았으나 감염이 반복되면 연결이 된다.

- 허파엽외형(25%)
  - 가슴막 밖에 있다.
  - 기형 합병이 많다.
  - 기관지와 연결되어 있지 않다.

영상소견

- 허파바닥부위의 **종양 음영**, 기관지와 연결이 되면 낭종 음영이 나타난다.
- 왼아래엽 S10에 호발한다. 좌 > 우(허파엽내형의 60%, 허파엽외형의 90%)이다.
- 혈관촬영 : **대동맥에서 직접 분지된 이상혈관**이 분리된 허파로 유입된다.
  - 허파엽내형 : 대동맥 → 허파정맥
  - 허파엽외형 : 대동맥 → 홀정맥, 허파문, 아래대정맥

CHAPTER 3-3

관련사항

허파동정맥샛길(폐동정맥루, pulmonary arteriovenous fistula)

- 허파동맥, 허파정맥의 단락이다.
- 원인 : 대부분은 **선천성**[피부 및 점막의 동정맥샛길을 합병하는 오슬러–웨버–랑뒤병(Osler–Weber–Rendu disease)의 일부인 경우도 있음], **외상성**이다.
- 증상 : 무증상이 많지만, 단락량이 많으면 **심장기능상실**, **뇌고름집** 등이 나타나고 혈관잡음을 들을 수 있다.

영상소견

- X선 사진 : **원형 또는 타원형의 결절상**이 나타나며, 다발하는 경우도 있다.
- CT : 확장된 유입동맥, 유출정맥이 관찰된다.
- 혈관촬영 : **확장된 허파동맥** → **허파정맥이 조기에 찍힌다**.

관련사항

▶ 허파동정맥샛길

35세 여성. 무증상이다.

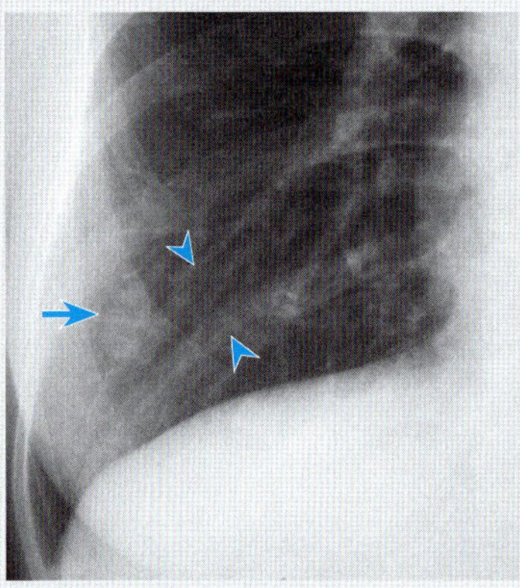

a. X선 사진

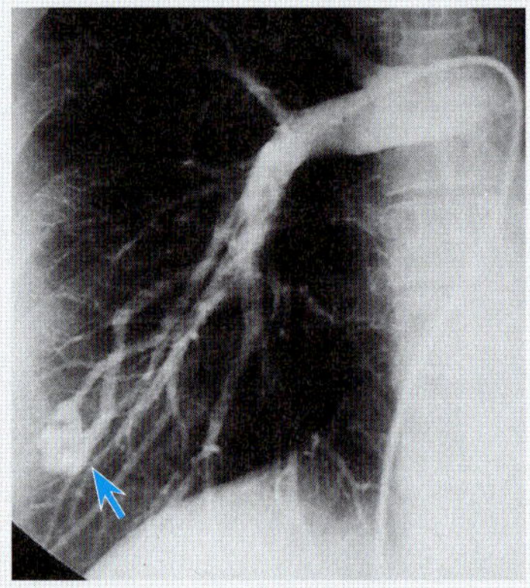

b. 허파동맥촬영

[사진 2] a : 오른쪽 아래허파영역에 분엽상 결절음영이 있고(→), 허파문쪽에 굵은 혈관으로 판단되는 밧줄모양 음영이 연속해 있다(➤). b : 확장된 허파동맥과 허파정맥이 조기에 찍힌 것(동정맥단락)으로 확인된다(→).

■ 기관지폐쇄증(bronchial atresia)

- 발생 이상으로 인해 **엽기관지**, **구역기관지가 폐쇄**되었다.
  - 말초 기관지에는 **점액저류**(mucoid impaction)가 나타난다.
  - 말초 허파는 우회로를 통해 주위에서 공기가 들어와 오히려 **기종성 변화**를 일으킨다.
- 유아기에 쌕쌕거림(천명, wheezing) 등으로 발견되는 경우가 있으나 대부분은 무증상이다.
- 영상소견
  - **왼위엽**에 호발한다.
  - **종양모양 또는 곤봉모양 음영**(점액저류) + 그 말초의 기종성 변화가 나타난다.

▶ 기관지폐쇄증

20세 남성. 증상이 없다.

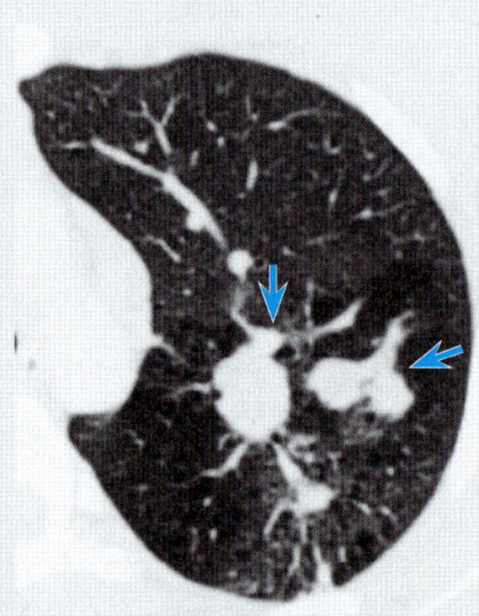

CT

[사진 3] 왼위엽에 결절모양, 곤봉모양 음영이 있으며(→), 주위에는 기종성 변화에 따른 반투명상이 확인된다.

ESSENTIAL MINIMUM

⋯› 폐암

- 중추형(허파문부형) : 편평세포암종이 많음, 허파문부 종양 + 이차 소견(폐렴, 무기폐)(p.190)
- 말초형(허파영역형) : 샘암종이 많음, 허파영역 종양(p.193)

⋯› 허파영역 종양의 양 · 악성(p.194)

- 양성 : 매끄러운 윤곽, 석회화, 분산 병변
- 악성 : 고르지 않은 윤곽(분엽모양, 돌기형성), 혈관집중상, 가슴막함입상

⋯› 세로칸종양(종격종양)(p.199)

- 앞세로칸(전종격) : 가슴샘종(thymoma), 기형종(teratoma), 갑상샘종양(3T)
- 중간세로칸(중종격) : 악성 림프종, 선천성 낭종
- 뒤세로칸(후종격) : 신경원성 종양

⋯› 폐렴(p.206)

- 허파꽈리성 폐렴 : 농후한 음영, 공기기관지조영상(air bronchogram), 대엽성 폐렴
- 기관지폐렴 : 반점모양, 불명료한 경계
- 사이질폐렴 : 선모양, 그물모양 음영

⋯› 폐결핵(p.212)

- 허파 위부분에 호발(S1, S2, S6)
- 중심소엽성 음영(나무 싹모양 음영)
- 파종성 병변, 공동

⋯› 기타 특징적인 영상소견

- 아스페르길루스종 : 공동 + 곰팡이덩이(crescent sign, p.216)
- 규폐증 : 허파문림프절의 계란껍질모양 석회화(p.222)
- 석면증 : 가슴막의 석회화(p.223)
- 허파림프관근종증(LAM) : 젊은 여성, 무수한 미세낭종(p.231)
- 허파꽈리단백증 : 멜론껍질모양의 미만성 그물모양 음영(p.233)
- 사르코이드증 : 양쪽 허파문림프절 비대(BHL, p.237)
- 공기가슴증 : 허파 음영의 소실(p.239)
- 허파색전증(급성 허파고혈압) : 허파동맥 몸쪽부분의 확장(knuckle sign, p.248)
- 허파꽈리성 허파부종 : 나비모양 음영(p.252)
- 사이질성 허파부종 : Kerley B선(p.253)

CHAPTER 3

방사선진단학

3-4 심장·대혈관

■ 협심증 · 급성 심근경색증 ··· 260

■ 심장판막증 ··· 262
승모판협착
대동맥판협착
승모판역류
대동맥판역류
[관련사항]
심장음영의 성립
가슴 X선 사진과 심장대혈관
가슴 X선 사진에서의 심장확대 판독법

■ 심장막염 ··· 268
급성 심장막염
수축성 심장막염
[관련사항]
다양한 심장질환의 X선 징후

■ 선천심장질환 ··· 270
심방사이막결손(ASD)
심실사이막결손(VSD)
심내막융기결손(ECD)
동맥관열림증
팔로네징후(TOF)
온허파정맥환류이상증(TAPVC)
부분허파정맥환류이상증(PAPVC)
엡스타인기형
대혈관전위증(TGA)

■ 심장근육병증 ··· 277
확장심장근육병증
폐쇄비대심장근육병증
[관련사항]
심장초음파가 결정적인 진단법이
되는 기타 심장질환

■ 대동맥자루 ··· 280
[관련사항]
마르팡증후군
대동맥염증후군(타카야스병)
대동맥축착

■ 대동맥박리 ··· 283

■ 폐쇄동맥경화증 ··· 286
[관련사항]
버거병(폐쇄혈전혈관염)
간헐절뚝거림의 감별진단

■ 다리의 깊은정맥혈전증 ··· 288
[관련사항]
하지정맥류

■ ESSENTIAL MINIMUM ··· 291

협심증 · 급성 심근경색증

angina pectoris · acute myocardial infarction

■ 협심증

55세 남성. 지하철역 계단을 뛰어 오를 때 앞가슴에 교액감이 있었으나 10분 정도 쉬니 호전되었다.

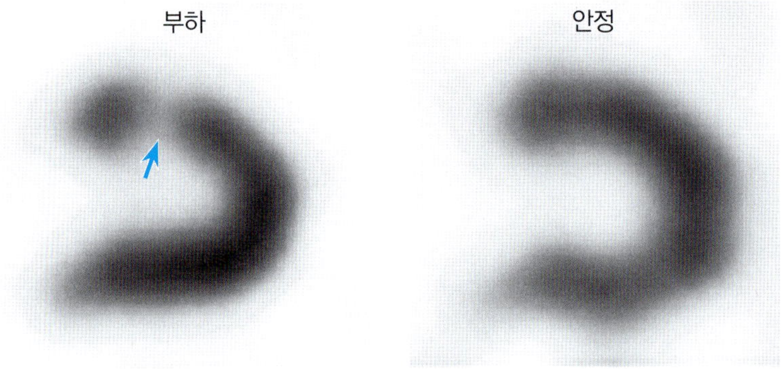

a. 심근혈류 섬광조영술 장축상(^{201}TlCl)

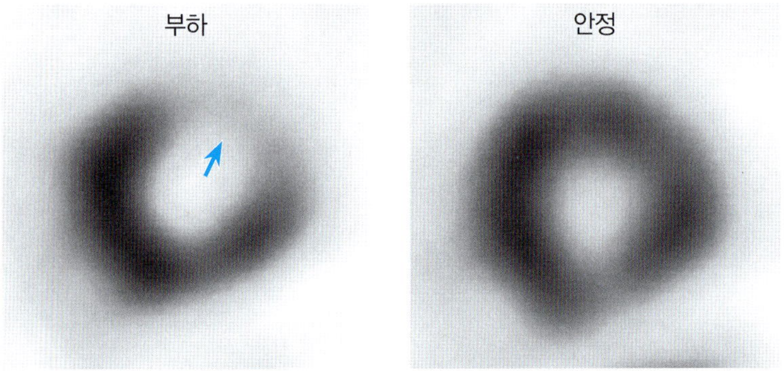

b. 심근혈류 섬광조영술 단축상(^{201}TlCl)

[사진 1] a · b : 부하 시(왼쪽)에는 앞벽의 혈류가 저하되고 있으나(→), 안정 시(오른쪽)에는 재분포가 있는 점에서 가역성 심근허혈(협심증)로 진단된다.

■ 병태

- 심장동맥 혈류와 심장근육 산소 수요의 불균형 → 가역성 심근허혈(**협심증**, angina pectoris) → 심장근육의 괴사(**급성 심근경색증**, acute myocardial infarction)가 나타난다.

심장동맥 협착의 원인

- **동맥경화 플라크**(plaque)에 의한 기질적 협착(내막 비대) → **안정협심증**(stable angina; 기질성 협심증)이 발생한다.
- **혈관연축**(angiospasm) : 일과성 내강 협착[변이협심증(이형협심증, variant angina)]이 일어난다.
- **동맥경화 플라크의 파열**(불안정 플라크) → 혈전에 의한 급성 폐색(**급성 관상동맥증후군**) → **불안정협심증**, **급성 심근경색증**이 발생한다.

영상소견

심장동맥조영

- 심장동맥의 **고르지 않은 벽**, **협착**, **석회화**(동맥경화성 변화)가 나타난다.
- 심장동맥 연축이 확인된다.
- 심장동맥 내 혈전(급성기인 경우)이 확인된다.

심장근육 섬광조영술(→ p.482)

- **심근혈류**를 평가한다.
- 집적 저하 = 혈류 저하, 안정 시의 재분포 = 가역성(협심증)을 나타낸다.

초음파검사

- **심실벽의 운동성** 평가 → 경색부위의 벽 운동 저하가 나타난다.

MRI

- 조영 MRI
  - 조기상 : 허혈부위의 **조영 불량**(저신호)이 확인된다.
  - 지연상 : 괴사심근(심근경색증)의 **조영 효과**(고신호)가 나타난다.

▶ 심근경색증

60세 남성. 앞가슴부위에 통증이 나타났다.

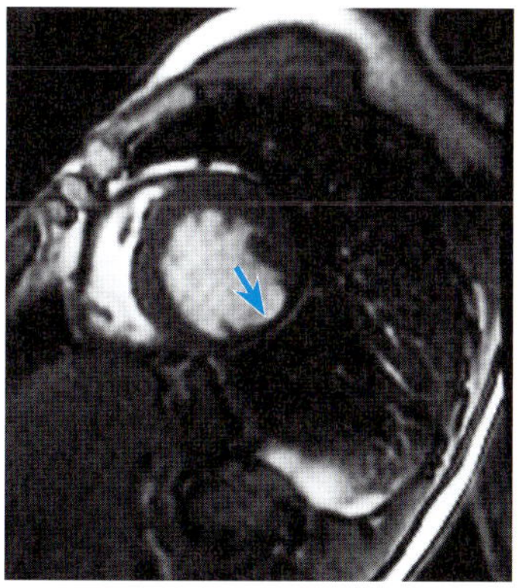

a. 조영 T1 강조영상(조기상)

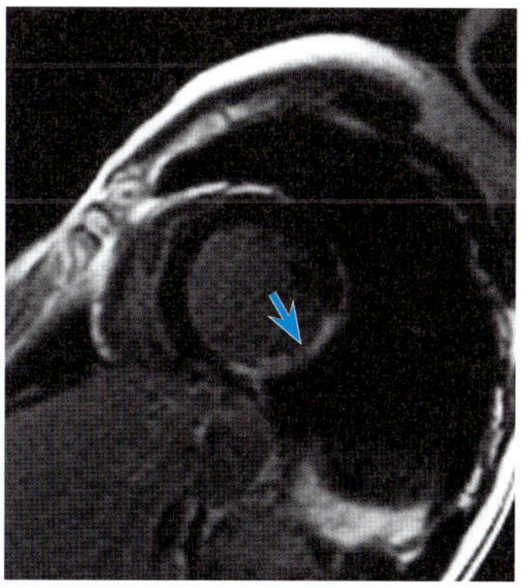

b. 조영 T1 강조영상(지연상)

[사진 2] a : 왼심실 가쪽벽의 비박화, 조영 불량이 있어 혈류저하를 나타내고 있다(→). b : 이 부위에 일치하는 조영 효과가 있어 이곳이 괴사되었음을 나타낸다(→).

심장판막증 *valvular disease*

■ 승모판협착(mitral stenosis)

50세 남성. 운동 시 호흡곤란이 나타났다.

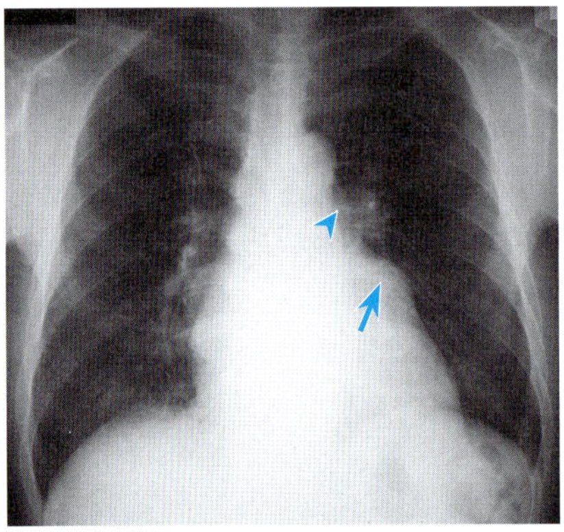

a. X선 사진

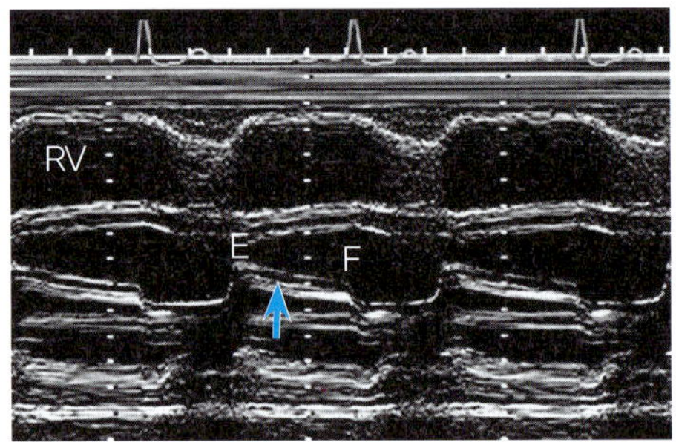

b. 심장초음파(M모드)

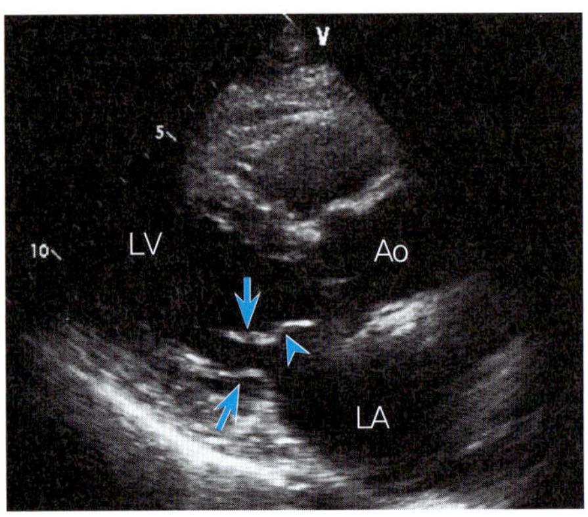

c. 심장초음파(장축상)

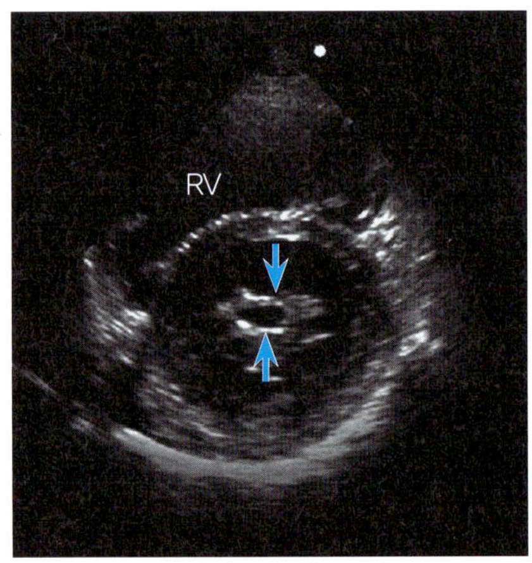

d. 심장초음파(단축상)

[사진 1] a : 왼심방귀의 돌출(왼3활, →), 허파동맥의 확장(왼2활, ➤)이 확인된다. b : DDR 저하(→)가 있다. c : 승모판 앞첨판의 도밍(doming, ➤), 비후된 판막첨판의 열림 제한(→)이 확인된다. d : 승모판첨(→)의 비후, 맞교차부위의 유착이 있어 열림이 제한되고 있다.

■ 대동맥판협착(aortic stenosis)

70세 남성. 앞가슴부위에 통증이 나타났다.

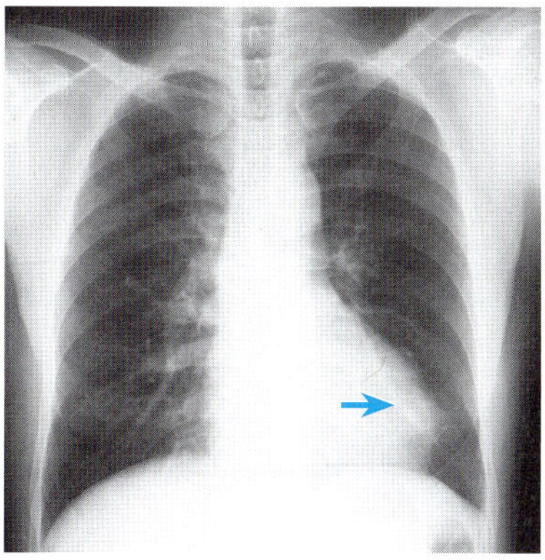

a. X선 사진

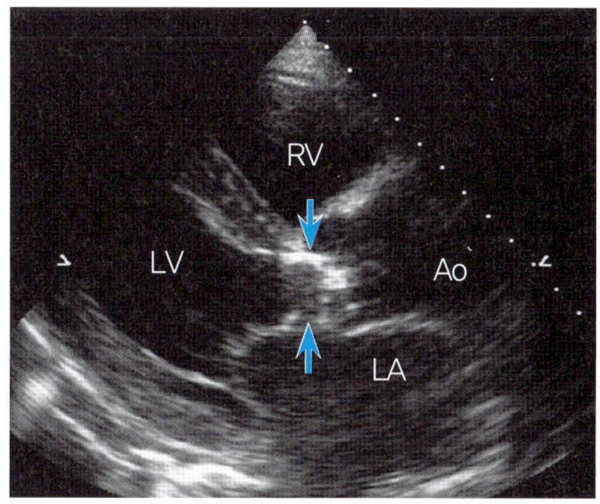

b. 심장초음파(장축상)

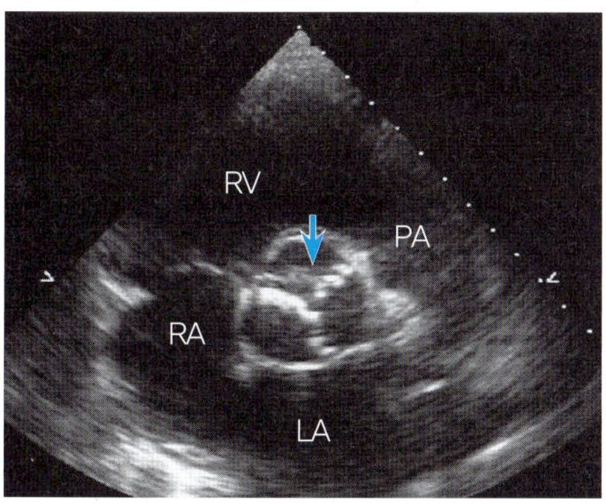

c. 심장초음파(단축상)

[사진 2] a : 심장 왼모서리의 둥그스름한 돌출(왼4활, →)이 확인된다. b : 대동맥판막의 비대, 석회화에 따른 밝기가 상승되어 있고 유착에 의한 열림 제한이 있다. c : 대동맥판막의 비대, 석회화에 따라 밝기가 상승되고 유착이 있다(→).

승모판역류(mitral regurgitation)

45세 남성. 앉아숨쉬기(기좌호흡)를 한다.

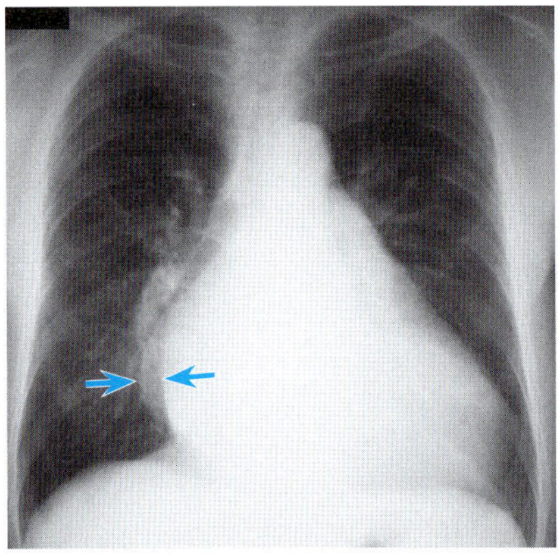

a. X선 사진

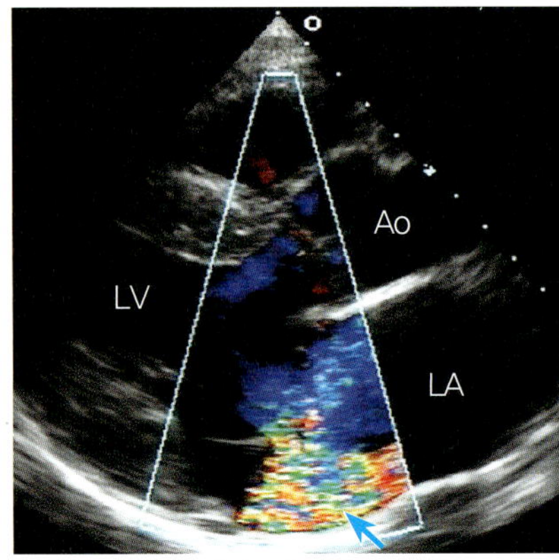

b. 심장초음파(장축상)

[사진 3] a : 심장음영 오른모서리에 현저하게 확장된 왼심방에 의한 이중윤곽(double shadow)이 확인된다(→). 허파정맥압의 상승을 반영하여 위허파영역의 혈관음영의 증가가 확인된다(→ p.253, 사진 2와 동일 증례). b : 왼심실에서 왼심방으로 역류하는 모자이크 에코가 확인된다(→).

대동맥판역류(aortic regurgitation)

50세 남성. 두근거림과 운동 시 호흡곤란이 나타났다.

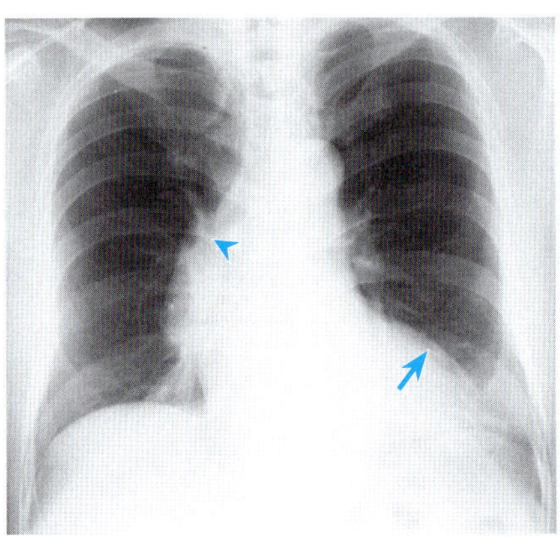

a. X선 사진

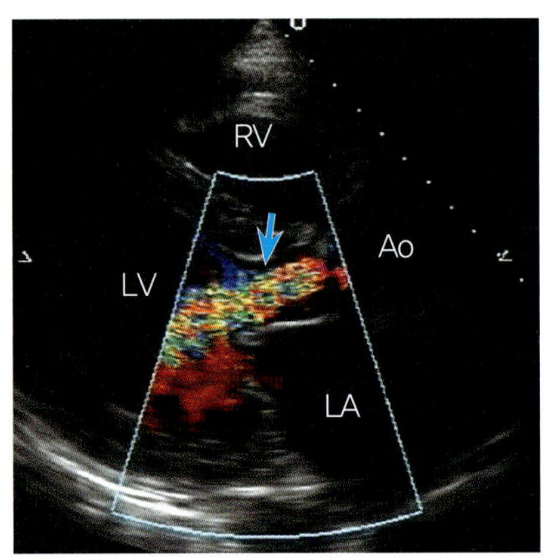

b. 심장초음파(장축상)

[사진 4] a : 심장 왼모서리의 돌출, 처짐(왼4활, →)이 확인된다. 대동맥판륜~오름대동맥의 확장에 의한 오른쪽 위세로칸의 확대(오른1활, ➤)가 있다. b : 대동맥에서 왼심실로 역류하는 모자이크 에코가 확인된다(→).

■ 병태 및 영상소견

심장판막증의 병태와 가슴 X선 소견

	혈행상태	영상소견
승모판협착 (mitral stenosis, MS)	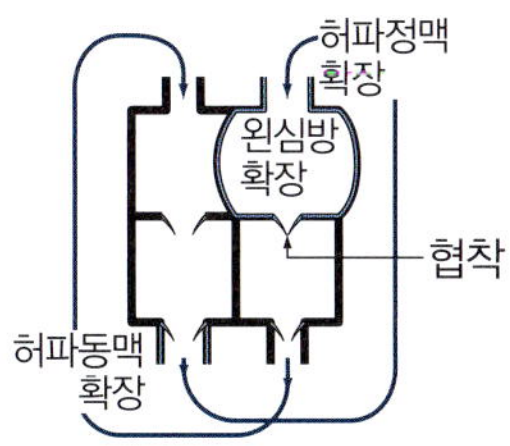	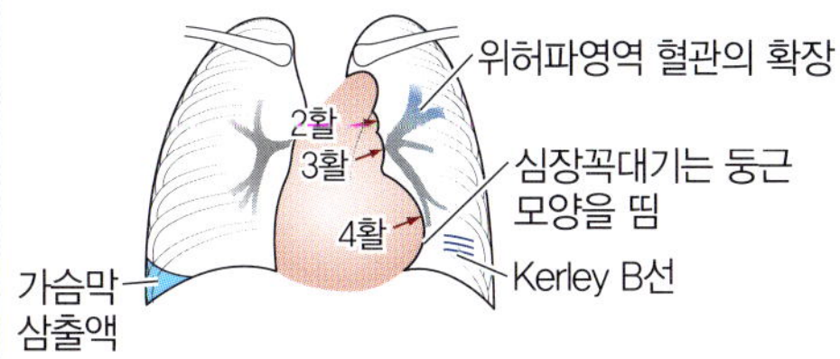 심장초음파 : 판막꼭대기의 비대, 열림 제한, 앞첨판의 도밍(doming), DDR 저하(M모드)
대동맥판협착 (aortic stenosis, AS)	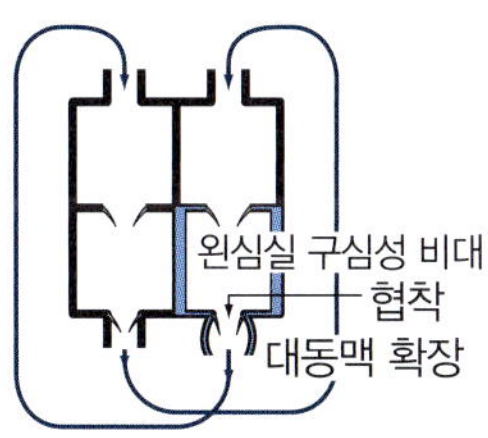	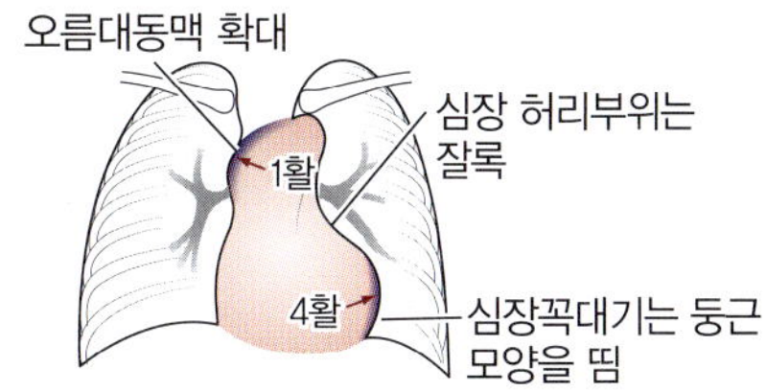 심장초음파 : 심장꼭대기의 비대, 밝기 상승
승모판역류 (mitral regurgitation, MR)	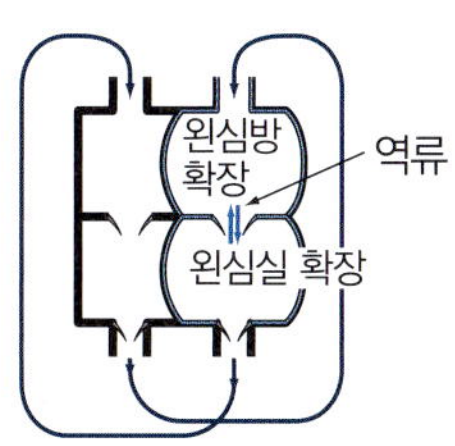	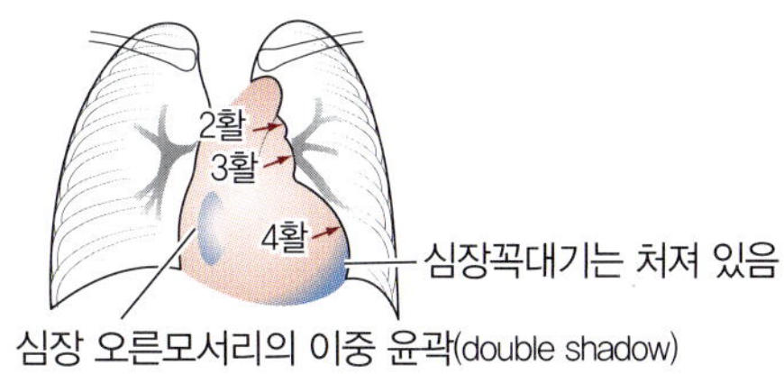 심장초음파 : 왼심실 → 왼심방의 이상혈류
대동맥판역류 (aortic regurgitation, AR)	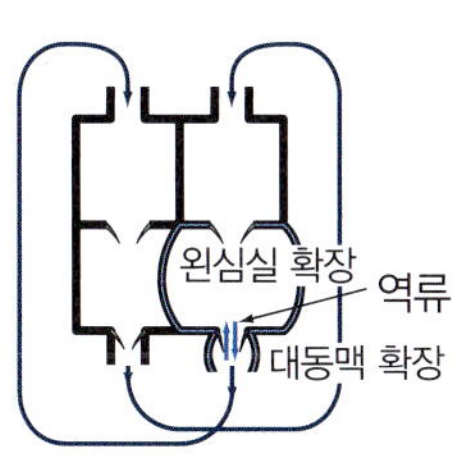	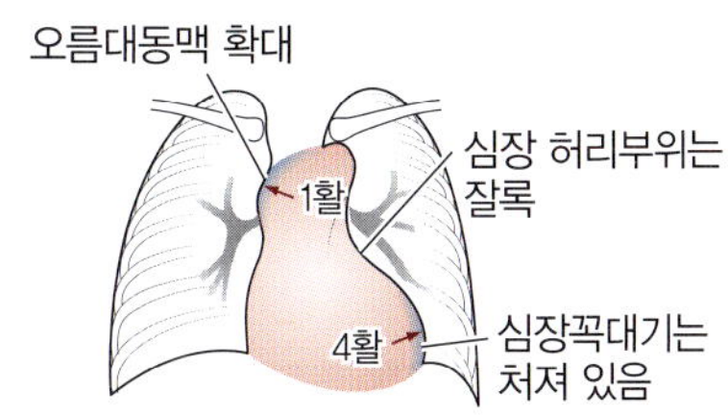 심장초음파 : 대동맥 → 왼심실의 이상혈류

1
2
3-1
3-2
3-3
CHAPTER 3-4
3-5
3-6
3-7
3-8
3-9
4
5

관련사항

■ 심장음영(cardiac silhouette)의 성립

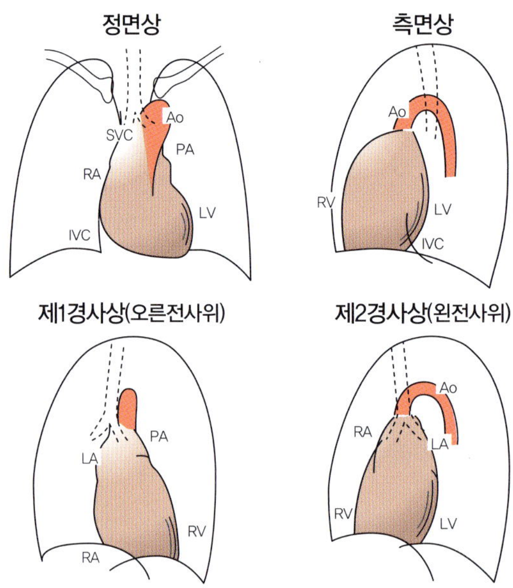

Ao : 대동맥
IVC : 아래대정맥
LA : 왼심방
LV : 왼심실
RA : 오른심방
RV : 오른심실
SVC : 위대정맥
PA : 허파동맥

■ 가슴 X선 사진과 심장대혈관

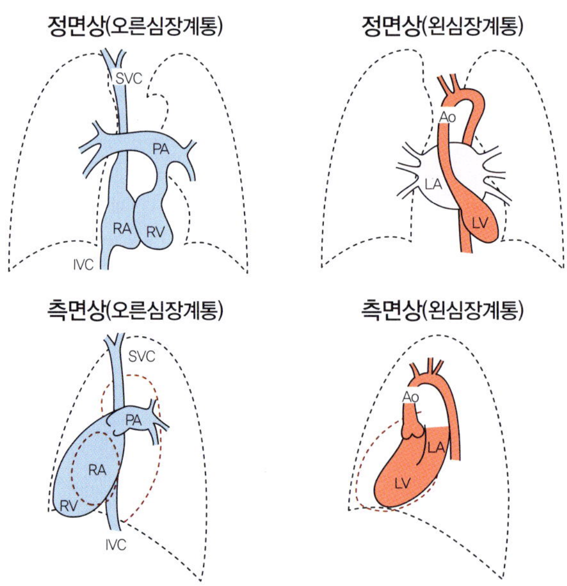

Ao : 대동맥
IVC : 아래대정맥
LA : 왼심방
LV : 왼심실
RA : 오른심방
RV : 오른심실
SVC : 위대정맥
PA : 허파동맥

관련사항

■ 가슴 X선 사진에서의 심장확대 판독법

	정면상	측면상	주요 질환
왼심실(LV)	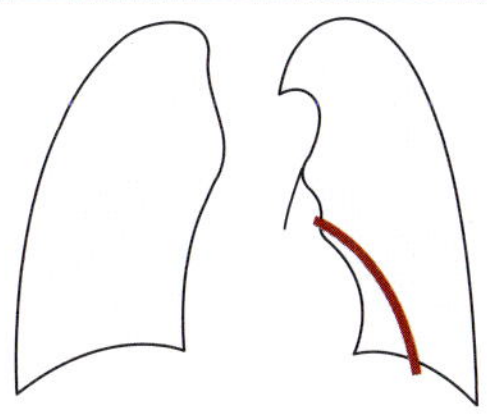 왼4활의 확대	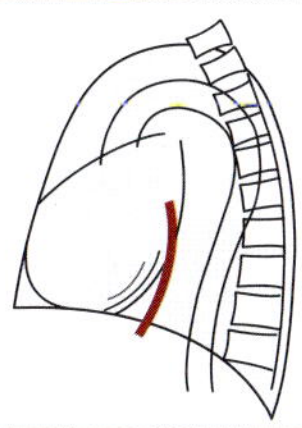 심장음영 후 아래모서리의 돌출	AR, MR VSD, PDA 고혈압, 왼심장기능상실 심장근육병증
오른심실(RV)	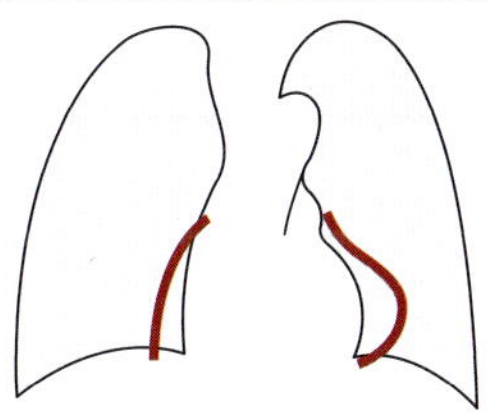 오른2활의 확대 왼4활의 확대(LV 경우보다 둥근 모양을 띠며 심장꼭대기가 올라감)	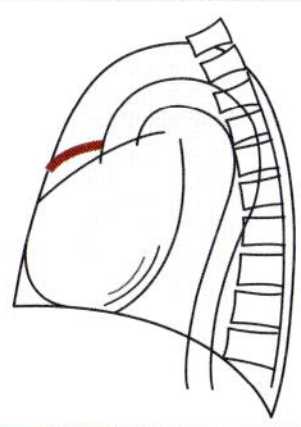 심장음영 앞모서리의 돌출	MS, PS, TR ASD 오른심실기능상실 허파고혈압
왼심방(LA)	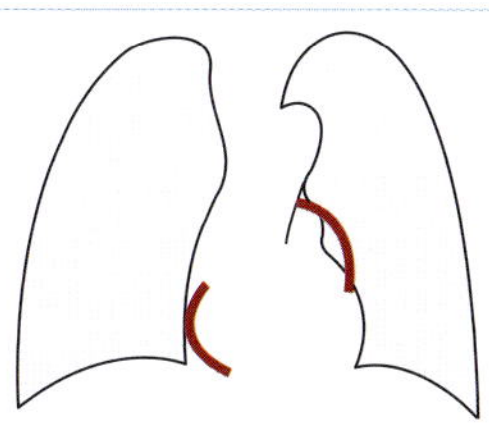 왼3활의 확대 심장 오른모서리의 이중 윤곽(double shadow)	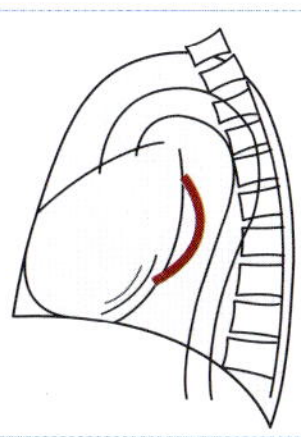 심장음영 후 위모서리의 돌출	MS, MR ASD, PDA 고혈압, 왼심장기능상실 심장근육병증 왼심방점액종
오른심방(RA)	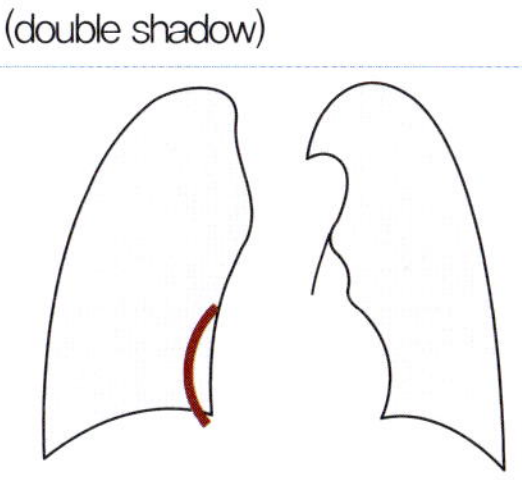 오른2활의 돌출*	측면상에서 평가하기 어려운 경우가 많음	TR, TS ASD, 엡스타인기형

* 오른2활은 오른심실 확대에서도 돌출되고, 오른심방 확대와 오른심실 확대는 합병되는 경우도 많으므로 오른심방 확대를 단독으로 평가하기는 어렵다.

심장막염(심막염) *pericarditis*

■ 급성 심장막염(acute pericarditis)

35세 남성. 수일 전에 앞가슴통증이 발생하였고, 그 후 운동 시 호흡곤란이 심해졌다.

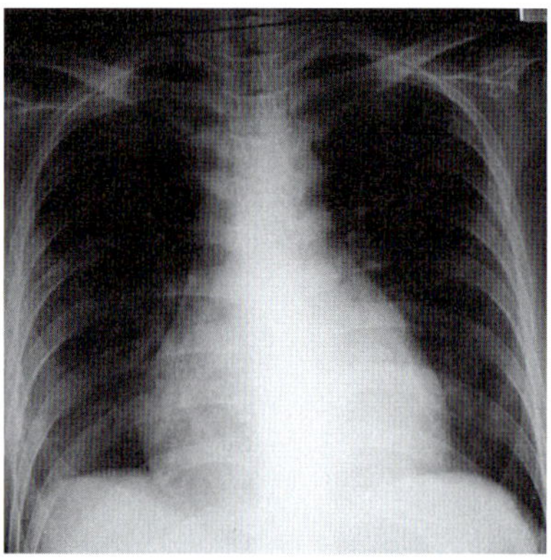

a. X선 사진

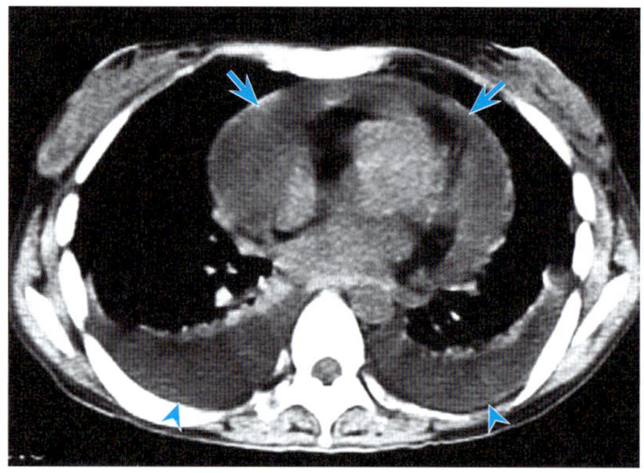

b. CT

[사진 1] a : 심장음영이 전체적으로 확대되어 얼음주머니모양을 띠고 있다. b : 대량의 심낭액이 진강(true lumen) 주위를 둘러싸는 저흡수로서 확인된다(→). 양쪽 가슴막삼출액도 관찰된다(➤).

■ 수축성 심장막염(contractile pericarditis)

65세 여성. 전신권태감, 종아리 부종, 복수가 나타났다.

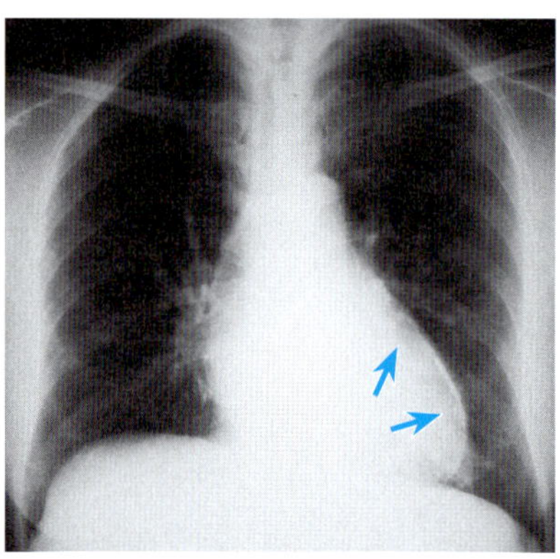

a. X선 사진

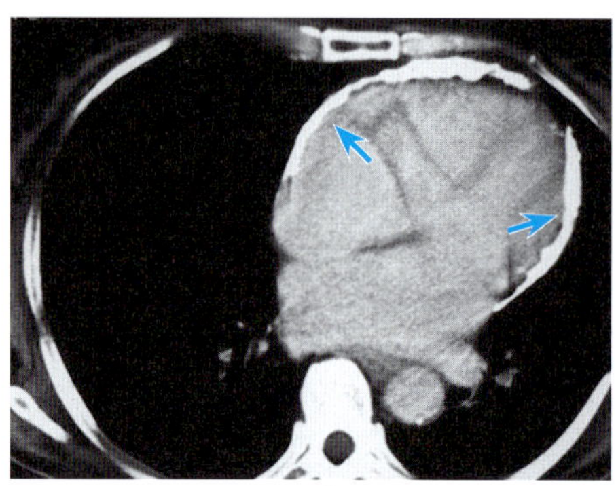

b. 조영 CT

[사진 2] a : 심장음영을 둘러싼 활모양 석회화 음영(→)이 관찰된다. b : 심장막을 따라 석회화(→)가 관찰된다.

■ 병태

급성 심장막염

- 원인 : 특발성(가장 많음), 감염성(바이러스성이 많음), 콜라겐병(SLE 등), 종양성 등
- 심장막의 급성 염증, 종종 가슴막에도 파급 → 가슴통증, **심낭액 저류**, 심막마찰음이 발생한다.

수축성 심장막염

- 원인 : 특발성(가장 많음), 결핵성, 기타(급성 심장막염과 동일)
- 증상 : **심장막의 비대**, **석회화**, **유착** → **심강의 확장 제한** → **오른심실기능상실**(부종, 복수)

■ 영상소견

- 급성 심장막염 : 심낭액 저류 → 심장확대(**얼음주머니모양 심장음영**), **심장 주위의 저흡수**(CT)가 나타난다.
- 수축성 심장막염 : **심장음영을 따라 활모양 석회화**가 나타난다.

관련사항

■ 다양한 심장질환의 X선 징후

❖ **얼음주머니모양 심장음영(상자모양 심장음영)**
엡스타인기형(→ p.273, 사진 8)

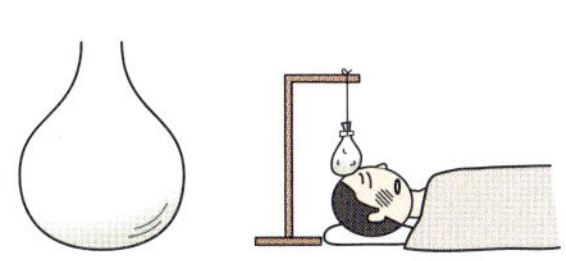

❖ **거위목변형(goose-neck deformity)**
심내막융기결손(왼심실조영 → p.271, 사진 3)

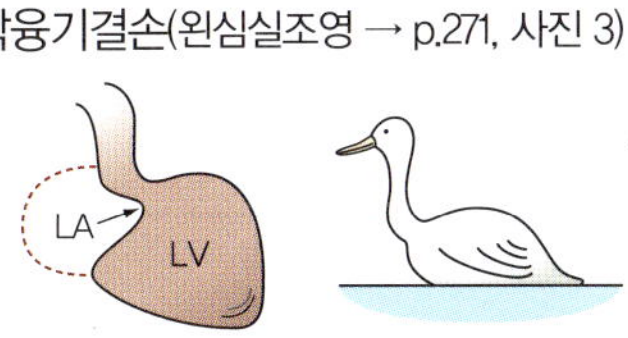

❖ **장화형 심장(coeur en sabot)**
팔로네징후(Fallot tetralogy, → p.272, 사진 5)

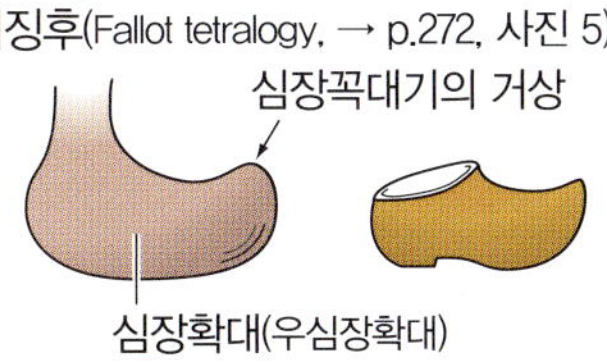

❖ **눈사람모양 음영(snowman shadow)**
온허파정맥환류이상증(→ p.272, 사진 6)

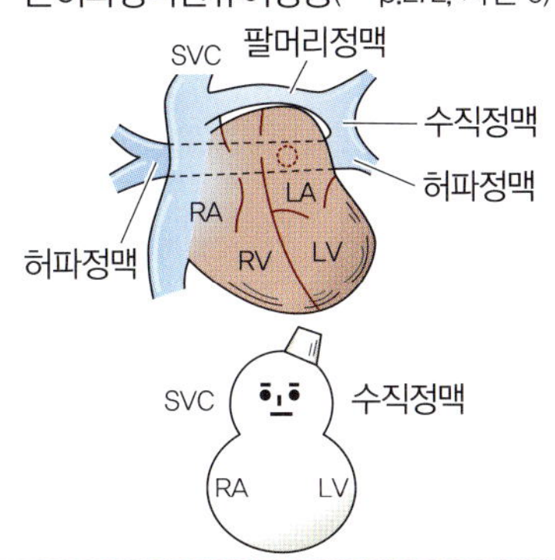

❖ **언월도 음영(scimitar shadow)**
부분허파정맥환류이상증(→ p.272, 사진 7)

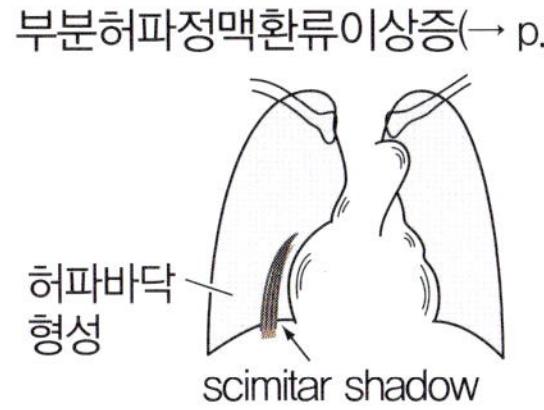

선천심장질환 *congenital heart disease*

심방사이막결손(심방중격결손, atrial septal defect, ASD)

35세 남성

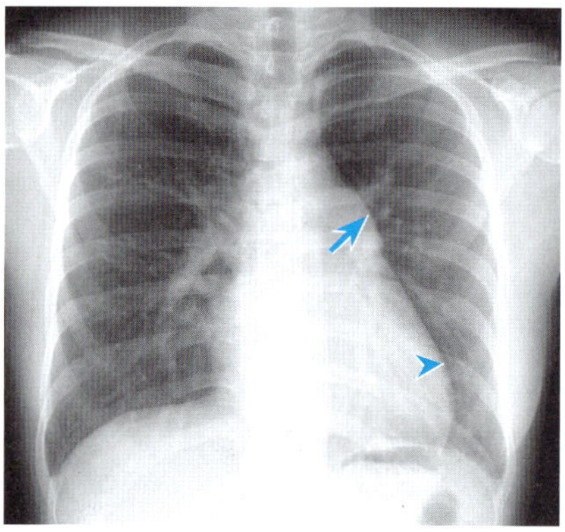

a. X선 사진

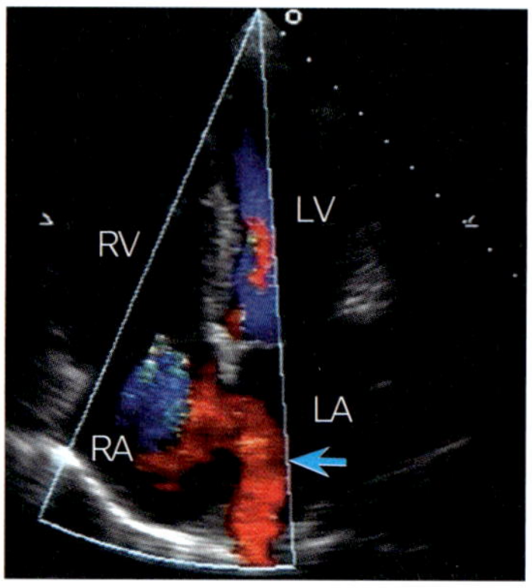

b. 심장초음파(4공간상)

[사진 1] a : 허파동맥의 굵은 줄기부분(왼2활, ➔), 오른심실(왼4활) 돌출(➤), 허파혈관 음영 증가가 확인된다. b : 심방사이막의 결손부위를 통과하는 이상혈류가 확인된다(➔).

심실사이막결손(심실중격결손, ventricular septal defect, VSD)

43세 여성

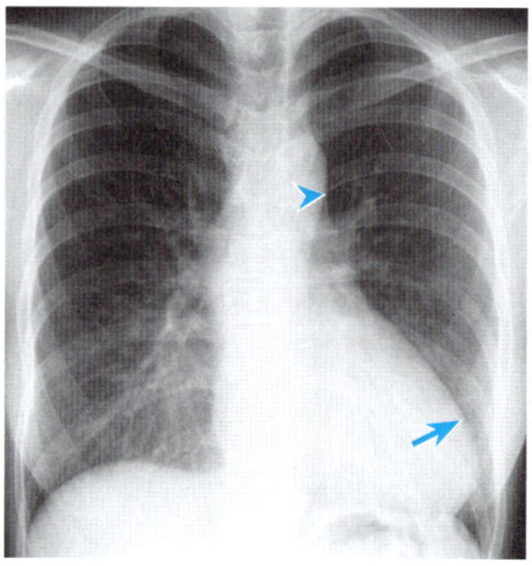

a. X선 사진

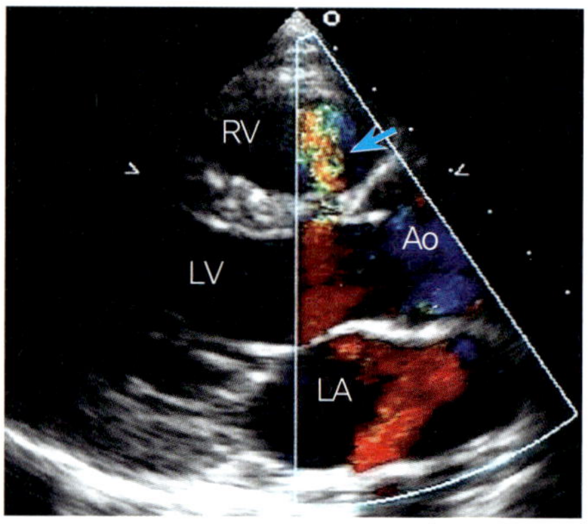

b. 심장초음파(장축상)

[사진 2] a : 왼심실 및 오른심실의 돌출(왼4활, ➔)이 있고 대동맥활은 작다(➤). b : 왼심실에서 심실사이막 결손부를 통해 오른심실로 유입되는 단락혈류가 모자이크 에코로서 나타난다(➔).

■ 심내막융기결손(심내막상결손, endocardial cushion defect, ECD)

2세 남아

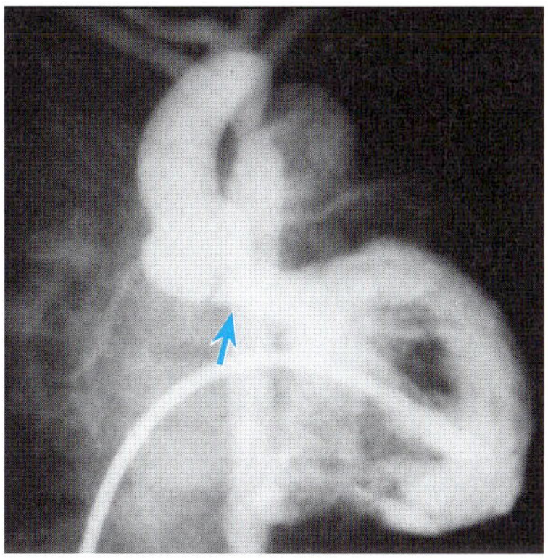

a. 왼심실조영

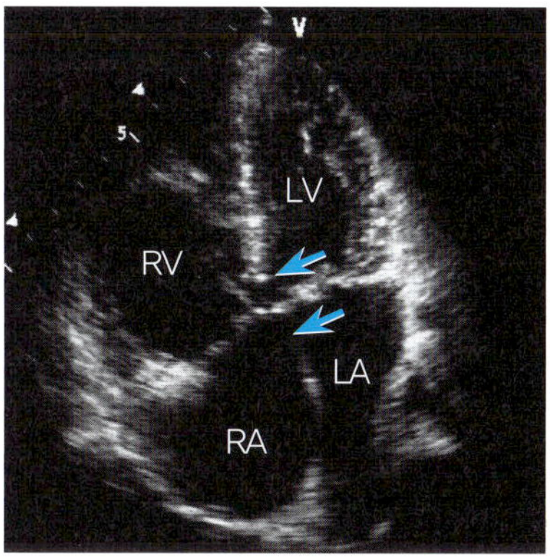

b. 심장초음파(4공간상)

[사진 3] a : 왼심실 유출로의 협착(goose-neck deformity)이 특징적이다(→). b : 심방사이막 및 심실사이막에 결손이 확인된다(→).

■ 동맥관열림증(동맥관개존증, patent ductus arteriosus)

12세 남아

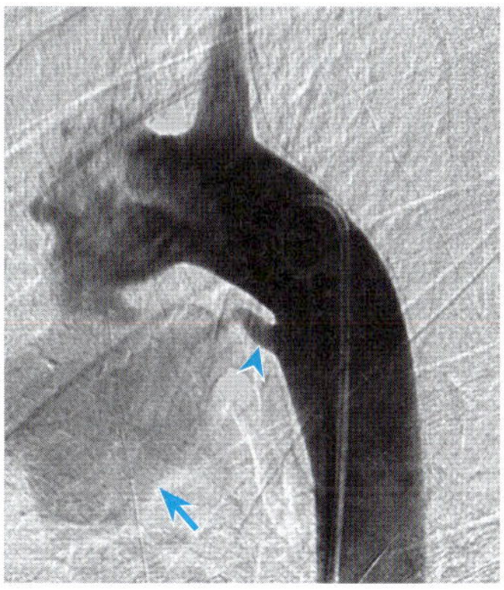

a. 대동맥조영

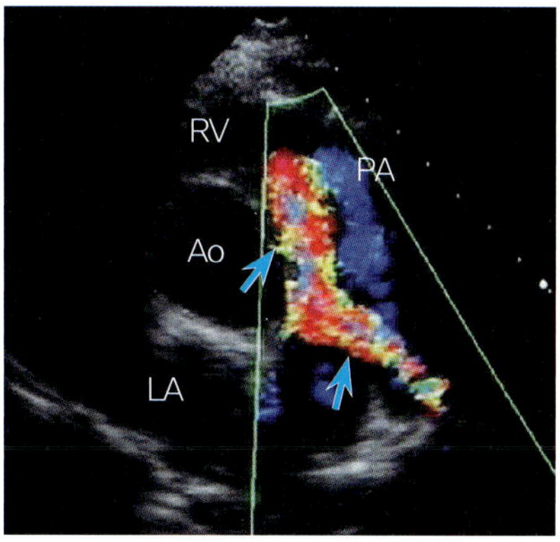

b. 심장초음파(허파동맥 주간상)

[사진 4] a : 대동맥활부분의 동맥관(➤)을 통해 허파동맥 굵은 줄기부분(→)이 조영된다. b : 내림대동맥에서 허파동맥 굵은 줄기로 가는 단락 혈류가 모자이크 에코로서 나타난다(→).

팔로네징후(Fallot tetralogy)

1세 여아

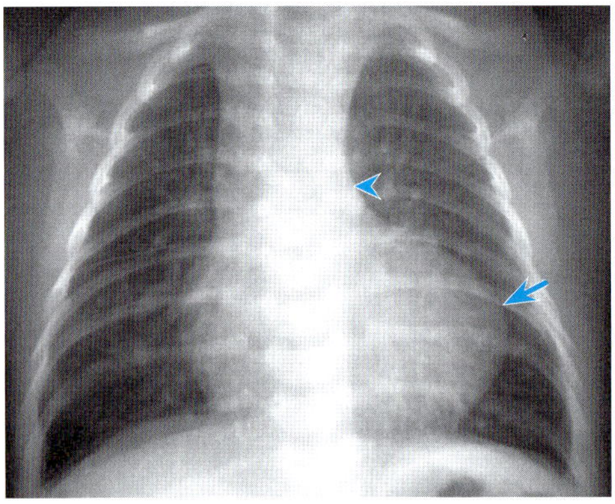

a. X선 사진

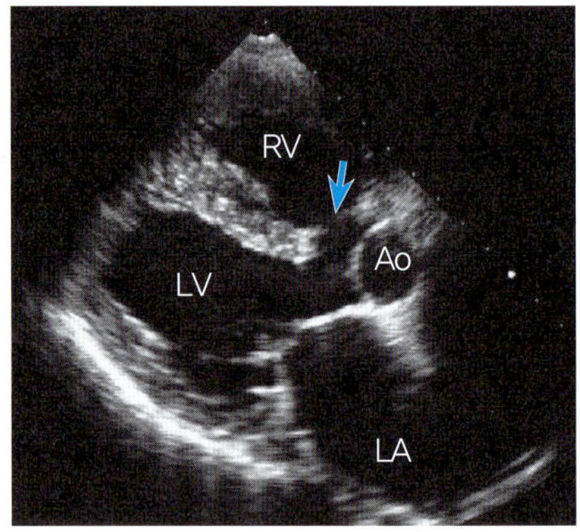

b. 심장초음파(장축상)

[사진 5] a : 심장꼭대기의 거상(→), 심장 허리부분이 협소화(➤)된 결과 심장음영은 장화형 심장(coeur en sabot) 형태를 띤다. b : 심실사이막결손(→) 위부분에 대동맥이 올라가 있다.

온허파정맥환류이상증 (total anomalous pulmonary venous connection, TAPVC)

10세 여아

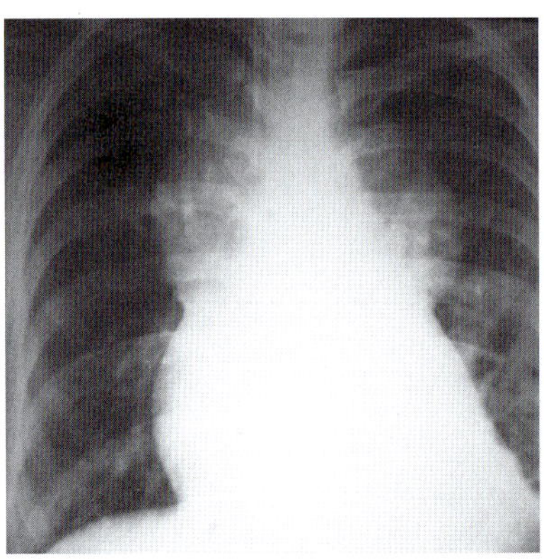

X선 사진

[사진 6] 오른심방, 오른심실의 확장 외에 팔머리정맥의 확장으로 위세로칸이 확대되어 눈사람모양 음영(snowman shadow)이 나타난다.

부분허파정맥환류이상증 (partial anomalous pulmonary venous connection, PAPVC)

27세 남성

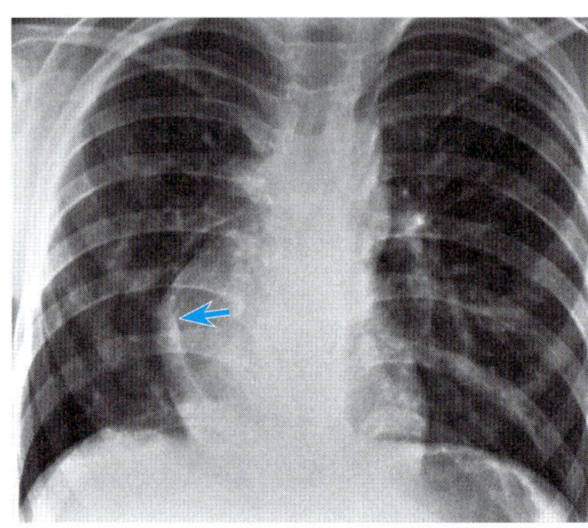

X선 사진

[사진 7] 오른쪽 아래허파영역에 아래대정맥으로 들어가는 비정상 환류의 오른허파정맥이 심장음영을 따라 활모양의 언월도 음영(scimitar shadow, →)으로 나타난다.

■ 엡스타인기형(Ebstein's anomaly)

3세 여아

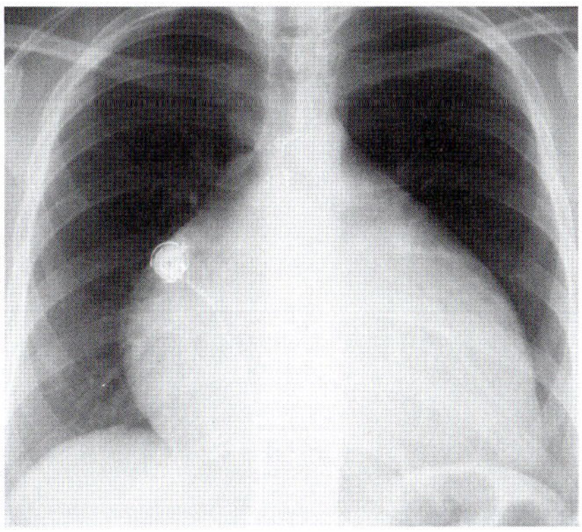

X선 사진

[사진 8] 좌우로 현저하게 확대된 얼음주머니 모양 심장음영이다. 허파혈관 음영은 감소되어 있다.

■ 대혈관전위증(transposition of great arteries, TGA)

7세 여아

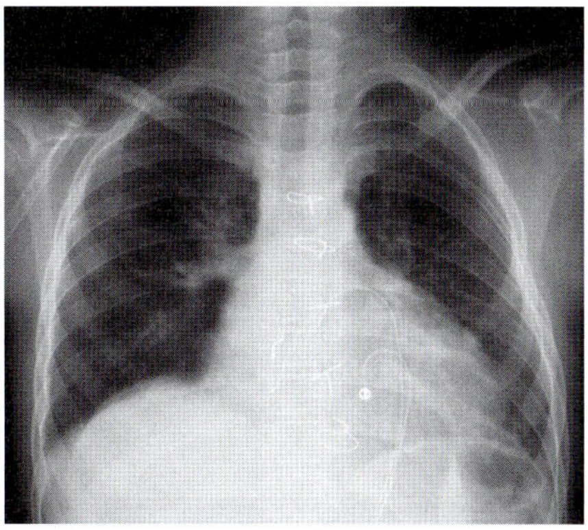

X선 사진

[사진 9] 위세로칸은 좁고 심장음영은 가로로 넓다(egg on side appearance). 허파혈관음영은 증가되어 있다.

■ 병태 및 영상소견

좌우션트(left-to-right shunt)가 나타나는 질환

	혈행동태	영상소견
심방사이막결손 (atrial septal defect, ASD)	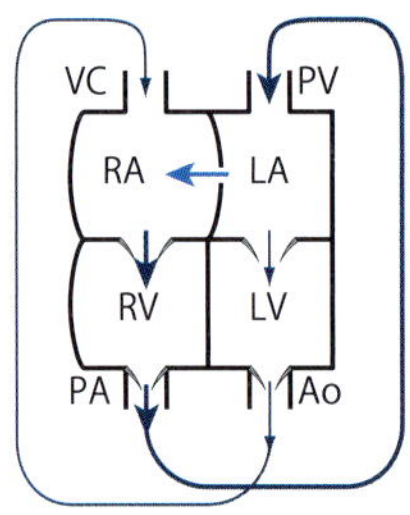	**오른심방 · 오른심실 확대** 허파동맥 확장 허파혈관음영 증가 확대되지 않는 것 : 왼심방, 대동맥활(→ p.270, 사진 1) 심장초음파 : 심방사이막의 불연속성 + 단락 혈류
심실사이막결손 (ventricular septal defect, VSD)	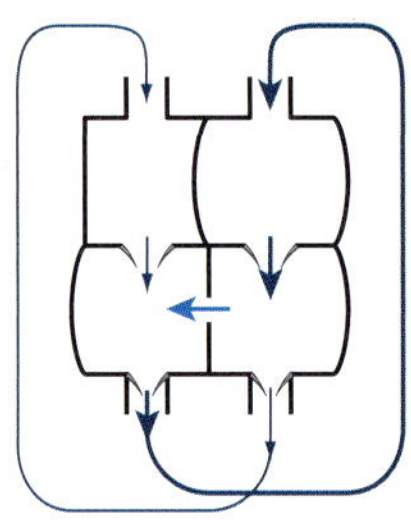	**왼심방 · 왼심실 확대*** 오른심실 확대* 허파혈관음영 증가* 확대되지 않는 것 : 오른심방, 대동맥활(→ p.270, 사진 2) 심장초음파 : 심실사이막의 불연속성 + 단락 혈류 * 주로 소아
동맥관열림증 (patent ductus arteriosus, PDA)	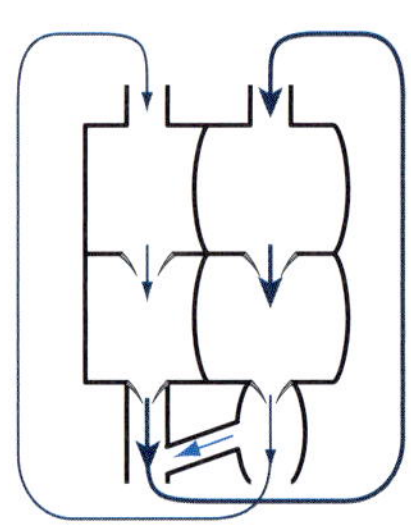	**왼심방 · 왼심실 확대** 대동맥활 확대(왼1활) 허파혈관음영 증가 확대되지 않는 것 : 오른심실 심장초음파 : 대동맥 → 허파동맥 굵은 줄기의 단락 에코
허파동맥판협착 (pulmonary stenosis, PS)	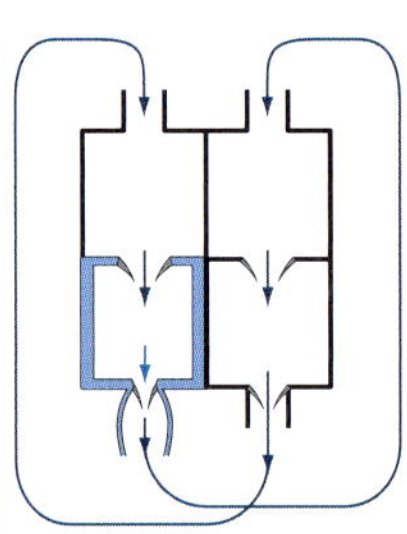	**오른심실 비대** 허파동맥 기시부(왼2활)의 팽륭 허파혈관 음영은 정상이 많음

우좌션트(right–to–left shunt)가 나타나는 질환

	혈행동태	영상소견
팔로네징후 (Fallot tetralogy, TOF)	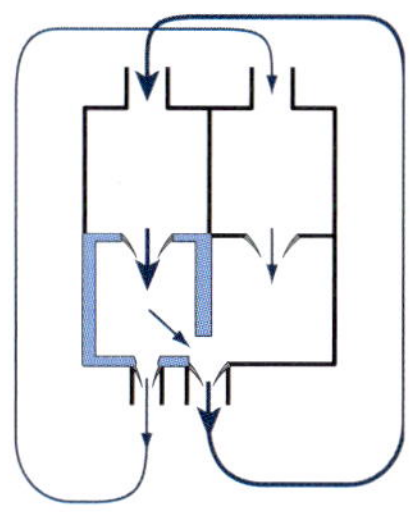	오른심실 비대, 심장꼭대기 거상(장화형 심장, coeur en sabot) 허파동맥 기시부(왼2활) 함몰 오른쪽 대동맥(25%) 허파혈관 음영 감소 오른심실조영 : 허파동맥깔때기부분 협착, 심실사이막결손, 셋째뇌실(third ventricle, → p.272, 사진 5) 심장초음파 : 단축된 심실사이막에 대동맥걸침(대동맥기승, aortic overriding), 오른심실의 비대 및 확대
엡스타인기형 (Ebstein's anomaly)	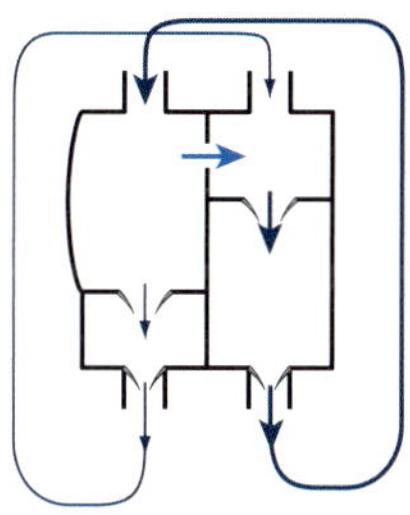	오른심방의 심한 확대 → 얼음주머니모양 심장음영(상자모양 심장음영) 허파혈관 음영 감소 오른심방조영 : 삼첨판막의 아래쪽 편위, 오른심방화 오른심실(→ p.273, 사진 8)
삼첨판폐쇄증 (tricuspid atresia, TA)	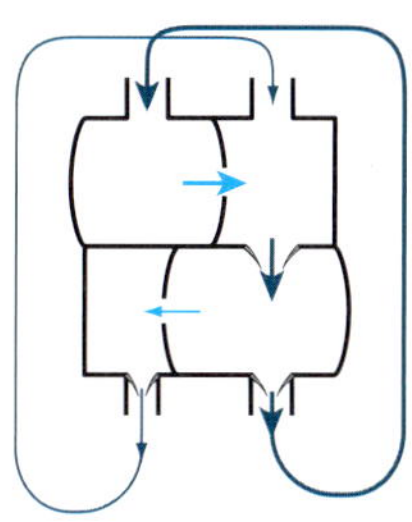	왼심실 확대 + 허파동맥 기시부 함몰 → 상자모양 심장음영 오른심방 확대, 오른심실 저형성 오른쪽 대동맥활(20%) 허파혈관음영 감소
대혈관전위증 (transposition of great arteries, TGA)	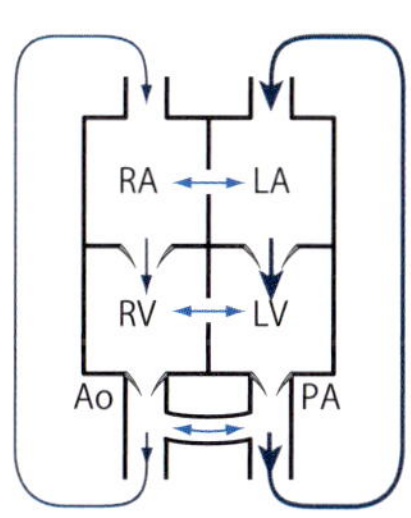	위세로칸이 좁음(허파동맥과 대동맥이 앞뒤로 겹치기 때문) 왼심실 확대 가로가 긴 난형(egg on side appearance) 허파혈관음영 증가 해부학적 오른심실에서 대동맥이 조영되고, 해부학적 왼심실에서 허파동맥이 조영됨 대동맥이 허파동맥 앞쪽에 위치(정상과 반대관계)

	혈행동태	영상소견
온허파정맥환류이상증 (total anomalous pulmonary venous connection, TAPVC)	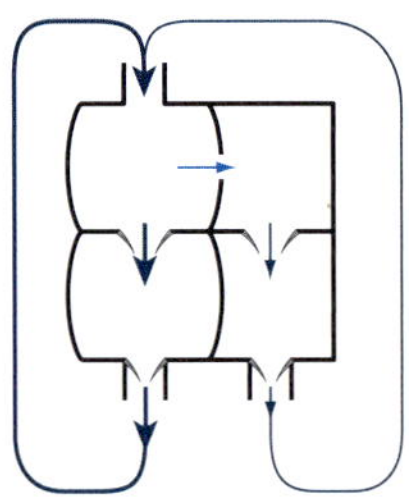	오른심방 · 오른심실 확대 눈사람모양 음영(snowman shadow) 허파울혈(→ p.272, 사진 6)
부분허파정맥환류이상증 (partial anomalous pulmonary venous connection, PAPVC)	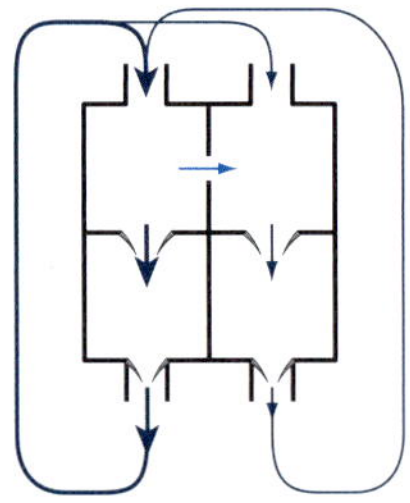	언월도 음영(scimitar shadow) 오른허파 아래엽의 저형성을 동반하기 쉬움(언월도증후군, → p.272, 사진 7)

심장근육병증(심근병증) *cardiomyopathy*

■ 확장심장근육병증(확장심근병증, dilated cardiomyopathy)

50세 남성

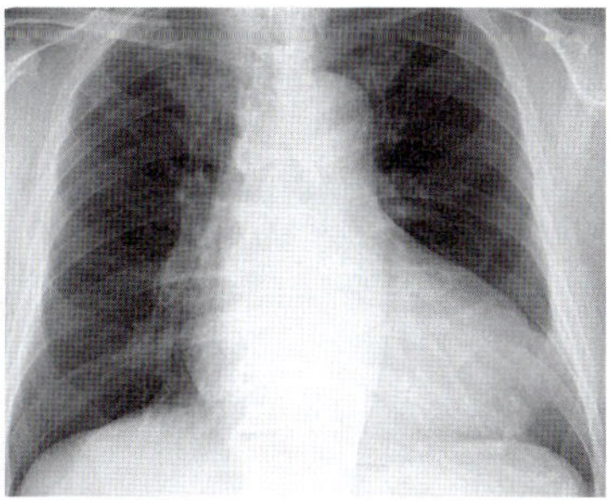

a. X선 사진

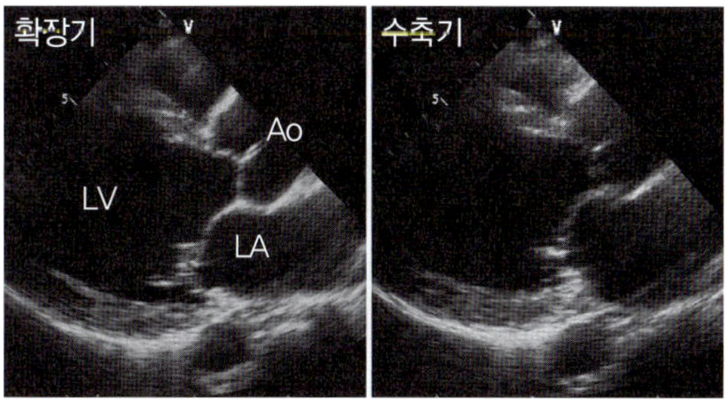

b. 심장초음파(장축상)

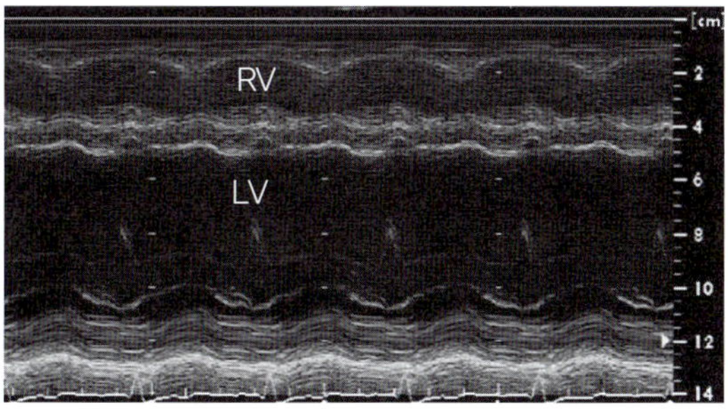

c. 심장초음파(M모드)

[사진 1] a : 심장확대가 있으며 특히 왼4활의 확대는 왼심실 확대를 나타낸다. b : 왼심실이 현저하게 확대되어 확장기와 수축기에서 크기에 거의 변화가 없다. c : 확대된 왼심실벽의 움직임이 없다.

■ 폐쇄비대심장근육병증(폐쇄비대심근병증, obstructive hypertrophic cardiomyopathy)

61세 남성

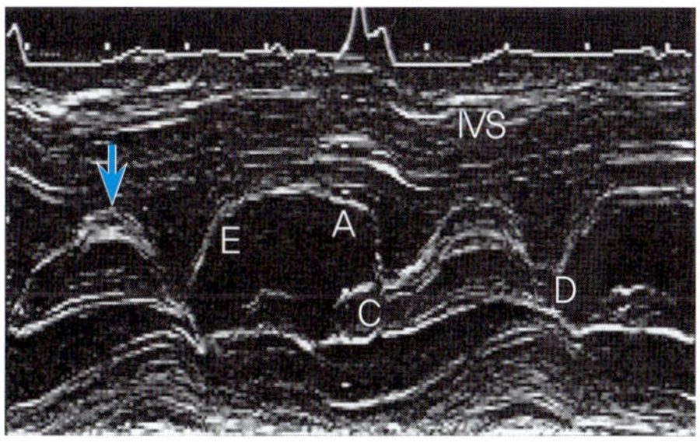

a. 심장초음파(M모드, 승모판)

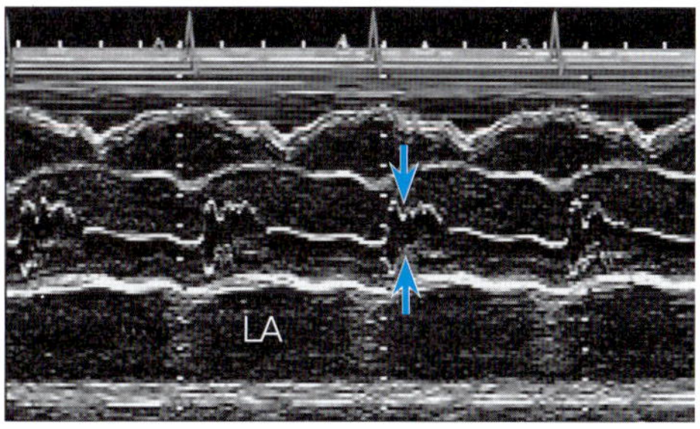

b. 심장초음파(M모드, 대동맥판)

[사진 2] a : 승모판 앞첨판이 수축기에 앞쪽으로 이동하여(→) 비대해진 심실사이막에 근접해 있다(SAM). b : 수축기 중간에 대동맥판이 닫히려는 움직임(반폐쇄)이 관찰된다(→).

병태 및 영상소견

확장심장근육병증

- 현저한 왼심실의 확장, 수축력 저하 → 울혈심장기능상실(울혈심부전, congestive heart failure)이 나타난다.
- X선 사진 : 현저한 심장확대가 확대된다.
- 심장초음파 : **고도의 왼심방 확대**가 있다.
  수축기와 확장기에서 **왼심실의 형태가 거의 변화하지 않는다**(= 수축력 저하).
  왼심실벽의 벽운동 저하(M모드)가 있다.

폐쇄비대심장근육병

- 왼심실벽의 현저한 비대 → 유출로 협착에 의한 심박출량 저하 → 실신발작, 돌연사가 발생한다.
- X선 사진 : 심장확대는 없고 정상인 경우가 많다.
- 심장초음파 : 심실사이막의 비대가 있다.
  비대칭사이막비대(비대칭중격비대, asymmetric septal hypertrophy, **ASH**; 두께는 사이막 > 뒤벽), **승모판 앞첨판의 수축기 전방이동**(systolic anterior motion, **SAM**), 대동맥판의 수축중기 반폐쇄가 나타난다.

관련사항

■ 심장초음파가 결정적인 진단법이 되는 기타 심장질환

감염심내막염(infective endocarditis)

- 판막증, 선천심장질환을 배경으로 심내막(특히 판막)에 세균소를 형성한다(=사마귀).
- 심장초음파 : 판막에 부착하는 사마귀의 비정상 에코가 나타나며, 박동과 함께 움직인다(→ 사진 3).

심방점액종(atrial myxoma)

- 왼심방에 호발하는 양성 종양으로, 여성에게 많다(1:3).
- 승모판협착과 유사한 병태 및 증상을 나타낸다.
- 유경성 → **체위변경에 따른 증상**, **청진소견의 변화**, 실신발작이 나타난다.
- 심장초음파 : **왼심방 내의 비정상 에코**(→ 사진 4)가 나타난다.
- 조영 CT : 심강 내의 조영 결손을 나타내는 종양이 있다.

▶ **감염심내막염**

60세 남성. 미열과 심잡음이 나타났다.

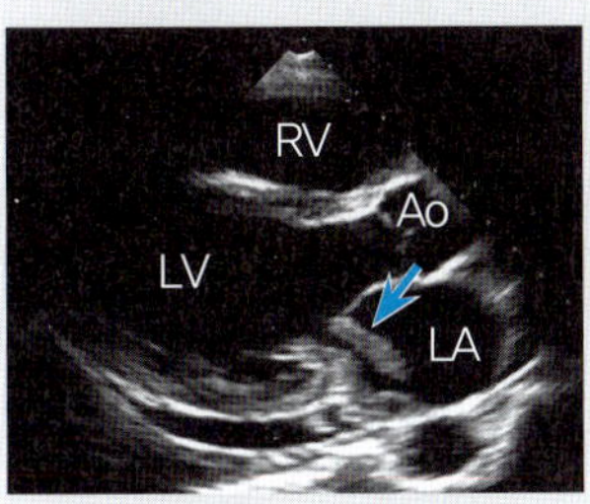

심장초음파(장축상)

[사진 3] 승모판에서 왼심방 안으로 사마귀(vegetation)가 돌출해 있다(→). 실시간으로 관찰하면 박동과 일치하여 움직이는 것을 알 수 있다.

▶ **심방점액종**

70세 여성. 운동 시 숨찬 증상이 나타났다.

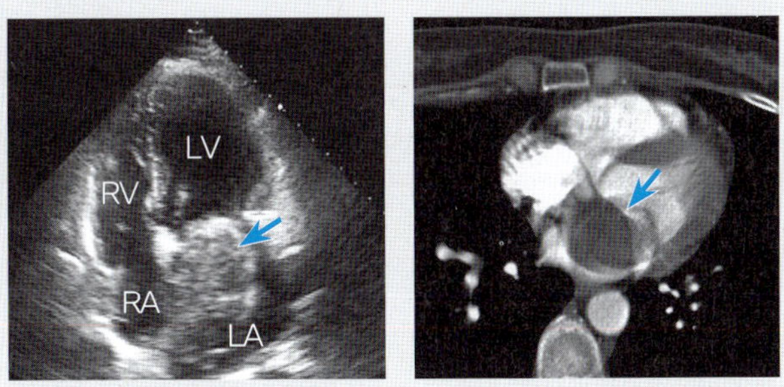

a. 심장초음파(4공간상)

b. 조영 CT

[사진 4] a : 왼심방 안을 채우는 비정상 에코가 확인된다(→).
b : 왼심방 안에 저흡수의 종양이 확인된다(→).

대동맥자루(대동맥류) *aortic aneurysm*

85세 남성. 배에 박동성 종양이 촉진되었다. 30년 전부터 고혈압이 있었다.

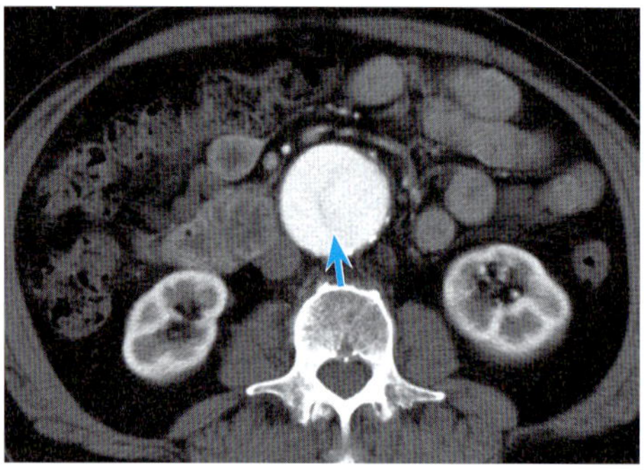

a. 조영 CT

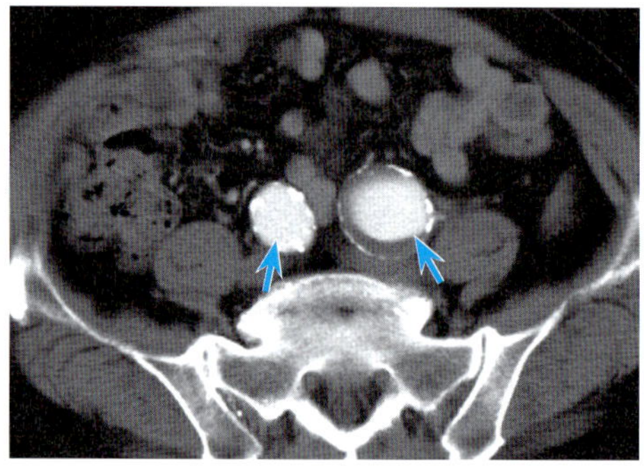

b. 조영 CT

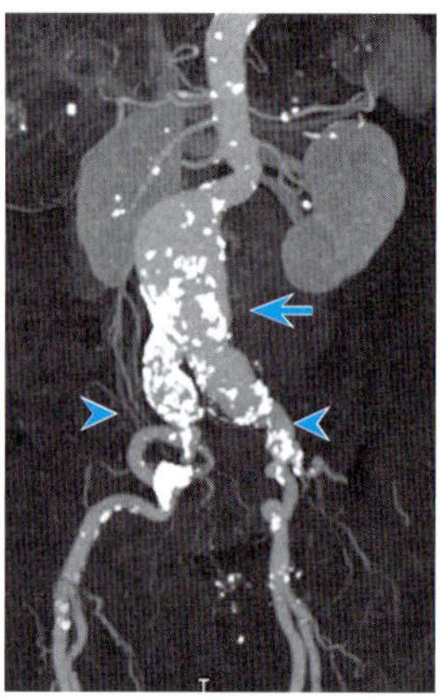

c. CT 혈관촬영

[사진 1] a : 대동맥의 확장(→)과 벽에는 석회화가 확인된다. b : 양쪽 온엉덩동맥의 확장(→)이 있고, 왼쪽에는 벽혈전(mural thrombus)이 확인된다. c : 콩팥 아래부위의 배대동맥(→)~온엉덩동맥의 낭상 확장(➤) 및 벽의 심한 석회화가 확인된다.

■ 병태

- 호발부위 : 배대동맥(콩팥 아래부위) 60% > 오름대동맥 16% > 활부위 하행 > 배(콩팥 위부위)
- 원인
  - **동맥경화성**(가장 많음, 특히 배대동맥자루는 90% 이상)
  - **낭상중막괴사**(특히 오름대동맥자루에 많음, 마르팡증후군에서는 거의 대부분 나타남)
  - 기타(외상, 매독 등)
- 벽의 취약성 → 대동맥의 국소성 확장(방추형 > 낭상) → 파열되면 치사율이 50% 이상이다.

■ 영상소견

배 X선 사진

- 세로칸 음영의 확장, **대동맥벽의 석회화**가 확인된다.

CT

- 대동맥지름의 국소성 확대가 확인된다.
  - **지름 5cm 이상**(정상지름 : 3cm 이하), **증가 속도 1cm/년 이상이면 파열 위험이 높다**.
- 벽의 석회화가 있다.
- **벽혈전**(mural thrombus) : 조영 CT에서 벽을 따라 초승달모양의 저흡수가 나타난다.

관련사항

■ 마르팡증후군(Marfan syndrome)

- 온몸의 결합조직 대사이상(상염색체 우성유전)이다.
- **오름대동맥자루** : 대동맥판륜을 포함하는 **대동맥판륜확장증**(annuloaortic ectasia, AAE)이 많음 → **대동맥판폐쇄부전**(aortic insufficiency)이 발생한다.
- **대동맥박리**(aortic dissection) : DeBakey I형이 많다(오름대동맥박리, → p.283).
- 승모판탈출증(mitral valve prolapse) : 60% 이상이며 **큰 키**, **거미손가락**, 옆굽음증(측만증), 수정체부분이탈 등이 나타난다.

■ 대동맥염증후군(aortitis syndrome = 타카야스병)

- 원인 불명의 전층성 혈관염으로, **젊은 여성**에게서 호발한다(남녀비 1:10).
- **대동맥 1차 분지의 협착** → 현기증, 위팔저림(무맥박병, pulseless disease), 콩팥혈관 고혈압(→ p.375)이 나타난다.

영상소견

- 젊은 사람인데도 대동맥의 사행, 석회화, 고르지 않은 1차 분지, 협착(→ 사진 2)이 나타난다.

관련사항

▶ 대동맥염증후군

25세 여성. 발열, 체중감소가 나타났다.

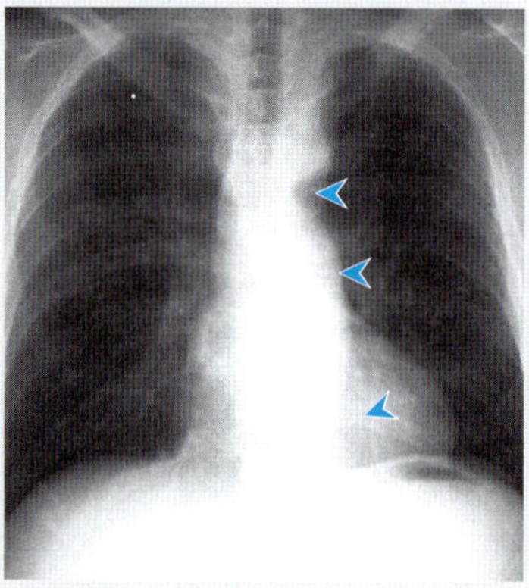

a. X선 사진

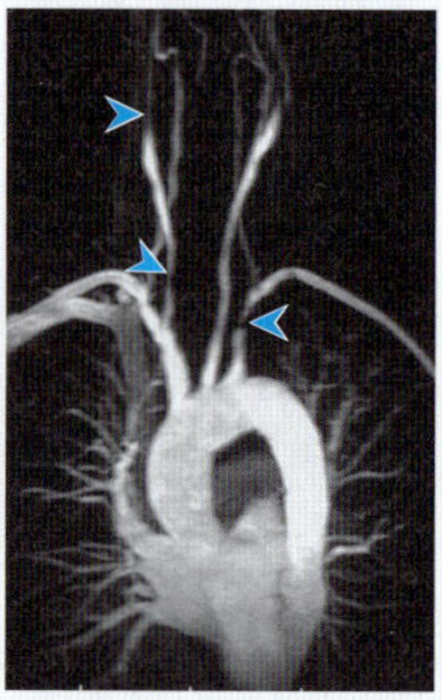

b. MR 혈관촬영

[사진 2] a : 젊은 사람인데도 대동맥의 사행이 심하다(➤). b : 빗장밑동맥, 온목동맥에 고도의 협착이 다발해 있다(➤).

■ 대동맥축착(aortic coarctation)

- 대동맥활(동맥관접합부)의 국소성 협착 → 위팔의 고혈압이 나타난다.
- **3자징후**(figure three sign) : 대동맥활 왼모서리가 잘록하다(X선 사진, 대동맥조영, → 사진 3).
- **갈비패임**(늑골절흔, rib notching) : 확장된 갈비사이동맥에 의해 갈비뼈 아래모서리의 고르지 못한 상이 나타난다.

▶ 대동맥축착

19세 남성. 검진에서 고혈압이 나타났다.

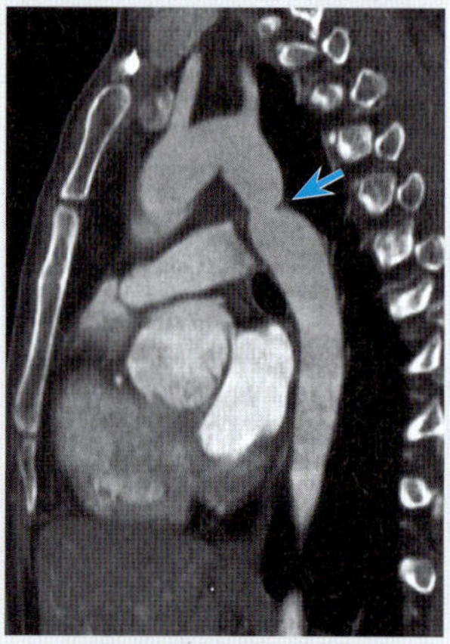

조영 CT(경사위 재구성상)

[사진 3] 대동맥활의 국한성 협착이 있다(3자징후, →).

대동맥박리 *aortic dissection*

79세 남성. 갑작스러운 등통증을 호소하며 의식을 잃고 쓰러졌다.

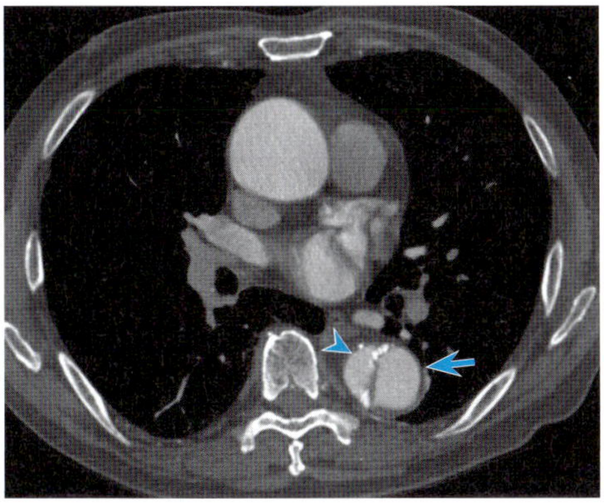

a. 조영 CT

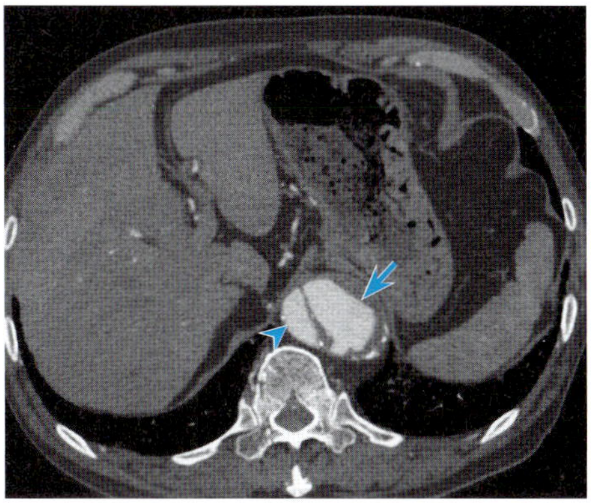

b. 조영 CT

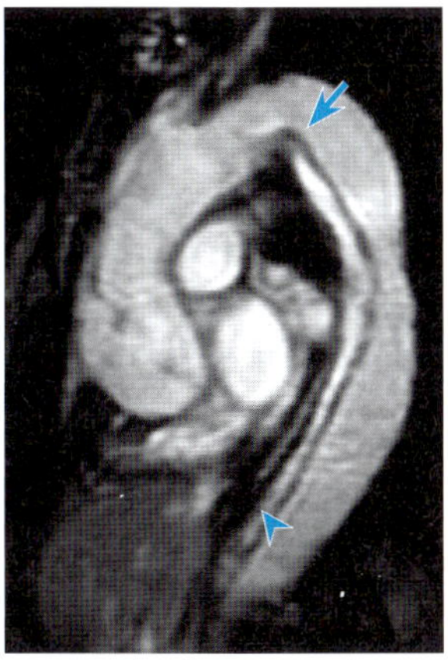

c. 조영 MRI(시상면)

[사진 1] a · b : 가슴~배의 내림대동맥박리이다. 진강(true lumen, ➔)과 가강(false lumen, ➤) 모두에 조영 효과가 있는 가강 개존형이며, 내막에 박리된 피판(flap)이 관찰되고 석회화도 확인된다. c : 대동맥활의 입구(➔)에서 배대동맥의 재입구 부분(➤)까지 연속되는 박리공간이다.

■ 병태

- 원인 : 대동맥자루와 동일하다(→ p.280).
- **내막의 균열**(**입구**)을 통해 혈액이 중간막 안으로 유입된다.
  → 벽의 박리 → **격통**
  → 분지의 협착, 폐쇄 → **허혈증상**(뇌경색증, 심근경색증, 허혈성 장염 등)
- 혈행역학(→ p.285의 그림)
  - **가강폐쇄형** : 입구 → 가강
  - **가강개존형** : 입구 → 가강 → 재입구 부분

- 분류
  - DeBakey 분류 : 입구의 위치와 범위로 분류한다.
  - Stanford 분류 : 범위만으로 분류하며 임상증상, 치료방침과 직결된다.

    A : 격렬한 앞가슴통증, 외과적 치료를 고려한다.

    B : 어깨~등의 격렬한 통증, 원칙적으로 보존적 치료를 고려한다.

대동맥박리의 분류

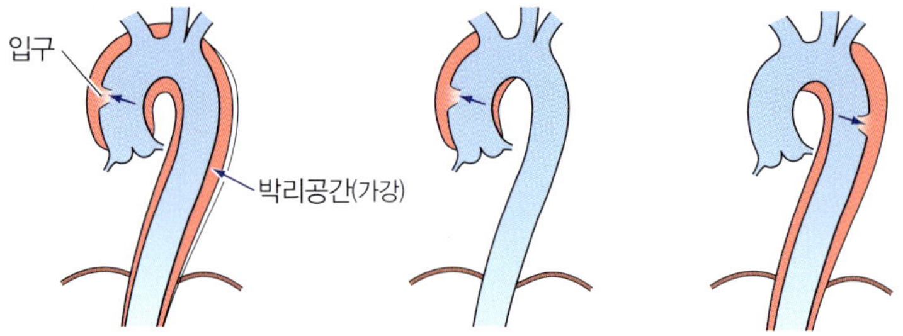

	오름~내림대동맥	오름대동맥만	내림대동맥만
DeBakey 분류	Ⅰ	Ⅱ	Ⅲ*
Stanford 분류	A	A	B

* DeBakey Ⅲ형이라도 입구가 내림대동맥에 있어서 박리가 오름대동맥으로 확대되면 Stanford A형이다.

■ 영상소견

- 대동맥의 바깥지름이 확대되는 경우는 약 반수이므로 **X선 사진에서는 정상인 경우도 많다.**
- 조영 CT : **진강**(true lumen)**과 가강**(false lumen)**이 나타나 있으면**(**이강 형성**) 확실하다.
  - **가강폐쇄형**
  - **가강개존형**
- 진강(true lumen)과 가강(false lumen)의 구분
  - 가강은 **초승달형**이다.
  - 가강은 **혈류가 느리거나**(천천히 농염) 또는 혈전화(조영 효과 없음)되어 있다.
  - 가강 안에 흐릿한 선(cobweb)이 보이는 경우가 있다.
  - 크기는 일정하지 않다(종종 가강이 큼).

대동맥박리의 혈행역학

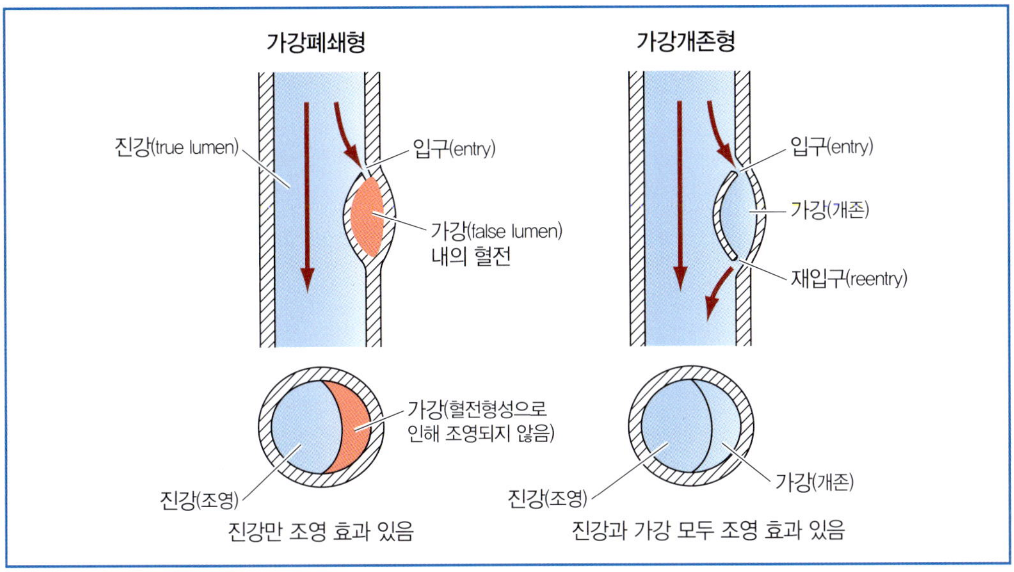
가강폐쇄형
가강개존형
진강(true lumen)
입구(entry)
가강(false lumen)
내의 혈전
입구(entry)
가강(개존)
재입구(reentry)
가강(혈전형성으로
인해 조영되지 않음)
진강(조영)
진강만 조영 효과 있음
진강(조영)
가강(개존)
진강과 가강 모두 조영 효과 있음

폐쇄동맥경화증 *arteriosclerosis obliterans, ASO*

76세 남성. 간헐절뚝거림(300m)이 나타나고 왼쪽 발등동맥이 촉지되지 않는다.

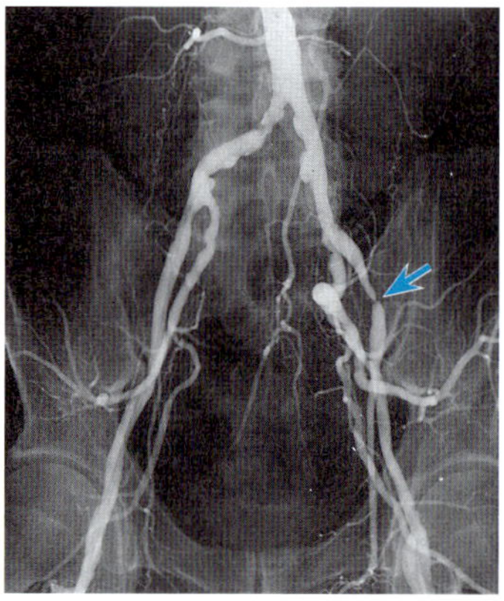

a. 혈관촬영

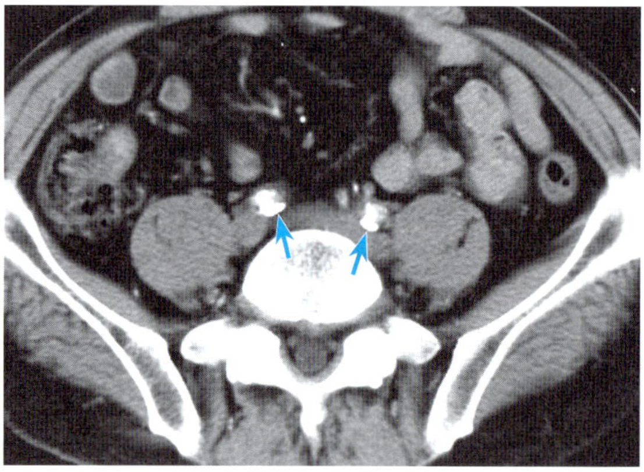

b. CT

[사진 1] a : 양쪽 온엉덩동맥~바깥 · 속엉덩동맥의 지름이 고르지 않고 특히 왼쪽 바깥엉덩동맥에 강한 협착이 있다(→). b : 온엉덩동맥에 고도의 석회화(→)가 나타난다.

■ 병태

- 말초동맥의 동맥경화 → 협착 → 허혈증상이 나타난다.
- 온엉덩동맥 아래에 호발하며 간헐절뚝거림(간헐파행, intermittent claudication), 냉감, 발기부전(레리시증후군, Leriche's syndrome)이 나타난다.
- 심장동맥, 뇌동맥에도 협착성 병변을 합병하는 경우가 많다.

■ 영상소견

- 엉덩동맥~넙다리동맥의 지름이 일정하지 않고, 협착과 폐쇄가 나타난다.
- 동맥의 석회화가 나타난다.

관련사항

■ 버거병[Buerger's disease; 폐쇄혈전혈관염(thromboangiitis obliterans, TAO)]

- 팔다리의 먼쪽, 특히 **다리의 중간~세동맥 혈관염**에 의한 협착 · 폐쇄 → 발바닥부위의 통증 → 간헐절뚝거림이 나타난다.
- **비교적 젊은층에서 발생하며**, 대부분 **흡연자**이다.
- 혈전정맥염(thrombophlebitis)을 합병한다.

▶ 버거병

40세 남성. 흡연력 20개비/일×20년으로, 간헐절뚝거림, 발바닥 통증이 나타났다.

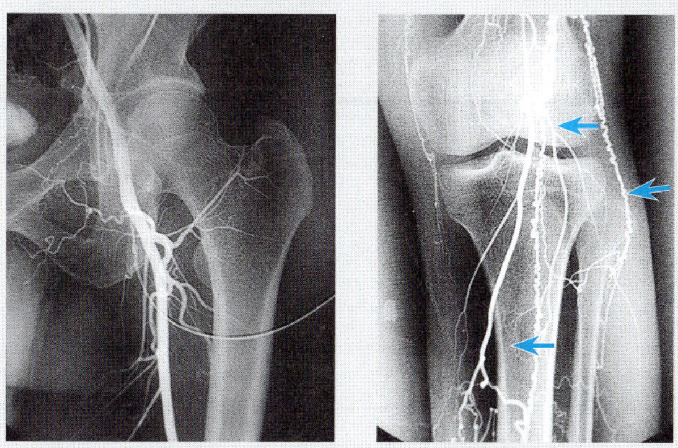

a. 다리혈관조영　　b. 다리혈관조영

[사진 2] a : 바깥엉덩동맥~넙다리동맥은 정상이다. b : 넙다리동맥 먼쪽~오금 아래 동맥의 지름이 일정하지 않고 협착이 확인된다(→).

■ 간헐절뚝거림의 감별진단

- **간헐절뚝거림**(간헐파행, intermittent claudication) : 안정 시에는 정상인데, 일정 시간 보행하면 다리통증 · 저림, 탈력감이 나타나며 다시 안정하면 회복된다.

간헐절뚝거림의 감별진단

	혈관성		신경성	
	폐쇄동맥경화증	버거병	말총성	척수성
호발연령	**고령**, 남성 > 여성	**청장년**, 남성 ≫ 여성	중장년(척주관의 변성)	–
기저질환	**고혈압**, **당뇨병** 등	**흡연자**	–	–
증상	**종아리**(**장딴지근**)의 통증	**발바닥**의 통증	다리 먼쪽의 저림감, **통증**. 자세에 따라 변화	주로 탈력감이 나타나고, 감각장애도 나타남(통증은 있어도 2차적)
발등동맥의 박동	**감소**	**감소**	정상	정상
영상소견	**엉덩동맥~넙다리동맥**의 지름이 일정하지 않음, 석회화	**오금 이하** 동맥의 끊김상, 동맥지름이 일정하지 않음	**척주관협착증** **원반탈출**	척수 내 종양, 동정맥기형

다리의 깊은정맥혈전증(하지심부정맥혈전증)

deep vein thrombosis

80세 여성. 자궁체부암 수술 후 2일째에 오른쪽 다리종창, 통증이 나타났다.

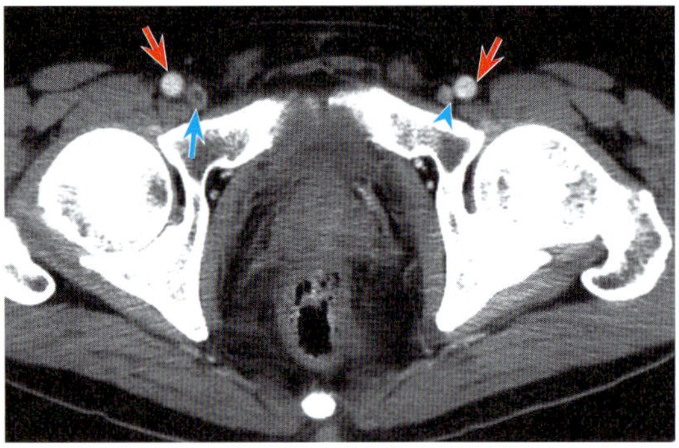

a. 조영 CT

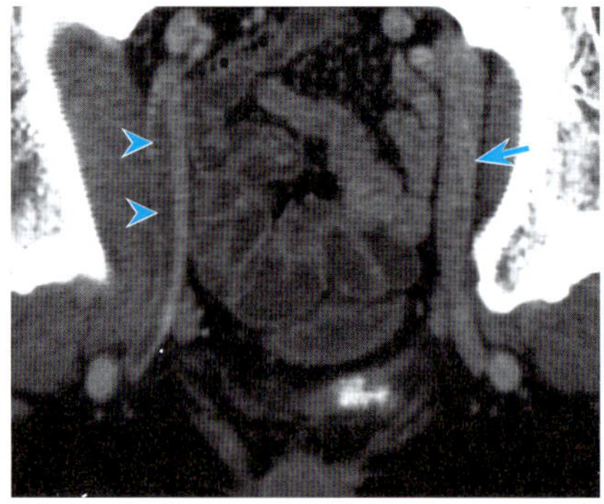

b. 조영 CT(관상면 재구성)

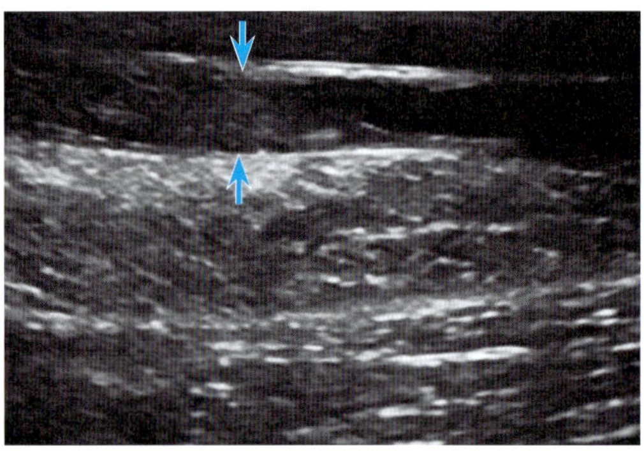

c. 초음파

[사진 1] a : 오른쪽 넙다리정맥 내에 혈전(→)이 있다. 왼쪽 넙다리정맥(➤), 넙다리동맥(→)이다. b : 오른쪽 넙다리정맥 내에 혈전이 연속되어 있다(➤). 왼쪽 넙다리정맥(→)이다. c : 넙다리정맥 내에 혈전이 있다(→).

■ 병태

- 배경인자
  - 정맥혈 울혈 : **장기간 병상생활**, **수술 후**, **장기간 비행**(long flight syndrome)
  - 혈액응고능 항진 : 탈수, 쇼크, 혈액질환 등
  - 혈관내피장애 : 외상, 카테터 조작 등
- 종아리~넙다리의 깊은정맥(심부정맥, deep vein)에 혈전 형성 → 종아리의 위화감, **부종**, **통증**, **호먼스징후**(Homans' sign; 발의 뒤굽힘에 의한 장딴지근 통증)가 나타난다.
- 혈전 일부가 유리 → **급성 허파색전증**(20%가 합병, → p.248)을 합병한다.

영상소견

초음파검사

- 도플러검사에서 혈류 소실이 나타난다.
- 피부 위에서 탐촉자로 압박 → 정맥은 변형되나 혈전은 변형되지 않는다.

정맥촬영

- **깊은정맥 내의 음영 결손**(혈전), 조영 불량, 역류가 나타난다.

CT

- 정맥 내의 혈전상은 조영이 불량하다.

관련사항

하지정맥류(varicose vein)

- 두렁정맥(복재정맥, saphenous vein; 얕은정맥), 관통가지의 **판막기능부전** → 깊은정맥에서 얕은정맥으로 **역류** → 얕은정맥(천정맥, superficial vein)의 사행 및 확장(**정맥류**)이 발생한다.
- 중장년, 여성에게 많다(남녀비 1:3~4).

원인

- 1차성 : 장시간 서서 일하는 직업, 임신 등이 원인이다.
- 2차성 : 깊은정맥혈전증, 동정맥샛길 등에 속발한다.

영상소견

- 정맥조영 : **정맥의 사행, 확장, 기능상실 관통가지가 조영된다**(정상에서는 깊은정맥만 조영됨).

▶ **하지정맥류**

52세 여성. 백화점 점원으로 하루 종일 서서 일한다.

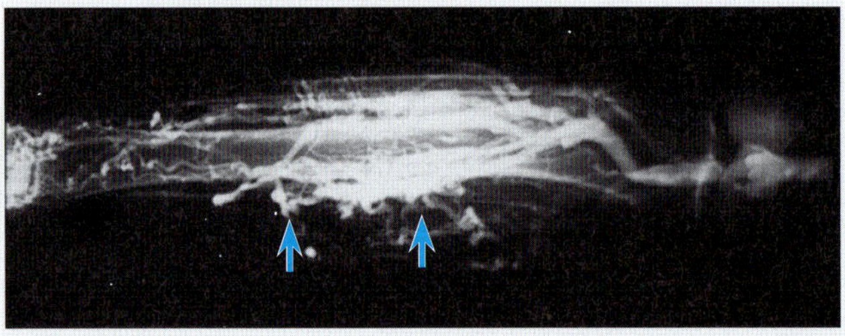

다리정맥조영

[사진 2] 기능상실 관통가지의 역류, 정맥의 확장, 사행(→)이 확인된다.

ESSENTIAL MINIMUM

···› 심장확대와 가슴 X선 사진(p.267)

- 왼심실 : 왼4활, 심장음영 뒤쪽 아래모서리의 돌출(측면상)
- 오른심실 : 왼4활, 심장음영 앞모서리의 돌출(측면상)
- 왼심방 : 왼3활, 오른심장 아래모서리의 돌출(double shadow)

···› 특징적인 심장초음파 소견

- DDR 저하 : 승모판협착(p.262)
- ASH(비대칭사이막비대) : 폐쇄비대심장근육병증(p.277)
- SAM(승모판 앞첨판의 수축기 전방 이동) : 폐쇄비대심장근육병증(p.277)
- 왼심방 내의 다중 에코 : 왼심방점액종(p.279)
- 판첨의 가동성 사마귀(vegetation) : 감염심내막염(p.279)

···› 심장막염(p.268)

- 급성 심장막염 : 심낭액의 저류
- 수축성 심장막염 : 심막의 석회화

···› 선천심장질환의 특징적인 심장음영(p.269)

- 팔로네징후 : 장화형 심장(coeur en sabot)
- 온허파정맥환류이상증 : 눈사람모양 음영(snowman shadow)
- 부분허파정맥환류이상증 : 언월도 음영(scimitar shadow)

···› 대동맥자루(p.280)

- 대동맥 지름 > 5cm, 증가 속도 > 1cm/년 이상은 파열 위험

···› 마르팡증후군(p.281)

- 대동맥판륜확장증 → 대동맥판폐쇄부전

···› 대동맥염증후군(타카야스병, p.281)

- 젊은 여성
- 대동맥 1차 분지의 협착

대동맥축착(p.282)

- 3자징후(figure three sign)
- 갈비뼈절흔(rib notching)

폐쇄동맥경화증(ASO)과 버거병(TAO)(p.286)

- ASO : 노인, 엉덩동맥~넙다리동맥
- TAO : 청장년 남성, 흡연과 밀접한 관계, 오금 이하의 동맥

CHAPTER 3

방사선진단학

3-5 소화관

■ **식도암** ········· 294
[관련사항]
바레트식도와 식도암
식도이완불능증
식도정맥류
식도점막밑종양

■ **위궤양 · 샘창자궤양** ········· 297
[관련사항]
졸링거-엘리슨증후군

■ **위암** ········· 300
Ⅱc형 조기위암
2형 진행위암
[관련사항]
점막밑종양

■ **대장암** ········· 303
2형 진행대장암
Is형 조기대장암
[관련사항]
대장폴립
소화관폴립증

■ **크론병 · 궤양성 대장염** ········· 306
[관련사항]
창자결핵

■ **막창자꼬리염** ········· 309
[관련사항]
복강거짓점액종
소화관곁주머니
잘록창자곁주머니염

■ **창자막힘증** ········· 312
[관련사항]
허혈창자염
위창자간막동맥증후군
소화관탈장

■ **복부외상** ········· 318
간외상
지라외상
콩팥외상

■ **식도폐쇄증** ········· 320
[관련사항]
신생아기의 소화관병변
가로막탈장/비대날문협착/샘창자폐쇄/창자회전이상/창자겹침증/히르슈슈프룽병/항문막힘

■ ESSENTIAL MINIMUM ········· 326

식도암 *esophageal cancer*

70세 남성. 2개월 전부터 삼킴곤란(연하장애)가 나타났다.

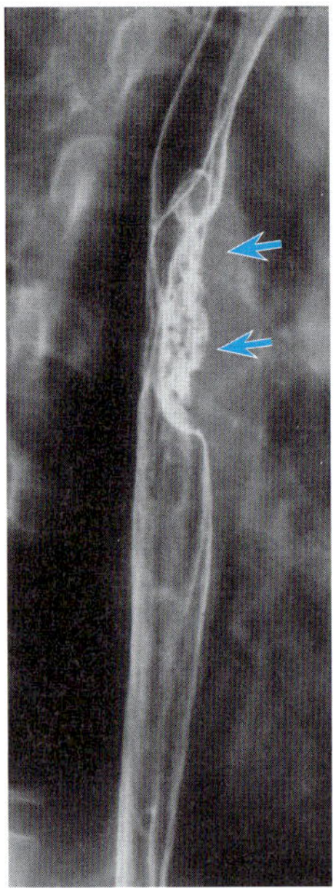

a. 식도조영

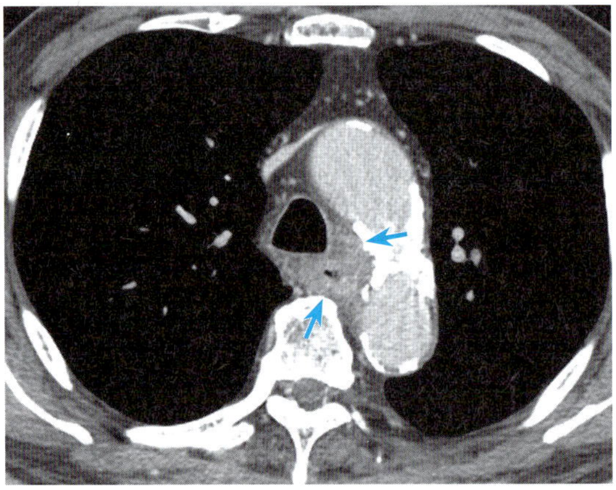

b. 조영 CT

[사진 1] a : 가슴부위 식도에 톱니모양의 고르지 않은 협착이 확인된다(→). b : 식도벽 전체가 비대되어 있다(→).

병태

- 대부분이 **편평세포암종**(squamous cell carcinoma)이다.
- 호발연령 : 50~70세로 남성에게 많고, 음주 · 흡연과 연관성 있다.
- 호발부위 : **가슴 중앙부위(50%)** > 가슴 아래부위(25%) > 가슴 위부위(15%) > 배 · 목

영상소견

- 육안 분류는 위암에 준한다(→ p.301).
  진행암은 2형, 3형이 대부분(85%)이고, 조기암은 IIc형이 절반을 차지한다.

관련사항

■ 바레트식도와 식도암

- 바레트식도(Barrett's esophagus) : 본래 편평상피로 덮여 있는 식도점막 일부가 원주상피가 된 것이다.

발생기전

- 식도조임근의 기능 상실 → **역류식도염**(reflux esophagitis) → 식도점막 장애 → **바레트식도가** 발생한다.
- 합병증
  - **식도암 발생의 위험이 높다**(0.5%/년).
  - 서양에는 바레트식도를 배경으로 하는 샘암종이 많다.

식도협착의 감별진단

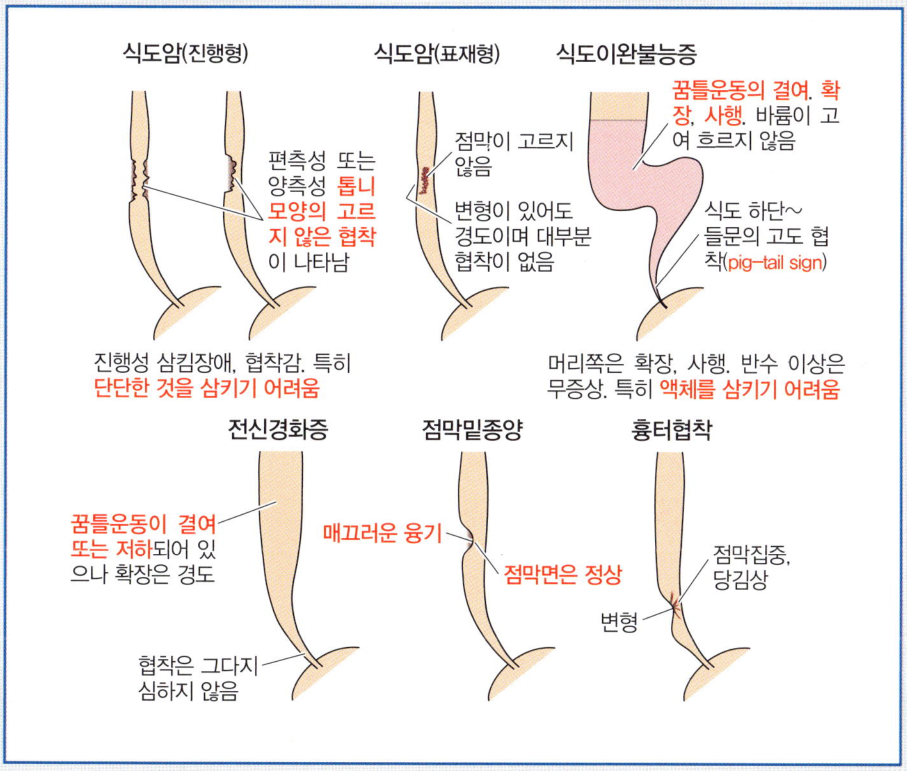

관련사항

■ 식도이완불능증 (esophageal achalasia)

- 식도 하단~들문의 심한 협착(pig-tail sign)이 있다.
- 머리쪽 식도가 확장되고, 구불구불하다.

▶ 식도이완불능증

44세 남성. 삼킴장애가 있다.

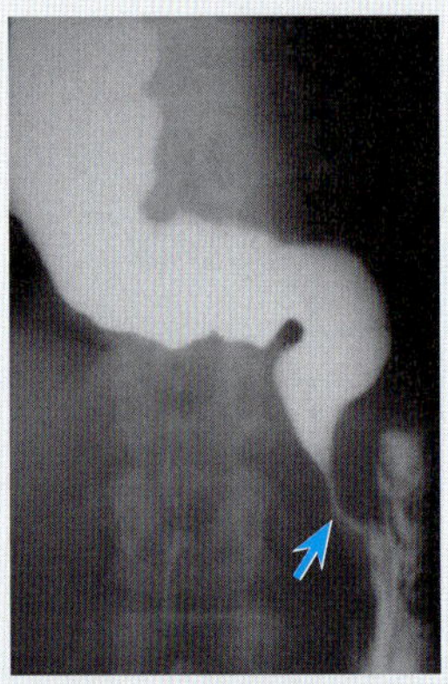

식도조영

[사진 2] 식도 하단에 심한 협착(pig-tail sign, →)이 있고 이보다 머리쪽의 식도가 확장되고 구불구불하다.

■ 식도정맥류 (esophageal varix)

- 여러 개의 진주알모양으로 구불구불한 융기가 있다.

▶ 식도정맥류

66세 남성. 5년 전부터 간경변이 있었고 토혈이 나타났다.

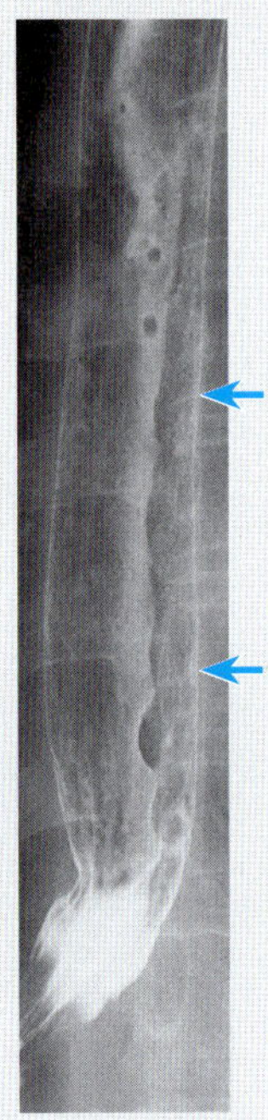

식도조영

[사진 3] 염주모양으로 구불구불하게 융기된 부분이 식도벽에서 세로로 배열되어 있다(→).

■ 식도점막밑종양 (esophageal submucosal tumor)

- 매끄러운 융기가 나타난다.

▶ 식도점막밑종양

45세 남성. 삼킴장애가 있다.

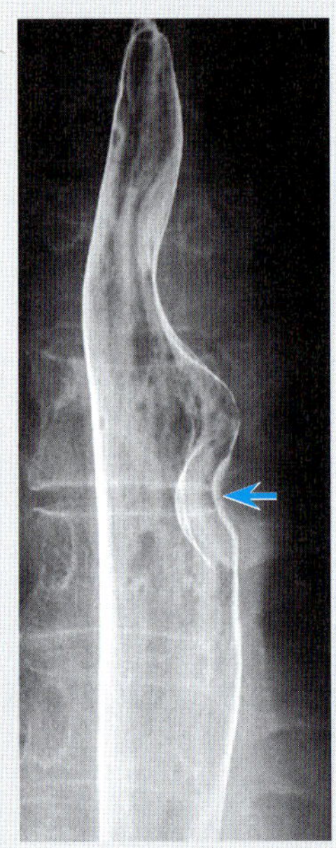

식도조영

[사진 4] 매끄러운 융기성 병변이 있다(→).

위궤양 · 샘창자궤양(십이지장궤양) *gastric ulcer · duodenal ulcer*

■ 위궤양

38세 남성. 식후 명치 통증이 나타났다.

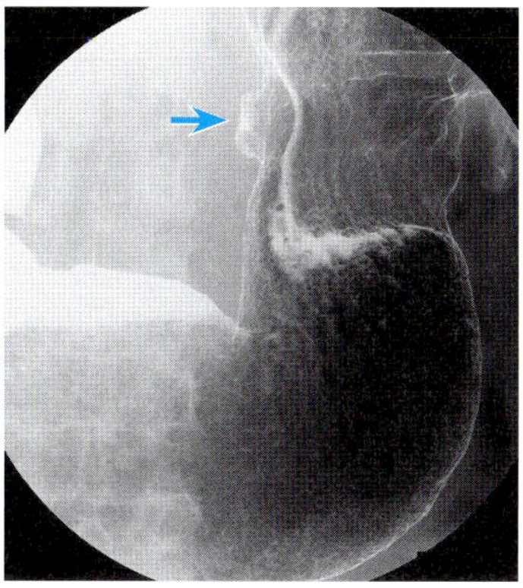

a. 상부위장관조영

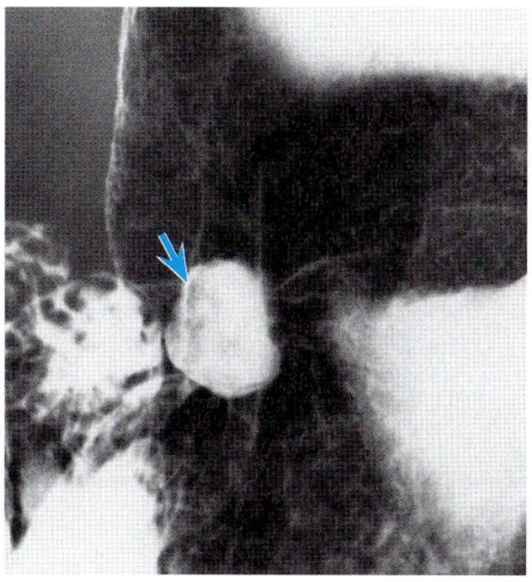

b. 상부위장관조영

[사진 1] 위각 위부분에 깊은 벽오목(niche, →)이 있고 벽오목(→) 주위에 점막주름의 집중상이 확인된다.

■ 샘창자궤양(십이지장궤양)

39세 여성. 공복 시 통증이 있고, 흑색변을 보았다.

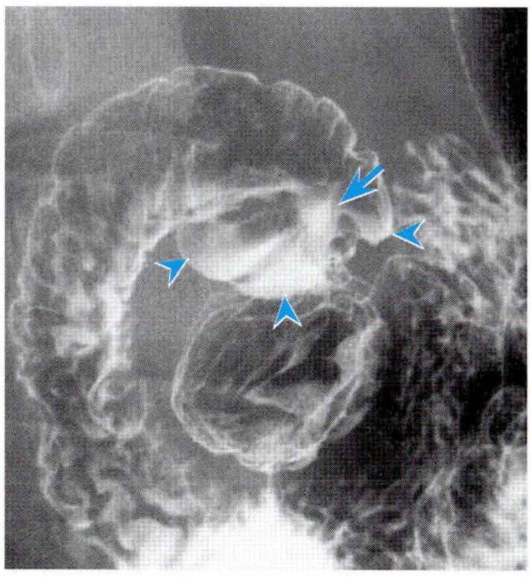

상부위장관조영

[사진 2] 샘창자 팽대부위에 둥근 벽오목(→), 변형(주머니, ➤)이 있다.

■ 소화관출혈(샘창자궤양)

40세 남성. 토혈이 있고, 혈압 90/50mmHg이다.

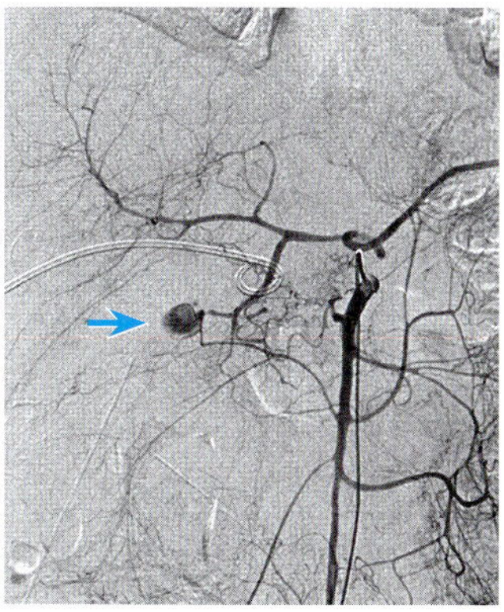

배혈관조영

[사진 3] 샘창자와 일치하여 위샘창자동맥에서 조영제의 혈관외 누출이 확인된다(→).

병태

- **궤양**(ulcer) : **점막밑층**(점막하층, submucosa)에 이르는 소화관점막의 국소성 결손[점막에 국한되는 것은 **미란**(erosion)]이다.
- **소화궤양**(peptic ulcer) : 위산에 의한 위 · 샘창자의 궤양 및 미란을 일컫는다.
- 원인 : 직접적인 원인은 위산이지만, 그 배경에 **헬리코박터 파일로리균**(*Helicobacter pylori*) 및 **비스테로이드항염증제**(nonsteroidal antiinflammatory, NSAID)가 중요하다.
- 호발부위
  - 위궤양 → **위각 작은굽이**, **위몸통 뒤벽**
  - 샘창자궤양 → **샘창자팽대**

영상소견

소화궤양의 영상소견

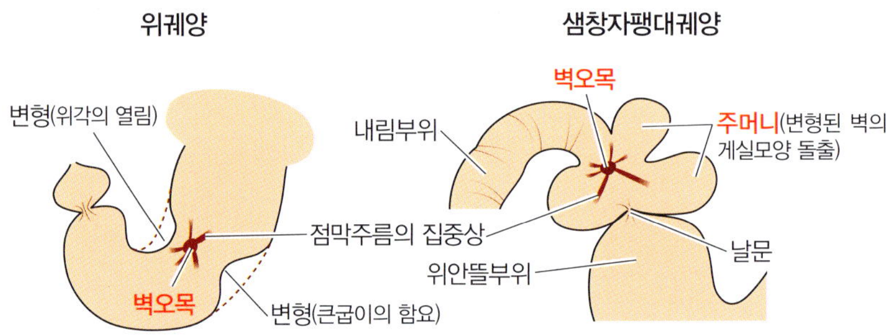

궤양은 벽오목(niche; 바륨의 저류상)으로서 나타난다. 수반되는 흉터성 수축에 의해 주위 점막주름의 집중상, 위벽의 변형이 나타난다.

샘창자팽대는 벽이 얇으므로 변형이 심하고 벽에 게실모양 돌출(주머니, tasche)을 동반하는 클로버모양 변형이 종종 나타난다.

관련사항

■ 졸링거-엘리슨증후군(Zollinger-Ellison syndrome)

- **가스트린 생산 이자섬종양**에 의한 위산분비 항진 → 난치성 소화궤양, 설사(→ p.351)가 나타난다.
- 궤양의 호발부위 : 샘창자팽대(70%) > 팽대 뒤부위(25%) > 위(20%)
- 다발궤양(10%)이다.
- **팽대 뒤부위 궤양**이 관찰되면 졸링거-엘리슨증후군이 의심된다.

양성 궤양 vs. 악성 궤양

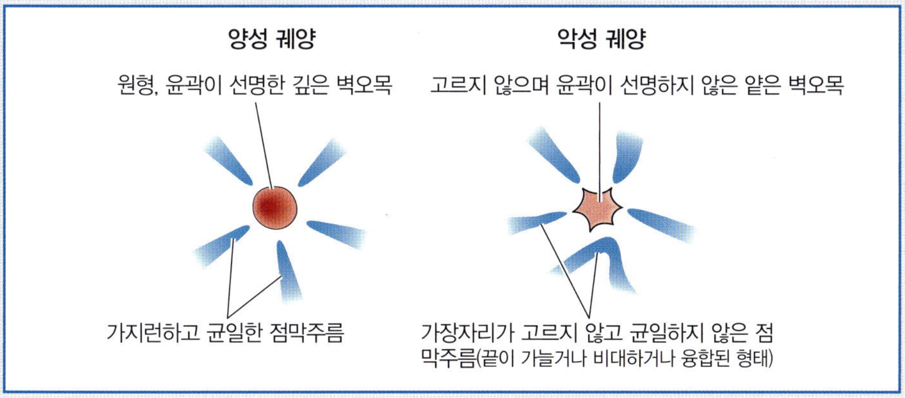

CHAPTER 3-5

위암 *gastric cancer*

■ Ⅱc형 조기위암(early gastric cancer)

60세 남성. 무증상으로, 건강진단 시 상부소화관검사에서 이상을 지적받았다.

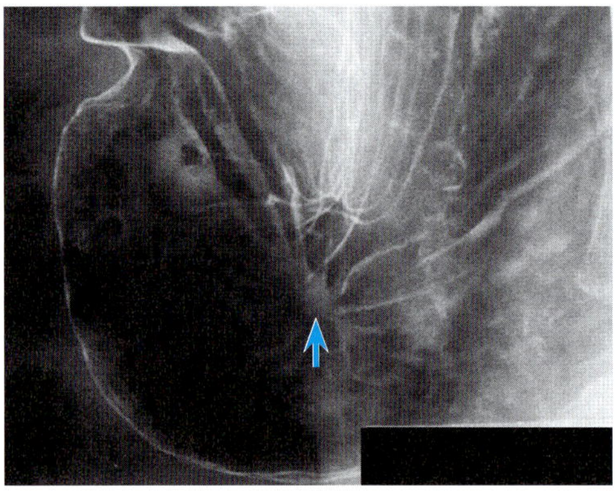

상부위장관조영

[사진 1] 위각부위 뒤벽에 점막집중을 동반한 고르지 않은 벽오목(→)이 확인된다.

■ 2형 진행위암(advanced gastric cancer)

63세 남성. 명치부분 둔통이 나타났다.

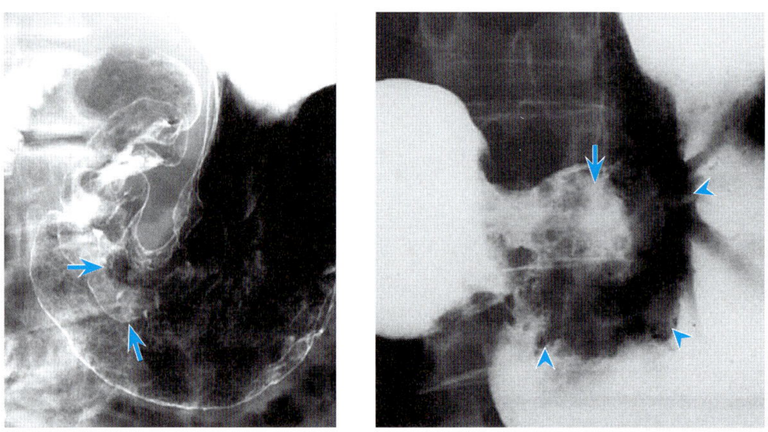

a. 상부위장관조영 b. 상부위장관조영(압박상)

[사진 2] a : 위각부분에 고르지 않은 융기성 병변이 확인된다(→). b : 중앙에 고르지 않은 벽오목(→) 및 그 주위에 경계가 선명한 융기(➤)가 관찰된다.

■ 병태

- 위점막에서 발생하는 상피성 악성 종양으로, 대부분은 **샘암종**이다.
- **조기위암** : 종양 침윤이 점막, **점막밑층까지** 도달한다(림프절전이 유무는 관계 없음).
- **진행위암** : 종양 침윤이 **고유근층보다 깊다**.

■ 영상소견

위암의 분류와 영상소견

조기위암					
	Ⅰ형(융기형)	Ⅱa형(표면융기형)	Ⅱb형(표면평탄형)	Ⅱc형(표면함요형)	Ⅲ형(함요형)
육안소견	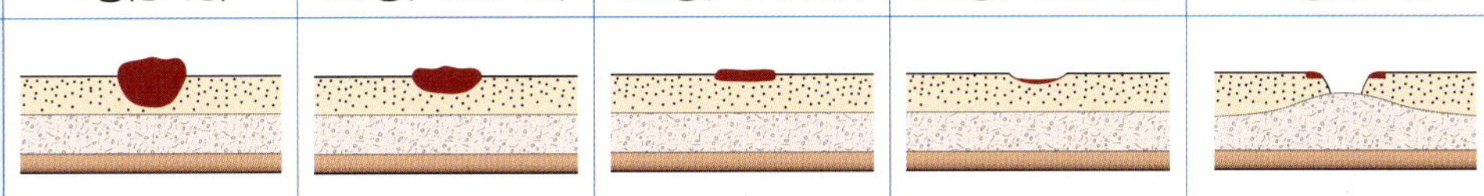				
영상소견	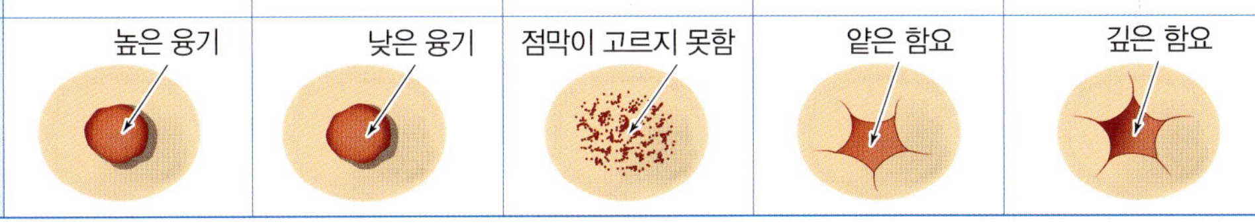				

조기위암	진행위암(Borrmann 분류)					
	0형	1형(종양형)	2형(궤양국한형)	3형(궤양침윤형)	4형(미만침윤형)	5형(분류불능형)
육안소견		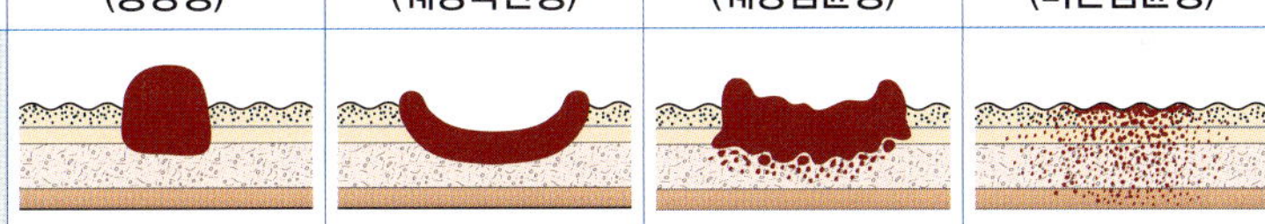				
영상소견		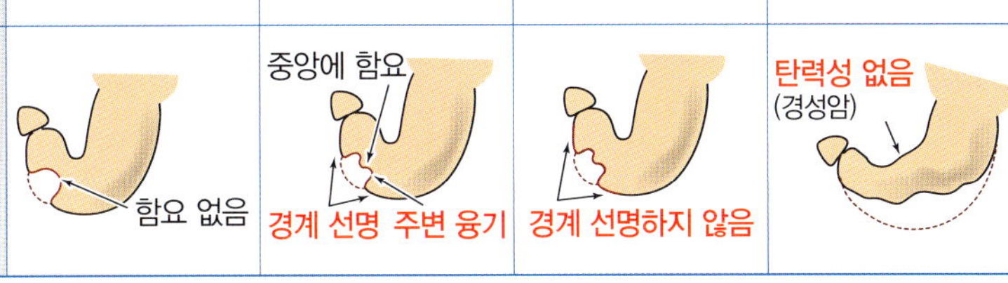				

관련사항

■ 점막밑종양(점막하종양, submucosal tumor)

- 위창자기질종양(gastrointestinal stromal tumor, GIST), 평활근종(leiomyoma), 신경집종(neurilemmoma) 등이 있다.
- 매끄러운 융기, 정상 점막면이 유지된다.
- 정상 점막주름이 융기를 넘는 소견(bridging fold)이 나타난다.

▶ **점막밑종양**

42세 남성. 무증상으로, 건강검진 시 상부위장관조영에서 이상을 지적받았다.

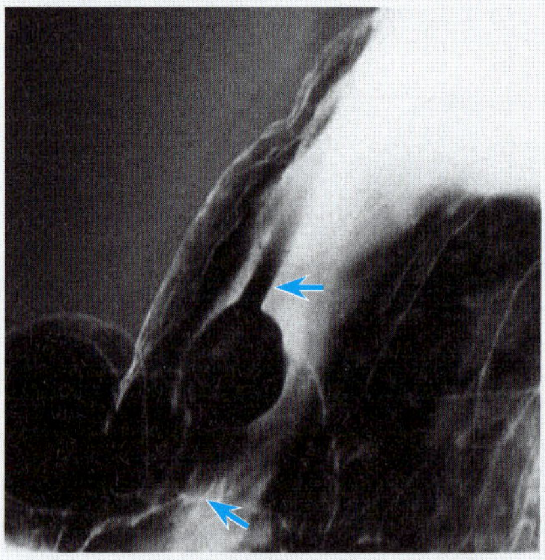

상부위장관조영

[사진 3] 위몸통 위부분에 융기성 병변이 있으며, bridging fold가 확인된다(→).

대장암 *colorectal cancer*

■ 2형 진행대장암(advanced colorectal cancer)

60세 남성. 변비가 악화되고 배부위 종양이 촉진되었다.

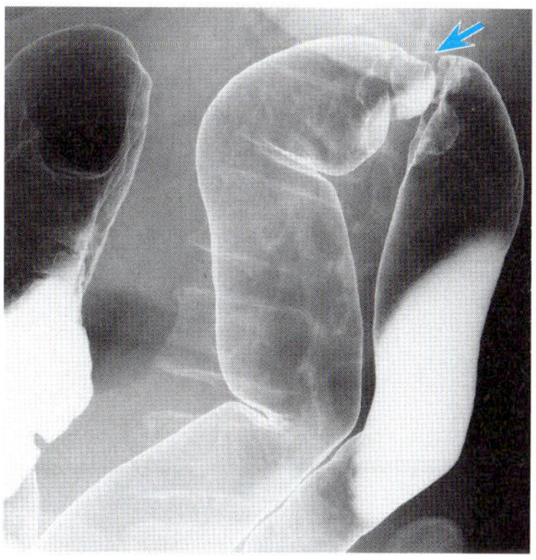

a. 조영관장(이중조영)

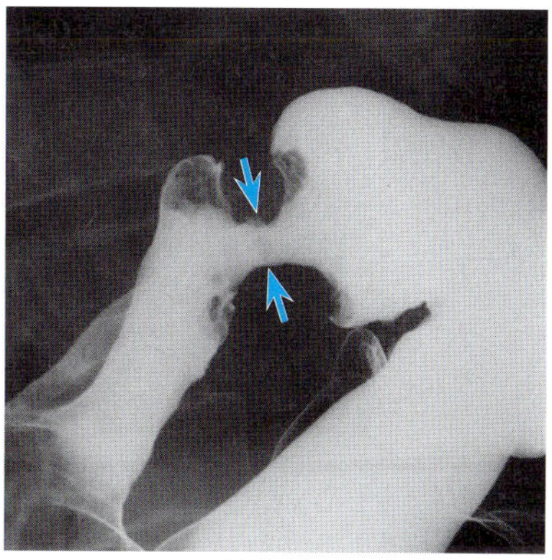

b. 조영관장(충만상)

[사진 1] a : 지라굽이부위에 심한 협착이 확인된다(→). b : 경계가 선명한 사과속(apple-core)모양의 협착이 확인된다(→).

■ Is형 조기대장암(early colorectal cancer)

73세 남성. 무증상이며 대변잠혈검사(stool guaiac test)에서 양성이었다.

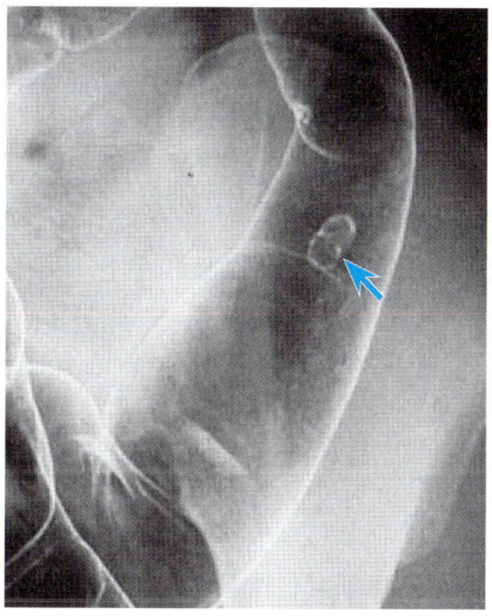

조영관장

[사진 2] 내림잘록창자에 분엽상의 폴립모양 종양이 관찰된다(→).

■ 병태

- 큰창자의 상피에서 발생하는 악성 종양으로 대부분은 **샘암종**이다.
- 조기암, 진행암의 정의는 위암과 동일하다.
- 대부분은 **샘종(폴립)을 기원으로 발생**하는 것으로 판단된다(샘종암종연쇄, adenoma–carcinoma sequence).

대장암의 분류

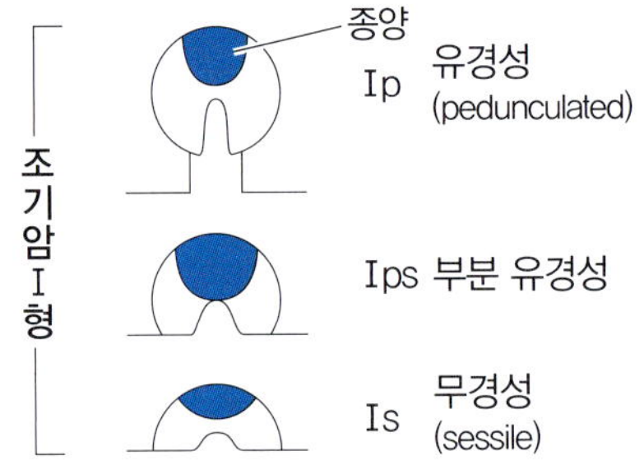

조기암 Ⅱ형, Ⅲ형, 진행암 1~5형에 대해서는 위암과 동일

■ 영상소견

- 육안분류는 위암에 준하지만, 위암과 달리 조기암의 80%는 융기형(I형)이며 함요형은 드물다.
- 진행암은 궤양국한형(2형)이 대부분(80~90%)이며, 2/3 이상이 되면 사과속모양(apple–core sign)을 나타낸다.

대장암의 관장소견

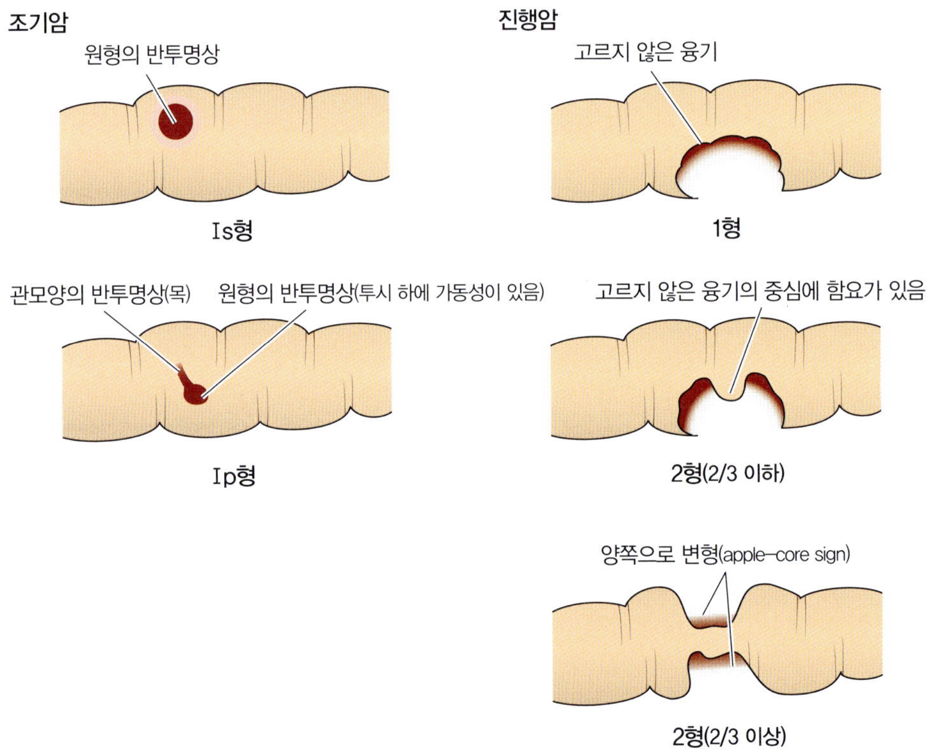

관련사항

■ 대장폴립(polyposis coli)

- 위폴립(gastric polyp)과 달리 **80%는 종양성**이다.
- **그 일부에서 암이 발생**하며, 암화되기 쉬운 폴립은 큰 것이나 융모 성분을 포함하는 것이다.
- **폴립증**(polyposis) : 100개 이상이 다발한 상태이다.

▶ **가족성샘종폴립증**
(familial adenomatous polyposis)
23세 여성

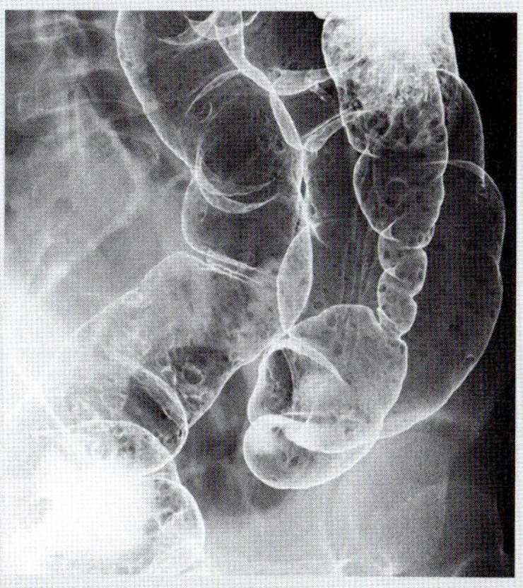

조영관장

[사진 3] 곧창자 · 잘록창자에 작은 폴립이 무수히 발생해 있다.

■ 소화관폴립증

		분포	유전성	암화 위험	수반 병변
샘종성	가족성샘종폴립증 (familial adenomatous polyposis)	위~큰창자	보통염색체 우성	100%	
	가드너증후군 (Gardner's syndrome)	위~큰창자	보통염색체 우성	100%	골수종, 연부종양
	터코트증후군 (Turcot's syndrome)	위~큰창자	보통염색체 열성	100%	뇌종양
과오종성	포이츠-제거스증후군 (Peutz-Jeghers syndrome)	위~큰창자	보통염색체 우성	약간 높음	입술, 손가락의 색소침착
	소아폴립증 (juvenile polyposis)	위~큰창자	보통염색체 우성	약간 높음	각종 선천기형
	코든병 (Cowden's disease)	식도~큰창자	보통염색체 우성	약간 높음	피부각화성 구진, 입안유두종
분류 불능	크론크하이트-캐나다증후군 (Cronkhite-Canada syndrome)	위~큰창자	없음	없음	단백누출성 위장증

크론병 · 궤양성 대장염 *Crohn's disease · ulcerative colitis*

■ 크론병

29세 여성. 점혈변이 나타나고 체중이 감소되었다.

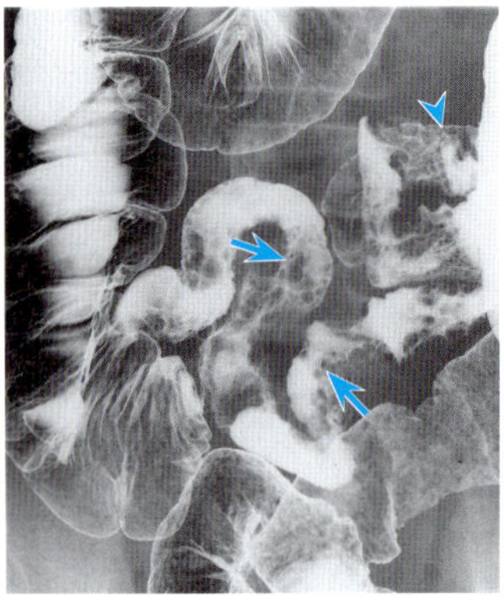

a. 작은창자조영

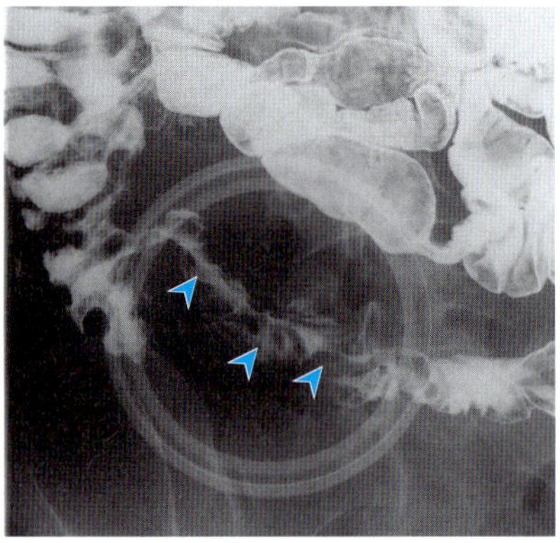

b. 작은창자조영(압박상)

[사진 1] a : 먼쪽 돌창자에 요철상(조약돌모양 점막상)이 나타난다(➔). 오름~가로잘록창자는 정상이지만 구불잘록창자 점막은 고르지 않은 상태로 나타난다(비연속성 병변, ➤). b : 종주궤양과 점막주름의 집중이 동반되는 병변이 확인된다(➤).

■ 궤양성 대장염

25세 남성. 점혈변이 나타나고 배변 시 통증이 있으며 미열이 나타났다.

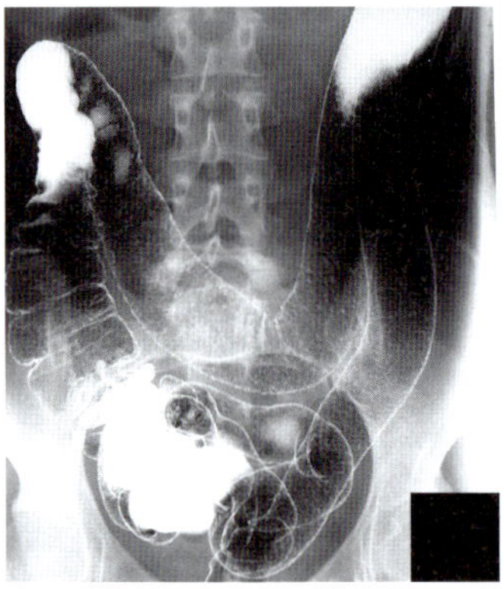

a. 조영관장

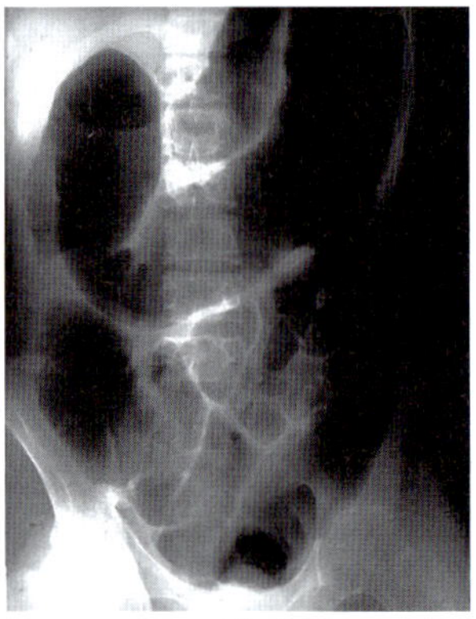

b. X선 사진

[사진 2] a : 곧창자에서 가로잘록창자까지 결장팽대(haustra coli)가 소실되어 있다(납관잘록창자). 오름잘록창자는 정상이지만, 점막면에는 무수한 미세 궤양에 의한 돌기 형성이 확인된다. b : 중독성 거대잘록창자증으로, 큰창자의 현저한 확장이 확인된다.

■ 병태 및 영상소견

염증성 창자질환*의 감별진단

		궤양성 대장염 (ulcerative colitis)	크론병 (Crohn's disease)	창자결핵 (intestinal tuberculosis)
병태		원인 불명, 점막 중심으로 나타남 음와 고름집 다발	원인 불명, 전층성 비치즈형육아종	결핵균의 입안감염 치즈육아종
임상증상		복통, 설사(혈변이 많음) 거대잘록창자증 합병 이환기간이 길면 높은 비율로 대장암 합병	복통, 설사, 발열	비특이적
영상소견	발생부위	**큰창자에 국한**	전체 소화관 (특히 **돌창자~오른쪽 잘록창자**)	전체 소화관 (특히 **돌막창자부**)
	병변의 분포	**연속성**(~**곧창자**)	**비연속성**	비연속성
	특징적인 소견	**가시모양 궤양**(spiculation) **다발** **납관현상** 염증성 폴립증	**종주궤양** **조양돌모양 점막** (cobble stone appearance) 속샛길 형성	**띠모양 궤양** 장관 변형(흉터)

* 궤양성 대장염, 크론병을 합해서 (비특이성) 염증성 창자질환이라고 일컫는다. 특이성 창자염인 창자결핵은 포함되지 않지만, 증상과 영상소견에 유사점이 많으므로 감별 대상이 된다(→ 관련사항).

크론병 · 궤양성 대장염

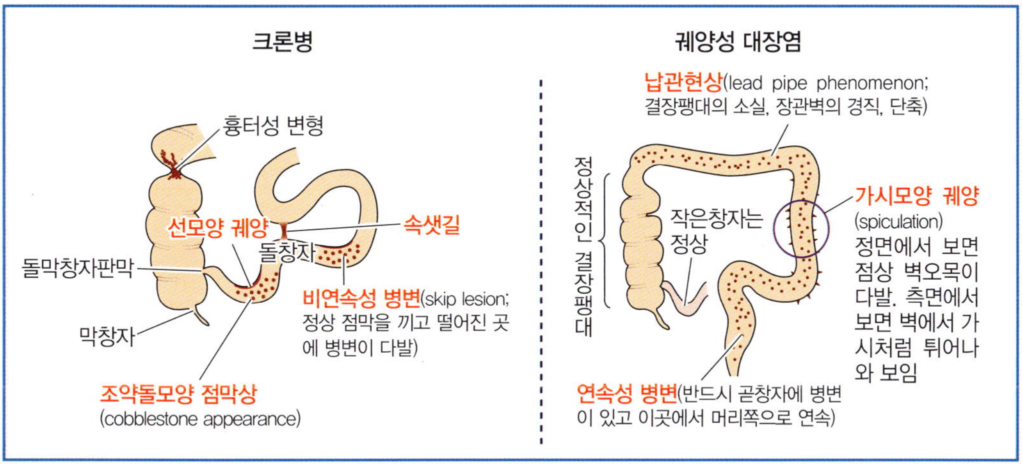

관련사항

창자결핵(intestinal tuberculosis)

- 임상소견과 영상소견 모두 크론병이며 궤양성 대장염과 유사하다.
- 입안 감염, 폐결핵의 과거력이 없는 경우도 많다.
- 영상소견
  - 호발부위 : **잘록창자**(60%, 특히 **돌막창자부**, 오름잘록창자), 작은창자(30%)
  - **비연속성 병변**
  - **띠모양 궤양**, **고리모양 궤양**, 흉터에 의한 소화관 변형이 심하다.

▶ **창자결핵**

76세 여성

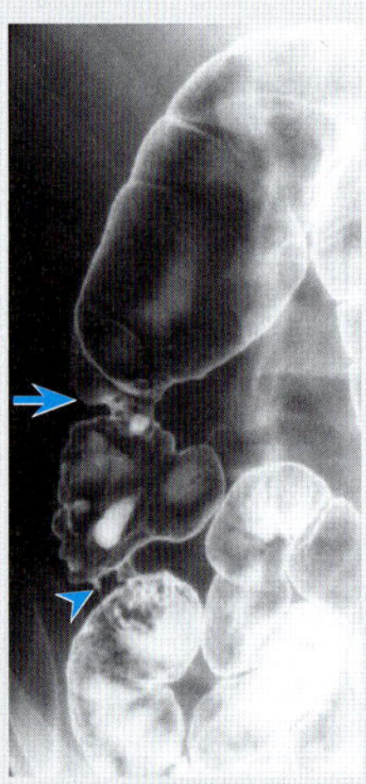

조영관장

[사진 3] 오름잘록창자 몸쪽부분에 띠모양 궤양에 의해 고르지 않은 변형이 있고(→) 돌막창자판막 주변도 고르지 않다(➤).

막창자꼬리염(충수염) *appendicitis*

21세 남성. 오른쪽 아랫배에 통증이 나타나며 압통이 점차 심해졌다.

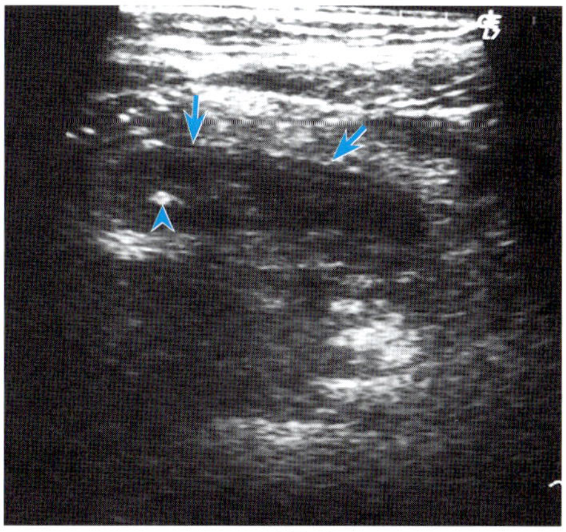

a. 초음파

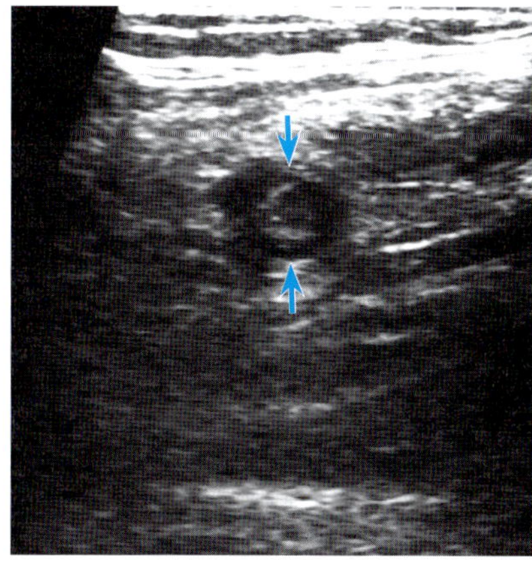

b. 초음파

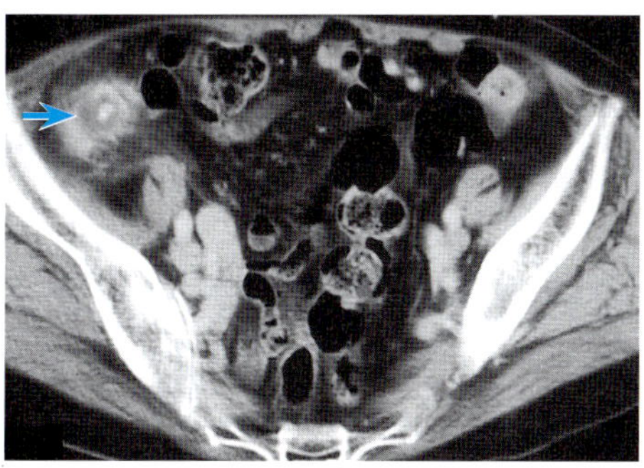

c. 조영 CT

[사진 1] a : 막창자꼬리의 세로단면상. 비대한 막창자꼬리가 관모양의 저에코 구조로 관찰되며(→), 내부에 막창자꼬리결석의 고에코가 확인된다(➤). b : 막창자꼬리의 가로단면상으로, 동심원상의 벽 비대가 확인된다(→). c : 층상 구조를 나타내는 종양음영이 있고(→), 중심부에 석회화(막창자꼬리결석)가 확인된다. 염증의 파급으로 주위 지방조직의 농도 상승, 흐린 상이 확인된다.

■ 병태

- 막창자꼬리(충수, vermiform appendix)의 속공간이 폐쇄 → 혈류 장애 + 상재균 감염으로 발생한다.
- 폐쇄 원인 : **대변돌**(분석, fecal stone; 가장 많음), 이물질, 림프소포, 종양 등이다.
- 병리 : 중증도 순으로 카타르성 → 연조직염성 → 괴저성이다.
- 증상 : **초기에는 명치통증이 오른쪽 아랫배에 국한**하며, 압통(맥버니점, McBurney's point)이 나타난다.

■ 영상소견

초음파검사

- 탐촉자에 의한 **압통** + 그 바로 아래에 비대한 막창자꼬리(**저에코의 관모양 구조**)가 나타난다.
- 바깥지름 6mm 이상은 비정상이며 굵을수록 중증이다.

- **막창자꼬리결석**은 고에코로 나타난다.

CT

- 막창자꼬리가 비대해 있고, 종종 **동심원상**, **층상**이 나타난다.
- **내부 석회화**(대변돌)가 나타난다.
- **주위 지방조직의 농도 상승과 흐린 상**(배안으로 염증 파급)이 확인된다.

관련사항

■ 복강거짓점액종(복강가성점액종, pseudomyxoma peritonei)

- **막창자꼬리**, **난소** 유래가 대부분이다. 낭샘종, 낭샘암종 → 점액낭종(점액류, mucocele)을 형성하며, 파열되어 배안으로 확대된다.
- **젤라틴모양** 다방성 종양이 배안에 충만 → 복부팽만이 발생한다.
- CT · MRI : 배안에 **다방성 주머니모양 종양**(CT에서 저신호, T2 강조영상에서 고신호)이 나타난다.

▶ 복강거짓점액종

35세 여성. 복부팽만이 나타났다.

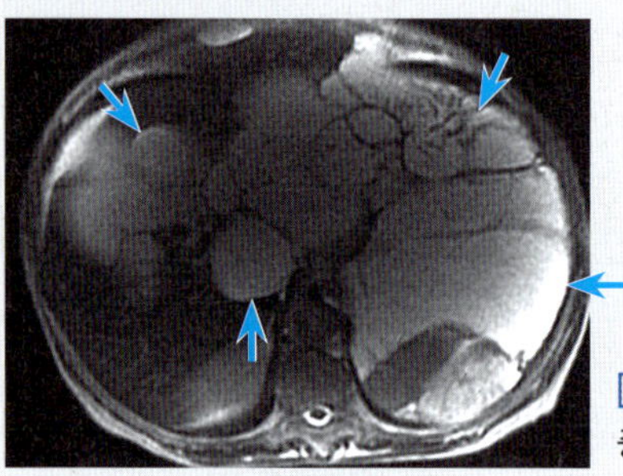

T2 강조영상

[사진 2] 배안에 고신호를 나타내는 다방성 종양이 충만해 있다(→).

■ 소화관곁주머니(소화관게실, diverticulum of alimentary tract)

- 소화관벽이 국한성의 주머니모양으로 바깥쪽으로 돌출된다.
- **견인성**(염증, 흉터 등에 의해 밖에서 당겨짐) vs. **압출성**(속공간의 압력 항진)
  - 예 : 견인성 → 로키탄스키곁주머니(Rokitansky's diverticulum),
    압출성 → 젠커곁주머니(Zenker's diverticulum)
- **진성**(소화관 전층의 돌출) vs. **가성**(근육층은 없음)
  - 예 : 진성 → 로키탄스키곁주머니 · 위곁주머니(위게실), 가성 → 젠커곁주머니
- 호발부위 : 잘록창자 > 샘창자 > 식도 > 위 > 작은창자

관련사항

소화관게실의 호발부위

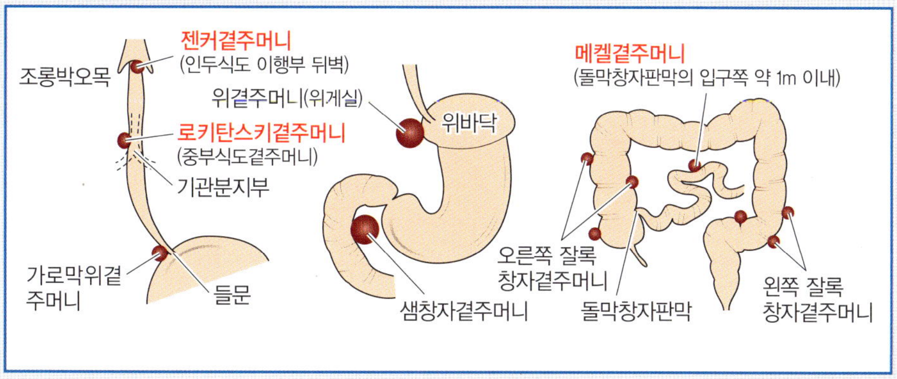

■ 잘록창자곁주머니염(결장게실염, colonic diverticulitis)

- 속공간에 분변이 충만, 폐쇄 → 내압 항진, 세균 증식 → **결주머니주위염**(게실주위염, peridiverticulitis) → **배막염**(복막염, peritonitis)이 발생한다.
- 오른쪽 곁주머니염 : 청년에게 많이 발생하며 **막창자꼬리염과의 감별**이 필요하다.
- 왼쪽 곁주머니염 : 노화와 함께 증가하며 노인에게 많이 발생한다.

▶ **잘록창자곁주머니염**

45세 여성. 왼쪽 아랫배에 통증이 있고 혈변이 나타났다.

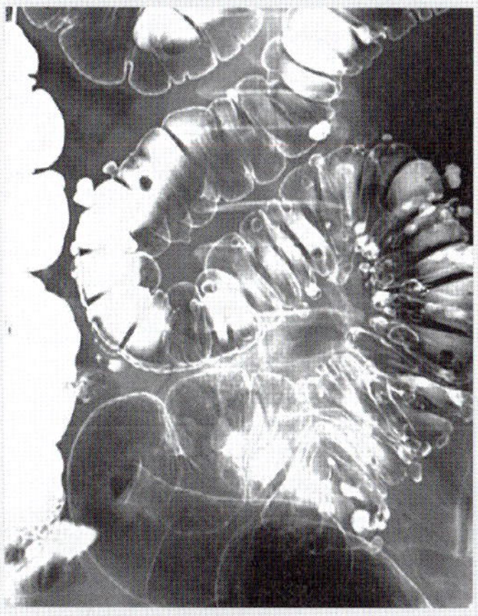

[사진 3] 구불주름창자에 곁주머니가 다발해 있다.

조영관장

창자막힘증(장폐색증) *ileus*

65세 남성. 아랫배 통증이 심해지고, 구토가 자주 발생하였다.

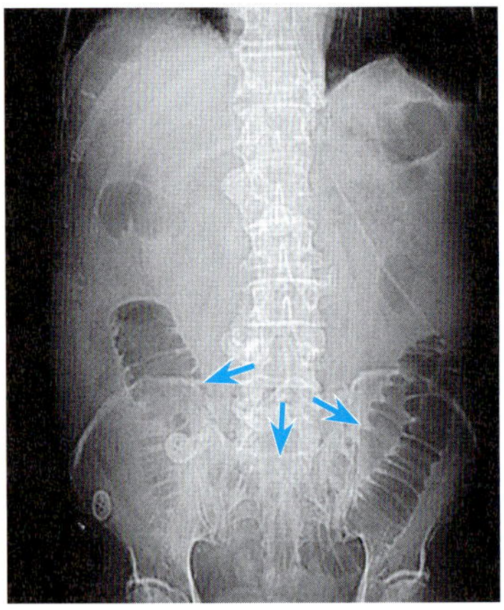

a. X선 사진(곧게선자세상)

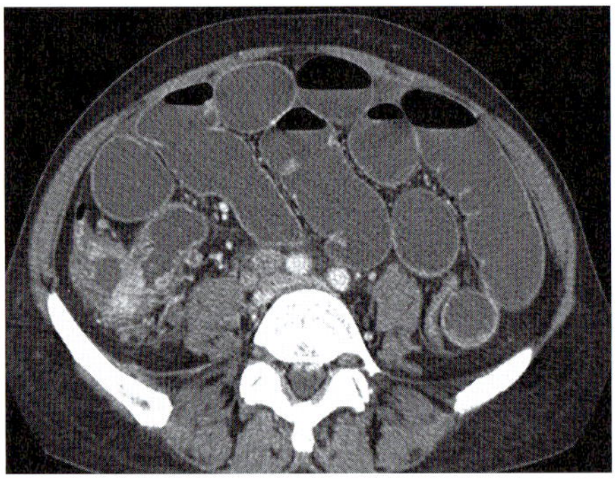

b. CT

[사진 1] a : 확장된 창자에는 켈크링주름(Kerckring's fold)이 있어(→) 작은창자임을 알 수 있다. 큰창자에는 거의 가스가 없어 작은창자 먼쪽에서의 폐쇄로 판단된다. b : 확장된 작은창자에 다량의 액체가 고이고 공기와의 액면형성(niveau)이 확인된다.

■ 병태

- 기계창자막힘증(기계적장폐색증, mechanical ileus) : 유착, 탈장, 종양, 장중첩 등에 의해 **물리적으로 막힌 상태**이다.
- 꼬임창자막힘증(교액장폐색증, strangulation ileus) : 기계창자막힘증 + **혈행장애** → 위독해진다.
- 기능창자막힘증(기능성장폐색증, functional ileus) : 배막염, 허혈창자염, 수술 후 등에 의한 창자운동마비이다.

창자막힘증의 분류와 감별진단

분류		폐쇄기전	영상소견	임상소견				
				발병	복통	발열	꿈틀운동음	배막자극증상
기계창자막힘증 (mechanical ileus)	폐쇄(단순)창자막힘증 (occlusive ileus)	유착(수술 후, 염증 후) 궤양, 이물질, 기생충 등 끈, 선천폐쇄 장중첩탈장 외부 압박	폐쇄부위보다 입쪽의 확장 항문쪽 가스상 결여 액면형성(niveau)	비교적 완만	간헐성 (쪼는통증) 압통은 적음	적음	항진	경도
	꼬임(복잡)창자막힘증 (strangulation ileus)	상기 내용에 혈행장애가 추가된 것. 특히 유착, 끈, 장중첩에 많음	영상만으로는 꼬임 여부를 판단하기 어려운 경우가 많음. 갑자기 발병하면 창자가 액체로 채워져 무가스성 창자막힘증이 되는 경우가 있음	급격	지속성 고도 압통이 심함	많음	감약	고도
기능창자막힘증 (functional ileus)	마비창자막힘증 (paralytic ileus)	배막염 장관허혈 척수손상 개복술 후, 외상 후	모든 창자의 확장 시간에 따른 X선 상의 변화가 없음 복수를 동반하는 경우가 많음 국한성인 경우 → sentinel loop sign	비교적 완만	지속성	적음	감약	경도
	경직창자막힘증 (spastic ileus; 드묾)	납중독 히스테리	기계창자막힘증과 유사 소견은 경도	비교적 완만	지속성	적음	감약	경도

■ 영상소견

- 폐쇄부위보다 입쪽의 창자가 확장되고 내부에 액체 + 가스가 저류한다.
- 확장창자의 판별법 : 켈크링주름 (+) → 작은창자, 결장팽대 (+) → 잘록창자
- stepladder sign : 작은창자 내 액면형성에 의한 역U자형 가스상(곧게선자세)(→ 사진 2)을 말한다.
- sentinel loop sign : 염증 병변 주위에 국소성 마비창자막힘증(→ 사진 3)을 나타낸다.
- 꼬임창자막힘증의 유무는 영상으로 감별진단하기 어려운 경우가 많고, 다량의 액체로 인해 무가스성 창자막힘증이 되는 경우가 있다.

▶ 돌창자종양에 의한 폐쇄창자막힘증

55세 남성

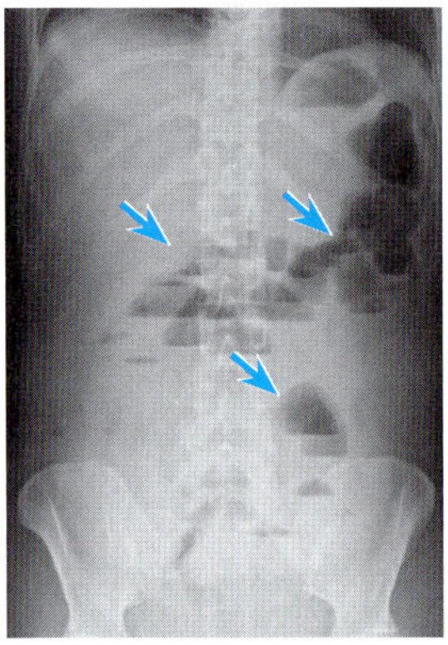

X선 사진(곧게선자세)

[사진 2] 왼쪽 명치의 작은창자 고리에 역U자모양 가스상이 다발하여 계단상으로 보인다(→, stepladder sign).

▶ 급성 이자염에 동반하는 국한성 마비창자막힘증

35세 남성

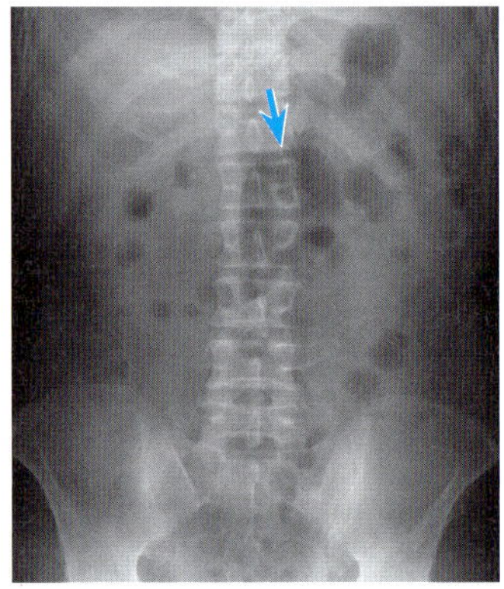

X선 사진(곧게선자세)

[사진 3] 명치 정중앙과 이자 전면에 국한성 작은창자의 확장이 확인된다(→, sentinel loop sing).

관련사항

■ 허혈창자염(ischemic bowel disease)

- 병태 : 창자간막동맥 및 그 분지의 협착, 폐쇄 → 창자허혈 → **마비창자막힘증**이 발생한다.
- 원인 : 혈전증(동맥경화, 당뇨병), 색전증(심방잔떨림)이 원인이다.
- 관장소견 : 급성기에는 손가락자국상(점막밑층의 부종에 따름), 만성기에는 종주궤양이 나타난다.
- CT : 장관벽의 전체 둘레에 비대가 나타난다.

관련사항

▶ **허혈창자염**

66세 남성. 배꼽을 중심으로 복통이 발생하였다. 15년간 당뇨병으로 인슐린을 투여받았다.

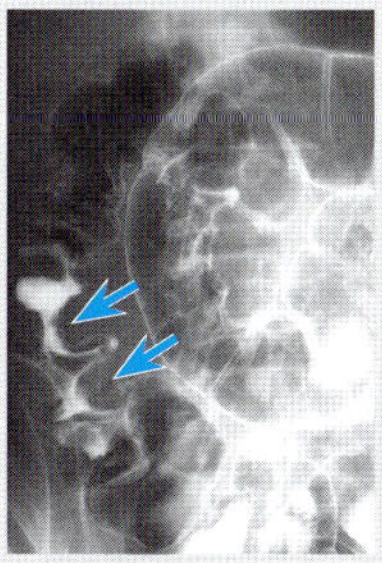

a. 조영관장

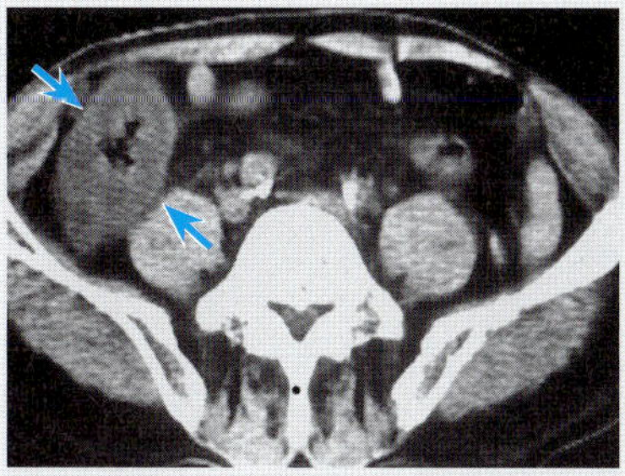

b. CT

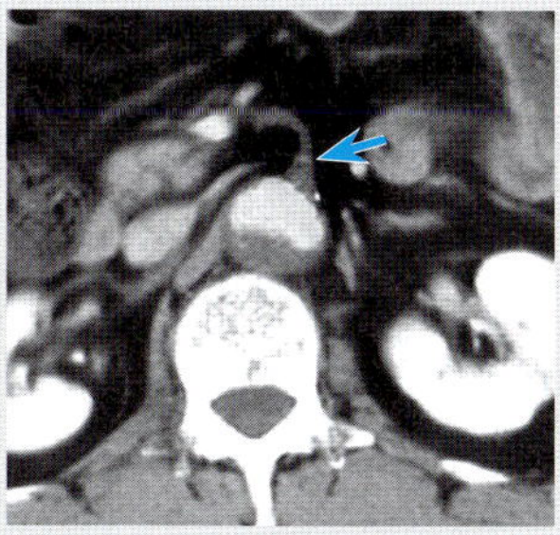

c. 조영 CT

[사진 4] a : 오름잘록창자에 손가락자국상이 확인된다(→). b : 오름잘록창자벽의 전체 둘레에 비대가 나타난다(→). 이것이 손가락자국상의 원인이다. c : 위창자간막동맥에는 혈전으로 인해 조영 효과가 확인되지 않는다(→).

■ 위창자간막동맥증후군 (위장간막동맥증후군, superior mesenteric artery syndrome)

- 샘창자 수평각이 위창자간막동맥과 대동맥 사이에 끼어 협착되어 창자막힘증이 된다. **여윈 사람, 다이어트 후** 등에 많이 나타난다.
- 상부위장관조영 : 바륨이 샘창자 수평각에 정체된다.
- CT : **위창자간막동맥과 대동맥 사이에 샘창자가 협착**되어 있다(→ 사진 5).

병태

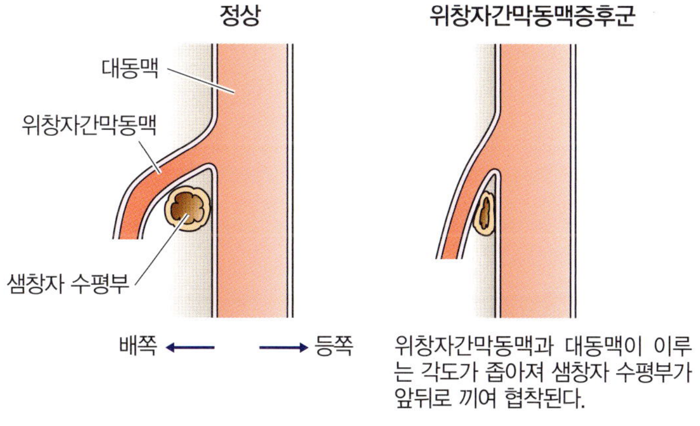

관련사항

▶ 위창자간막동맥증후군

30세 여성. 다이어트로 8kg 체중 감량 후 식후에 구토증세가 나타났다.

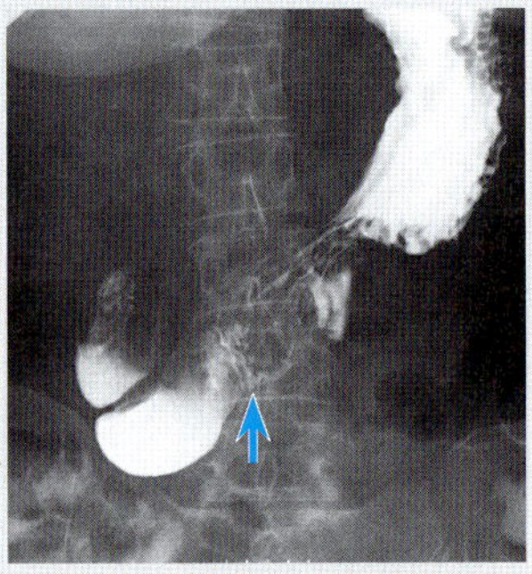

a. 상부위장관조영

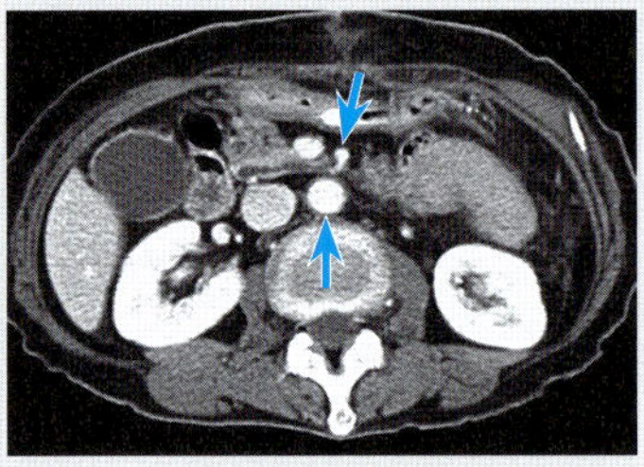

b. 조영 CT

[사진 5] a : 바륨이 샘창자 수평각에 정체되어 있다(→). b : 위장간막동맥(→)과 대동맥(→) 사이에 샘창자가 협착되어 있다.

■ 소화관탈장

● **배벽, 가로막 등의 사이틈, 결손부위**로 소화관이 탈출한 상태로, 무증상인 경우도 많으나 통과장애, 창자막힘증의 원인이 될 수 있다(→ 사진 6~9).

▶ 샅굴탈장(서혜탈장, inguinal hernia)

70세 여성. 샅굴부위에 팽창과 압통이 나타났다.

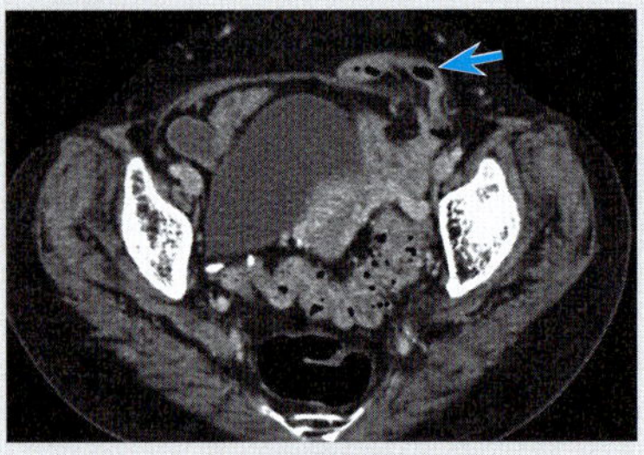

조영 CT

[사진 6] 샅굴(서혜관, inguinal canal)을 통해 작은창자가 배벽 밖으로 탈출해 있다(→).

▶ 폐쇄구멍탈장(obturator hernia)

75세 여성. 창자막힘증이 반복되었다.

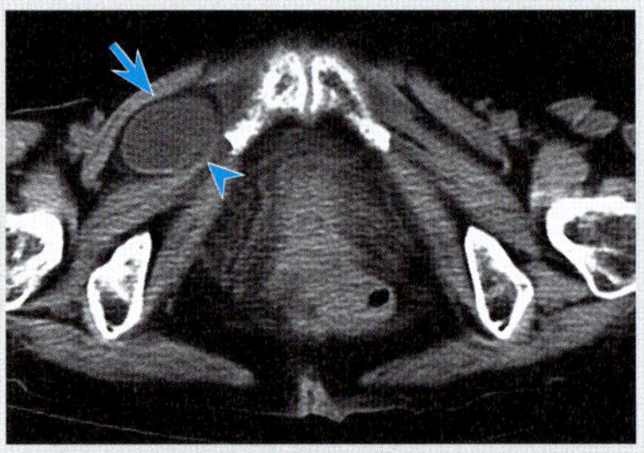

조영 CT

[사진 7] 폐쇄구멍(➤)을 통해 작은창자가 탈출해 있다(→).

관련사항

▶ 절개창탈장(incisional hernia)

70세 남성. 복부 종양, 구토가 있고, 30년 전에 위암으로 개복수술을 한 과거력이 있다.

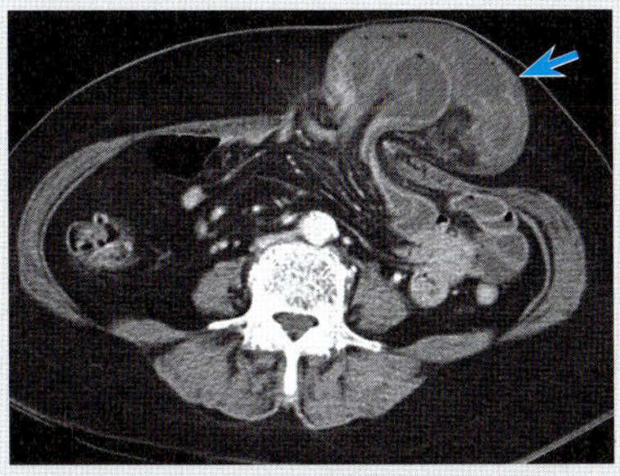

조영 CT

[사진 8] 왼쪽 정중앙의 수술 절개창을 통해 작은창자가 탈출해 있다(→).

▶ 식도열공탈장(hiatal heria)

62세 남성. 명치통증이 있다.

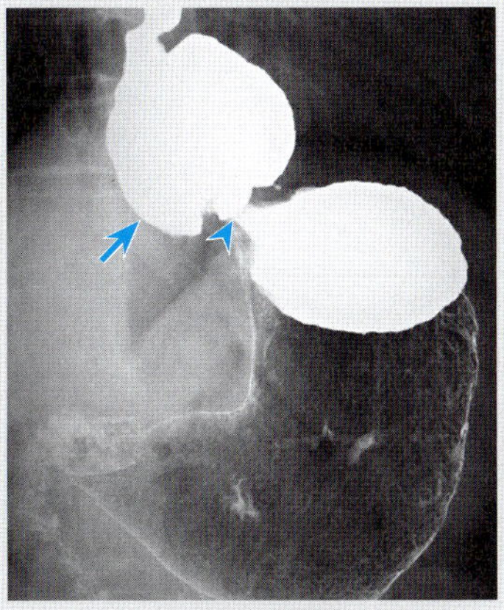

상부위장관조영

[사진 9] 위 궁륭부가 가로막(➤) 위로 탈출해 있다(→).

복부외상 *abdominal injury*

간외상(liver injury)

20세 남성. 트럭 운전 중에 추돌사고가 일어나 배에 타박상을 입었다.

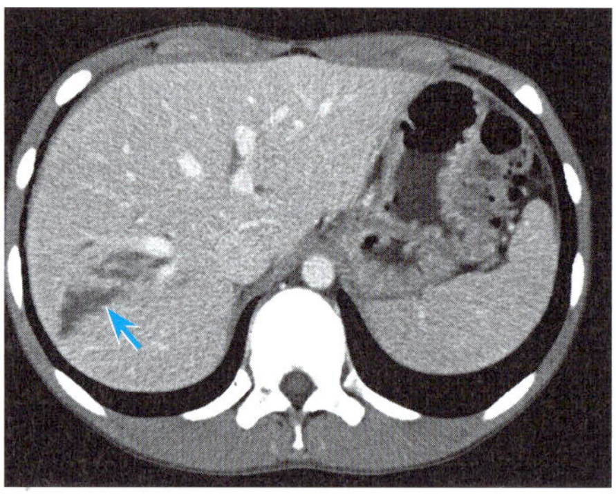

조영 CT

[사진 1] 간 오른엽에 조영 효과가 결여된 열상(→)이 확인된다(Ⅲa형 손상).

지라외상(spleen injury)

25세 남성. 보행 중에 차에 치어 전신에 타박상을 입었다.

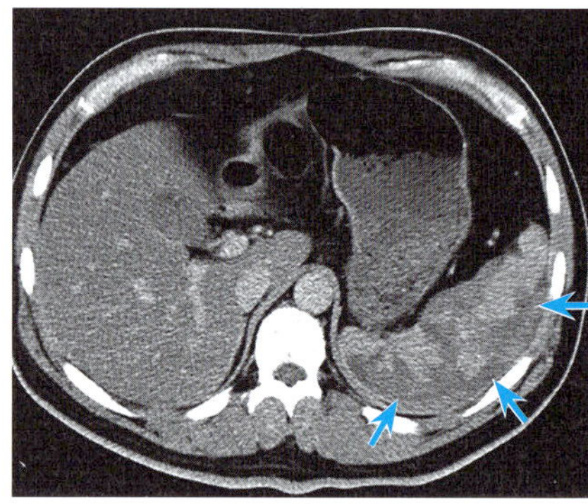

조영 CT

[사진 2] 지라실질에 조영이 없는 광범위한 손상(→)이 확인된다(Ⅲ형 손상).

콩팥외상(kidney injury)

30세 여성. 옆구리를 구타당했다.

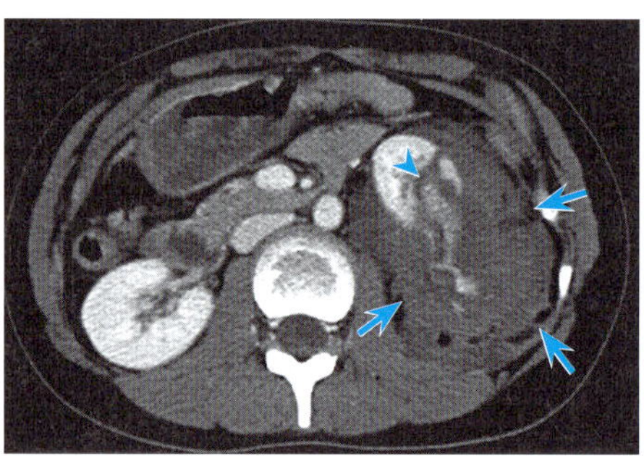

조영 CT

[사진 3] 콩팥실질에 열상이 있고 피막 아래에 큰 혈종이 형성되어 있다(→). 조영제의 누출이 확인된다(➤).

■ 병태 및 영상소견

복부외상의 영상소견

	병태	영상소견
간외상 (liver injury)	**핸들외상**이 많음(핸들 아래모서리에 배를 압박) Ⅰa형 : 피막 밑, Ⅰb형 : 중심성 파열, Ⅱ형 : 표재성, Ⅲa형 : 단순형 심재성, Ⅲb형 : 복잡형 심재성	피막밑혈종 : **간 표면의 렌즈형 저흡수** 실질손상 : **저흡수**, 특히 오른엽 뒤구역에 호발 혈관손상 : 조영 CT에서 **조영제 누출** Ⅱ형, Ⅲ형에서는 배안에 액체저류(출혈)를 동반
지라외상 (spleen injury)	명치의 외상, **왼쪽 갈비뼈골절**이 있는 경우는 특히 의심 Ⅰ형 : 피막밑혈종, Ⅱ형 : 피막손상, Ⅲ형 : 실질손상, Ⅳ형 : 지라문부위 혈관손상	영상소견은 간외상에 준함 **지연성 지라파열**에 주의 : 부상 직후에는 무증상 → 수일~수주일 후에 파열
이자외상 (pancreas injury)	**핸들외상**이 많음 Ⅰ형 : 좌상, Ⅱ형 : 열상, Ⅲ형 : 주이자관 손상	CT에서 **지라 비대**, **농도 불균일**이 나타남 파열
콩팥외상 (kidney injury)	다른 장기와의 **합병 손상**이 많음 Ⅰ형 : 콩팥피막 밑, Ⅱ형 : 콩팥 표재성, Ⅲ형 : 콩팥 심재성, Ⅳ형 : 콩팥 경부 혈관 손상	피막밑혈종 → 콩팥 주위 초승달모양 음영(저~고흡수) 콩팥실질 손상 → 조영 불량

간외상 분류

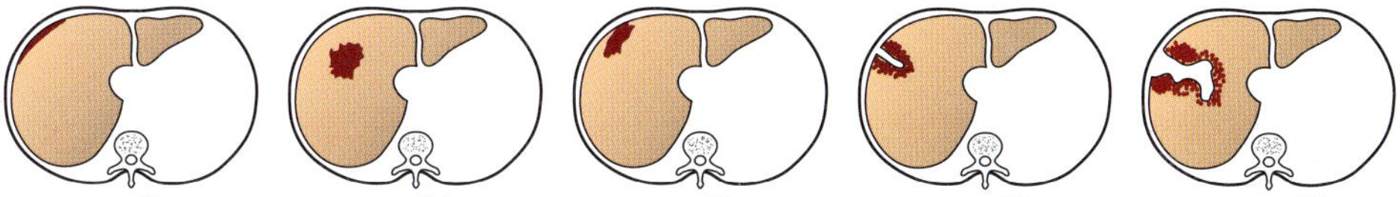

Ⅰa형 피막밑 혈종 / Ⅰb형 중심성 파열 / Ⅱ형 표재성 손상 / Ⅲa형 단순형 심재성 손상 / Ⅲb형 복잡형 심재성 손상

콩팥외상의 분류

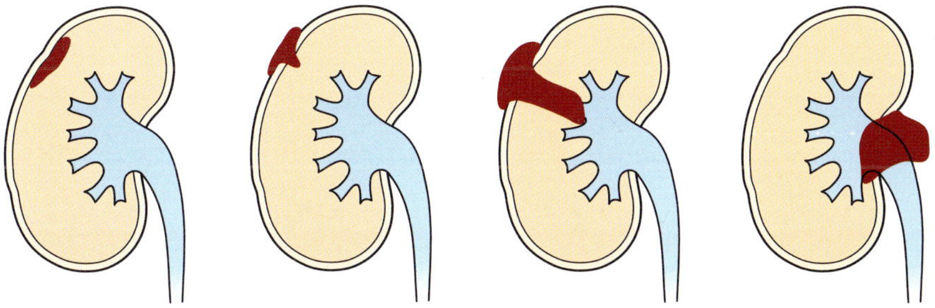

Ⅰ형 피막밑 손상 / Ⅱ형 표재성 손상 / Ⅲ형 심재성 손상 / Ⅳ형 콩팥 경부 혈관 손상

식도폐쇄증 *esophageal atresia*

신생아(남아). 출생 직후부터 포말상 침을 흘렸다.

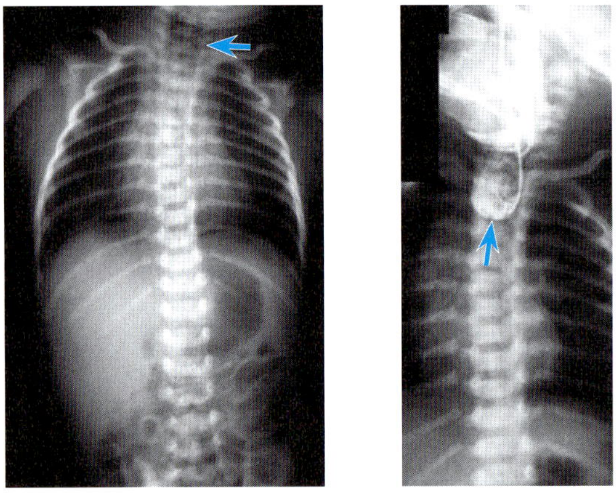

a. X선 사진　　b. 카테터에 의한 식도조영

[사진 1] a : 상부 기도의 확장이 확인된다(→). 소화관 가스는 정상적으로 확인된다. b : 코로 삽입한 카테터가 막힌 끝에서 반전한다(coil-up, →).

■ 병태

- 식도의 막힌 끝이 폐쇄 → 출생 직후부터 **포말상 침흘림, 젖 분출** → 흡인폐렴이 나타난다.
- 대부분이 **기관식도샛길**(기관식도루, tracheoesophageal fistula)을 합병한다.
- 대부분은 Gross 분류 C형(85%)이며, 다음으로 A형이 나타난다.

■ 영상소견

카테터에 의한 식도조영

- coil-up상 : 카테터가 식도 막힌 끝에서 반전한다(A형, C형).

X선 사진

- C형 : 소화관가스 **증가**
- A형 : 소화관가스 **감소**(gasless abdomen)
- 모든 형에서 **상부 기도가 확장**되어 있는 경우가 많다.

식도폐쇄의 Gross 분류

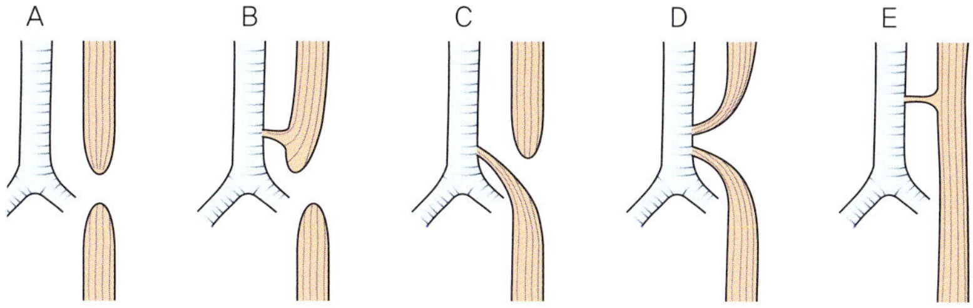

	A	B	C	D	E
빈도	10%	드묾	85%	드묾	4%
소화관가스	↓	↓	↑	↑	↑
coil-up	+	+/−	+	+/−	−

관련사항

가로막탈장의 호발 부위

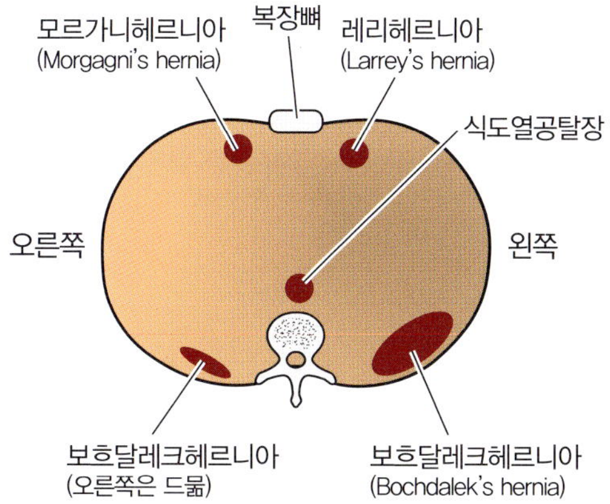

관련사항

■ 신생아기의 소화관병변

	병태	증상	영상소견
식도폐쇄 (esophageal atresia)	식도가 막힌 끝에서 끝남 기관식도샛길이 많이 합병	출생 직후부터 포말상 침흘림, 젖분출, 청색증	카테터의 coil-up A형에서는 gasless abdomen
가로막탈장 (diaphragmatic hernia)	복강장기가 가로막결손구멍에서 가슴안으로 탈출. 특히 보흐달레크헤르니아(왼쪽 뒤가쪽)가 많음	압박에 의한 허파바닥 형성 → 호흡장애, 신생아 지연성 허파고혈압	X선 사진 : 가슴안에 소화관 가스상, 복강에는 가스 소실(→ p.323)
비대날문협착 (hypertrophic pyloric stenosis)	날문근의 비대	비쓸개즙성, 분출성 구토	X선 사진 : single bubble sign 초음파 : target sign(단축상), cervix sign(장축상)(→ p.323)
샘창자폐쇄 (duodenal atresia)	선천성 소화관폐쇄 중에서 가장 많음 특히 다운증에 많음	출생 후부터 쓸개즙성 구토	X선 사진 : double bubble sign
창자회전이상 (intestinal malrotation)	정상에서는 반시계방향으로 270도 회전하는 창자의 회전 각도 · 방향의 이상. 특히 180도 회전 → Ladd 인대에 의한 폐쇄창자막힘증이 많음	쓸개즙성 구토	조영관장 : 작은창자~큰창자의 주행이상(→ p.324)
멕켈곁주머니 (Meckel's diverticulum)	배꼽장관의 잔류. 돌막창자부위에서 약 60cm	혈변, 창자중첩	$^{99m}TcO_4^-$ 섬광조영술에서 집적상(→ p.492)
창자겹침증 (장중첩증, intussusception)	6개월~3세 : 대부분이 특발성(돌창자잘록창자형) 청소년 : 멕켈곁주머니, 폴립 등 기질성이 많음	급성복증(복통, 혈변, 종양)	조영관장 : 게의 집게모양 결손상(→ p.324) CT : 중첩부가 동심원상으로 보임 초음파검사 : pseudokidney sign, target sign
히르슈슈프룽병 (Hirschsprung's disease)	큰창자의 벽내신경절세포 결손 → 꿈틀운동 결여 → 기능창자막힘증	배변장애, 구토, 복부팽만	조영관장 : caliber change(→ p.324) = 병변부의 입구쪽은 확장 + 항문쪽은 협소(narrow segment)
항문막힘 (imperforate anus)	항문의 폐쇄, 위치이상, 누공 등	항문의 형태이상, 배변장애	바로 선 자세 X선 촬영, 초음파, MRI 등에서 곧창자의 막힌 끝 위치가 나타남(→ p.325)

관련사항

▶ 가로막탈장(횡격막헤르니아, diaphragmatic hernia; 보흐달레크헤르니아)

1개월 남아. 호흡곤란이 나타났다.

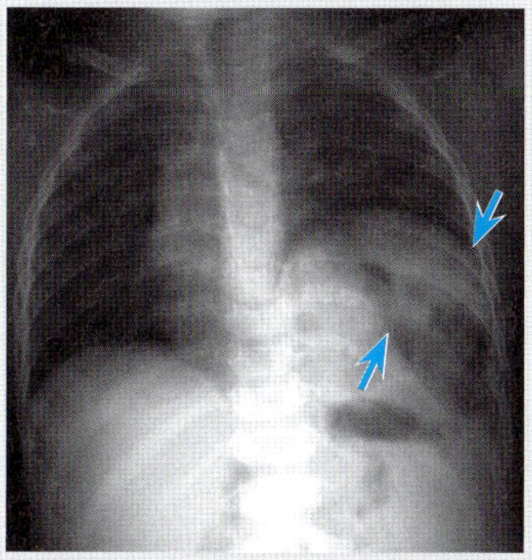

a. X선 사진

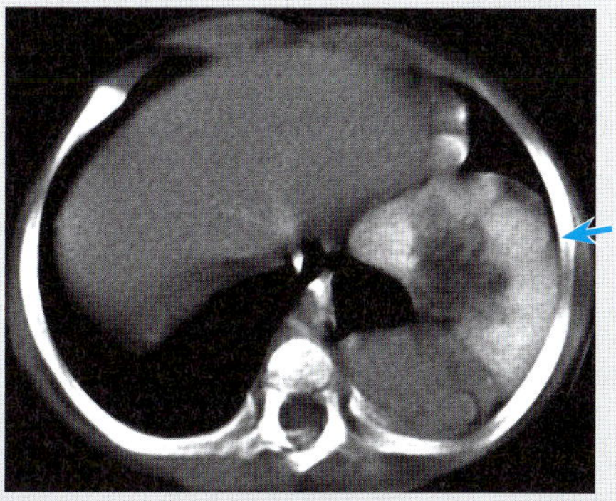

b. CT

[사진 2] a : 왼쪽 아래허파영역에 소화관 가스를 포함하는 비정상적인 구조가 확인된다(→). b : 가로막면 왼쪽 등쪽에 가슴안으로 탈출한 위바닥~위몸통이 확인된다(→).

▶ 비대날문협착(비대유문협착, hypertrophic pyloric stenosis)

신생아(여아). 분출성 구토가 나타났다.

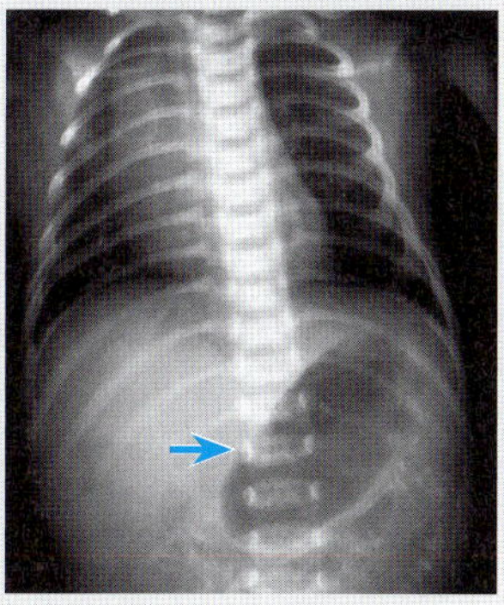

a. X선 사진

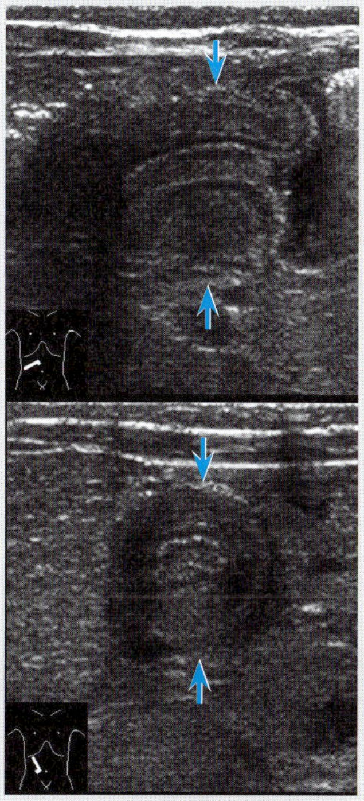

b. 초음파

[사진 3] a : 명치에 커다란 위의 가스만 확인되고(→), 샘창자의 가스상은 없다(single bubble sign). b : 날문의 세로단면상(상단)에서 비대된 날문이 자궁목과 유사한 형상으로 나타나며(cervix sign, →) 가로단면상(하단)에서는 동심원상으로 확인된다(target sign, →).

관련사항

▶ 샘창자폐쇄 (십이지장폐쇄, duodenal atresia)

생후 1일된 남아. 쓸개즙성 구토가 나타났다.

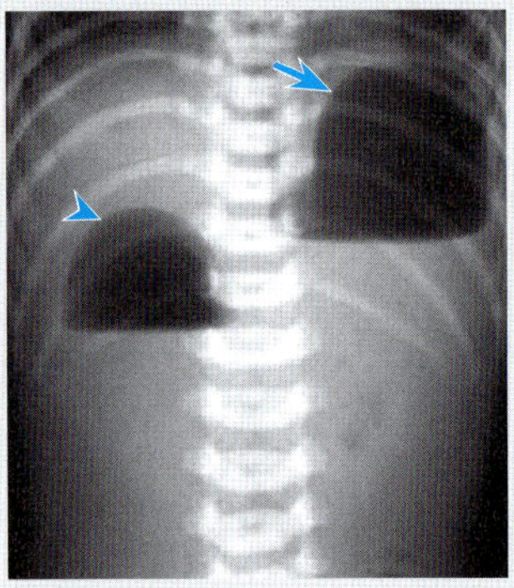

X선 사진

[사진 4] double bubble sign이 나타나고 확장된 위(→), 샘창자팽대(➤)가 있다. 항문쪽에서는 소화관 가스가 확인되지 않는다.

▶ 창자회전이상 (장회전이상, intestinal malrotation)

1개월 남아. 쓸개즙성 구토가 나타났다.

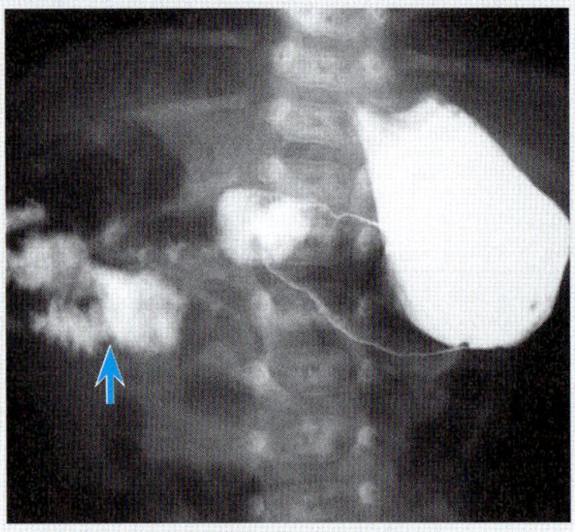

상부위장관 조영

[사진 5] 샘창자~몸쪽 빈창자가 오른쪽 명치에 위치해 있다(→).

▶ 창자겹침증(장중첩증, indigitation)

2세 남아. 복통, 구토가 나타났다.

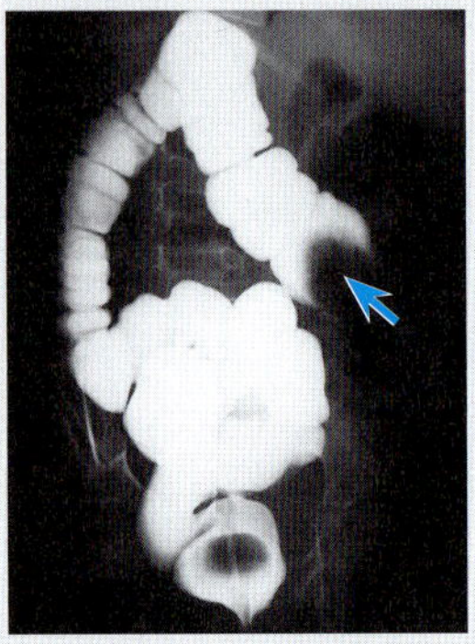

조영관장(엎드린자세)

[사진 6] 가로잘록창자 안쪽에 게의 집게 모양 충만 결손이 있다(→).

▶ 히르슈슈프룽병(Hirschsprung's disease)

3개월 남아. 변비, 복부팽만이 나타났다.

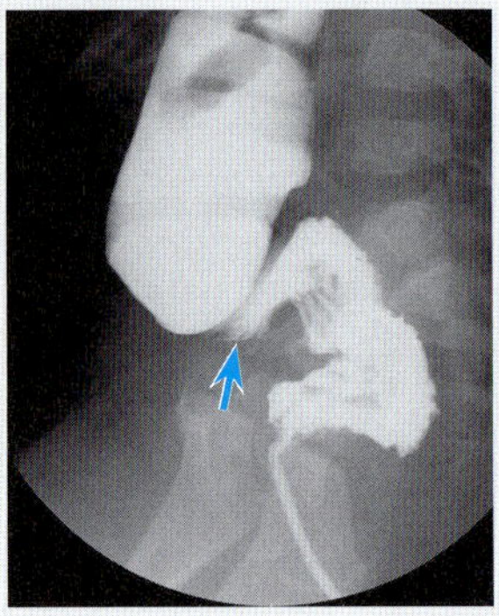

조영관장

[사진 7] 구불잘록창자의 확장과 항문쪽의 급격한 협소화(caliber change)가 확인된다(→).

관련사항

▶ 항문막힘(쇄항, imperforate anus)

1개월 여아. 배변이 없다.

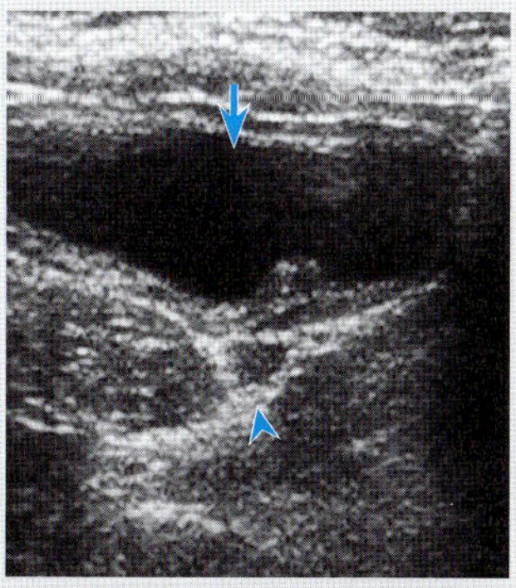

a. 초음파(아래배 정중시상단)

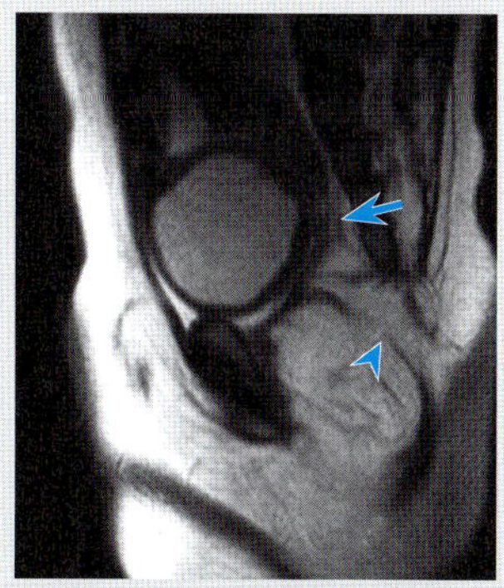

b. MRI(T1 강조영상 시상면)

[사진 8] a : 곧창자의 막힌 끝(➤), 방광(→)이다. b : 곧창자의 막힌 끝(→), 비박화한 항문조임근(➤)이 확인된다.

ESSENTIAL MINIMUM

···› 위궤양 · 샘창자궤양(p.297)

- 벽오목
- 점막주름의 집중상
- 변형

···› 위암(p.300)

- 조기위암 IIc형 : 얕은 부정형의 벽오목 + 고르지 않은 점막주름의 집중상
- 진행위암 2형, 3형 : 중앙부에 함요 + 융기

···› 대장암(p.303)

- 진행대장암 2형 : apple–core sign

···› 크론병(p.306)

- 먼쪽 작은창자~돌막창자
- 비연속성 병변
- 조약돌모양 점막상(cobblestone appearance)

···› 궤양성 대장염(p.306)

- 잘록창자~곧창자
- 연속성 병변
- 납관현상, 가시모양 궤양

···› 창자결핵(p.308)

- 돌막창자~잘록창자
- 비연속성 병변
- 띠모양 궤양

···› 창자막힘증(p.312)

- 폐쇄(단순)창자막힘증 : 입쪽 확장 + 항문쪽 가스상 결여
- 국소성 마비창자막힘증 : sentinel loop sign

···› 허혈창자염(p.314)

- 손가락자국상

···› 신생아기의 소화관병변(p.322)

- 식도폐쇄 : coil-up
- 비대날문(유문)협착 : single bubble sign
- 샘창자폐쇄 : double bubble sign
- 창자겹침증 : 게의 집게모양 결손상
- 히르슈슈프룽병 : caliber change

CHAPTER 3

방사선진단학

3-6 간·쓸개·이자

■ **간세포암종** ······ 330

[관련사항]

간종양의 감별진단

간해면혈관종

쓸개관세포암종

전이성 간종양

간농양

간낭종

■ **지방간** ······ 335

[관련사항]

급성 간염 · 만성 간염

간실질의 CT치가 미만성으로 상승하는 질환

■ **쓸개돌증** ······ 338

[관련사항]

쓸개돌증 · 쓸개염에 관한 다양한 영상소견

쓸개돌창자막힘증

■ **쓸개관암종** ······ 341

온쓸개관암종

[관련사항]

황달의 감별진단

온쓸개관돌

■ **쓸개암** ······ 344

[관련사항]

이자관쓸개관 합류이상

선천성 쓸개관확장증

■ **급성 이자염** ······ 347

[관련사항]

만성 이자염

특수한 만성 이자염

이자거짓주머니

■ **췌장암** ······ 350

[관련사항]

인슐린종

장액성 낭샘종

이자관 내 유두점액성 종양

■ **지라비대** ······ 353

[관련사항]

간경변의 영상소견

버드-키아리증후군

■ ESSENTIAL MINIMUM ······ 356

간세포암종 *hepatocellular carcinoma*

68세 남성. 10년간 만성 C형 간염을 앓았다.

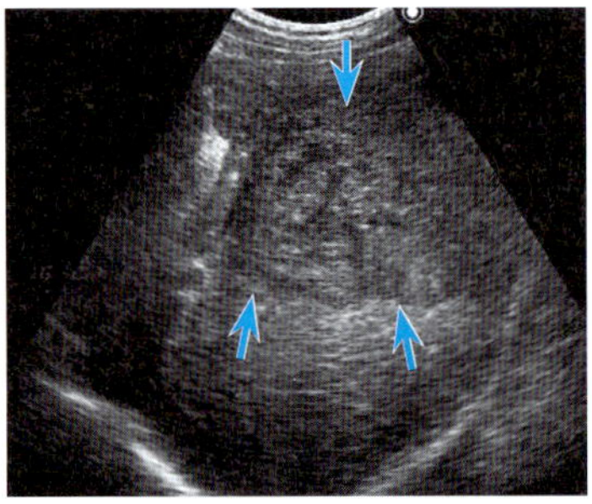

a. 초음파(오른쪽 갈비밑부위의 세로단면)

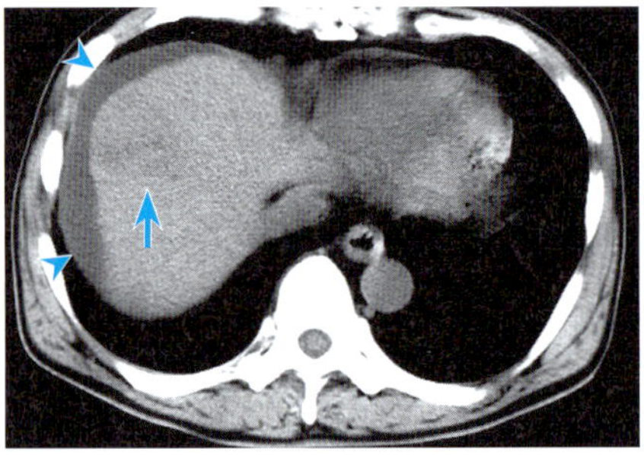

b. CT

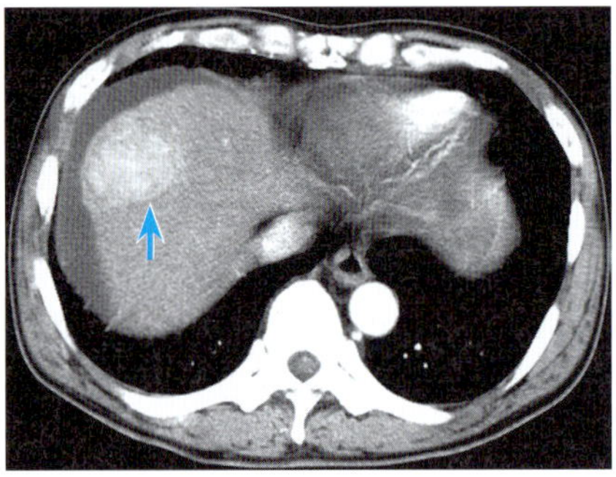

c. 역동적 조영 CT(동맥상)

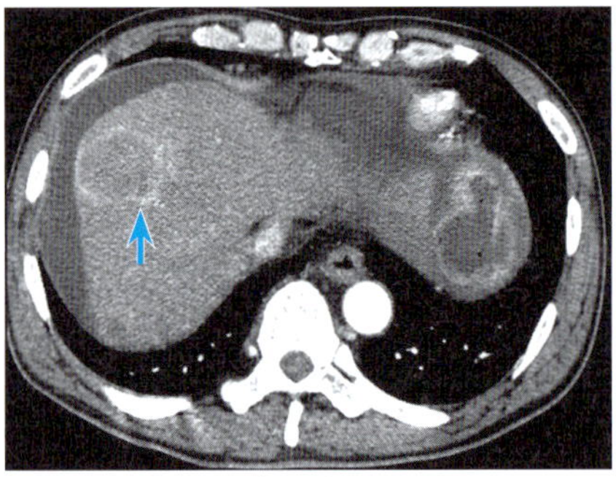

d. 역동적 조영 CT(평형상)

[사진 1] a : 간 오른엽에 경미한 고에코, 모자이크상의 불균일한 종양(➔)이 확인된다. b : 오른엽 S8에 경미한 저흡수의 종양(➔)과 가로막 아래에서 복수도 확인된다(➤). c : 종양은 강한 조영 효과를 나타낸다. d : 종양의 흡수치는 빠르게 저하된다. 피막의 조영이 나타난다.

■ 병태

- 간세포에서 발생하는 상피성 악성 종양으로, 원발성 간암의 95%이다.
- 한국인의 경우 70%가 **바이러스성 간염** → **간경변**(hepatic cirrhosis)을 거쳐 발병한다(B형 60%, C형 20~30%, A형 10%).

■ 영상소견

초음파검사

- 다양(저~고에코), **모자이크상**의 불균일한 구조(tumor-in-tumor appearance)를 나타낸다.

CT

- 동맥상 : 조기 염색(early wash-in)이 확인된다.
- 평형상 : 신속하게 농도 저하(early wash-out) + **피막의 고리모양 고흡수**(코로나모양 조영 효과)가 나타난다.

MRI

- **T2 강조영상에서 고신호**, T1 강조영상에서 저신호가 나타난다.
- Gd-DTPA 조영 : CT와 거의 동일하다(동맥상에서 고신호 → 평형상에서 저신호).
- Gd-EOB-DTPA 조영 : 동맥상에서 고신호 → 간세포상에서 저신호가 나타난다 (→ p.68, 사진 3).

역동적 조영 CT에 의한 간종양의 감별

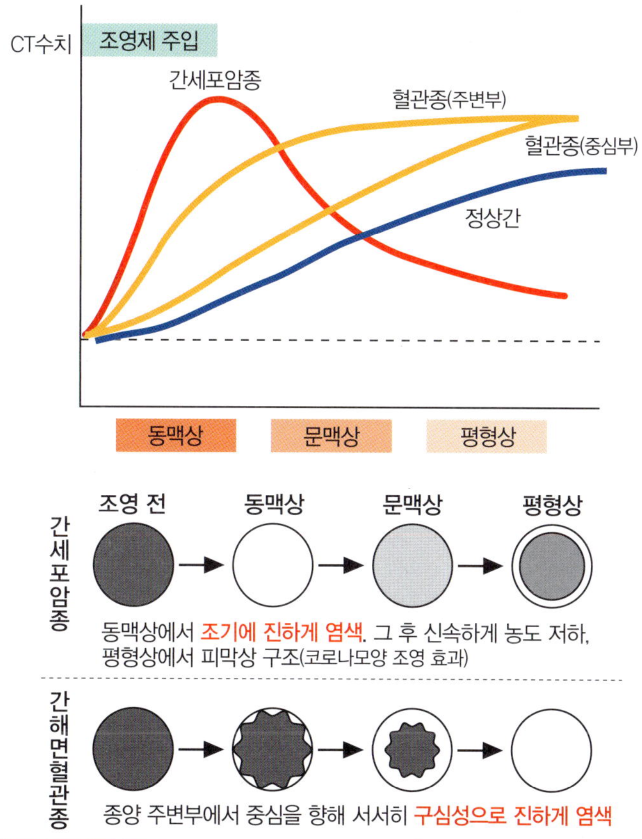

관련사항

간종양의 감별진단

		임상소견	초음파	CT	
				단순	조영
양성 종양	간해면혈관종 (cavernous angioma)	대부분은 무증상 Kassabach-Meritt 증후군(드묾)	경계가 선명한 고에코	저~등흡수	구심성
	간샘종 (hepatic adenoma)	젊은 여성, 경구피임제와 연관	저에코, 비특이적	저흡수	경도
악성 종양	간세포암종 (hepatocellular carcinoma)	만성 간염, 간경변이 원인 간기능장애, 복통, 황달	저~고에코 모자이크상	저~등흡수	조기에 진하게 염색된 후 빠르게 저하
	쓸개관세포암종 (cholangiocellular carcinoma)	간세포암종보다 황달이 심함	저에코, 경계가 불명료 간내쓸개관 확장	저흡수	불균일, 전이성 간암과 유사
	전이성 간종양 (metastatic liver cancer)	대장암, 폐암, 위암 등	등~고에코 + 주위에 저에코(target sign)	저흡수	고리모양
기타	간농양 (hepatic abscess)	아메바성 (단발이 많음) 세균성(다발이 많음)	저에코 안에 고에코가 혼재	저흡수	농양부분은 없음 피막의 조영효과
	간낭종 (hepatic cyst)	무증상	무에코, 뒤쪽 증가	저흡수	없음

관련사항

▶ 간해면혈관종(cavernous angioma)

40세 여성. 건강검진 시 초음파검사에서 이상을 지적받았다.

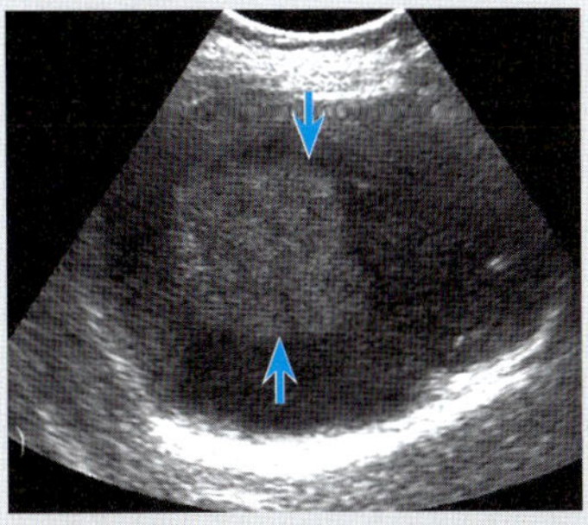

a. 초음파(오른쪽 갈비밑부위 세로단면)

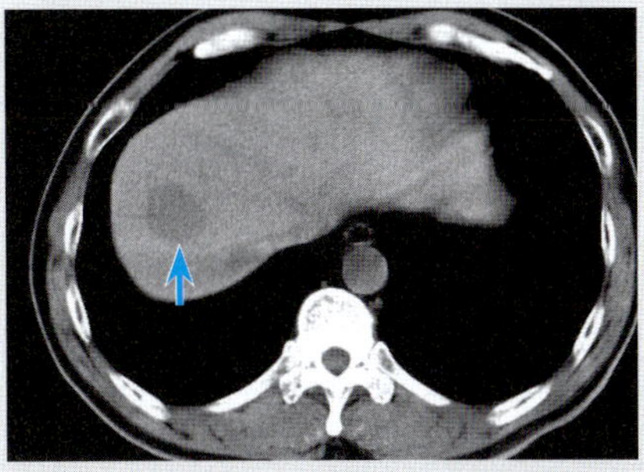

b. CT

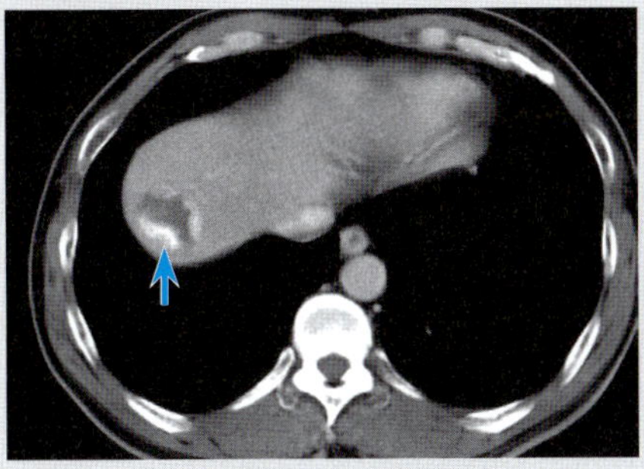

c. 역동적 조영 CT(동맥상)

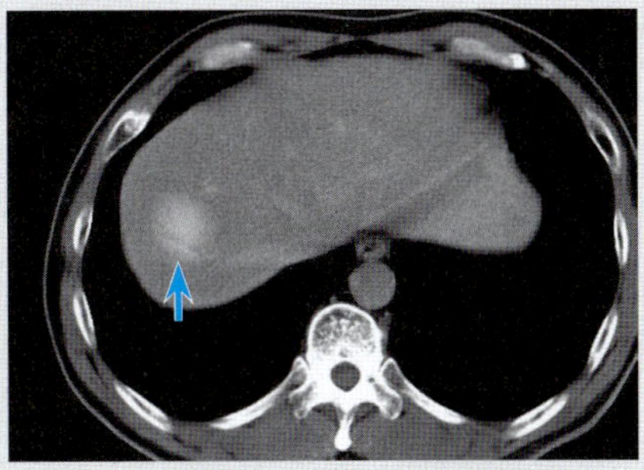

d. 역동적 조영 CT(평형상)

[사진 2] a : 간 오른엽에 윤곽이 선명한 고에코의 종양이 나타난다(→). b : 오른엽 S8에 저흡수의 종양이 확인된다(→). c : 종양 주변부에서 구심성 조영 효과가 나타난다(→). d : 중심부까지 조영 효과가 미치며 균일한 고흡수(→)가 나타난다.

▶ 쓸개관세포암종(cholangiocellular carcinoma)

57세 남성. 황달이 나타났다.

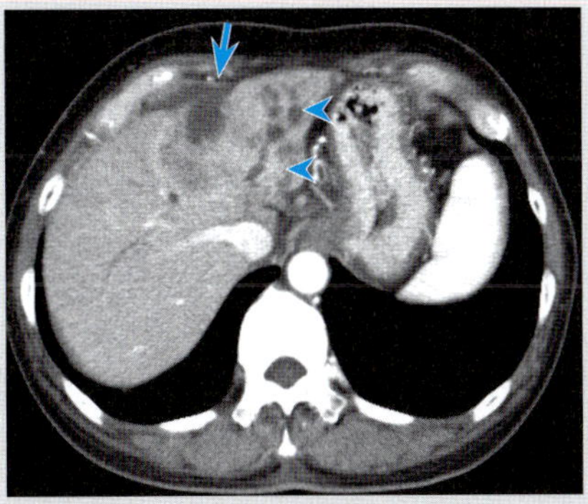

조영 CT

[사진 3] 간 왼엽 안쪽구역에 가장자리가 고르지 않고 윤곽이 선명하지 않은 저흡수성 종양이 있으며(→), 가쪽구역의 간내쓸개관 확장을 동반하고 있다(➤).

1
2
3-1
3-2
3-3
3-4
3-5
CHAPTER 3-6
3-7
3-8
3-9
4
5

관련사항

▶ 전이성 간종양(metastatic liver cancer)

66세 남성. 폐소세포암종으로 화학요법 중 경련발작을 일으켰다.

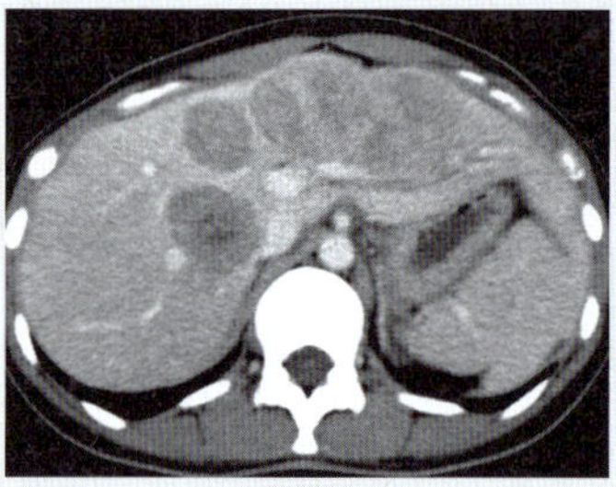

a. 조영 CT

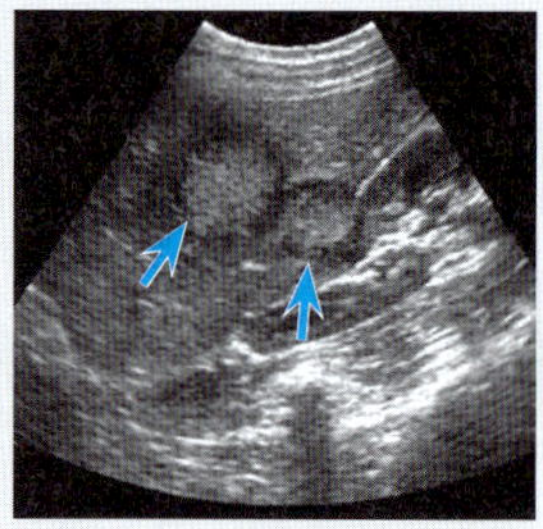

b. 초음파
(오른쪽 갈비밑부위 가로단면)

[사진 4] a : 간 양엽에 종양이 다발하였다. 주변부일수록 강하고 중심부에 결핍된 고리모양 조영 효과가 확인된다. b : 경미한 고에코이며 주위에 저에코로 둘러싸인(target sign) 종양이 다발해 있다(→).

▶ 간농양(hepatic abscess)

42세 남성. 발열 및 명치통증이 나타났다.

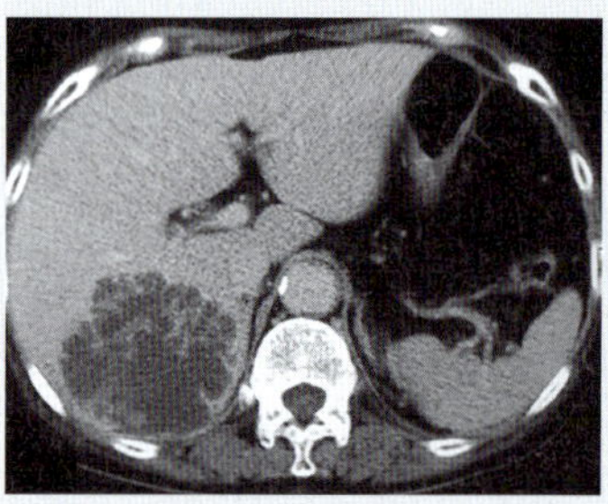

a. 조영 CT

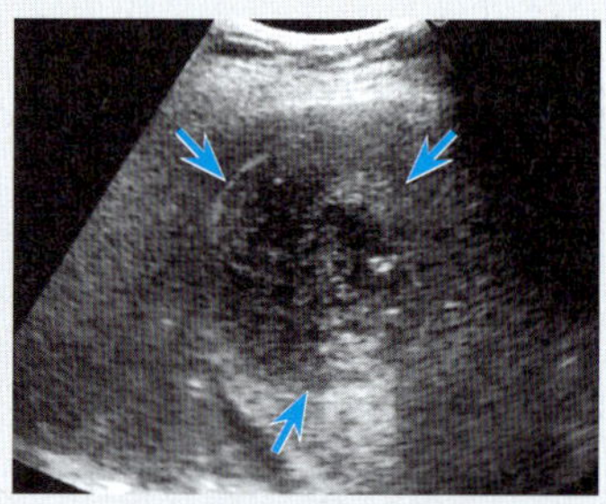

b. 초음파
(오른쪽 갈비밑부위 세로단면)

[사진 5] a : 간 오른엽에 불균일한 저흡수 종양이 나타났고, 천자액에서 대장균이 검출되었다. b : 상당히 저에코이지만 불균일한 내부 에코를 가진 윤곽이 선명한 종양이 확인된다(→).

▶ 간낭종(hepatic cyst)

44세 여성. 건강검진 시 초음파검사에서 이상을 지적받았다.

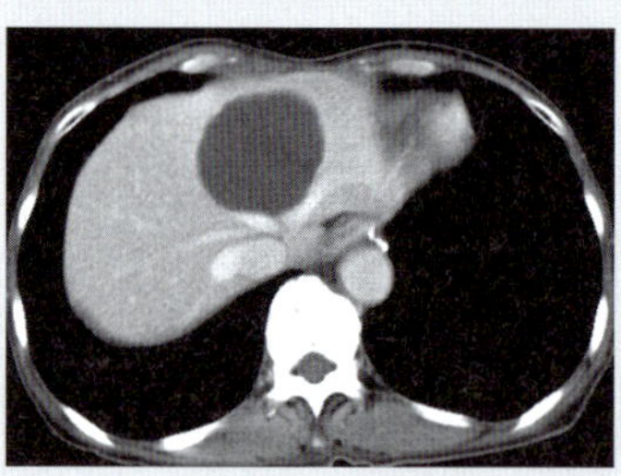

a. 조영 CT

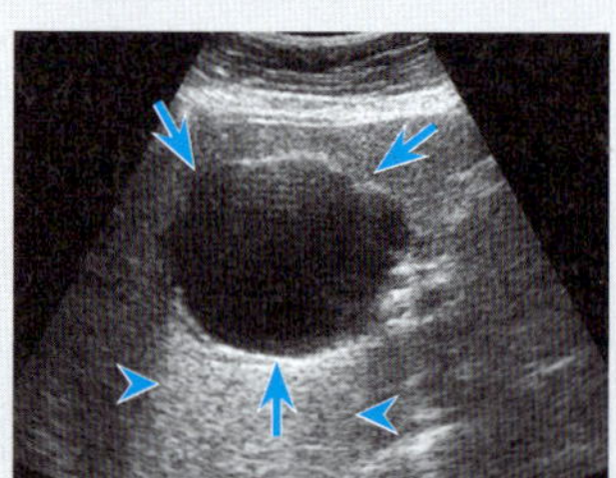

b. 초음파
(오른쪽 갈비밑부위 가로단면)

[사진 6] a : 윤곽이 선명하고 벽은 얇으며 내부는 균일한 물의 농도를 나타내고, 조영 효과를 나타내지 않는다. b : 내부는 무에코이며 후방 에코가 증가(➤)된 윤곽이 선명한 종양이 확인된다(→).

지방간 *fatty liver*

39세 남성. 건강검진 시 간기능장애를 지적받았으나 자각증상은 없다.

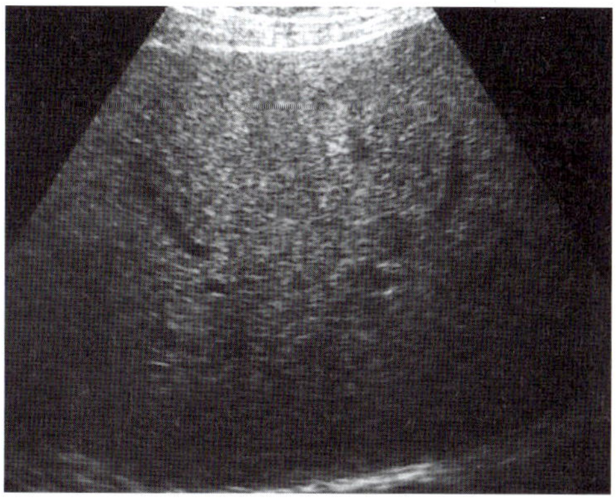

a. 초음파(오른쪽 갈비밑부위 가로단면)

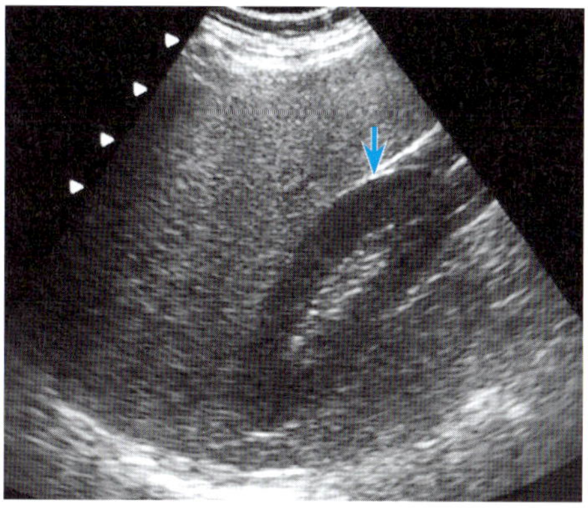

b. 초음파(오른쪽 옆구리 세로단면)

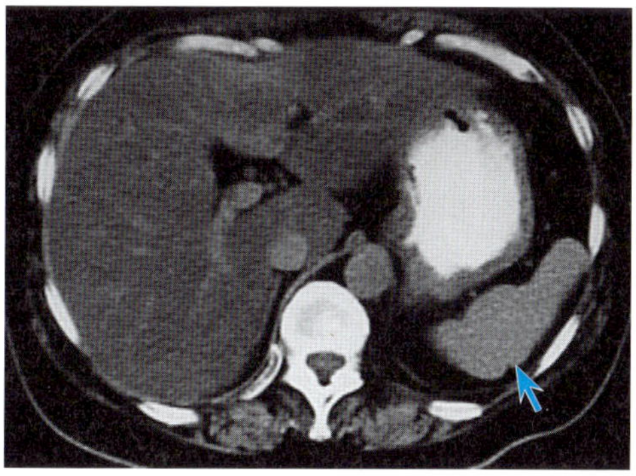

c. CT

[사진 1] a : 간실질의 밝기가 전체적으로 상승(bright liver)해 있고 이로 인해 심부의 에코는 약해져 있다. b : 간실질의 밝기가 상승하기 때문에 오른콩팥(→)과의 대조가 명료해진다(간콩팥대조의 증가). c : 간실질의 농도가 미만성으로 저하되어 이자(→)에서 저흡수가 된다. 단순 CT에도 불구하고 간 내의 혈관이 마치 조영 CT와 같이 고흡수로 보인다.

■ 병태

- 간세포에 중성지방이 과잉으로 축적된다.
- 원인 : **영양성**(과영양, 비만, 당뇨병), **알코올성**이 주된 원인이며 드물게 약제성, 라이증후군(Reye's syndrome) 등이 원인이 되기도 한다.
- 원칙적으로 가역성이다.
- 대부분은 **무증상**으로, 건강검진 시 초음파에서 우연히 발견된다.

비알코올성 지방간염(nonalcoholic steatohepatitis, NASH)

- 기존에 예후가 양호하다고 판단되던 비알코올성 지방간 중 간경변으로 진행하는 것이 있다.
- 영상으로 감별하기는 어렵다.

■ 영상소견

초음파검사

- 높은 밝기의 간(bright liver) 및 심부 에코의 감소가 나타난다.
- 간콩팥 대조(contrast)의 증가가 나타난다.
- 혈관의 불명료화가 나타난다.

CT

- 단순 CT에서도 혈관이 조영 CT와 같이 고흡수로 보인다.
- 정상적인 간실질의 CT수치는 50~70HU → 지방간에서는 −10~30HU이다.
- 정상에서는 CT수치가 간 ≧ 지라 → 간이 지라보다 검으면 지방간이다.

지방간의 초음파소견

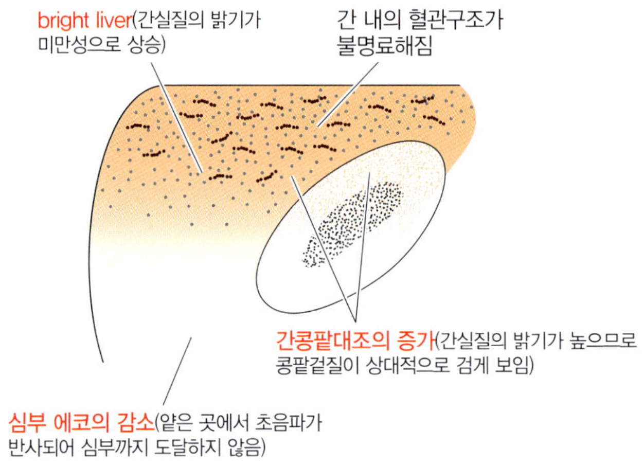

관련사항

기타 미만성 간질환의 영상소견

■ 급성 간염 · 만성 간염(acute hepatitis · chronic hepatitis)

- 간비대(hepatomegaly) 이외의 소견이 없는 경우가 많다.
- 고도의 급성 간염에서는 미만성으로 CT수치가 저하된다.
- **전격간염**(fulminant hepatitis) : 급성기에는 비대 + 흡수치 저하 → 그 후 급속하게 위축된다.
- 간경변으로 이행되면 특징적인 형상이 된다(간경변 패턴, → p.354).

■ 간실질의 CT치가 미만성으로 상승하는 질환

- **혈색소침착증**[hemachromatosis; 혈철소증(hemosiderosis)] : 철침착에 기인한다.
- **윌슨병**(Wilson's disease) : 구리침착에 기인한다.

▶ **혈색소침착증**

28세 여성. 재생불량빈혈로 반복해서 수혈을 받는다.

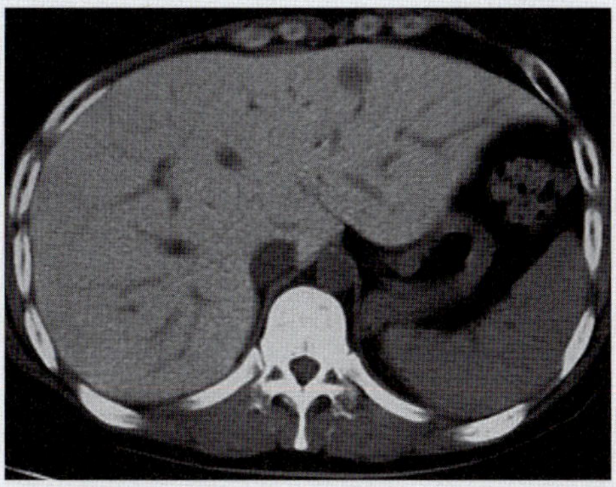

CT

[사진 2] 간실질의 농도가 미만성으로 상승하여 이자보다 훨씬 고흡수가 된다. 간 내의 혈관이 상대적으로 저흡수가 되어 명료하게 확인된다.

쓸개돌증(담석증) *cholelithiasis*

47세 여성. 오른쪽 명치부위에 통증발작이 일어났다.

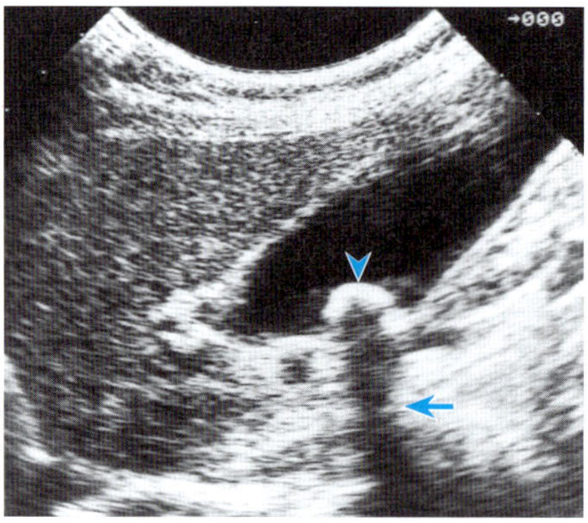

a. 초음파(오른쪽 갈비밑부위 가로단면)

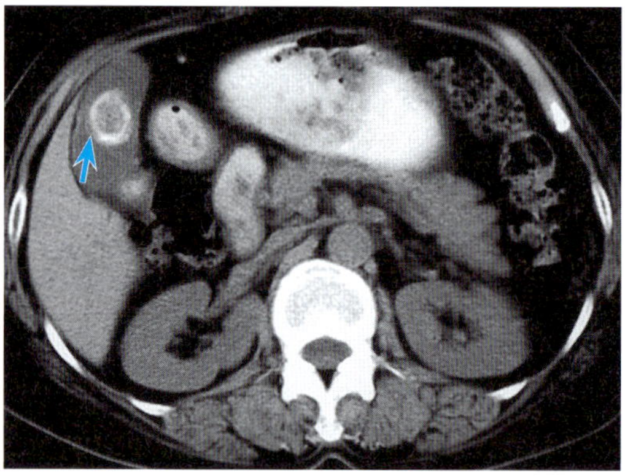

b. CT

[사진 1] a : 쓸개 안에 강한 고에코(strong echo), 음향음영(acoustic shadow, →)을 나타내는 결석이 확인된다(➤). b : 쓸개 내에 층상 석회화를 나타내는 결석이 확인된다(→).

■ 병태

부위에 따른 분류

- **쓸개돌**(담석, gallstone; 85%)
- **온쓸개관돌**(총담관결석, common duct stone; 12%)
- 간내쓸개관돌(간내담관결석, intrahepatic duct stone; 3%)

성분

- **콜레스테롤돌**(70%) : 쓸개 내에 많으며, 방사상 구조이다.
- **색소돌**(빌리루빈돌 15%, 흑색돌 15%) : 쓸개관에 많으며, 층상구조 또는 무구조이다.

증상

- 급성 쓸개염(급성 담낭염, acute cholecystitis) : 오른쪽 갈비밑부위 통증, 쪼는통증(선통, gnawing pain)
- 급성 쓸개관염(급성 담관염, acute cholangitis) : Charcot 3징후 = **쪼는통증**, **발열**, **황달**

영상소견

X선 사진

- 색소돌(색소결석)은 칼슘을 함유하며 오른쪽 명치의 **석회화 음영**으로 나타난다.
- 석회화를 동반하지 않는 순콜레스테롤돌은 없다.

초음파검사

- 후방 **음향음영**을 동반하는 고에코 병변(strong echo)이 나타난다.
- 쓸개 내 쓸개돌은 체위 변경에 따라 이동한다(쓸개폴립과의 감별).
- 온쓸개관(총담관)의 확장(**7–11 규칙** = 7mm 이하는 정상, 11mm 이상은 비정상)이 나타난다.

CT

- 석회화를 동반하는 **색소돌(빌리루빈돌)은 고흡수**로 나타난다.
- **콜레스테롤돌은 저흡수**로 나타난다.
- 급성 쓸개염이 합병되면 쓸개의 비대, 쓸개벽의 비후(부종)가 나타난다.

관련사항

쓸개돌증 · 쓸개염에 관한 다양한 영상소견

▶ 로키탄스키–아쇼프동
(Rokitansky–Aschoff sinus)

66세 남성. 쓸개샘근종증이 있다.

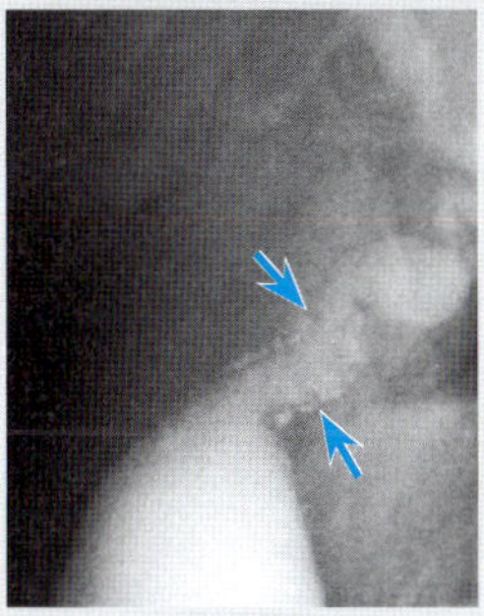

쓸개조영

[사진 2] 증식한 쓸개점막이 비대해진 쓸개벽 안으로 들어가 함요를 만들고 있다. 이를 로키탄스키–아쇼프동(RA동)이라고 한다. 고인 조영제가 점상으로 보이는 소견이 특징적이다(→).

▶ 혜성꼬리징후
(comet tail sign)

72세 여성. 쓸개샘근종증이 있다.

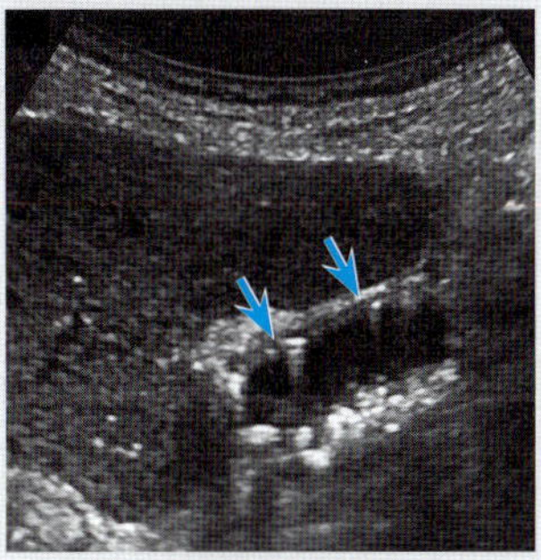

초음파

[사진 3] 비대해진 쓸개벽 안에 고에코가 있고 그 배후에 혜성꼬리모양(원추형)의 에코가 확인된다(→). RA동 내의 벽재 돌(결석) 소견이다.

관련사항

▶ 떠돌이쓸개돌(부유담석, floating gallbladder stone)

55세 여성. 오른쪽 갈비밑부위에 통증이 나타났다.

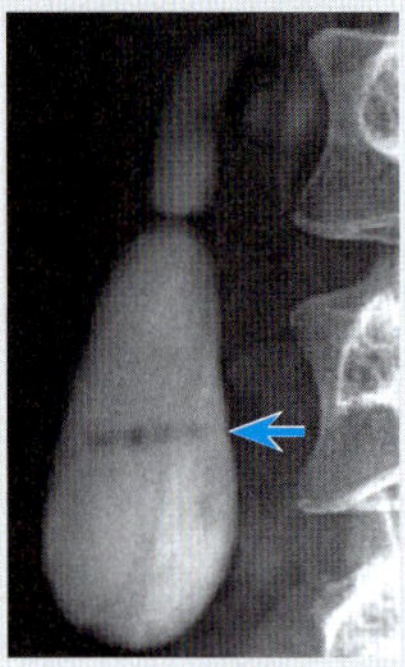

쓸개조영

[사진 4] 경구쓸개조영의 곧게선자세상으로, 쓸개돌이 한 층을 이루어 부유하는 상태이다(→). 콜레스테롤돌에 특징적이다.

▶ 벤츠마크징후 (Benz mark sign)

60세 여성. 오른쪽 갈비밑부위에 통증이 나타났다.

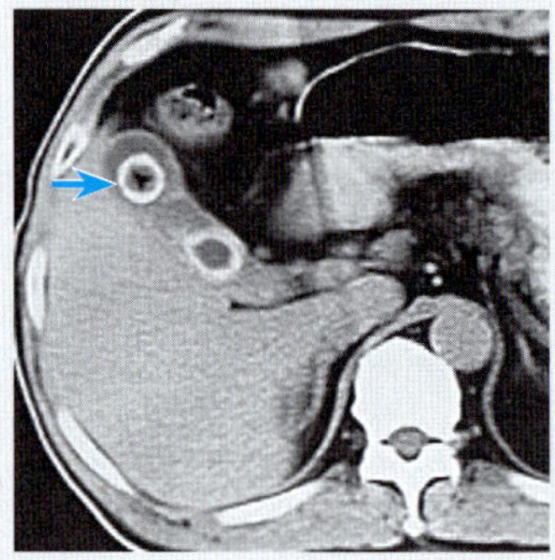

CT

[사진 5] 석회화한 쓸개 내의 쓸개돌 안에 방사상의 가스상이 확인된다(→). 콜레스테롤돌에 많다. 세 갈래상이 되면 벤츠마크와 유사하여 이러한 명칭이 붙었다.

■ 쓸개돌창자막힘증(담석장폐색증, gallstone ileus)

- 쓸개 내의 쓸개돌이 샘창자, 빈창자와 속샛길을 형성 → 작은창자 안으로 감돈 → 폐쇄창자막힘증을 일으킨다.
- X선 사진 : ①쓸개기종, ②복부 석회화, ③창자막힘증(Rigler의 3징후)이 나타난다.

▶ 쓸개돌창자막힘증

50세 남성. 급성 복통이 나타났다.

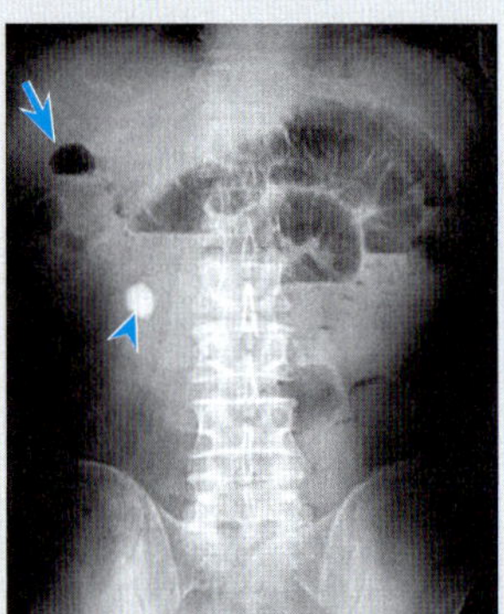

복부 X선 사진(곧게선자세)

[사진 6] 명치 위치의 빈창자에 액면형성이 있고 빈창자의 폐쇄창자막힘증 소견이다. 쓸개 내의 가스상(담낭기종, →), 작은창자 안으로 낙하 · 감돈된 돌(➤)이 확인되는 점에서 쓸개돌창자막힘증으로 진단된다.

쓸개관암종(담관암종) *cholangiocarcinoma*

■ 온쓸개관암종

73세 남성. 황달과 체중 감소가 나타났다.

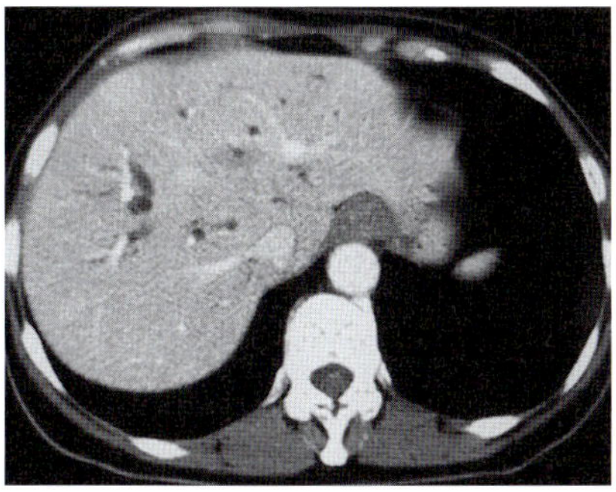

a. 조영 CT

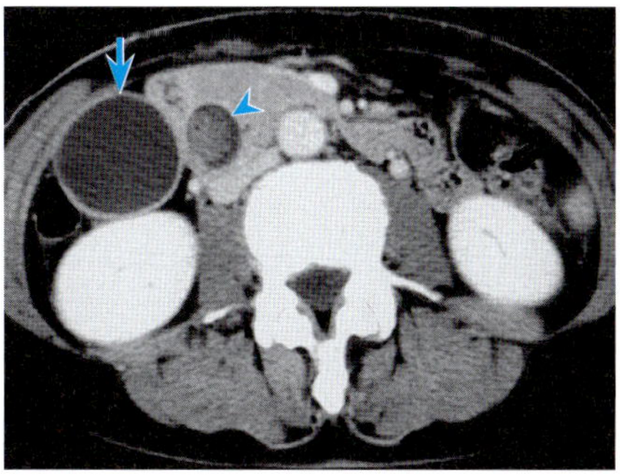

b. 조영 CT

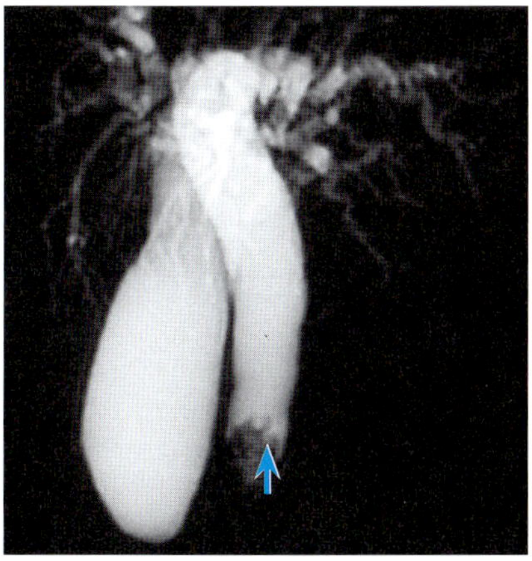

c. MRCP

[사진 1] a : 확장된 간내쓸개관이 관모양, 점모양의 저흡수로서 관찰된다. b : 이자머리 내로 확장된 온쓸개관 속에 종양성 병변이 확인된다(➤). 쓸개도 고도로 긴장해 있다(→). c : 확장된 온쓸개관의 말초에 고르지 않은 종양상이 확인된다(→).

■ 병태

- 간관~온간관~온쓸개관의 상피에서 발생하며, 대부분은 샘암종이다.
- 50세 이상, 남성에게 많이 나타난다(2 : 1).
- **폐쇄황달**(obstructive jaundice)로 발병한다.
- **이자관쓸개관 합류이상**이 많다(→ p.345).
- 쿠르바제징후(Courvoisier's sign; 무통성 쓸개 촉진)가 나타난다.

■ 영상소견

- 간내쓸개관 확장이 반드시 나타난다.
- 폐쇄부위보다 상류의 간외쓸개관이 확장된다.
- 폐쇄부위에 연부종양이 관찰된다.

관련사항

황달의 감별진단

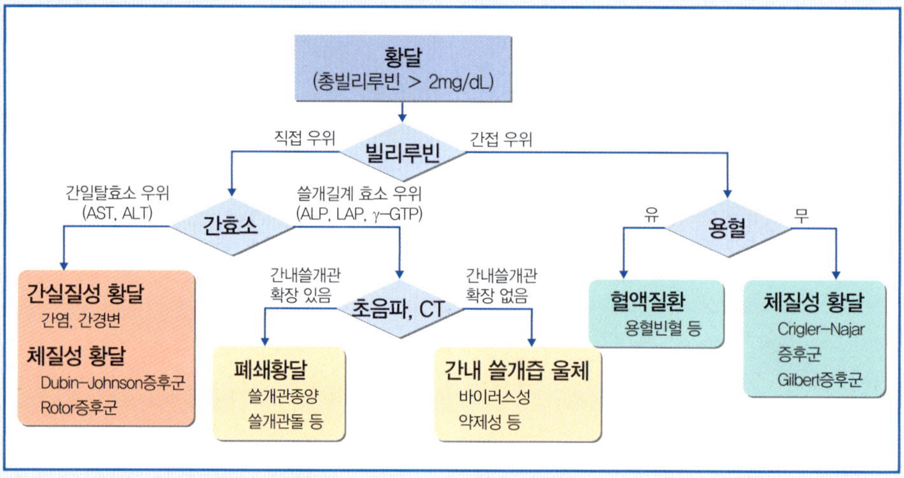

■ 온쓸개관돌(총담관결석, common duct stone)

- 주행부위보다 상류의 쓸개관이 확장되는 점은 온쓸개관암종과 동일하다.
- 온쓸개관암종과의 감별점
  - MRCP : 온쓸개관 내의 윤곽이 고르고, 둥근 결손상이 나타난다. 온쓸개관 암종에서는 윤곽이 고르지 않은 경우가 많다.
  - CT : 석회화를 동반하는 경우는 고흡수로 나타나고, 콜레스테롤돌을 동반하는 경우는 저흡수로 나타난다. 조영 효과는 없다.
  - 초음파 : 후방 음향음영을 동반하는 고에코가 나타난다.

관련사항

▶ **온쓸개관돌**

50세 남성. 오른쪽 갈비밑부위 통증과 황달이 나타났다.

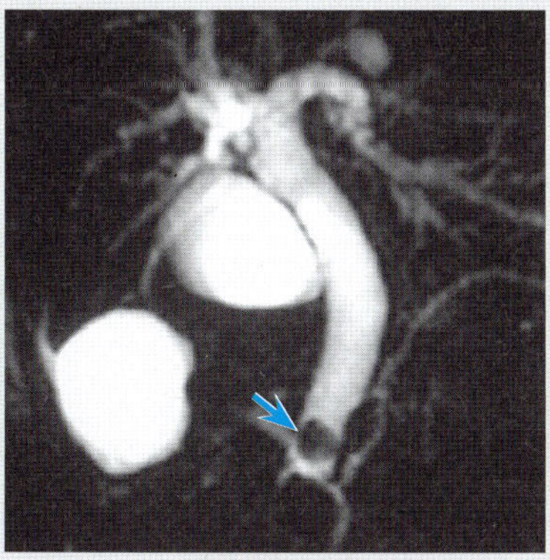

a. MRCP

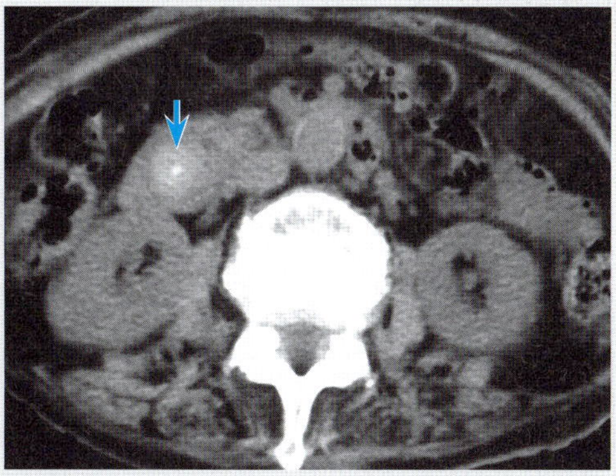

b. CT

[사진 2] a : 온쓸개관 아래부분에 윤곽이 고르고 둥근 병변이 확인된다(→). b : 이자머리부분의 온쓸개관 내에 석회화를 동반하는 경도의 고흡수를 나타내는 돌(결석)이 확인된다(→).

쓸개암(담낭암) *gallbladder cancer*

78세 여성. 명치통증이 있다.

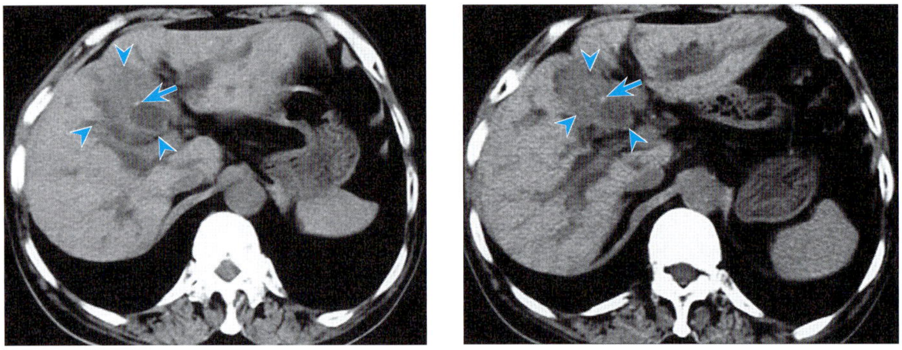

a. CT　　b. CT

[사진 1] 간문부위에 확장된 온간관~온쓸개관과 고르지 않은 저흡수성 종양이 있어(➤) 정상 쓸개를 확인할 수 없다. 병변 내에 작은 돌이 확인된다(→). 간과의 경계는 선명하지 않아 침윤이 의심된다. 간내 쓸개관 확장이 확인된다. 종양형성형 쓸개암의 사례이다.

■ 병태

- 쓸개, 쓸개관에서 발생하며 대부분은 샘암종이다.
- 50세 이상의 여성에게 많이 발생한다(1:3).
- 위험인자 : **쓸개돌**, **이자관쓸개관 합류이상**(→ p.345)

■ 영상소견

- **내강돌출형** : 폴립모양으로 돌출한다.
  양성 폴립, 콜레스테롤돌과의 감별이 필요하다.
- **벽비후형** : 쓸개벽의 미만성 비대를 나타낸다.
  쓸개샘근증과의 감별이 어렵다.
- **종양형성형** : 쓸개의 위치에 가장자리가 고르지 않은 종양이 관찰된다.
  정상 쓸개가 확인되지 않는다.
  간에 직접 침윤이 있으면 간과의 경계가 선명하지 않다.
- 어떠한 유형이든 높은 비율로 **쓸개돌**을 합병한다(50~70%).

쓸개암의 육안 분류

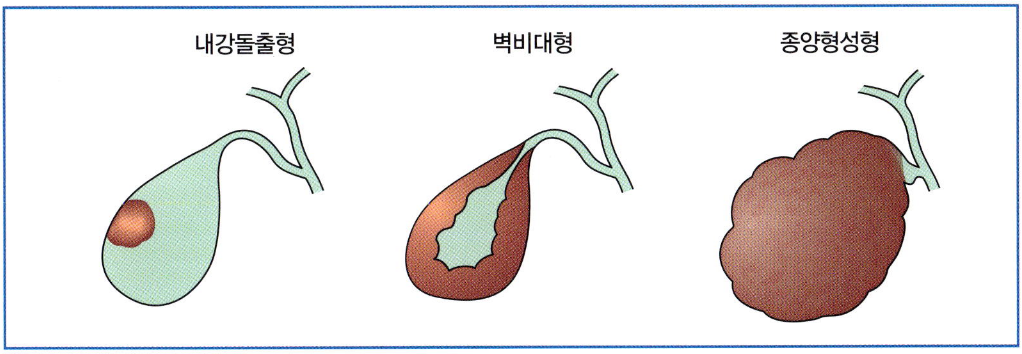

관련사항

■ 이자관쓸개관 합류이상

- 주이자관 · 온쓸개관의 합류부가 샘창자벽 밖에 있다.
  → 쓸개즙, 이자액이 각각 이자관, 쓸개관으로 역류한다.
  → 만성 염증성 변화 → 과형성 · 이형성 → 쓸개관암종, 쓸개암의 발생률이 증가한다.

이자관쓸개관 합류이상

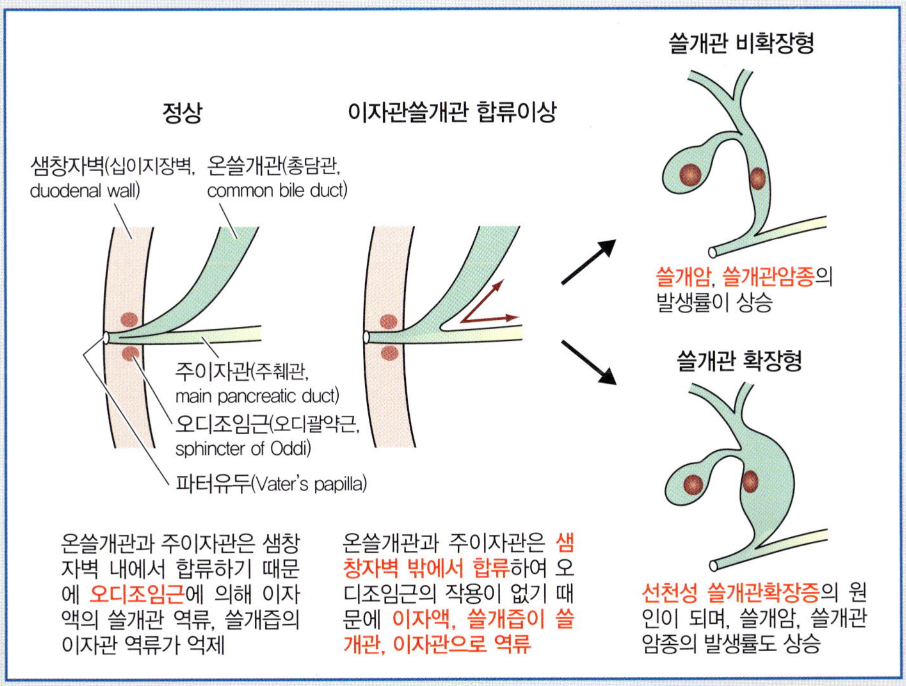

관련사항

■ 선천성 쓸개관확장증(선천성 담관확장증, congenital bile duct dilatation)

- 10세 이하에게서 호발하며 여아에게 많이 발생한다(1:4).
- 원인 : 대부분 이자관쓸개관 합류이상을 합병한다.
- 세 징후 : **복부종양**, **복통**, **황달**
- 영상소견 : 간외쓸개관의 주머니모양 확장이 나타난다(→ p.491).

▶ 선천성 쓸개관확장증

1세 여아. 복부종양이 있다.

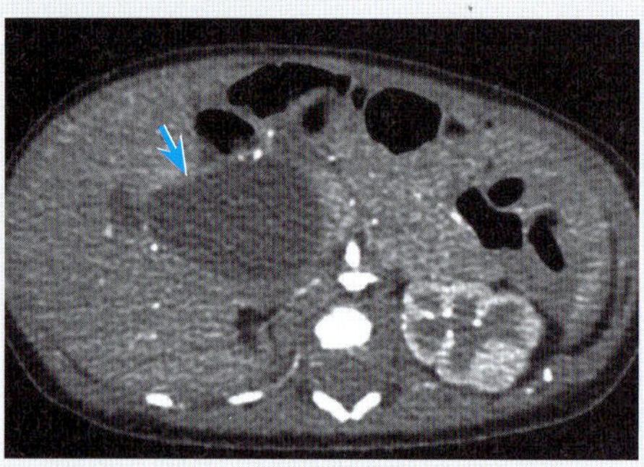

a. 조영 CT

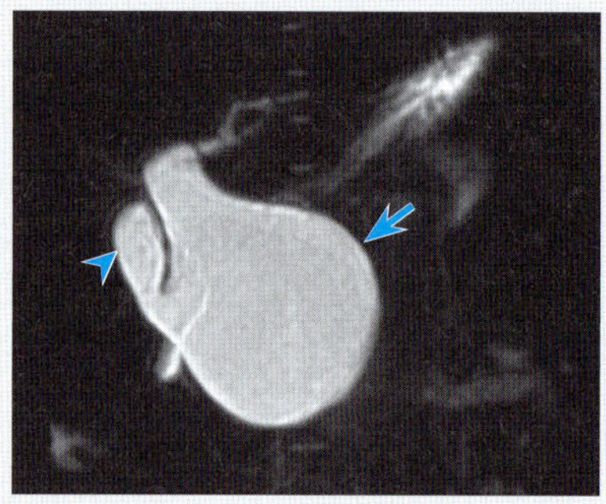

b. MRCP

[사진 2] a : 온쓸개관의 고도 확장이 확인된다(→). b : 온쓸개관 아래부위가 주머니모양으로 확장되어 있다(→). 쓸개가 확인된다(➤).

급성 이자염(급성 췌장염) *acute pancreatitis*

35세 남성. 심한 명치통증이 나타났다.

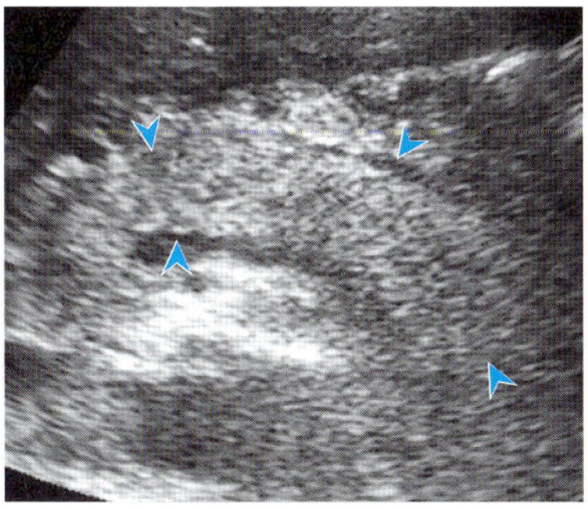

a. 초음파(명치부위 가로단면상)

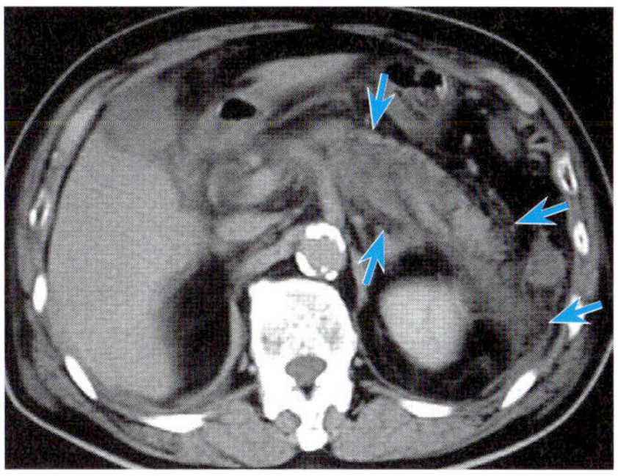

b. 조영 CT

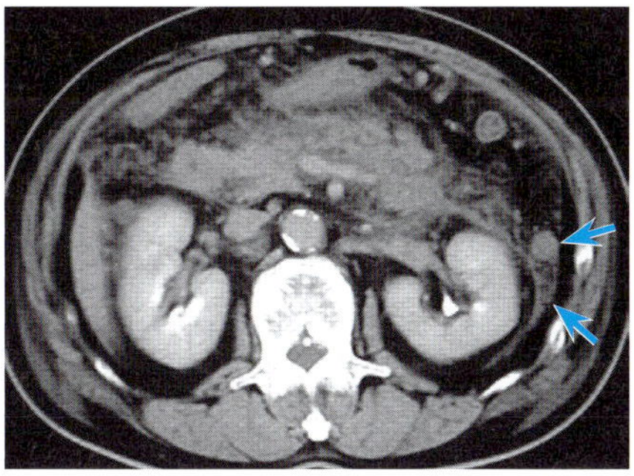

c. 조영 CT

[사진 1] a : 이자는 미만성으로 비대해져 있다(➤). b : 비대해진 이자의 윤곽(→)은 보풀이 인 것처럼 보이며 주위로의 염증 파급을 나타낸다. c : 왼콩팥 주위의 농도상승, 콩팥 피막의 비후가 확인된다(→).

■ 병태

- 본래 이자 내에서는 불활성형인 이자효소(pancreatic enzyme)가 어떠한 원인으로 활성화되면 **이자조직의 자가소화**(autodigestion)가 일어난다.
- 원인 : **알코올**(35%), **쓸개관결석**(25%), 특발성(25%), 고칼슘혈증 등
- 이자의 **출혈성**, **괴사성 염증** → 명치부위~배꼽주위 격통, 등으로의 방사통(radiating pain)이 발생한다.

■ 영상소견

X선 사진

- sentinel loop sign : 샘창자~명치의 작은창자루프로 국한성 확장이 나타난다(→ p.313).
- colon cut-off sign : 가로주름창자 왼쪽 절반~지라 만곡부의 가스상 소실이 있다.

초음파검사 · CT

- **이자의 미만성 비대**(전체적으로 저에코, 저흡수)가 나타난다.
- **주이자관이 확장**된다.
- 이자 주위의 보풀모양 윤곽이 확장된다.
- 이자 주위(특히 등면)~왼콩팥 주위 지방조직의 농도 상승이 확인된다.
- **왼콩팥피막**(Gerota피막)**의 비대**가 나타난다.

관련사항

■ 만성 이자염(만성 췌장염, chronic pancreatitis)

- 이자의 섬유화를 동반하는 만성 염증 + 이자관 내의 **석회화 다발**[**이자돌증**(췌장결석증, pancreatolithiasis)]이 발생한다.
- 원인 : 알코올성(50%), 쓸개돌(10%), 자가면역성, 특발성
- 증상 : 만성적인 명치통증~등통증이 나타난다.

영상소견

- **이자 내에 석회화**가 다발해 있으면 확실하다.
- 이자는 병기에 따라 비대~정상~위축을 나타낸다.
- 주이자관의 지름이 일정하지 않다.

▶ 만성 이자염

46세 남성. 명치~등의 둔통이 나타났다. 20년간 술을 많이 마셨다.

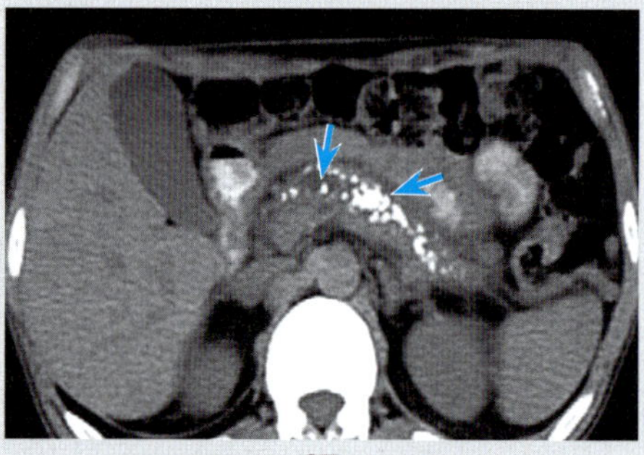

CT

[사진 2] 위축된 이자에 일치해서 작은 석회화(이자돌)가 다발해 있다(→).

관련사항

■ 특수한 만성 이자염

● 자가면역이자염

- IgG4 높은 수치 + 이자의 미만성 종창
- 이자 주위에 피막구조(T2 강조영상에서 이자를 둘러싼 저신호)가 있다.
- 종양을 형성하여 췌장암과의 감별이 어려운 경우가 있는데(종양형성성 이자염), 종양 안을 주이자관이 관통하는 소견(duct penetrating sign)이 나타나면 이자염을 시사한다.
- 이자 밖 병변(IgG4 관련 질환) : 경화쓸개관염(경화담관염, sclerosing cholangitis), 후복막섬유증(retroperitoneal fibrosis), 침샘종창 등이 있다.

▶ 자가면역성 이자염

65세 남성. 반년 전부터 등통증, 양쪽 귀밑샘종창이 나타났고, IgG4 400mg/dL(정상 130 이하)이다.

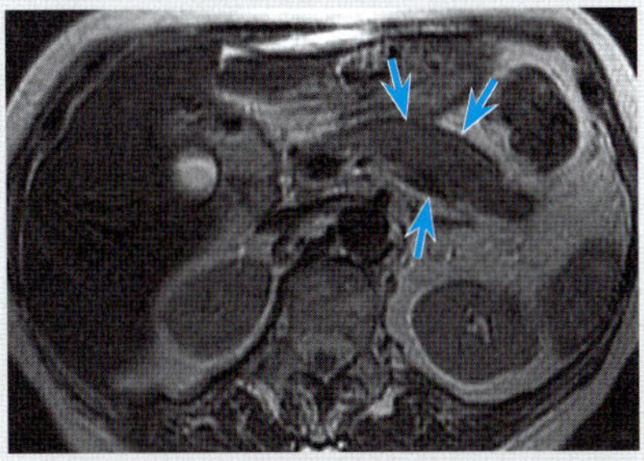

T2 강조영상

[사진 3] 이자의 미만성 비대가 있고 이자를 둘러싼 저신호의 피막구조가 확인된다(→).

■ 이자거짓주머니(췌장가성낭, pancreatic pseudocyst)

● 원인 : 급성 이자염 후, 외상 후

● 이자의 낭성 질환으로서는 가장 많으며(80% 이상), 특히 남성에게 많이 나타난다(4:1).

영상소견

● 벽이 두꺼운 낭, 낭벽에 조영 효과가 나타난다.

▶ 이자거짓주머니

39세 남성. 명치에 압통이 있는 단단한 종양이 촉진된다. 1년 전에 교통사고로 명치를 강하게 부딪친 적이 있다.

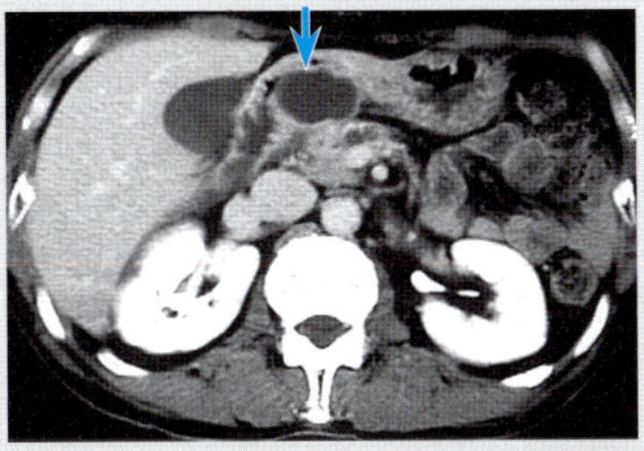

조영 CT

[사진 4] 이자머리에서 배쪽으로 돌출하는 벽이 두꺼운 낭이 확인된다(→).

췌장암 *pancreatic carcinoma*

51세 남성. 황달 및 체중감소가 나타났다.

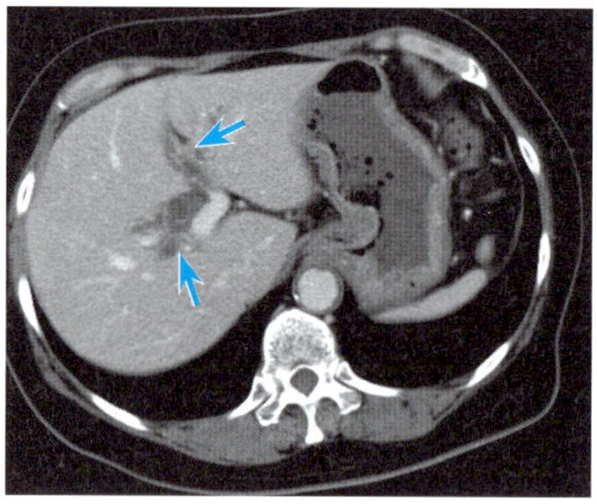

a. 조영 CT

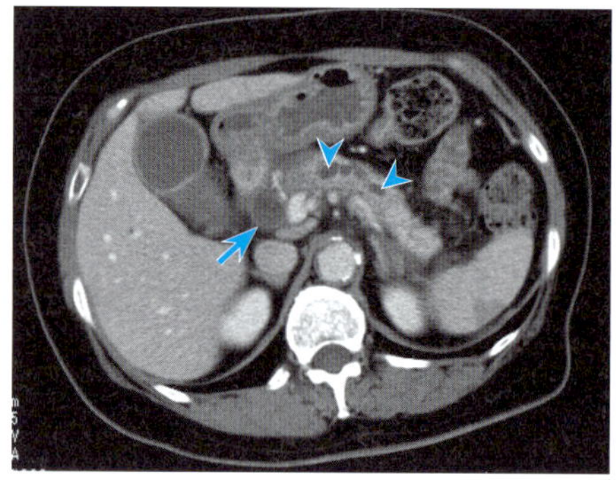

b. 조영 CT

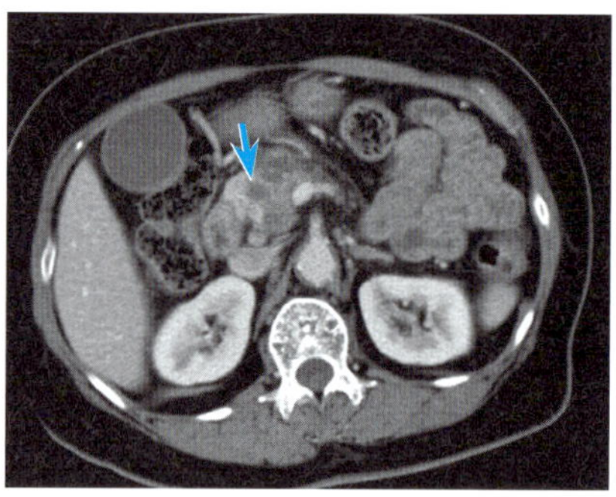

c. 조영 CT

[사진 1] a : 간문부 쓸개관의 확장이 있다(→, 폐쇄황달). b : 온쓸개관(→), 주이자관(➤)의 확장이 있다. c : 이자머리에 고르지 않은 저흡수성 종양이 확인된다(→).

■ 병태

- 이자관 상피에서 발생하는 악성 종양으로, 대부분 샘암종이다.
- **이자머리암** → **폐쇄황달**(obstructive jaundice)이 나타난다.
  이자몸통꼬리암 → **증상이 잘 나타나지 않는다**(크기가 커지면 명치통증, 체중감소 등이 나타남).

■ 영상소견

이자의 종양

- 초음파검사 : 저에코가 확인된다.
- CT : 저흡수 → 역동적 CT의 조기상에서 정상 이자보다 저흡수(과소혈관성으로 인해)로 나타난다.
- 혈관촬영 : **과소혈관성**이 확인된다.

- 종양보다 말초의 주이자관이 확장된다.
- 이자머리암에서는 쓸개길계통이 확장된다(폐쇄황달, → p.342).
- ERCP · MRCP : 주이자관의 지름이 일정하지 않고 끊어지는 경우도 있다.

관련사항

기타 이자종양

	병태	영상소견
이자섬종양	이자섬의 내분비세포에서 발생 인슐린종(insulinoma)이 가장 많이 발생. 그 밖에 글루카곤종(glucagonoma), 가스트린종(gastrinoma, → p.299), VIP (vasoactive intestinal peptide) 생산 종양 등	과다혈관성이 많음(췌장암과의 차이) CT 조영에서 강한 조영 효과
낭성 이자질환		
진성 낭종(종양성)		
이자관 내 유두점액성 종양 (intraductal papillary mucinous neoplasm, IPMN)	이자관 내에 유두상으로 발육 → 다량의 점액 → 이자관 확장 → 반복성 복통(만성 이자염과 유사) 고령 남성, 이자머리에 호발	분지이자관형 : 이자관이 포도알모양으로 확장 주이자관형 : 주이자관이 확장
점액성 낭성종양 (mucinous cystic tumor, MCT)	대부분이 중년 여성, 이자꼬리에 호발하며 악성인 경우도 있음	단방성 혹은 다방성 낭종 이자관과의 연결 없음 (IPMN과의 차이)
장액성 낭성종양 (serous cystic tumor, SCT)	중년 여성에게 많음, 이자꼬리에 호발 대부분 양성	다방성 낭종
진성 낭종(비종양성)	저류낭종 선천성(이자낭섬유증)	
가성 낭종		
외상성	이자의 낭성 질환으로 가장 많음	벽이 두꺼운 낭종(→ p.349)
이자염후성	남성에게 많음(4:1)	낭벽에 조영 효과

1 2 3-1 3-2 3-3 3-4 3-5 CHAPTER 3-6 3-7 3-8 3-9 4 5

관련사항

▶ **인슐린종(insulinoma)**

40세 남성. 저혈당 발작을 2회 반복하였다.

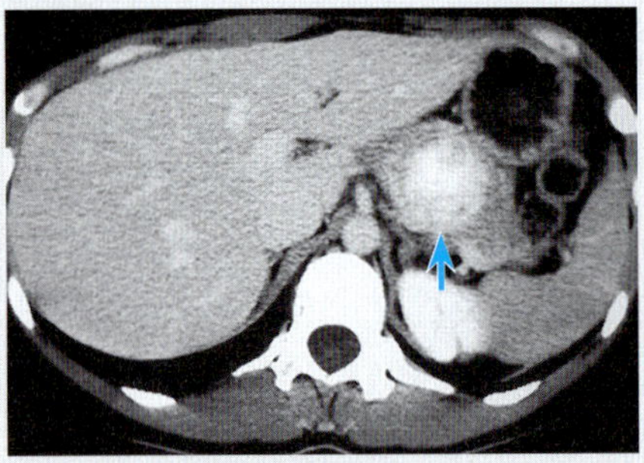

조영 CT

[사진 2] 이자몸통에 강한 조영 효과를 나타내는 종양(→)이 확인된다.

▶ **장액성 낭샘종(serous cystic tumor, SCT)**

50세 여성. 배에 둔통이 나타났다.

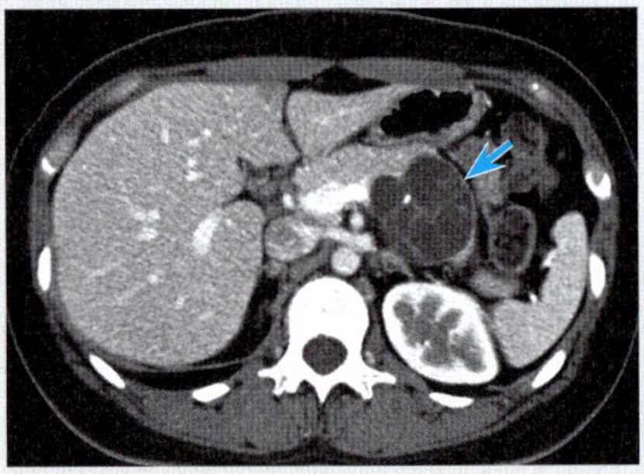

CT

[사진 3] 이자꼬리에 다방성 낭성 종양이 확인된다(→). 작은 석회화가 있다.

▶ **이자관 내 유두점액성 종양(intraductal papillary mucinous neoplasm, IPMN)**

44세 여성. 건강검진 시 복부초음파에서 이자종양을 지적받았다.

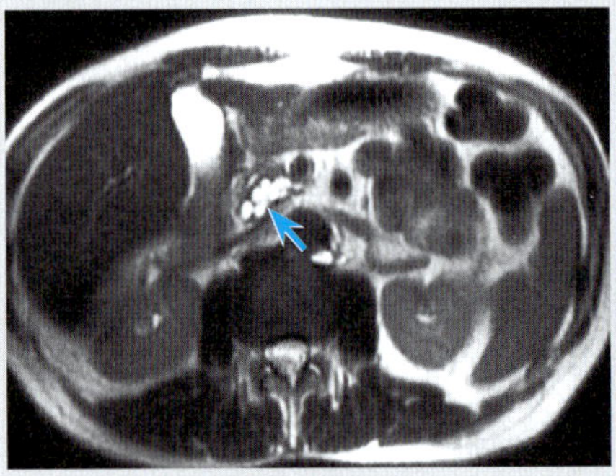

a. T2 강조영상

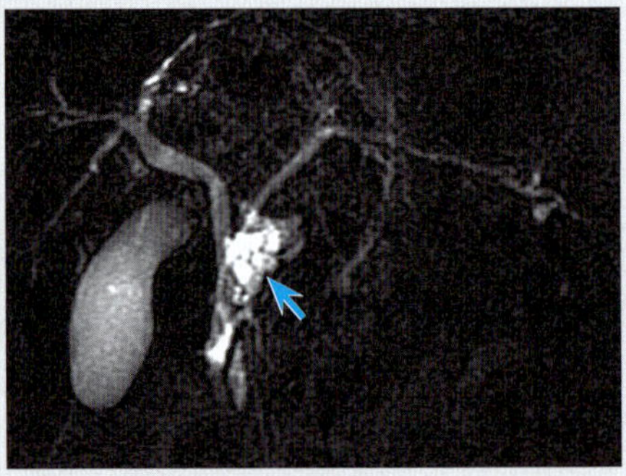

b. MRCP

[사진 4] a · b : 이자머리에 포도알모양의 다방성 종양이 확인된다(→).

지라비대(비장비대) *splenomegaly*

47세 여성. 골수섬유증이 나타났다.

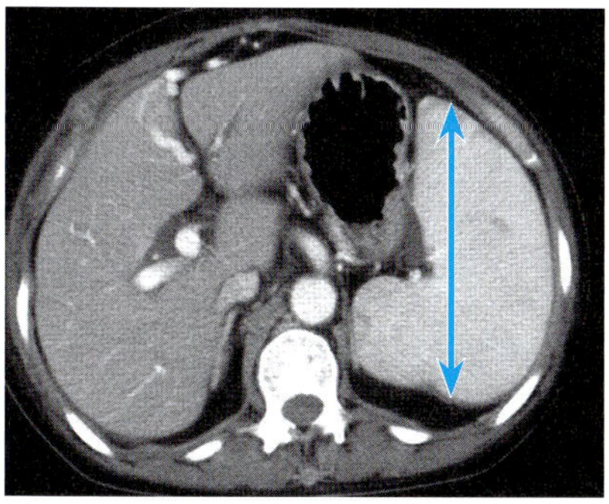

a. 조영 CT

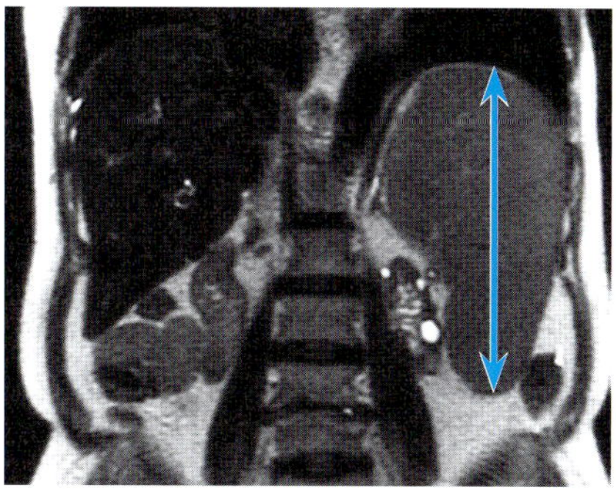

b. MRI

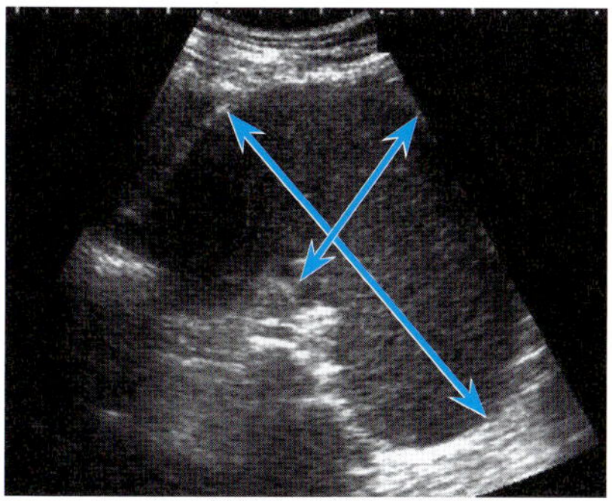

c. 초음파(왼쪽 옆구리 세로단면)

[사진 1] a : 지라의 앞뒤 지름이 척추뼈몸통 지름의 3배 이상이라는 점에서 지라비대로 진단할 수 있다. b : 지라의 위아래 지름은 약 12cm이다. c : 지라지수(비장지수, spleen index) = 약 700이다.

■ 병태

- **지라비대**(비장비대, splenomegaly) = 지라의 비대를 일컫는다. 엄밀한 정의는 없으나 임상적으로는 지라가 촉진되면 지라비대라고 할 수 있다.
- **거대지라**(거대비장, megalosplenia) = 특히 꼬리쪽이 배꼽을 넘는 긴지름 10cm 이상인 경우를 말한다.

■ 영상소견

- 영상상 지라비대의 정확한 정의는 없으나 일반적인 기준은 다음과 같다.
- 지라 내부는 거의 균일하며 불균일한 경우는 종양성일 가능성이 있다.

지라비대의 진단

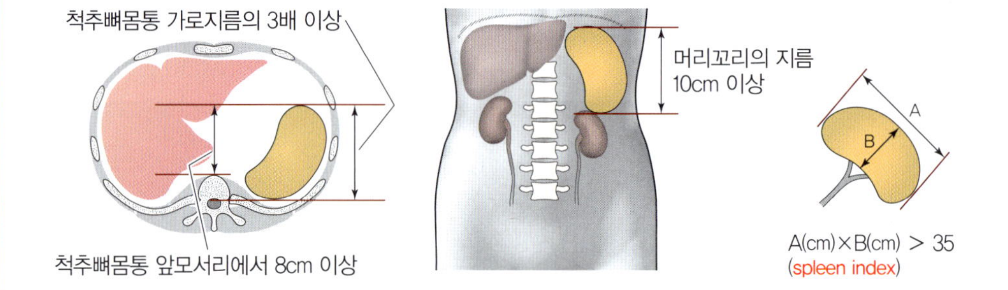

관련사항

■ 간경변의 영상소견

● 만성 간염(→ p.337)에서는 간의 미만성 비대뿐이지만, 간경변이 되면 특징적인 형상이 된다(**간경변 패턴**, → 아래 그림).

▶ 간경변

55세 남성. 20년간 만성 C형 간염바이러스의 지속감염이 있었다.

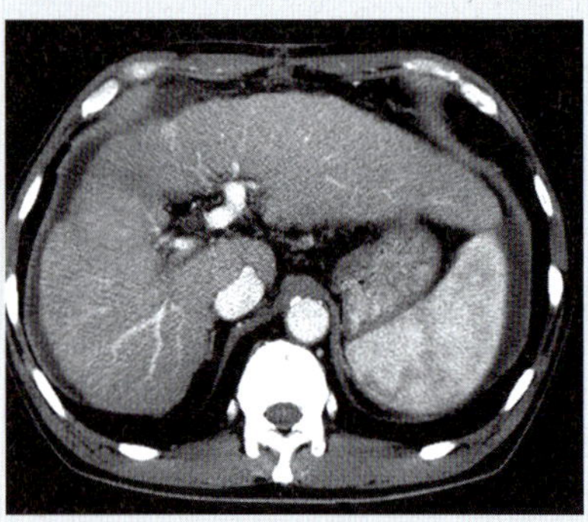

조영 CT

[사진 2] 오른엽의 위축, 왼엽 · 꼬리엽의 비대, 간 가장자리의 요철이 고르지 않다. 지라비대, 소량의 복수가 확인된다(간경변 패턴).

간경변 패턴

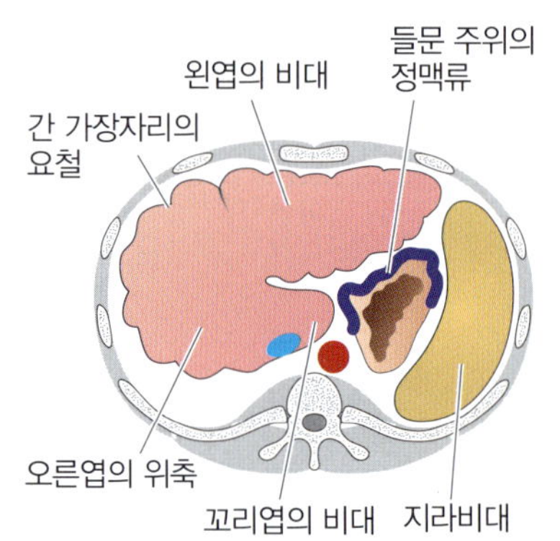

관련사항

■ 버드-키아리증후군(Budd-Chiari syndrome)

- 병태 : **간정맥 · 간부위 아래대정맥의 협착 · 폐쇄** → 문맥압항진증이 발생한다.
- 원인 : 대부분은 특발성(막모양 폐쇄)이고, 이차성으로 혈액응고이상, 종양에 의한 압박 등이 있다.
- 증상 : 간비대, 복수, 다리 색소침착 등이 나타난다.
- CT : 꼬리엽의 비대, 지라비대, **간정맥~아래대정맥의 협착 · 불명료**, **조영불량**이 확인된다.

▶ 버드-키아리증후군

65세 남성. 1년 전부터 다리부종과 색소침착이 나타났다.

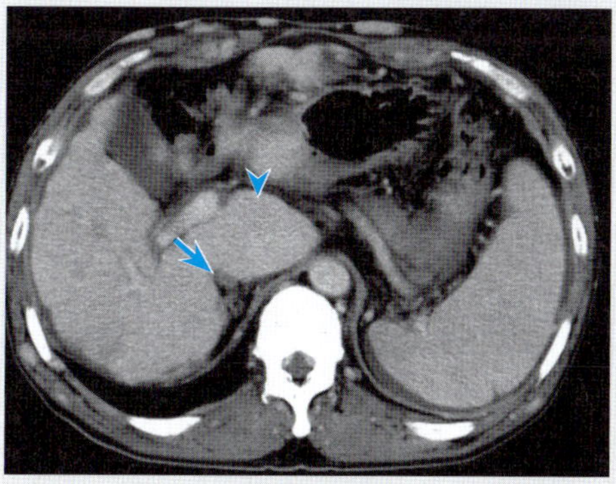

a. 조영 CT

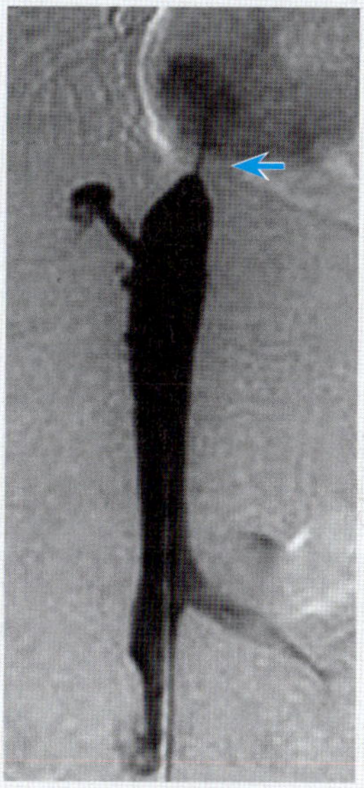

b. 아래대정맥조영

[사진 3] a : 지라비대, 꼬리엽의 확대(➤)가 있고 아래대정맥의 조영 효과가 불량하다(→).
b : 간부위 아래대정맥의 고도 협착이 나타난다(→).

ESSENTIAL MINIMUM

···› 간종양의 감별진단(p.332)

- 간세포암종 : 조기 염색(early wash-in) → 조기 농도 저하(early wash-out)
- 간해면혈관종 : 구심성 조영 효과
- 전이성 간종양 : 고리모양 조영 효과, 다발

···› 지방간(p.335)

- 간실질의 에코 밝기 상승(bright liver)
- 간실질의 미만성 저흡수(지라보다 저흡수)

···› 쓸개돌증(p.338)

- 음향음영 + 고에코(strong echo)

···› 폐쇄황달(p.342)

- 폐쇄부위보다 상류의 쓸개길 확장 → 간내쓸개관의 확장은 반드시 발생
- 감별진단 : 쓸개관암종/쓸개관돌, 유두부암, 이자머리암

···› 급성 이자염(p.347)

- 이자의 미만성 비대, 이자관 확장
- sentinel loop sign, colon cut-off sign

···› 만성 이자염(p.348)

- 다발성 석회화(이자돌증)

···› 췌장암(p.350)

- 이자종양 + 상류의 이자관 확장
- 이자머리암 → 폐쇄황달(쓸개관 확장)

···› 간경변(p.354)

- 간 가장자리의 요철이 고르지 않음
- 오른엽의 위축, 왼엽 · 꼬리엽의 비대
- 지라비대

CHAPTER 3

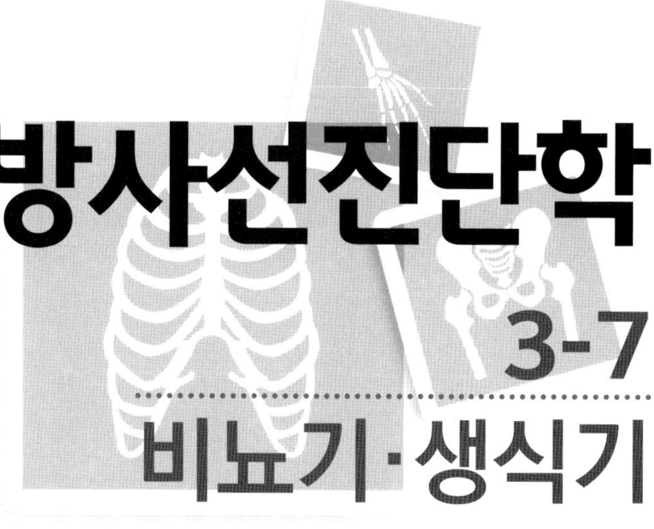

방사선진단학

3-7 비뇨기·생식기

■ 콩팥세포암종 …… 358
[관련사항]
폰히펠-린다우병
결절성 경화증(프링글병)

■ 콩팥깔때기 · 요관종양 …… 361
[관련사항]
물콩팥증의 영상소견
방광종양
방광요관역류(VUR)

■ 콩팥돌 · 요관돌 …… 364
[관련사항]
산호결석
석회콩팥
말굽콩팥
급성 깔때기콩팥염
만성 깔때기콩팥염

■ 주머니콩팥 …… 367
단순콩팥낭종
속질스펀지콩팥

■ 전립샘암 …… 370
[관련사항]
전립샘비대
고환종양
고환외상

■ 콩팥혈관고혈압 …… 373
[관련사항]
섬유근육형성이상
콩팥경색증
콩팥동맥자루
콩팥동정맥기형

■ 부신종양 …… 376
부신샘종
[관련사항]
부신외 크롬친화세포종

■ 자궁근종 …… 379
[관련사항]
자궁샘근육증

■ 자궁내막암(자궁몸통암종) …… 382
[관련사항]
자궁경부암
접합부위
기타 자궁 · 자궁관병변

■ 난소종양 …… 385
장액샘종
자궁내막낭종(초콜릿낭종)
난소낭샘암종
피부모양기형낭종
[관련사항]
다낭난소증후군(PCOS)

■ 신경모세포종 …… 389
[관련사항]
소아의 복부종양
콩팥모세포종(윌름즈종양)
간모세포종

■ ESSENTIAL MINIMUM …… 392

콩팥세포암종(신장세포암종) *renal cell carcinoma*

62세 남성. 현미경적 혈뇨가 있지만, 자각증상은 없다.

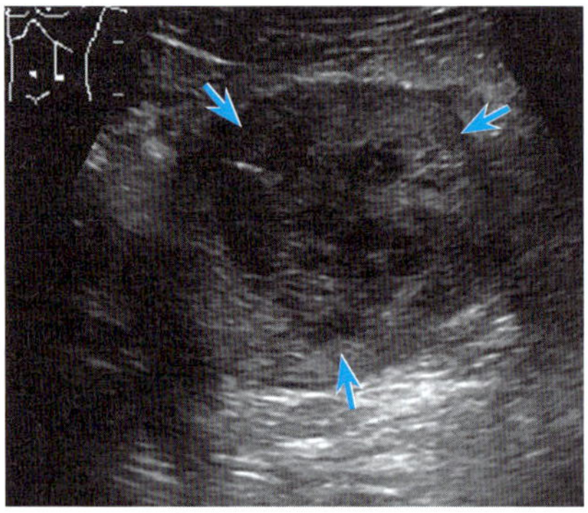

a. 초음파(왼콩팥 세로단면 주사)

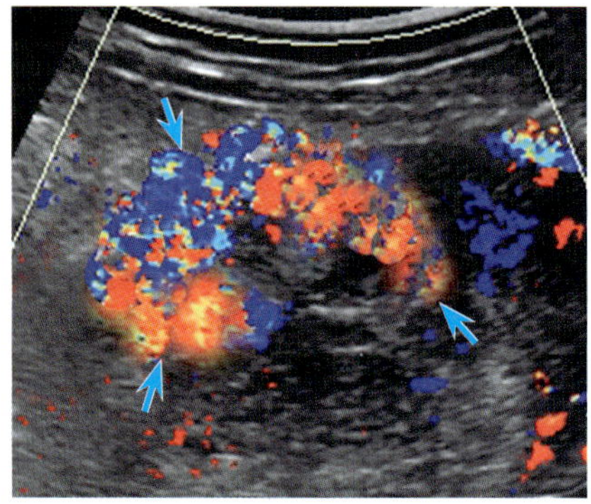

b. 초음파 도플러

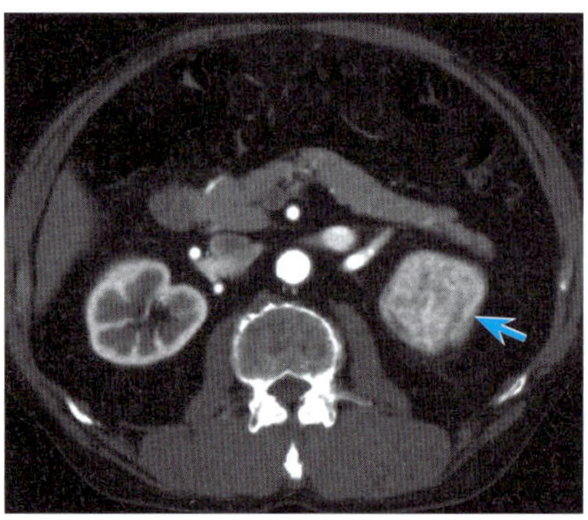

c. 조영 CT(동맥상)

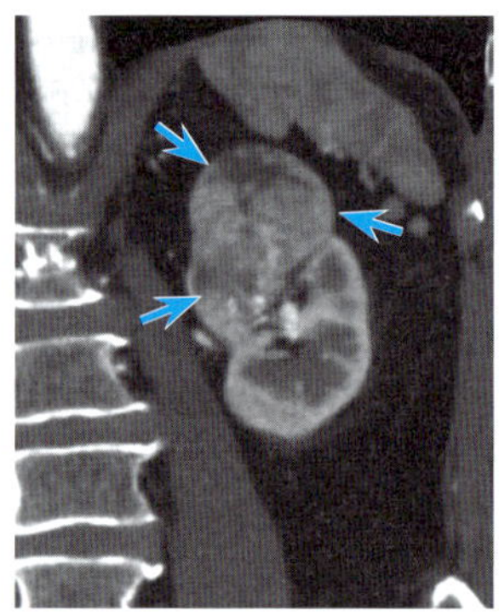

d. 조영 CT(평형상, 관상상)

[사진 1] a : 불균일한 저에코성 종양이 확인된다(→). b : 종양 내에 풍부한 혈류가 확인된다. c : 왼콩팥 위끝의 종양은 강한 조영 효과를 나타내고 있다(→). d : 불균일한 저흡수가 섞여 있다(→).

■ 병태

- **토리쪽세관 상피**에서 발생하는 악성 종양이다.
- 50~70세, 남성에게 많이 발생한다(2~3:1).
- 대부분은 무증상이며 건강검진 시 초음파검사에서 **무증상성 혈뇨**로 발견된다.
- 진행되면 고전적 3징후인 **혈뇨**, **통증**, **복부종양**이 발생한다.
- 폰히펠-린다우병(von Hippel-Lindau disease)에서는 다발하며 양측성이 많다(→ p.360).

■ 영상소견

초음파검사

- 콩팥실질 내의 종양상이며, 저에코 또는 고에코로 나타난다.

배출성 요로조영

- 콩팥 윤곽의 돌출, 콩팥잔 · 콩팥깔때기의 변형이 나타난다.

CT

- 단순 CT : 저흡수 또는 등흡수가 나타난다.
- 역동적 조영 CT : **동맥상에서 진하게 염색**되어 나타나고 평형상에서 저흡수로 나타난다.
- 콩팥정맥 또는 아래대정맥 내에 혈전이 나타난다.

콩팥동맥조영

- 다수의 신생종양혈관 증식(**과다혈관성**)이 나타난다.

관련사항

신경피부증후군에 합병하는 콩팥종양(→ p.148)

■ 폰히펠–린다우병(von Hippel–Lindau disease)

- 다발낭종(75%에서 발생)
- 콩팥세포암종(20~40%에서 발생, 종종 다발성, 양측성)

■ 결절성 경화증[epiloia; 프링글병(Pringle disease)]

- 콩팥혈관근지방종(angiomyolipoma, AML)
  - 양성의 과오종(hamartoma)이다.
  - AML의 20%는 결절성 경화증을 합병하고, 80%는 단독으로 발생한다.
  - 지방성분(CT에서 저흡수)을 함유하는 불균일한 충실성 종양이다(→ 사진 2).
- 다발낭종(15%)
- 콩팥세포암종(3%)

▶ **콩팥혈관근지방종**

17세 남아. 정신발달지체이며 간질이 있다. 결절성 경화증으로 진단된다.

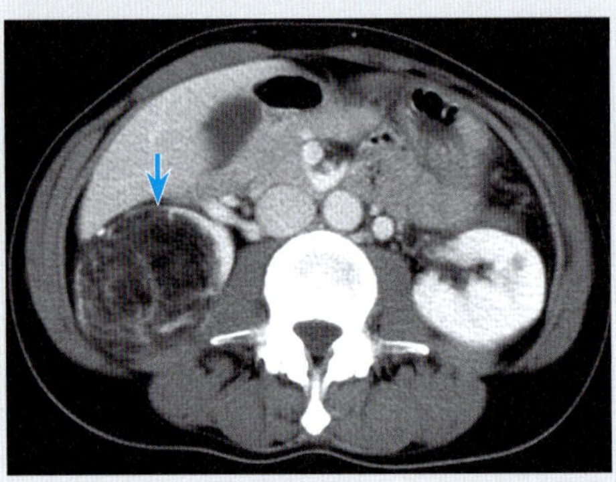

조영 CT

[사진 2] 오른콩팥에 풍부한 지방(저흡수)을 함유한 경계가 선명한 종양이 확인된다(→).

콩팥깔때기(신우) · 요관종양 *renal pelvic tumor · ureteral tumor*

60세 남성. 육안적 혈뇨가 나타났다.

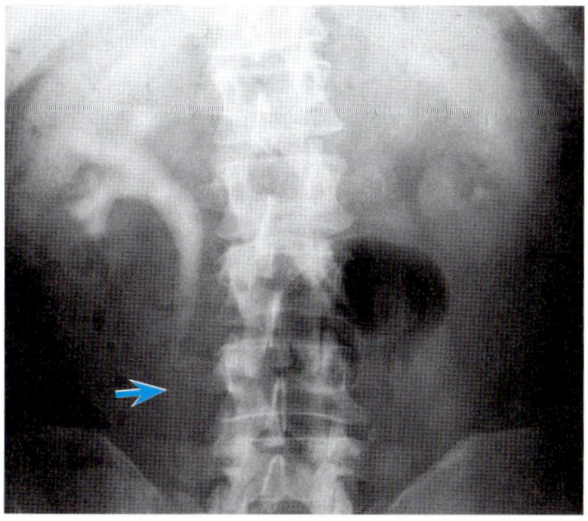

a. 배설요로조영

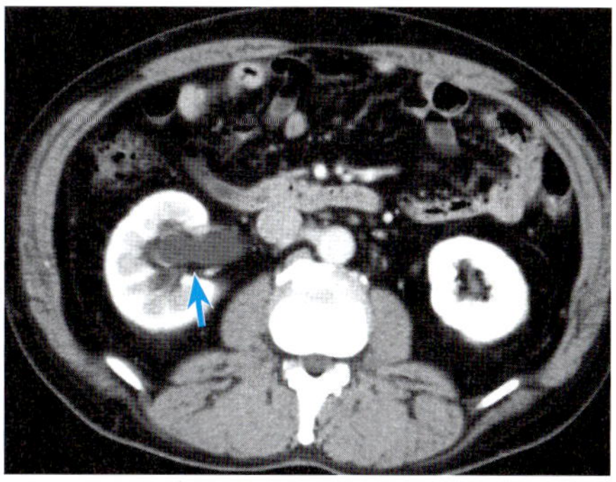

b. 조영 CT

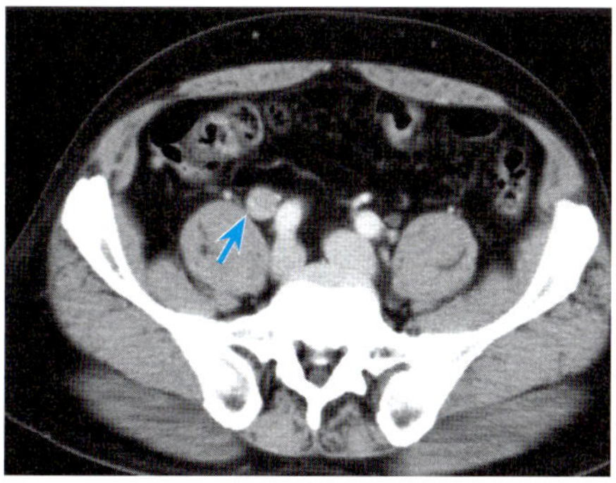

c. 조영 CT

[사진 1] a : 오른콩팥잔의 곤봉모양 확장(물콩팥증)이 있고 확장된 요관(물요관증)은 제4허리뼈 높이에서 끊겨 있다(→). b : 오른콩팥의 콩팥잔에 확장이 확인된다(물콩팥증, →). c : 제4허리뼈 높이의 오른쪽 요관에 일치하여 충실성 종양이 확인된다(→).

■ 병태

- 90% 이상이 **이행세포암종**(transitional cell carcinoma)이다.
- 동시성 · 이시성(heterochronous) 다발이 50%, **방광암** 합병이 50~70%이다.
- **대부분 혈뇨가 발생한다.**
- 물콩팥증 → 콩팥 산통(renal colic)이 발생한다.

■ 영상소견

배설요로조영

- 콩팥깔때기~요관의 충만결손상 + **물콩팥증**(수신증, hydronephrosis) · **물요관증**(수뇨관증, hydroureter)이 나타난다.

CT

- **콩팥깔때기, 요관 내의 충실성 종양이 관찰된다.**
- 조영 효과는 콩팥세포암종보다 약하다(**과소혈관성**).
- 상류의 콩팥깔때기 · 콩팥잔의 확장이 나타난다.

요관종양의 영상소견

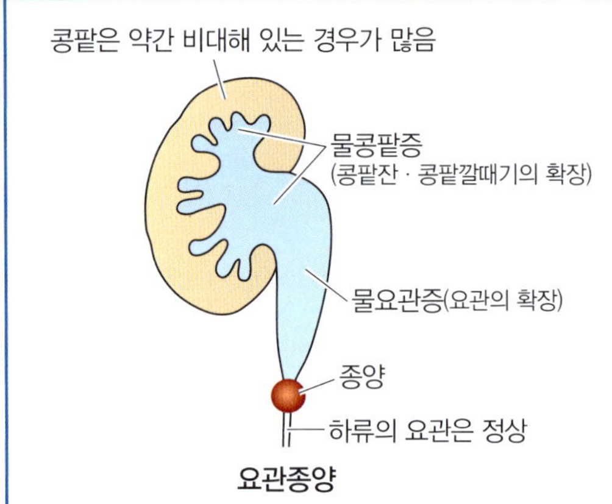

관련사항

물콩팥증의 영상소견

- 콩팥깔때기~요관의 폐쇄 → 폐쇄부위의 상류가 확장(콩팥잔은 항상 확장)되었다.

콩팥잔의 변형

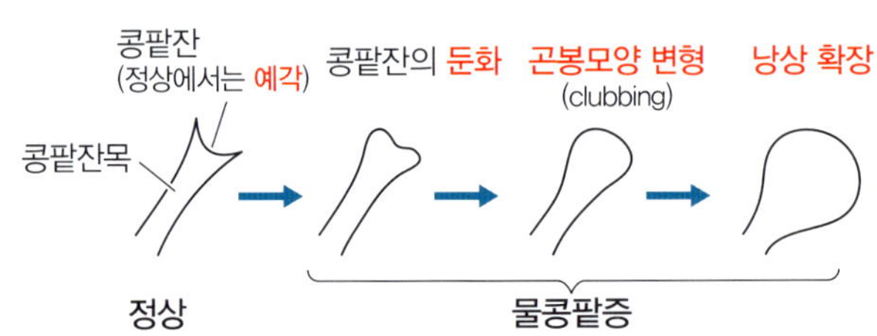

방광종양(bladder tumor)

- 콩팥깔때기 · 요관종양과 마찬가지로 90%가 **이행세포암종**이다.
- 60~70세, 남성에게 많이 발생한다(3:1).
- **무증상성 혈뇨**(80% 이상)가 나타난다. 50세 이상에서 혈뇨가 있으면 우선 방광암을 의심한다.
- **유두상** 발육이 많다. 비유두상, 광기성인 경우는 침윤도가 심한 경우가 많다.
- 진단은 방광경이 기본이나 CT, MRI는 침윤도 진단에 유용하다.

관련사항

▶ **방광암**

75세 남성. 육안적 혈뇨가 나타났다.

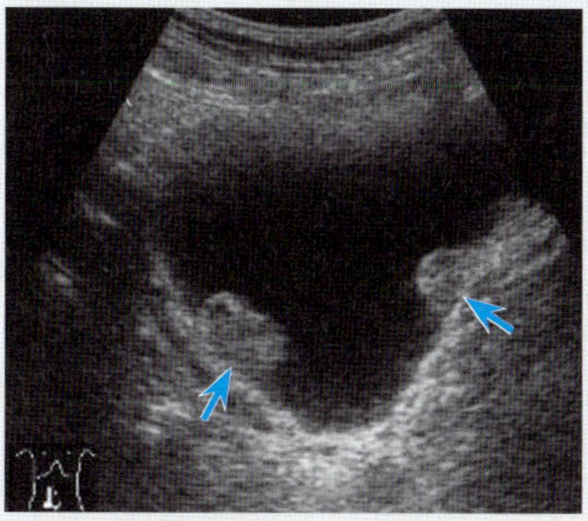

a. 초음파(정중세로단면주사)

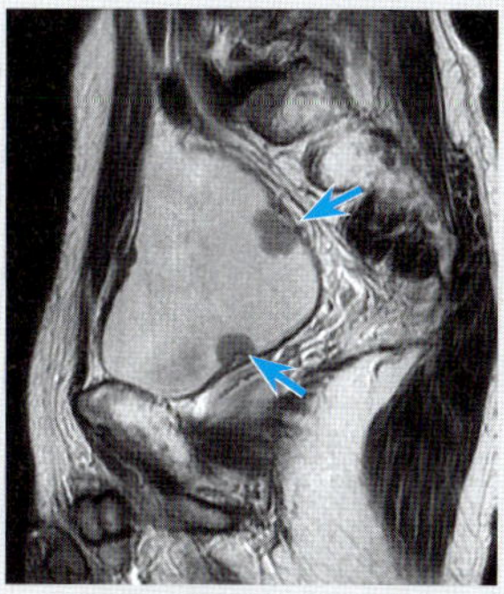

b. T2 강조영상(시상면)

[사진 2] a : 방광 뒤벽에 유두상, 폴립상 종양이 2곳에서 확인된다(→). b : 종양(→)과 방광벽의 관계를 잘 알 수 있으며 벽외 침윤은 없다.

■ 방광요관역류(vesicoureteral reflux, VUR)

- 원인 : 선천성(근육층 발육부전, 요관 열림이상 등), 속발성(신경원성 방광 등)
- 배뇨 시 방광조영 : **요관으로 조영제가 역류**된다(= 확정진단).
- 배설요로조영 : 물콩팥증(수신증), 물요관증(수요관증)이 확인된다.

▶ **방광요관역류**

1세 남아. 요로감염이 반복적으로 발생하였다.

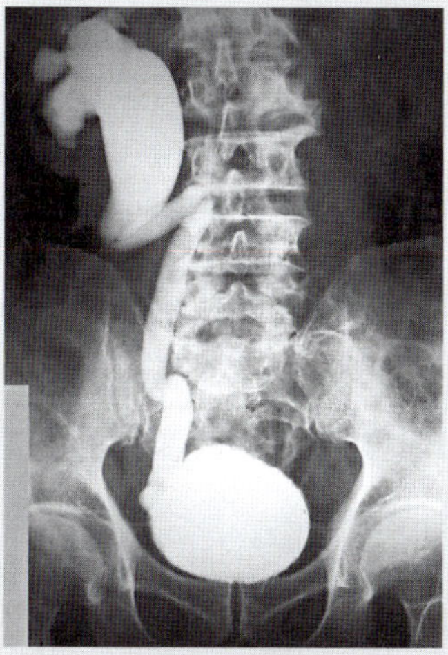

배뇨 시 방광조영

[사진 3] 조영제가 역류하여 고도로 확장된 오른요관 또는 콩팥깔때기 · 콩팥잔이 조영된다.

1
2
3-1
3-2
3-3
3-4
3-5
3-6
CHAPTER
3-7
3-8
3-9
4
5

콩팥돌(신장결석) · 요관돌(요관결석) *renal stone · ureteral stone*

43세 남성. 오른쪽 옆구리 통증과 등을 두드릴 때의 통증이 현저하며 현미경적 혈뇨가 나타났다.

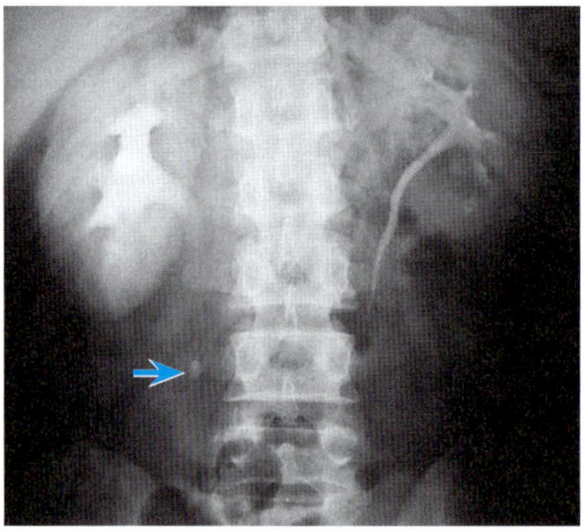

a. 배설요로조영

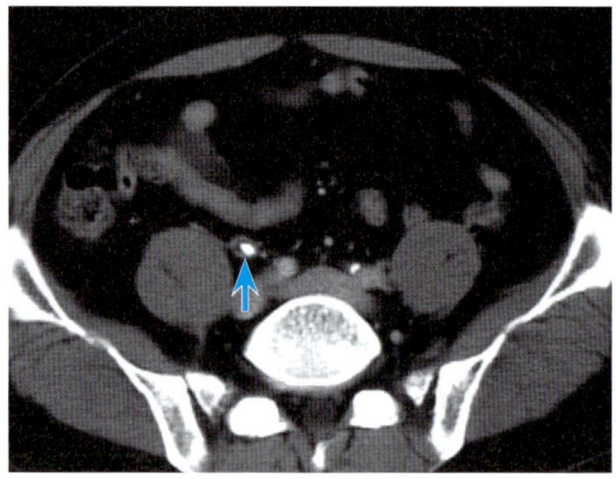

b. CT

[사진 1] a : 오른쪽 요관 위치에 위아래로 가늘고 긴 석회화가 있고(→), 이보다 상부의 콩팥깔때기에서 요관까지 확장되어 있음(물콩팥증, 물요관증)을 확인할 수 있다. b : 요관 내의 결석이 고흡수로 확인된다(→). 요관벽은 염증성 변화로 인해 비대해져 있다.

■ 병태

- 상부 요로돌(요로결석) = **콩팥돌**(신장결석, renal stone; 콩팥잔, 콩팥깔때기) + **요관돌**(요관결석, ureteral stone)
- 하부 요로돌(방광, 요도)의 빈도는 1/20 이하이다.
- 20~50세, 남성에게 많이 발생한다(3:1).
- **산통발작**, **혈뇨**(현미경적 혈뇨는 거의 항상 보이며, 육안적 혈뇨는 발작 시, 움직임에 따라 증가)가 나타난다.

요로돌의 성분

성분	빈도	X선 농도(물을 1로 함)	기타
아세트산칼슘 · 인산칼슘	80%	15~22	혼합석이 많음
인산마그네슘 · 암모늄(MAP*)	10%	4.1	요로감염에 합병
요산	10%	1.4	통풍에 합병
시스틴	1%	3.7	대부분 유전성
크산틴	< 0.5%	1.4	대부분 유전성

* MAP : magnesium ammonium phosphate

■ 영상소견

- 요로의 주행방향과 일치하는 석회화 음영이 나타나며, 수mm 크기인 것이 많다.
- X선 음성 결석 : 요산, 시스틴, 크산틴 결석은 단순 X선 사진에는 찍히지 않는다. CT에서는 고흡수로 나타난다.
- 결석에서 머리쪽의 요로확장(물콩팥증, 물요관증, → p.361)이 나타난다.

관련사항

■ 산호결석(coral calculus)

- 콩팥잔 · 콩팥깔때기를 모형으로 해서 이곳을 채우는 큰 결석이다(→ 사진 2).
- MAP가 많다. 황색육아종깔때기콩팥염(황색육아종신우신염, xanthogranulomatous pyelonephritis)에 합병되기 쉽다.

■ 석회콩팥(chalk kidney)

- 콩팥실질의 미만성, 고도 석회화가 나타난다(→ 사진 3).
- 콩팥결핵(신장결핵, nephrotuberculosis)에 특징적이다.

■ 말굽콩팥(마제신, horseshoe kidney)

- 양쪽 콩팥의 아래끝이 정중앙에서 융합하는 기형이다[융합콩팥(fused kidney)으로서 가장 많음, → 사진 4].
- 협부(= 융합부)에서 요관을 압박 → 물콩팥증(수신증), 콩팥돌(신장결석)이 발생한다.

■ 급성 깔때기콩팥염(급성 신우신염, acute pyelonephritis)

- 조영 CT : 콩팥의 비대, 쐐기모양 저흡수가 나타난다(→ 신경색증과 유사하나 임상상이 다름, → 사진 5).

■ 만성 깔때기콩팥염(만성 신우신염, chronic pyelonephritis)

- CT : 흉터위축(cicatrical atrophy) → 울퉁불퉁한 콩팥의 윤곽, 콩팥잔의 확장 · 둔화가 나타난다(→ 사진 6).

관련사항

▶ 산호결석(coral calculus)

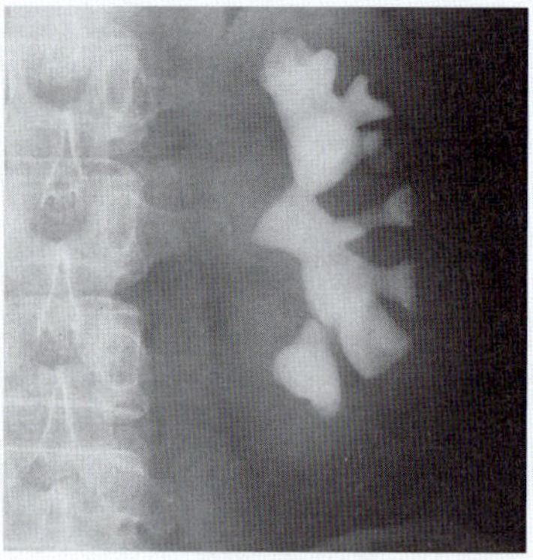

X선 사진

[사진 2] 왼콩팥의 콩팥잔과 콩팥깔때기를 주형으로 하는 석회화상이 확인된다.

▶ 석회콩팥(chalk kidney)

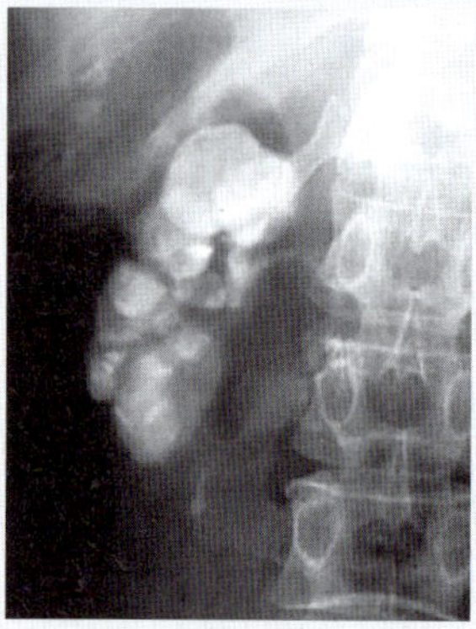

X선 사진

[사진 3] 오른콩팥 실질의 미만성, 고도 석회화가 확인되며, 콩팥결핵에 특징적이다.

▶ 말굽콩팥
(horseshoe kidney)

35세 남성. 등 통증, 혈뇨가 나타났다.

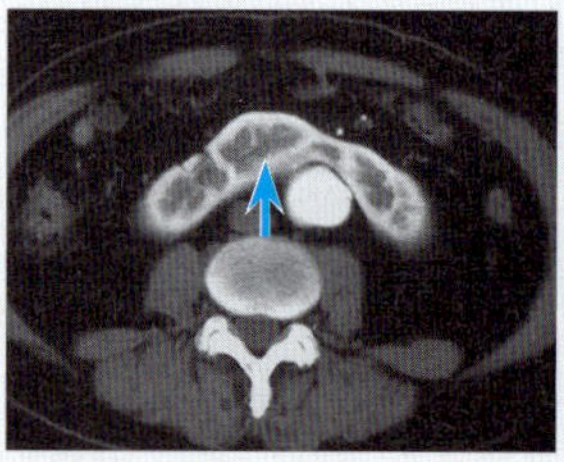

조영 CT

[사진 4] 좌우의 콩팥이 척추 앞면에서 융합되어 있다. 협부(→)

▶ 급성 깔때기콩팥염
(acute pyelonephritis)

30세 여성. 발열, 오른쪽 등 통증이 나타났다.

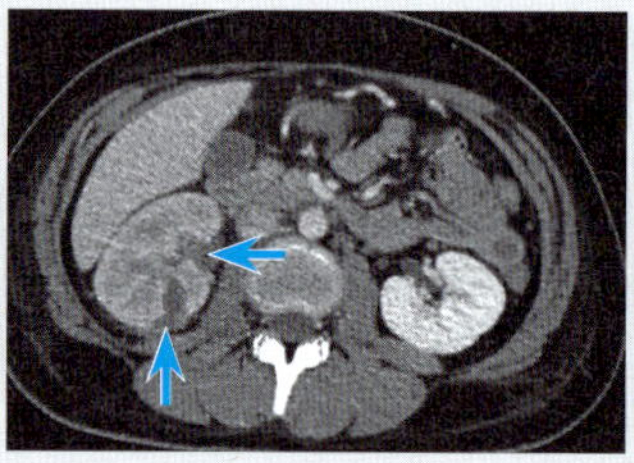

조영 CT

[사진 5] 오른콩팥의 비대가 있고 전체적으로 조영 효과가 약간 불량하다. 쐐기모양의 저흡수가 확인된다(→).

▶ 만성 깔때기콩팥염
(chronic pyelonephritis)

50세 여성. 고름뇨(농뇨)가 있다.

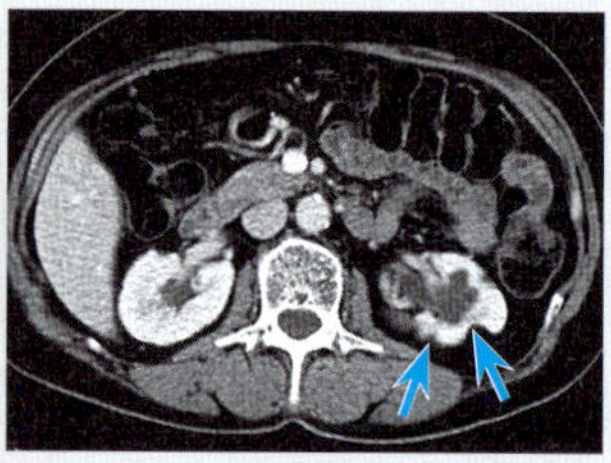

조영 CT

[사진 6] 왼콩팥의 겉질 밑에 흉터위축에 의한 울퉁불퉁한 곳이 있으며(→) 콩팥잔이 확장되어 있다.

주머니콩팥(낭성신장) *cystic kidney*

56세 남성. 10년 전 혈중 크레아티닌 수치가 높다고 지적을 받았고, 그 후 서서히 상승하였다. 2년 전부터 인공투석을 받고 있다.

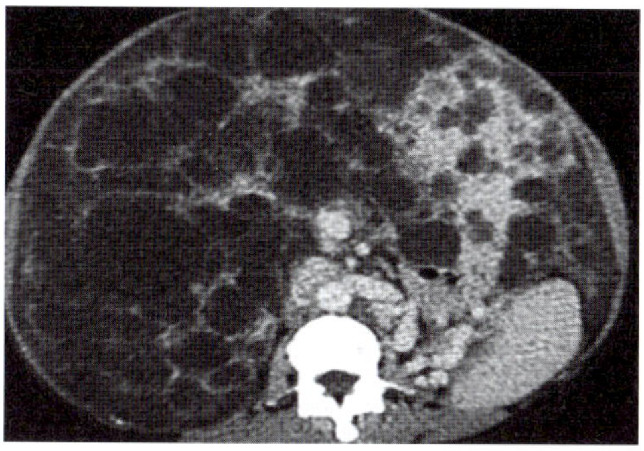

a. CT

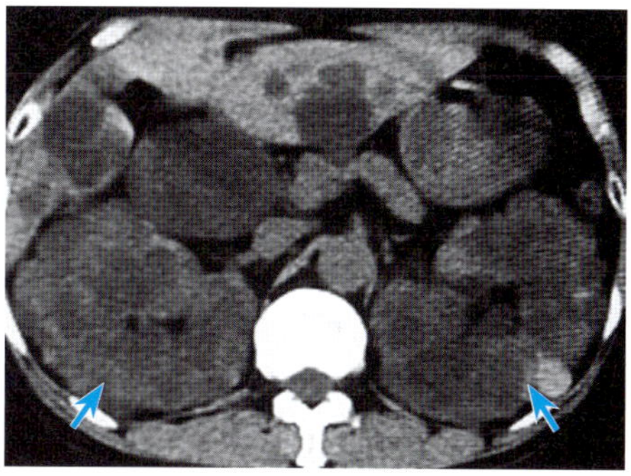

b. CT

[사진 1] a : 간 내에 크고 작은 무수한 낭종(저흡수)이 다발해 있다. b : 양쪽 콩팥(→)은 대부분 낭종으로 바뀌어 비대해져 있다.

병태

- 유전성 콩팥낭성 질환으로, 양쪽 콩팥에 낭종이 다발한다.
  - **보통염색체 우성**(**성인형**) : 30~50세에 진단되며 서서히 콩팥기능이 저하되어 반수 이상이 투석을 받는다.
  - **보통염색체 열성**(**소아형**) : 신생아기부터 발병해서 영유아기가 되면 콩팥기능상실이 일어난다.
- 보통염색체 우성은 **뇌동맥자루**(뇌동맥류, cerebral aneurysm)의 합병률이 높다(→ p.82).

영상소견

- **양쪽 콩팥**에 수mm~수cm의 **낭종이 무수하게 다발하여 비대**해져 있다. 콩팥실질은 대부분 보이지 않게 된다.
- **간**, **이자** 등에도 낭종이 다발해 있다.
- 배설요로조영 : 낭종이 압박을 받아 콩팥잔(신배) · 콩팥깔때기(신우)에 연장, 변형(spider-leg deformity)이 일어난다.

콩팥의 낭종성 질환

	질환	초발연령	특징	영상소견
유전성	주머니콩팥(cystic kidney) 보통염색체 우성형	성인 (30~40세에 가장 많이 발생)	진행성 콩팥기능 상실	콩팥을 크고 작은 낭종이 대체해서 서서히 증가함 간, 이자 등에도 다발함
	보통염색체 열성형	신생아~소아기	기형 합병, 위중한 콩팥기능상실로 조기 사망이 많음 간섬유증 → 문맥압항진증	다른 장기에는 낭종이 없음
	결절성 경화증 (epiloia, → p.148)	소아기 (간질, 정신발달지체)	안면피부기름샘종, 가쪽뇌실 주위 석회화	단순성 콩팥주머니가 다발(15%) 혈관근지방종(40%) 콩팥세포암종(3%)
	폰히펠-린다우병 (von Hippel-Lindau disease, → p.149)	젊은 성인 (소뇌증상)	소뇌, 망막의 혈관모세포종	단순성 콩팥주머니가 다발(75%) 이자, 부고환에 주머니 다발 콩팥세포암종(20~40%)
비유전성	단순콩팥낭 (simple renal cyst)	중장년 이후가 많음	무증상 노화와 함께 증가 경향	단발~다발
	선천낭성콩팥병 (congenital cystic kidney disease)	중장년 성인	장기 투석 콩팥에 발생	위축된 양쪽 콩팥에 낭종이 다발 콩팥세포암종의 합병이 많음
	뭇주머니콩팥 (polycystic kidney)	신생아	신생아의 복부종양으로서 가장 많음 자연적으로 사라지는 경우 있음	큰 콩팥주머니가 다발 콩팥깔때기~요관은 현저하게 저형성[요관싹(ureteric bud)의 발생 이상]
	다방성 낭성신종 (multilocular cystic nephroma)	남성 : 4세 이하 여성 : 4~20세	무증상이 많음	격벽이 있는 다방성 낭종
	속질스펀지콩팥 (medullary sponge kidney)	중장년 성인	결석, 감염을 일으키기 쉬움	배설요로조영에서 유두부의 브러시모양 음영(집합관의 확대) 콩팥피라밋(신추체)의 다발성 석회화

단순콩팥낭(단순신장낭, simple renal cyst)

- 중장년 이후 증가하고 대부분 **무증상**이지만 종종 다발한다.
- 원형 또는 타원형이며 얇은 벽(거의 보이지 않을 정도로 얇음)이 있다.
- 초음파검사 → **무에코**, CT → 물의 농도(0~10HU)를 나타내는 **균일한 저흡수**가 나타난다.
- 내용물이 불균일하고 고농도인 경우, 벽이 두꺼운 경우는 낭변성(cystic degeneration)을 동반하는 악성 종양도 의심해야 한다.

▶ 단순콩팥낭

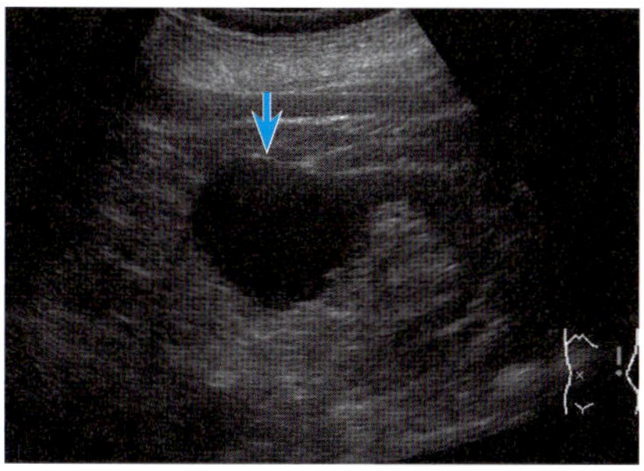

초음파

[사진 2] 콩팥 아래끝에 무에코성 종양이 확인된다(→).

속질스펀지콩팥(수질해면신장, medullary sponge kidney)

- 콩팥유두 부근의 집합관이 주머니모양으로 확장된다.
- 대부분 양측성이다.
- **유두부의 다발성 석회화**(콩팥석회화증), 결석 합병, 감염 합병이 많다.
- 배설요로조영 : **유두부의 브러시모양 음영**이 특징적이다.

▶ 속질스펀지콩팥

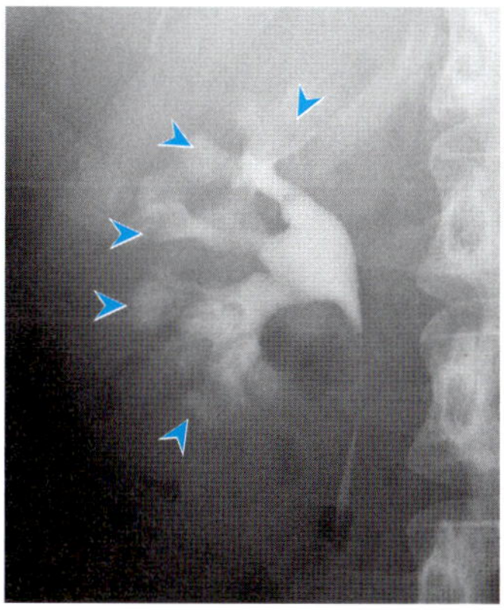

배설요로조영

[사진 3] 콩팥잔의 유두부와 일치하여 브러시모양 음영이 확인된다(➤).

전립샘암(전립선암) *prostatic cancer*

65세 남성. 건강검진에서 PSA가 높은 수치(8ng/mL)로 나타났다.

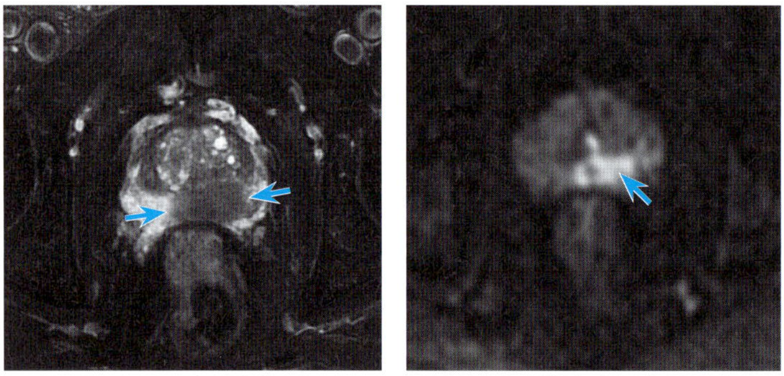

a. T2 강조영상　　b. 확산강조영상

[사진 1] a : 고신호를 나타내는 전립샘 가장자리 영역 내에 저신호의 종양이 확인된다(→). 피막은 고르다. b : 종양은 고신호를 나타내는데(→), 전립샘암에 특징적이다.

■ 병태

- 전립샘에서 발생하는 샘암종으로, **70%가 가장자리 영역**에서 발생한다.
- 50세 이하에서는 거의 발생하지 않고 60세 이상부터 급증한다.

증상

- 전립샘 내에 국한되는 것(T1, T2)은 무증상이다(PSA에 의한 스크리닝이 중요).
- 피막 밖으로 진행되면 혈뇨, 방광자극증상 등이 관찰된다(T3, T4).

전립샘의 해부

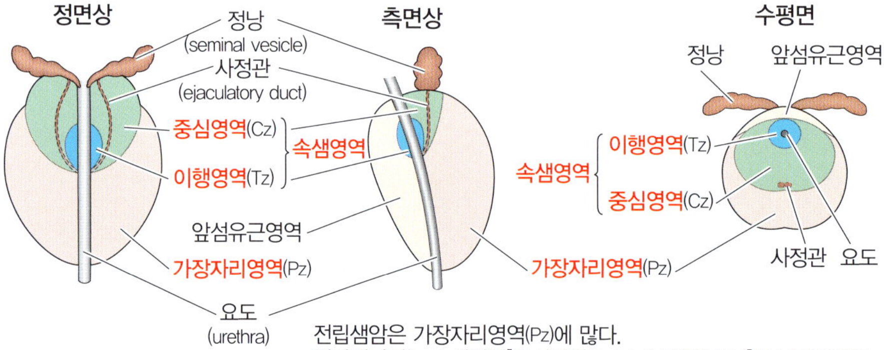

전립샘암은 가장자리영역(Pz)에 많다.
전립샘비대는 속샘영역[중심영역(Cz) + 이행영역(Tz)]이 비대해진다.

■ 영상소견

MRI

- **가장자리영역** : 정상에서는 T2 강조영상에서 고신호, 전립샘암은 이 안의 **저신호 영역**으로서 관찰된다.
- **속샘영역**(중심영역 · 이행영역) : 정상에서는 T2 강조영상에서 저신호이므로, 전립샘암은 거의 등신호가 되어 진단이 어렵다.
- **확산강조영상의 고신호**는 전립샘암에 특징적이다.

초음파검사

- **저에코성 종양**이 확인된다.
- 피막 밖으로 진행 → 전립샘의 윤곽에 돌출, 가장자리가 고르지 않다(T3 이상).

관련사항

■ 전립샘비대(benign prostatic hyperplasia, BPH)

- 전립샘 내의 비대 결절로, 노화에 따라 증가한다(40대 : 20%, 50대 : 40%, 60대 : 70%).
- **속샘영역(이행영역 · 중심영역)에 많다.** → T2 강조영상에서 불균일한 결절성 비대가 나타난다.

▶ **전립샘비대**

66세 남성. 3년 전부터 소변 줄기가 약해지고 야간 빈뇨가 증가하였다.

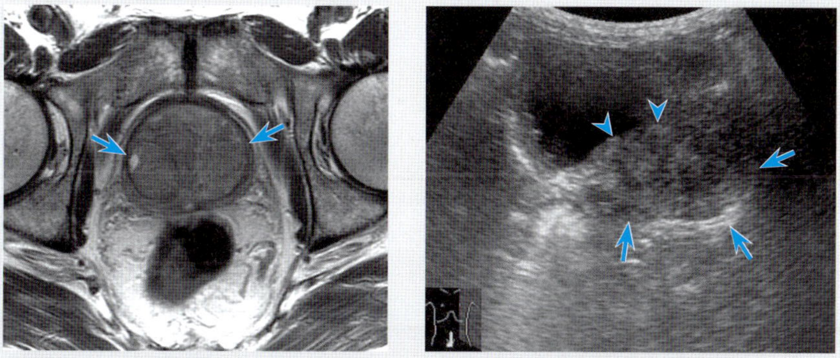

a. T2 강조영상(수평면)　　b. 초음파(정중앙 세로단면상)

[사진 2] a : 전립샘 속샘영역이 다결절상으로 비대해지고(→) 가장자리영역은 비박화되어 있다.
b : 비대한 전립샘(→) 때문에 방광바닥이 올라가고(➤) 방광벽의 비대도 확인된다.

관련사항

■ 고환종양(testicular tumor)

- 무통성 비대가 많다.
- **고환종**(seminoma; 약 40%, 20~50세) : **균일한 비대**가 나타난다.
- 비고환종 : 불균일한 비대가 나타나며, 낭, 변성 등을 동반한다.

▶ **고환종**

23세 남성. 고환의 무통성 비대가 나타났다.

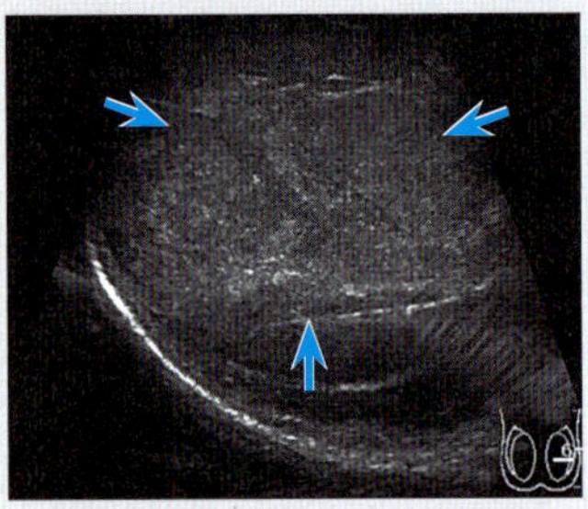

초음파검사(왼쪽 고환의 수평면)

[사진 3] 고환은 전체적으로 비대해 있으나 내부는 거의 균일하다(→).

▶ **비고환종(배아암종, embryonal carcinoma)**

30세 남성. 고환의 무통성 비대가 나타났다.

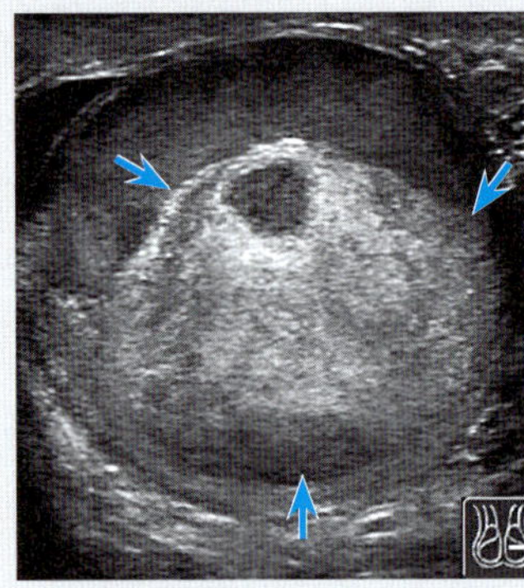

초음파검사(왼쪽 고환의 수평면)

[사진 4] 고환은 비대해 있고 저에코와 고에코가 섞인 복잡한 내부 구조가 확인된다(→).

■ 고환외상(trauma of testis)

- 심한 통증으로 쇼크 상태에 빠지는 경우도 있다.
- 혈액음낭종(scrotal hematocele) : 음낭 내의 **액체저류**(정상 음낭 내에는 액체가 거의 없음)가 확인된다.
- 고환좌상 · 고환파열 : 정상 고환은 균일하나 **좌상부위는 불균일**하다.

[사진 5] 고환 내는 혈종(무에코 영역)을 포함하는 불균일한 내부구조를 나타내며(→), 좌상 소견이다. 고환 주위 활모양 무에코 영역은 음낭 내 혈종(➤)이다.

▶ **고환외상**

40세 남성. 싸움으로 음낭을 강타당해 실신하였고 음낭비대가 나타났다.

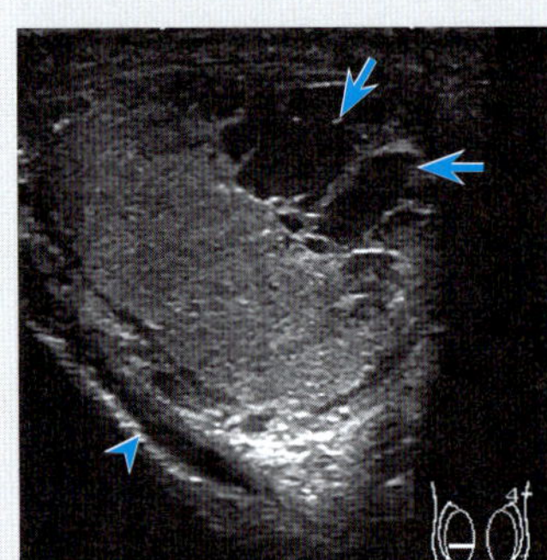

초음파검사(오른고환 수평면)

콩팥혈관고혈압(신장혈관고혈압) *renovascular hypertension*

65세 남성. 2년 전부터 고혈압(160/90mmHg)이 나타났으며, 혈압강하제가 잘 듣지 않는다.

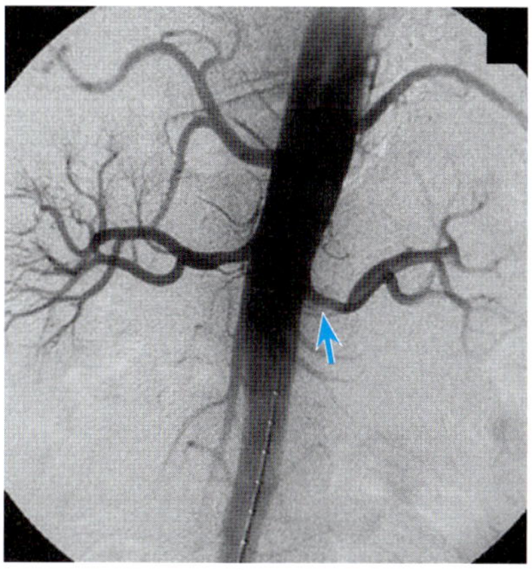

a. 대동맥조영

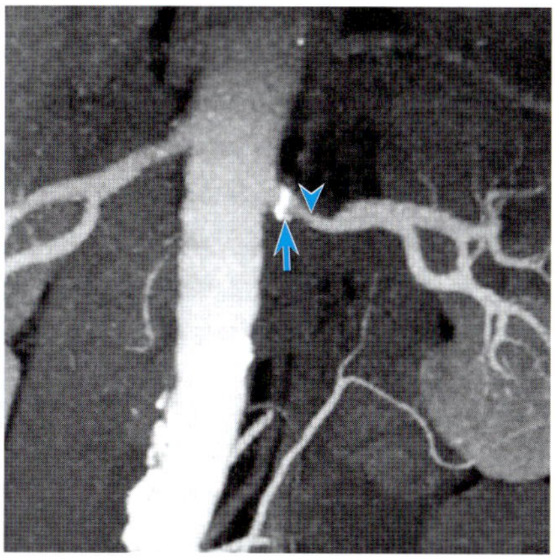

b. CT 혈관촬영

[사진 1] a : 왼콩팥동맥 몸쪽부분의 국한성 협착이 확인된다(→). b : 왼콩팥동맥 기시부에 석회화(→)와 협착(➤)이 확인된다.

■ 병태

- 콩팥동맥 협착 → 콩팥혈류 저하 → 레닌 · 앤지오텐신계 활성 → 고혈압이 발생한다.

콩팥혈관고혈압의 원인

원인	연령	성차	콩팥동맥협착 호발부위	기타 소견
죽상경화증 (atherosclerosis)	40세~	남 > 여	몸쪽	온몸의 혈관에도 동맥경화성 변화
대동맥염증후군 (aortitis syndrome)	20~40세	여 > 남	몸쪽	대동맥 및 기타 1차 분지에도 협착(→ p.281)
섬유근육형성이상 (fibromuscular dysplasia)	~40세	여 > 남	먼쪽~분지(염주알모양)	대동맥은 정상, 목동맥에 동일한 병변을 동반하기도 함

■ 영상소견

혈관촬영

- 콩팥동맥의 지름이 고르지 않고 협착이 나타난다.
- **죽상경화증**, **대동맥염증후군** : 대동맥도 지름이 일정하지 않다.
- **섬유근육형성이상** : **염주알모양** 협착이 나타난다.

배설요로조영

- **환부쪽 콩팥이 위축**되어 있다.
- 조기상에서 조영 지연(저농도) → 지연상에서 배설 지연(고농도 = **기이성 농축상**)이 확인된다.

콩팥기능도(renogram)

- 배설요로조영과 마찬가지로 집적 지연, 배설 지연이 나타난다(→ p.494).

관련사항

■ 섬유근혈관이형성

- 선천적인 중간막의 형성이상으로, 진행성 동맥협착이 발생한다. 20~40세, 여성에게 많다.
- **콩팥동맥**(먼쪽 2/3), **목동맥**에 호발한다.
- 혈관조영 : **염주알모양의 불규칙한 지름**이 특징적이다(→ 사진 2).

▶ **섬유근혈관이형성**

30세 여성. 수년 전부터 고혈압(150/90mmHg)이 나타났다.

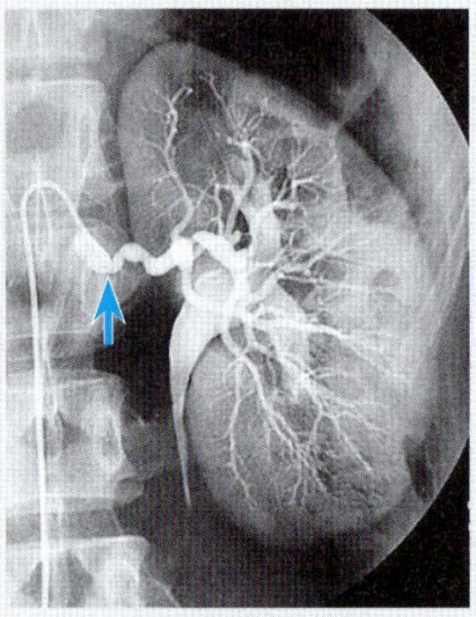

콩팥동맥조영

[사진 2] 왼콩팥동맥 먼쪽부분에 염주알모양의 지름이 불규칙한 협착부분이 다발해 있는 것이 확인된다(→).

관련사항

기타 콩팥혈관성 병변

■ 콩팥경색증 (신경색증, renal infarction)

- 심원성 색전이 대부분이다.
- 조영 CT에서 **쐐기형 저흡수**(조영 불량, → 사진 3)가 나타난다.

▶ **콩팥경색증**

57세 남성. 오른쪽 등 통증과 혈뇨가 있고, 심방잔떨림이 나타났다.

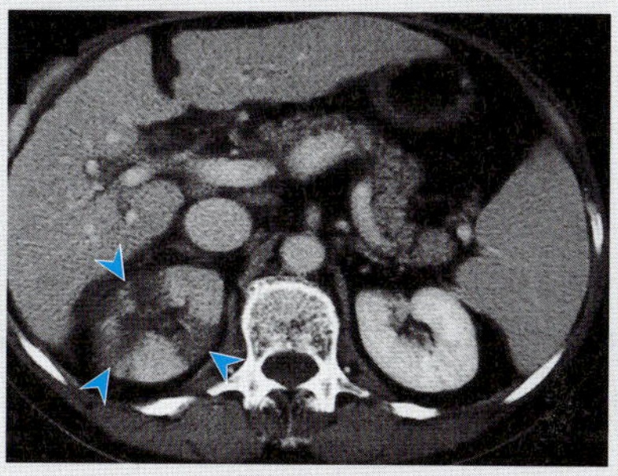

조영 CT

[사진 3] 오른콩팥에 쐐기형 저흡수가 다발해 있다(➤).

■ 콩팥동맥자루 (신동맥류, renal artery aneurysm)

- 콩팥동맥의 낭상 확장이 나타난다.
- 동맥경화성, 섬유근육형성이상, 결절동맥염 등에서 나타난다.
- 콩팥동맥의 확장, 혈전형성이 나타난다(→ 사진 4).

■ 콩팥동정맥기형(renal arteriovenous malformation)

- 콩팥동정맥의 단락이 나타난다.
- 선천성, 외상 등에 의해 발생한다.
- 콩팥동맥의 확장, 사행이 나타난다(→ 사진 5).

▶ **콩팥동맥자루**

40세 여성

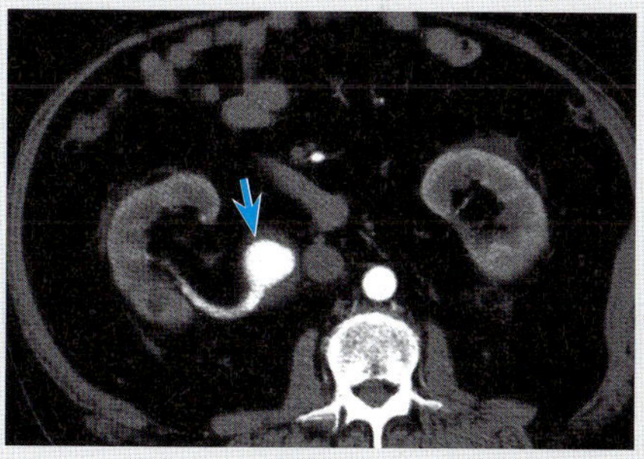

조영 CT

[사진 4] 오른콩팥동맥에 벽혈전을 동반하는 동맥자루가 확인된다(→).

▶ **콩팥동정맥기형**

35세 여성

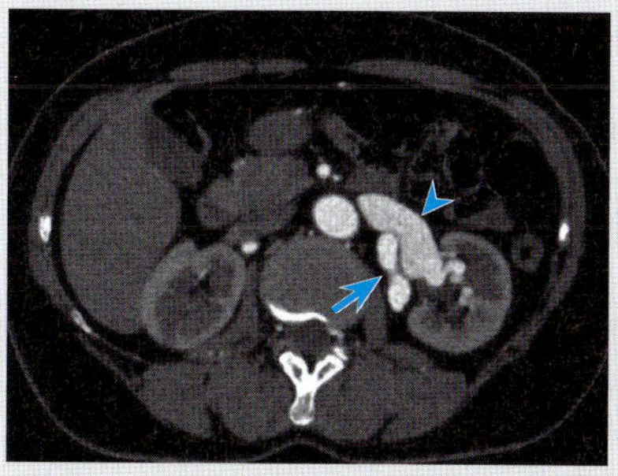

조영 CT

[사진 5] 왼콩팥동맥(→), 콩팥정맥(➤)이 현저하게 확장되어 있다.

부신종양 *adrenal tumor*

■ 부신샘종(adrenal adenoma)

37세 남성. 2년 전부터 고혈압이 나타났으며, 체중이 2년간 15kg 증가하였다. 혈중 코티솔이 높은 수치를 나타내며 ACTH는 낮은 수치를 나타낸다.

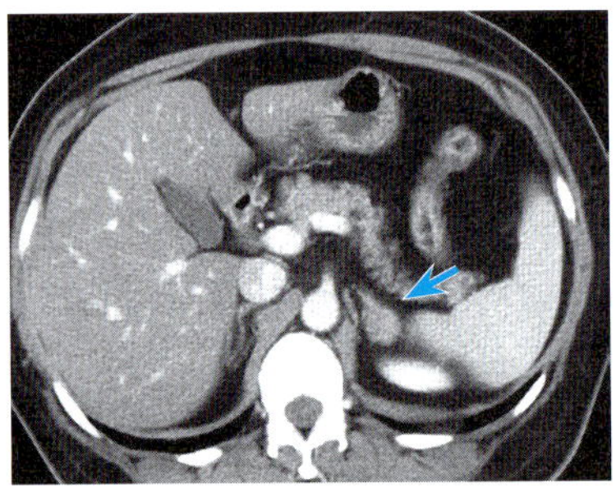

a. 조영 CT

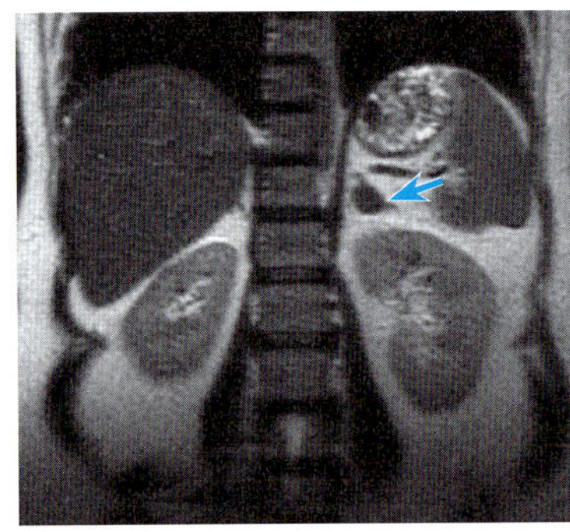

b. T2 강조영상(관상면)

[사진 1] a : 왼부신은 결절상으로 비대해 있다(→). b : 병변은 왼콩팥의 머리쪽, 안쪽에 위치해 있으며(→), 부신임을 알 수 있다. 부신샘종에 의한 쿠싱증후군으로 진단되었다.

■ 병태

- 가장 많은 것은 부신겉질에서 발생하는 **비기능성 샘종**이며, 다음으로 **전이성 종양**이다.
- **기능성 샘종** · **과형성** : 각각 특징적인 내분비 증상을 나타낸다.

■ 영상소견

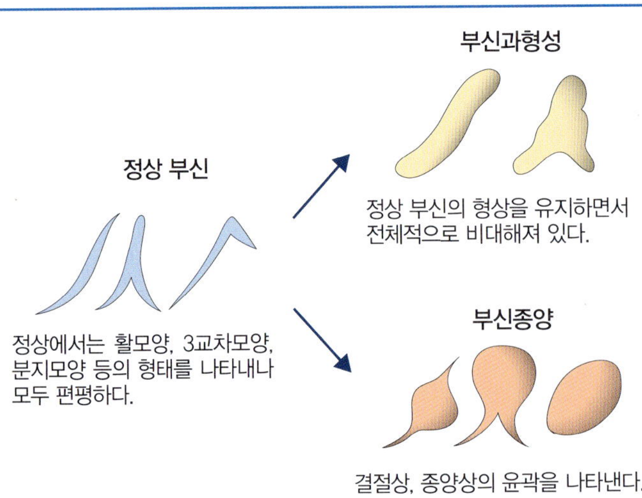

▶ 부신과형성

38세 여성. 쿠싱병(ACTH 생산성 뇌하수체샘종)으로 진단받았다.

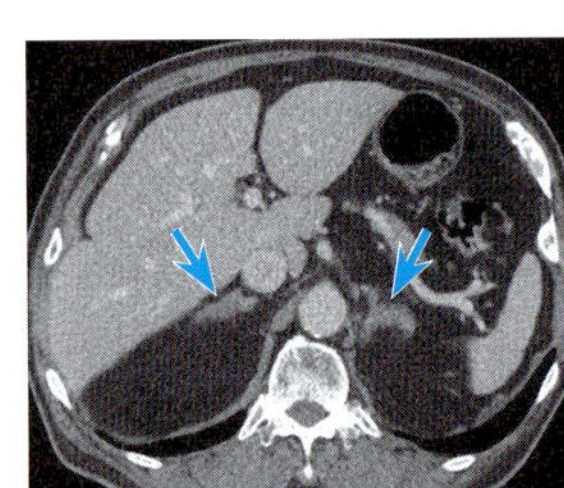

조영 CT

[사진 2] 양쪽 부신이 두툼하게 비대해 있다(→). 쿠싱병으로 인해 배안 지방조직이 현저하게 증가해 있다.

부신종양의 감별진단

부위	생산물질	원인		영상소견*1	임상소견
		종양	과형성		
부신겉질	글루코코티코이드 (코티솔)	**부신샘종** (드물게 암)		**저흡수종양** (2~5cm)	**쿠싱증후군** 고혈압, 중심성 비만, 고혈당
			뇌하수체샘종*2	양쪽 미만성 비대	
			이소성 ACTH 생산 종양	폐소세포암종이 많음	
	광물코르티코이드 (알도스테론)	**부신샘종** (드물게 암)		**저흡수샘종** (2cm 이하)	**원발알도스테론증(콘증후군)** 고혈압, Na↑, K↓
			양쪽 부신과형성 (특발알도스테론증)	양쪽 미만성 비대	
	안드로겐	부신암 (드물게 샘종)		고르지 않은 종양	**부신성기증후군** 남성 : 거대성기, 고환위축, 남성불임 여성 : 남성화, 월경불순
			선천성 효소결손 (21-,11β수산화효소)	양쪽 미만성 비대	
	없음	비기능성 샘종		저흡수성 종양(기능성 샘종과 감별할 수 없음)	무증상
	없음	전이성 샘종		고르지 않은 충실성 종양	폐암이 가장 많음
부신속질	카테콜아민	**크롬친화세포종** (양성 90%, 악성 10%)		**등흡수성 종양** (3~5cm, 출혈, 괴사 많음) ^{131}I-MIBG 섬광조영술 집적(→ p.497)	**고혈압, 고혈당, 대사항진, 두통, 발한***3

*1 섬광조영술 소견은 → p.488~490
*2 ACTH 생산 뇌하수체샘종에 의한 쿠싱증후군을 특히 쿠싱병이라고 부르는 경우가 많다.
*3 5가지 H = Hypertension(고혈압), Hyperglycemia(고혈당), Hypermetabolism(대사과다증), Headache(두통), Hyperhidrosis(땀과다증, 다한증)

관련사항

■ 부신외 크롬친화세포종

- 크롬친화세포종(갈색세포종, pheochromocytoma)은 **10% 질병**이라고 하는데, 가족성, 다발성, 부신외(이소성), 악성, 소아의 발생률이 모두 약 10%이기 때문이다.
- 호발부위 : **대동맥 주위**(츠커캔들소체), 방광 상부, 세로칸 등이다.
- 진단 : ^{131}I–MIBG 섬광조영술이 유용하다(→ p.490).

▶ 부신외 크롬친화세포종

35세 여성. 고혈압이 있으며, p.490의 사진 4와 동일한 증례이다.

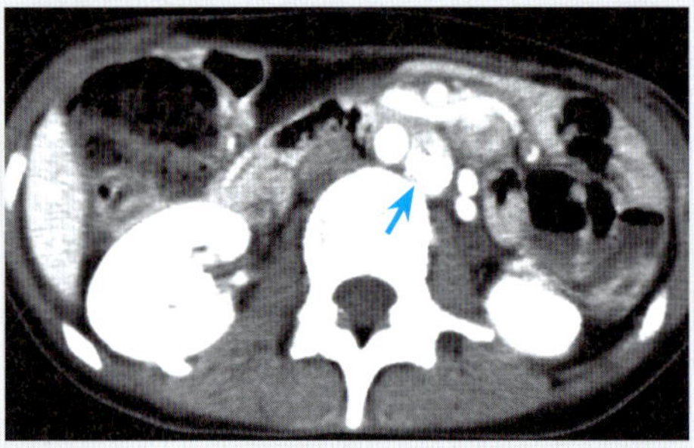

a. 조영 CT

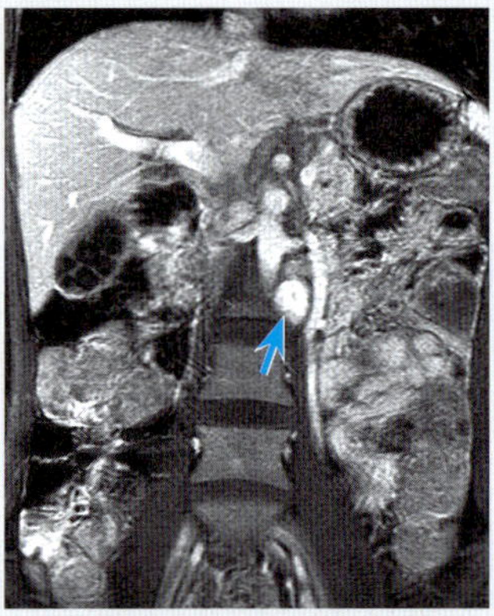

b. 조영 T1 강조영상(관상면)

[사진 3] a : 대동맥 왼쪽에 접하여 강한 조영 효과를 나타내는 종양이 확인된다(→). b : 종양은 아래창자간막동맥 기시부에 위치해 있으며, 츠커캔들소체(Zuckerkandl body) 유래로 판단된다.

자궁근종 *uterine leiomyoma*

41세 여성. 1년 전부터 월경과다 및 부정출혈이 나타났다.

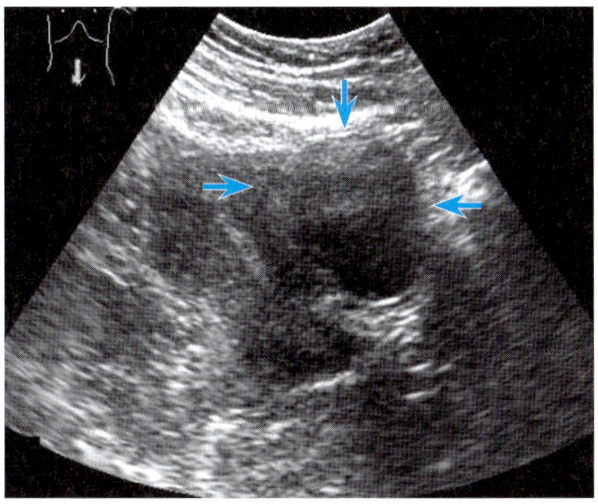

a. 초음파(정중앙 세로단면상)

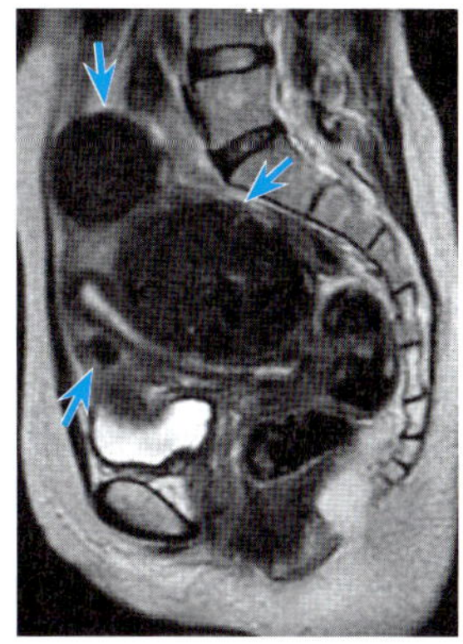

b. T2 강조영상(시상면)

[사진 1] a : 자궁몸통 뒤벽에서 돌출한 저에코성의 윤곽이 선명한 종양이 확인된다(→). b : 자궁몸통 근육층 내, 바닥부 장막 아래에 경계가 선명한 저신호의 종양이 여러 개 확인된다(→).

■ 병태

- 자궁근육층에서 발생하는 평활근종(leiomyoma)이다.
- **매우 높은 빈도**(임신 가능 연령의 여성 20~40%)로 발생하며, 커지면 빈혈이나 월경곤란 등이 나타난다.
- 여성호르몬 의존성으로 서서히 커지다가 폐경 후에는 축소된다.

■ 영상소견

초음파검사

- 저에코성 종양이다(변성이 있으면 고에코가 섞이는 경우가 있음).

MRI

- **T2 강조영상**에서 윤곽이 선명한 **저신호 종양**으로 나타난다.
- 종종 내부에 변성이 있으며 불균일한 고신호가 나타난다.

감별진단

- 자궁샘근육증(자궁선근증, adenomyosis uteri)과의 감별이 중요한데, 이 두 가지는 종종 합병되기도 한다.

자궁근종의 발생 부위

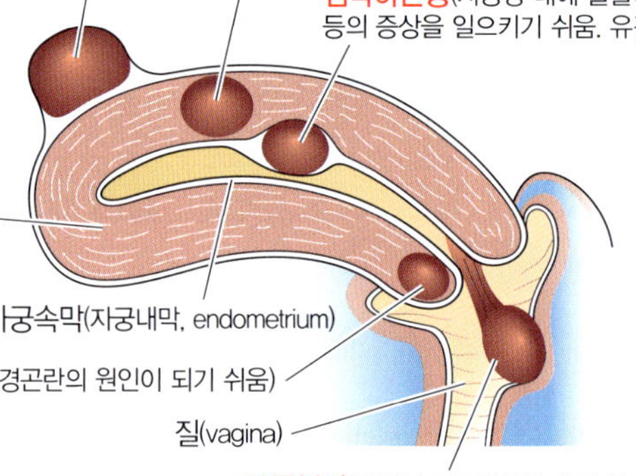

관련사항

자궁샘근육증(자궁선근증, adenomyosis uteri)

- 자궁속막의 조직이 자궁근육층 안으로 침입하여 증식한다.
- 증상이나 임상소견이 자궁근종과 유사하지만, 적절한 치료를 위해서는 MRI에 의한 감별이 중요하다.

MRI

- T2 강조영상에서 자궁근육층의 **윤곽이 선명하지 않은 저신호** + **국한성 비대**가 나타난다(→ 사진 2).
- 내부에 종종 **점상 고신호**(출혈소)가 나타난다.
- **접합부위**(junctional zone, JZ)**가 불명료**하게 나타난다(병변부가 JZ와 같은 정도의 저신호이기 때문 → p.383).

관련사항

자궁근종과 자궁샘근육증의 감별(T2 강조영상)

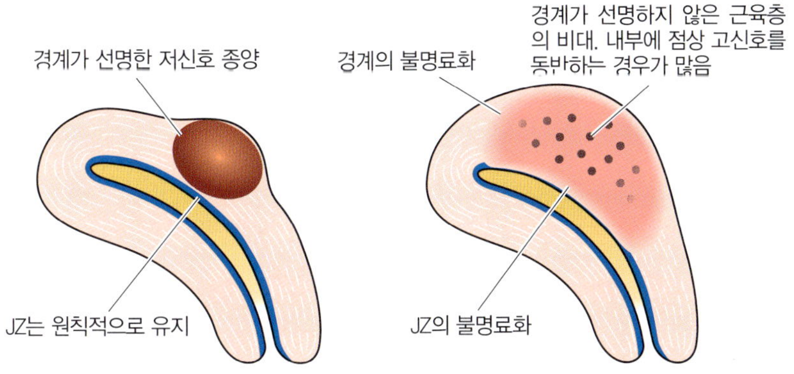

▶ 자궁샘근육증

32세 여성. 월경과다 및 월경 시 통증이 나타났다.

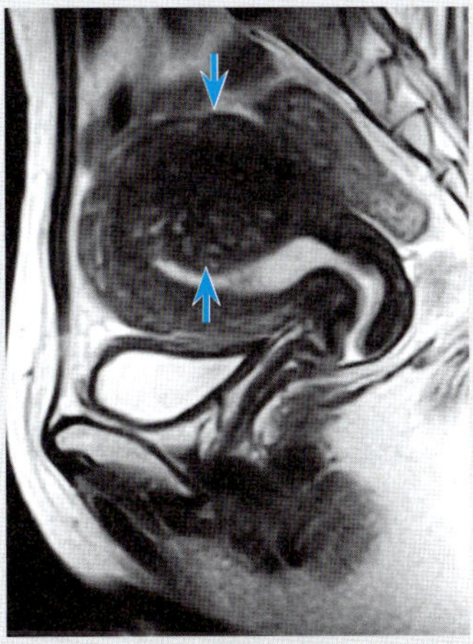

T2 강조영상

[사진 2] 자궁몸통 뒤벽에 경계가 선명하지 않은 비대가 있고(→), 내부에 점상 고신호가 다발해 있다. 접합부위(junctional zone)는 불명료하다.

▶ 근종분만

48세 여성. 부정출혈 및 질내 위화감이 나타났다.

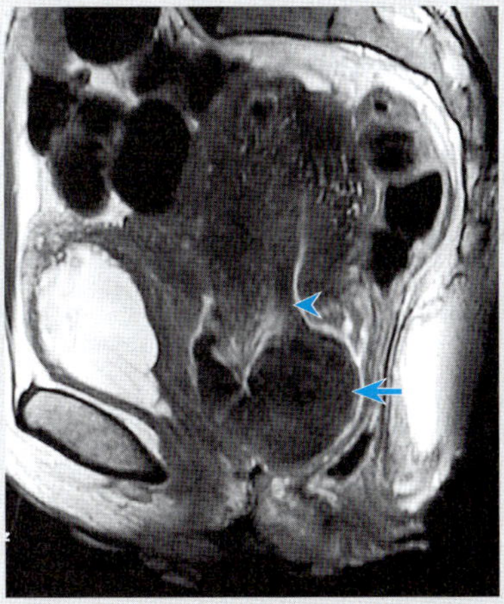

T2 강조영상

[사진 3] 가는 자궁목부분(➤)에서 자궁안으로 연속된 근종(→)이 질 안으로 처져 있다.

자궁내막암(자궁몸통암종) *endometrial carcinoma*

57세 여성. 1개월 전부터 혈성 대하가 나타났다.

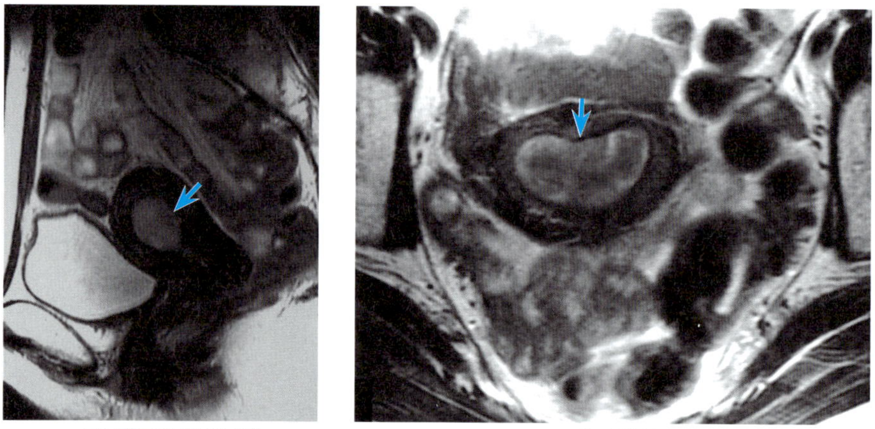

a. T2 강조영상(시상면)　　b. T2 강조영상(수평면)

[사진 1] 자궁속막이 비대하고 밝기가 저하되어 있다(→). 폐경 후이기 때문에 자궁근육층은 전체적으로 위축되어 있다. 비대한 자궁속막이 불균일한 저신호를 나타내고 있으나 근육층과의 경계는 선명하다.

■ 병태 및 영상소견

- 자궁속막에서 발생하는 샘암종이다.
- 50~60대에 가장 많이 발생하고, 대부분 **부정출혈**(80% 이상)을 나타낸다.

초음파검사

- 자궁속막의 비대 및 속막 에코가 고르지 않게 나타난다.

MRI T2 강조영상

- **속막의 비대**(폐경 전 10mm 이상, 폐경 후 3mm 이상) + **밝기 저하**가 나타난다.
- 근육층침윤(stage Ib 이상) : 접합부위(junctional zone)의 불명료화, 근육층과 속막 경계의 가장자리가 고르지 않게 나타난다.

관련사항

자궁경부암(자궁목암, cervical cancer)

- 영상진단(특히 MRI)은 병기진단에 유용하다.

접합부위(junctional zone, JZ)

- T2 강조영상에서 **자궁근육층과 자궁속막 사이**에 보이는 1층의 **저신호대**이다(→ p.34).
- 자궁근육층의 일부(가장 속층)이지만 이곳만 저신호로 보이는 이유는 밝혀지지 않았다.

접합부위가 불명료한 경우

- 자궁샘근육증(자궁선근증, adenomyosis uteri)
- 자궁내막암(자궁속막암)의 근육층 침윤
- 노화(자궁위축)

▶ 자궁경부암

43세 여성. 성교 시 통증과 출혈이 나타났다.

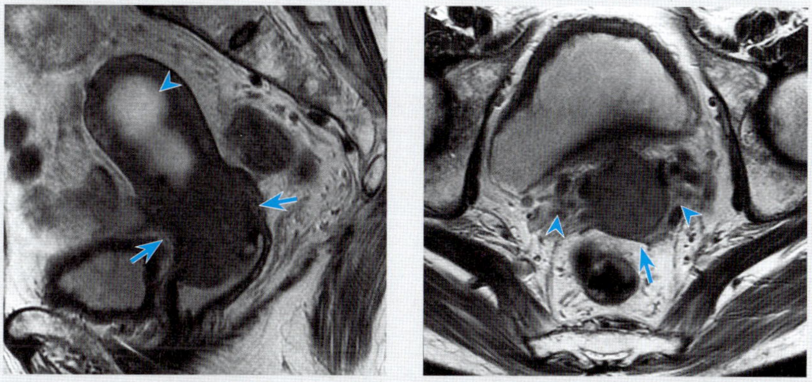

a. T2 강조영상 b. T2 강조영상(수평면)

[사진 2] a : 자궁목의 종양상 비대가 확인된다(→). 자궁목의 협착으로 자궁속공간에는 액체가 고여 있다(➤). b : 비대해진 자궁목(→) 주위에 자궁주위조직(parametrium)으로 침윤을 나타내는 고르지 않은 줄 무늬 음영이 있다(➤).

관련사항

■ 기타 자궁 · 자궁관병변

▶ 두뿔자궁(쌍각자궁, bicornate uterus)

30세 여성. 불임

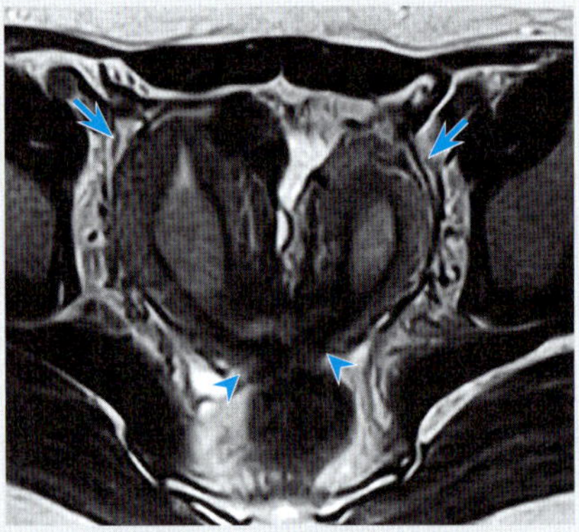

T2 강조영상

[사진 3] 2개의 자궁안(자궁강)이 확인되며(➔) 자궁목도 2개로 나뉘어 있다(➤).

▶ 자궁관수종(난관수종, hydrops tubae profluens)

32세 여성. 불임

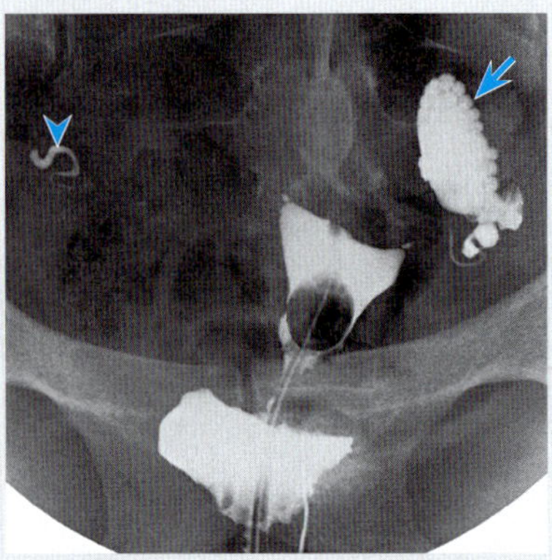

자궁자궁관조영

[사진 4] 왼쪽 자궁관이 주머니모양으로 확장되어 있다(➔). 오른쪽은 정상이다(➤).

▶ 자궁관유착

38세 여성. 불임

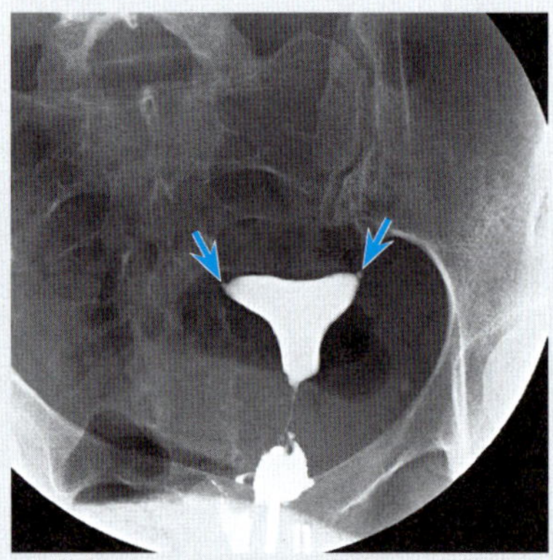

자궁자궁관조영

[사진 5] 양쪽 자궁관이 가시부에서 끊겨 조영되지 않는다(➔).

난소종양 *ovarian tumor*

■ 장액샘종(장액선종, serous adenoma)

35세 여성. 증상이 없다.

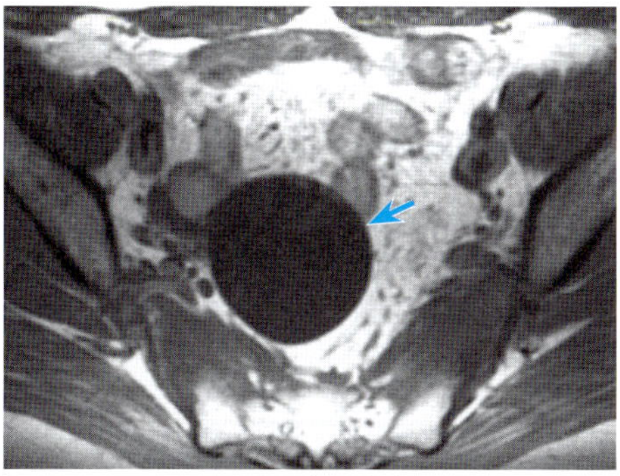

a. T1 강조영상

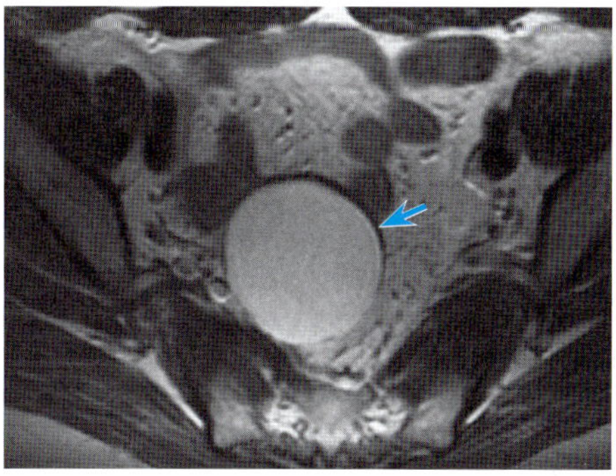

b. T2 강조영상

[사진 1] a : 물과 같은 저신호를 나타내는 낭성 종양이 확인된다(→). 벽은 거의 보이지 않을 정도로 얇다. b : 물과 같은 균일한 고신호(→)가 관찰된다.

■ 자궁내막낭(자궁내막물혹, endometrial cyst; 초콜릿낭종)

42세 여성. 월경통이 있다.

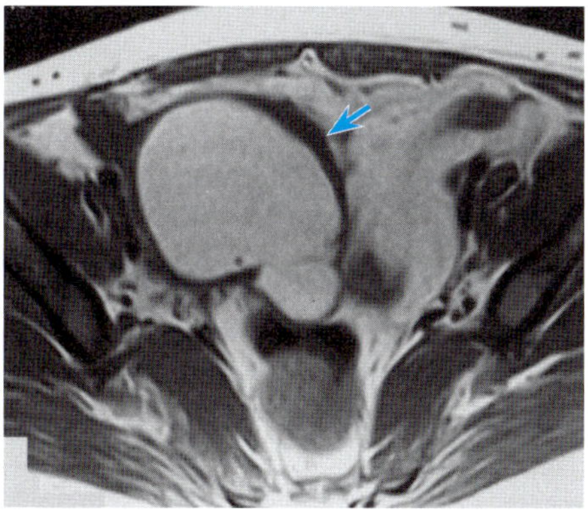

a. T1 강조영상

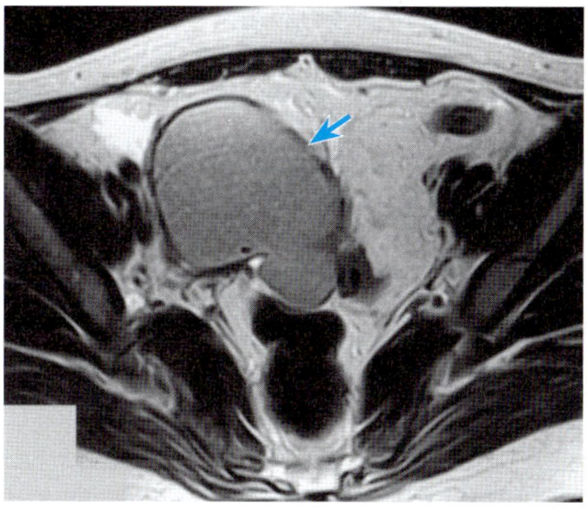

b. T2 강조영상

[사진 2] a : 균일한 고신호를 나타내는 낭종으로(→), 벽이 약간 두껍다. b : 장액낭(serous cyst)보다 약간 밝기가 낮다(→).

■ 난소낭샘암종(ovarian cystadenocarcinoma)

37세 여성. 아랫배에 둔통이 나타났다.

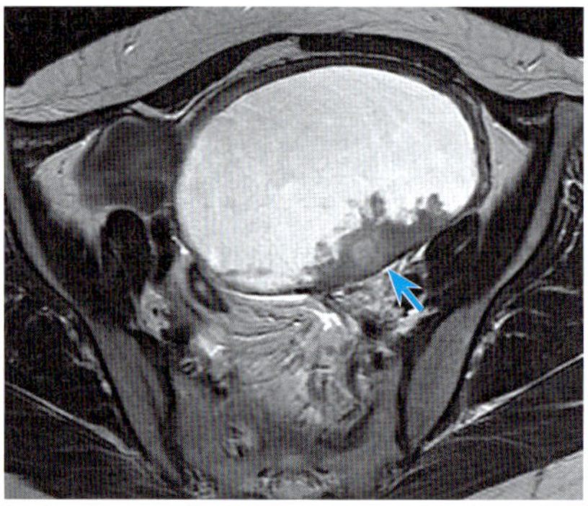

T2 강조영상

[사진 3] 낭벽 일부에 고르지 않은 충실성 부분이 있어(→) 악성으로 판단된다.

■ 피부모양기형낭종(유피낭종, dermoid cyst)

29세 여성. 초음파검사에서 난소종양을 지적받았다.

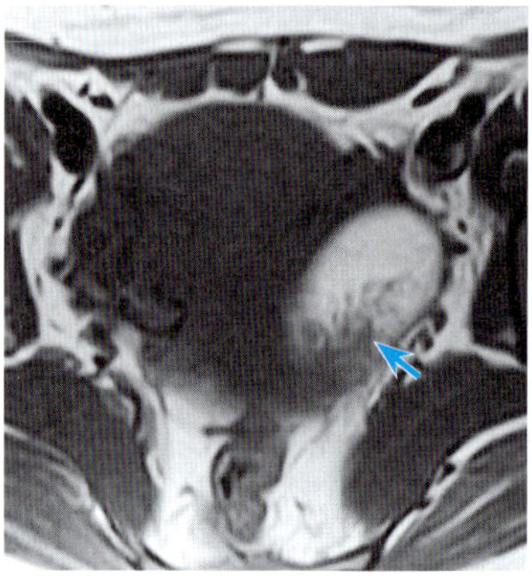

a. T1 강조영상

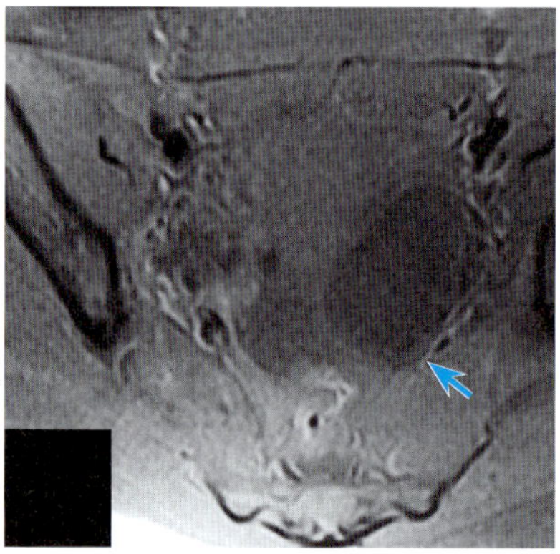

b. 지방억제병용 T1 강조영상

[사진 4] 왼쪽 난소에 고신호를 나타내며, 내부가 균일한 종양이 확인된다(→). 지방억제법에서 저신호가 되는 것으로 보아 지방을 함유하는 병변임을 알 수 있다.

■ 병태 및 영상소견

난소종양의 영상소견

	영상소견
낭성(→ 양성)	
낭샘종(cystadenoma) (장액성, 점액성)	벽이 얇은 균일한 낭종 T1W : 저신호(장액성), 고신호(점액성) T2W : 고신호
자궁내막낭(endometrial cyst) (초콜릿낭종)	벽이 다소 두꺼운 낭종 T1W : 고신호, T2W : 저~고신호 지방억제*에서 변화하지 않음
낭성 + 충실성(→ 성숙기형종 외는 악성)	
성숙기형종(mature teratoma, 유피낭)	낭종 성분(T1W : 저신호, T2W : 고신호) 지방 성분(T1W : 고신호, T2W : 고신호, 지방억제*에서 저신호화) 기타(충실 성분, 모구, 석회화 등) 악성 전환 → 주변으로 침윤, 고도의 조영 효과
미숙기형종(immature teratoma)	낭종 + 고르지 않은 조영 효과를 나타내는 충실성 부분
낭샘암종(cystadenocarcinoma) (장액성, 점액성)	단방성 또는 다방성(스테인드글라스상), 종종 거대 충실성 부분에 조영 효과
투명세포샘암종 (clear cell adenocarcinoma)	자궁속막 낭종 + 고르지 않은 충실성 부분
충실성(→ 양성 또는 악성)	
과립막세포종양(granulosa cell tumor)	다방성 낭종 + 충실성 부분(높은 에스트로겐 수치)
과립난포막세포종양 (granulosa–theca cell tumor)	T1WI, T2WI 모두 저신호의 충실성 종양(높은 에스트로겐 수치)
섬유종(fibroma)	T1WI, T2WI 모두에 저신호의 충실성 종양 병리조직은 과립난포막세포종양과 종종 합병
전이성 종양 (Krukenberg종양)	가장자리가 고르지 않은 침윤성의 충실성 종양, 종종 양측성 위암이 특히 많음

* 지방의 신호만 억제하는 MRI 촬영법으로, T1 강조영상이나 T2 강조영상 등과 조합시킨다. 지방종, 피부모양기형낭종(유피낭종) 등은 저신호(무신호)가 된다.

관련사항

다낭난소증후군(polycystic ovarian syndrome, PCOS)

- 무배란성 무월경, 다모, 비만, 높은 LH 수치가 나타난다.
- 생식샘자극호르몬요법 → 난소자극증후군(ovarian hyperstimulation syndrome, OHSS)을 유발한다(급격한 난소 비대 + 복수).
- 양쪽 난소에 비슷한 크기의 **작은 낭종이 다발하여 비대**해진다.

▶ **다낭난소증후군(PCOS)**

28세 여성. 무월경, 비만이 나타났다.

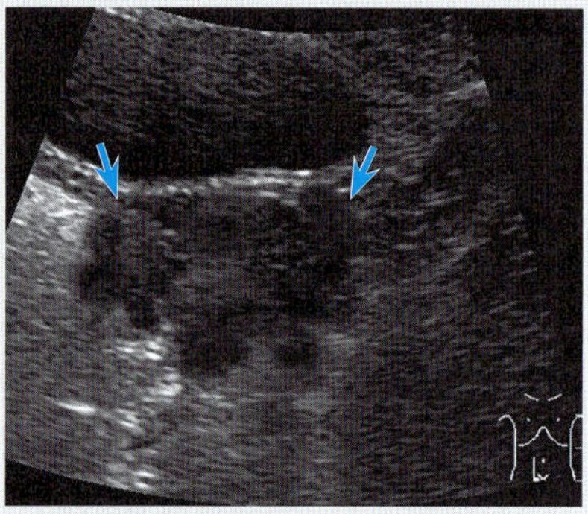

a. 초음파(오른쪽 아랫배 세로단면상)

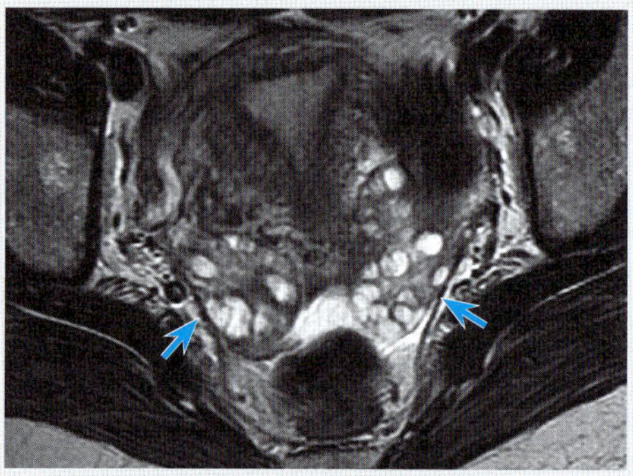

b. T2 강조영상(가로단면상)

[사진 5] a · b : 양쪽 난소에 비슷한 크기의 작은 낭종이 다발해 있다(→).

신경모세포종 *neuroblastoma*

6개월 남아. 명치에 단단한 종양이 촉진되며 요중 VMA가 15mg/일이다(기준치 5mg/일 이하).

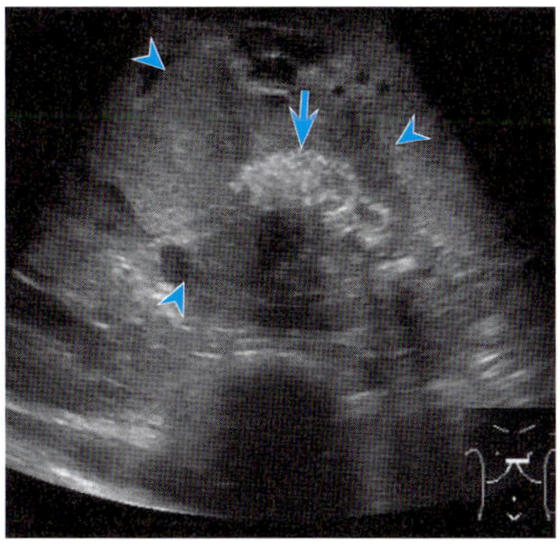

a. 초음파(명치부위 가로단면)

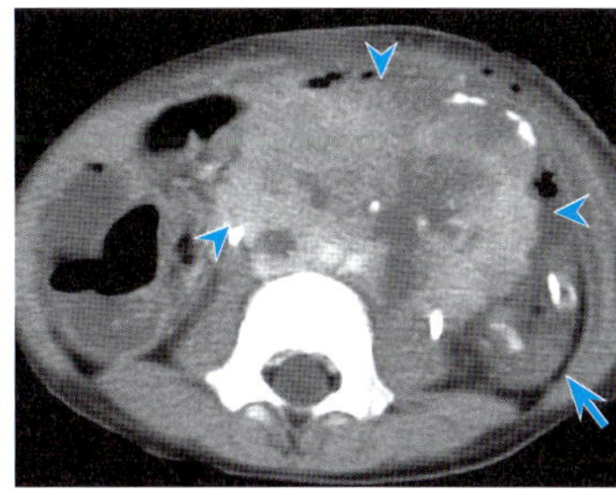

b. 조영 CT

[사진 1] a : 왼쪽 명치에 고에코와 저에코가 섞인, 고르지 않은 분엽모양 충실성 종양이 확인된다(➤). 내부에 석회화로 판단되는 음향음영을 동반한 고에코도 확인된다(➔). b : 왼콩팥(➔)의 위안쪽에 석회화를 동반한 저흡수, 불균일한 조영 효과를 나타내는 종양이 확인된다(➤).

관련사항

■ 소아의 복부종양

- 소아는 증상을 호소하지 못하므로 성인이 복부종양을 만져서 알아차리는 경우가 많다.
- **신생아**에게서는 **물콩팥증**(수신증, hydronephrosis)이 **가장 많이 발생**한다.
- **연령이 증가함에 따라 종양이 증가**한다.
- 종양 대부분이 **악성**이다.

장기별 빈도	신생아	영유아
1	콩팥(55%) **물콩팥증** 콩팥주머니성 질환 **콩팥모세포종** 등	콩팥(55%) **콩팥모세포종** **물콩팥증** 콩팥주머니성 질환 등
2	생식기(15%) 난소종양 자궁질수종 등	후복막(20~25%) **신경모세포종** 가로근육종, 기형종 등
3	소화관(15%) 소화관종양 장간막낭 등	소화관 · 간쓸개관(15~20%) 막창자꼬리염(종양) 장중첩증 **간모세포종** 등
4	후복막(10%) **신경모세포종** 가로근육종 기형종 등	생식기(< 5%) 난소종양 자궁질수종 등
5	간쓸개관(5%) 전이성 간종양 **간모세포종** 혈관종 등	

관련사항

소아 복부종양의 감별진단

	신경모세포종 (neuroblastoma)	콩팥모세포종 (nephroblastoma; 윌름즈종양)	간모세포종 (hepatoblastoma)
발생부위	부신, 배막뒤, 세로칸, 목 (신경외배엽 조직에서 유래)	콩팥(뒤콩팥모세포조직에서 유래)	간(간세포에서 유래)
빈도	소아 복부종양으로서 가장 많음*1	두 번째로 많음 소아의 간종양 90%	세 번째로 많음 소아의 간종양 90%
최다초발 연령	1~2세 5세 이하가 90%	3~4세 5세 이하가 80%	1~2세 4세 이하가 80%
종양표지자	높은 VMA, HMA 수치		높은 AFP 수치
합병증		벡위스-위드만증후군*2 WAGR증후군*3	벡위스-위드만증후군*2 가족성샘종폴립증(FAP)
영상소견			
초음파	불균일, 석회화는 음향음영	불균일	불균일
CT	저흡수, 불균일한 조영효과 석회화 : 50%	저흡수, 불균일한 조영효과 석회화 : 10% 이하	저흡수, 불균일한 조영효과 석회화 : 드묾
혈관촬영	과다혈관성	과소혈관성	과다혈관성
기타	^{131}I-MIBG 집적 (→ p.497)		

*1 소아 악성 종양 전체에서는 백혈병 > 뇌종양 > 신경모세포종의 순서
*2 벡위스-위드만증후군(Beckwith-Wiedemann syndrome) : 배꼽부위 이상, 거대혀, 반신비대 등
*3 WAGR증후군 : 무홍채증, 비뇨생식기기형, 정신발달지체

관련사항

▶ 콩팥모세포종(nephroblastoma; 윌름즈종양)

9개월 남아. 모친이 오른쪽 명치부위에 종양이 있음을 알아차렸다.

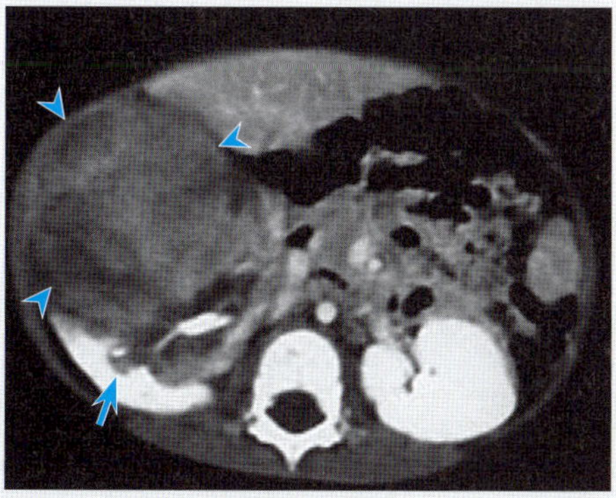

조영 CT

[사진 2] 오른쪽 명치부위에 커다란 저흡수성 종양이 확인되고(➤), 불균일한 음영 효과를 나타낸다. 오른콩팥(→)에서 발생했음을 알 수 있다.

▶ 간모세포종(hepatoblastoma)

3세 여아. 명치부위의 팽만을 모친이 알아차렸다. AFP 1,600ng/mL이다.

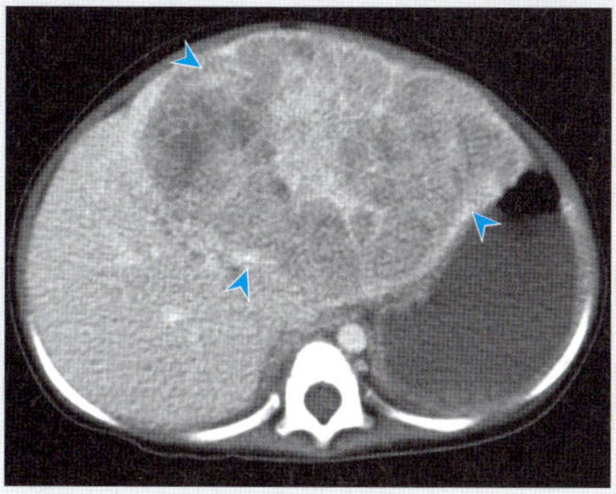

조영 CT

[사진 3] 간 왼엽 전체 및 오른엽 앞구역을 차지하는, 불균일한 조영 효과를 나타내는 충실성 종양이 확인된다(➤).

ESSENTIAL MINIMUM

···› 콩팥세포암종(p.358)
- 과다혈관성 콩팥종양
- 동맥상에서 조기 염색

···› 콩팥깔때기 · 요관종양(p.361)
- 대부분(90%) 이행세포암종
- 충실성 종양 + 상류의 확장(물콩팥증 · 물요관증)

···› 물콩팥증(p.362)
- 콩팥잔 · 콩팥깔때기의 확장
- 콩팥잔의 둔화, 곤봉모양 변형

···› 요로돌(p.364)
- 요로의 주행 방향과 일치하는 석회화 음영
- 상류의 물콩팥증 · 물요관증

···› 부신종양(p.376)
- 샘종 : 편측 부신의 비대
- 과형성 : 양측 부신의 비대

섬광조영술
- 샘종 : ^{131}I–아도스테롤 집적
- 크롬친화세포종 : ^{131}I–MIBG 집적

···› 정상 자궁의 MRI상
- T2 강조영상 : 자궁근육층은 저신호, 자궁속막은 고신호

···› 자궁근종 · 자궁샘근육증(p.379)
- 자궁근종 : T2 강조영상에서 저신호, 윤곽이 선명한 종양
- 자궁샘근육증 : T2 강조영상에서 저신호, 윤곽이 선명하지 않은 근육층의 비대, 점상 고신호

⋯› 자궁내막암(자궁몸통암, p.382)

- 자궁속막의 비대, 밝기 저하

⋯› 난소종양(p.385)

- 낭성은 양성, 충실 성분이 있으면 악성
- T1 강조영상에서 고신호 : ①점액낭, ②자궁속막낭, ③유피낭
- 피부모양기형낭종 : 지방, 석회화를 포함

⋯› 신경모세포종(p.389)

- 석회화(50%)
- ^{131}I–MIBG 집적

CHAPTER 3

방사선진단학

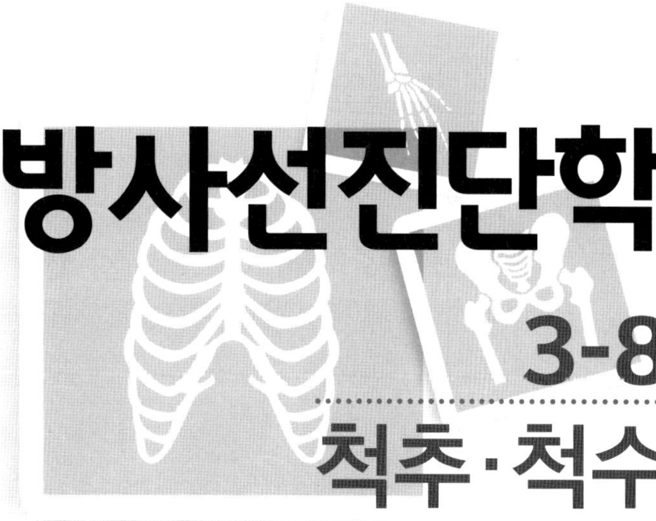

3-8 척추·척수

■ 원반탈출 ······ 396
[관련사항]
쉬모를결정

■ 허리척추관협착증 ······ 398

■ 허리뼈전방전위증 ······ 400

■ 뒤세로인대뼈되기증 ······ 403
[관련사항]
황색인대뼈되기증
중심성 목척수손상

■ 류마티스관절염 ······ 407
[관련사항]
머리뼈바닥함입증
치아돌기저형성
클리펠–파일증후군

■ 전이성 척추종양 ······ 411
[관련사항]
척추압박골절 · 파열골절
bright disk sign

■ 척추염 · 척추원반염 ······ 415
[관련사항]
강직척추염

■ 다양한 척추골절 ······ 418
[관련사항]
고리뼈파열골절(jefferson골절)
치아돌기골절
중쇠뼈척추뼈고리골절(Hangman골절)
가시돌기골절
찬스골절
엉치뼈취약골절

■ 척수물구멍증 ······ 421
[관련사항]
키아리기형
머리뼈바닥함입증

■ 척추갈림증 · 수막탈출증 ······ 424
[관련사항]
결박척수증후군

■ 척수종양 ······ 427
척수신경집종
척수수막종

■ 특징적인 영상소견을 나타내는 그 밖의 척수질환 ······ 430
다발경화증(MS)
시신경척수염(NMO)
길랑–바레증후군
척수탈출증
척수경색증
척수동정맥샛길
양성 국소근위축증

■ ESSENTIAL MINIMUM ······ 435

원반탈출(추간판탈출) *herniated intervertebral disc*

35세 남성. 간헐절뚝거림이 나타났다(300m 정도 걸으면 두 다리통증과 저림이 심해져서 걷지 못함).

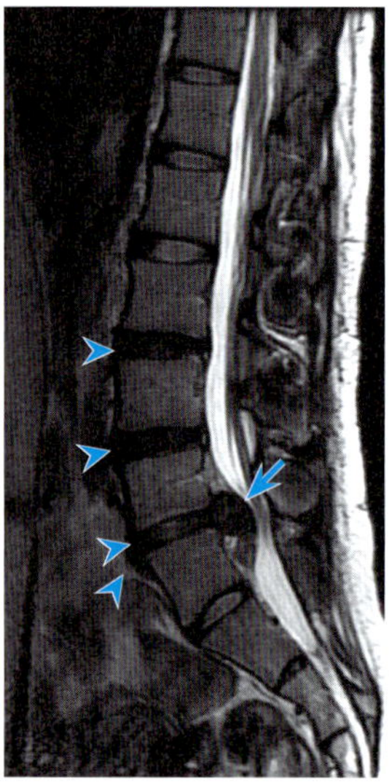

a. T2 강조영상(시상면)

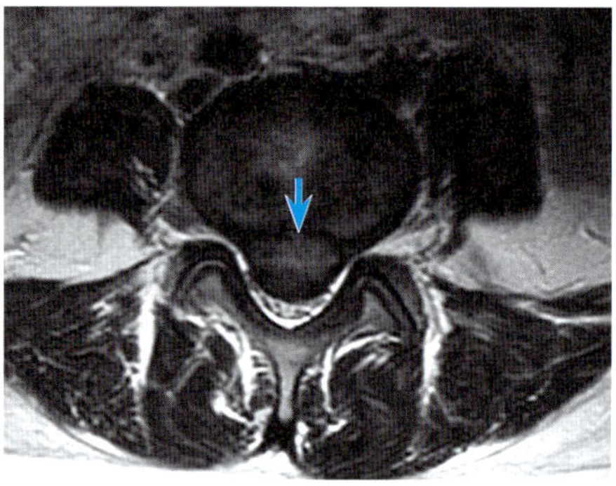

b. T2 강조영상(L4/5 고위, 수평면)

[사진 1] a : L2/3, L3/4, L4/5 척추원반은 함수량의 저하(변성)를 반영하여 밝기가 저하되어 있다(➤). L4/5 척추원반은 등쪽으로 돌출해서 탈출(herniation)을 형성하고 있다(→). b : 탈출이 등쪽 정중앙으로 돌출하여 척주관 내 경질막주머니, 말총다발을 강하게 압박하고 있다(→).

병태

- 척추원반(추간판, intervertebral disc)은 **섬유테**(섬유륜, annulus fibrosus)와 **속질핵**(수핵, mucleus pulposus; 프로테오글리칸을 주성분으로 하여 풍부한 수분을 함유)으로 구성된다.
- 원반탈출(추간판탈출, herniated intervertebral disc)은 수분을 상실하여 변성된 **속질핵**이 섬유테를 파괴하여 탈출한 후 경질막주머니나 신경근을 압박하는 병태이다.

호발부위

- 목뼈 : C5/6, C6/7 → 목통증, 팔통증, 저림, 근력저하가 나타난다.
- 허리뼈 : L4/5, L5/S1 → 허리통증, 다리통증, 저림, 근력저하가 나타난다.

영상소견

- **척추원반의 돌출**(버섯모양) → 말총, 신경근의 압박이 확인된다.
- **T2 강조영상에서 척추원반이 저신호**가 된다(정상 척추원반은 풍부한 수분을 함유하므로 고신호이지만, 변성하여 수분을 상실하면 저신호가 됨).

원반탈출의 병태

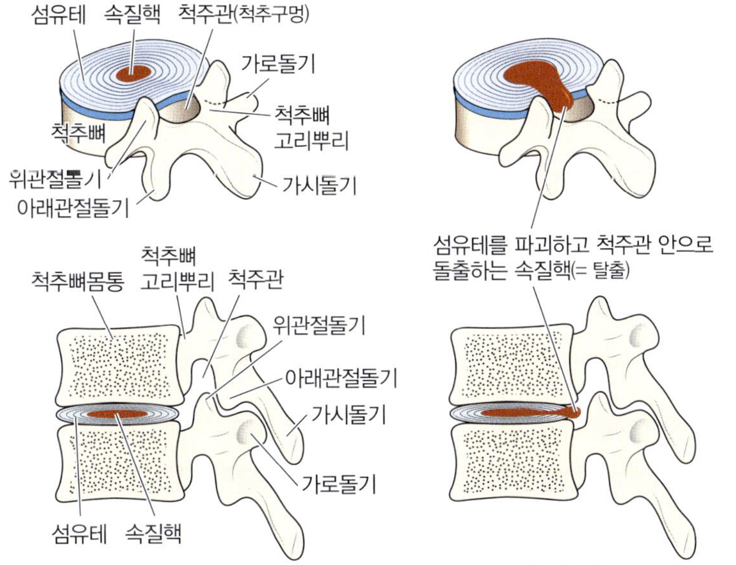

정상　　　　원반탈출

관련사항

■ 쉬모를결절(Schmorl's node)

- 척추원반이 끝판(종말판, endplate)을 부수고 **위아래의 척추뼈몸통으로 함입한다**(수직형 탈출).
- 신경뿌리를 압박하지 않으므로 증상이 없는 경우가 많지만, 허리 통증의 원인이 된다.
- 슈에르만병(Scheuermann disease)에서 다발한다(원인 불명의 소아척추뒤굽음증).

▶ **쉬모를결절**

50세 남성. 허리통증이 나타났다.

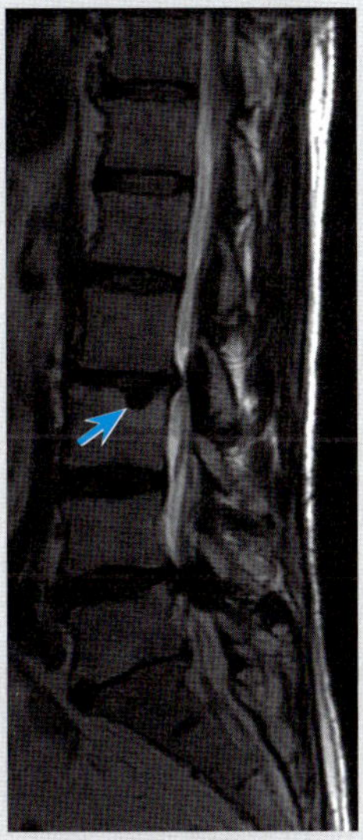

T2 강조영상

[사진 2] L2/3 척추원반이 아래쪽으로 돌출하여 L3 척추뼈몸통 끝판으로 함입해 있다(→).

허리척추관협착증 *lumbar spinal canal stenosis*

72세 남성. 허리통증과 다리통증이 나타났다.

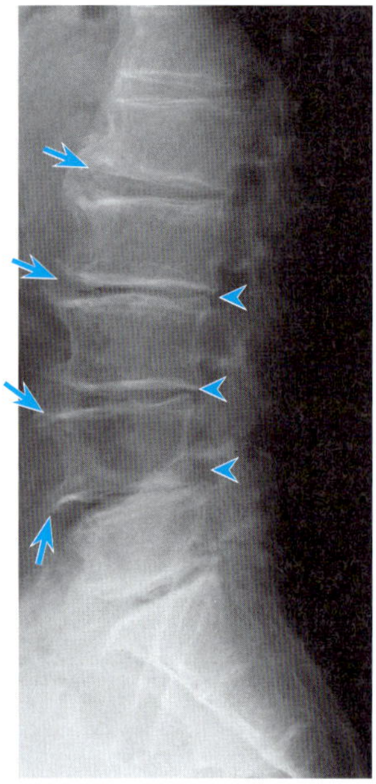

a. X선 사진(측면상)

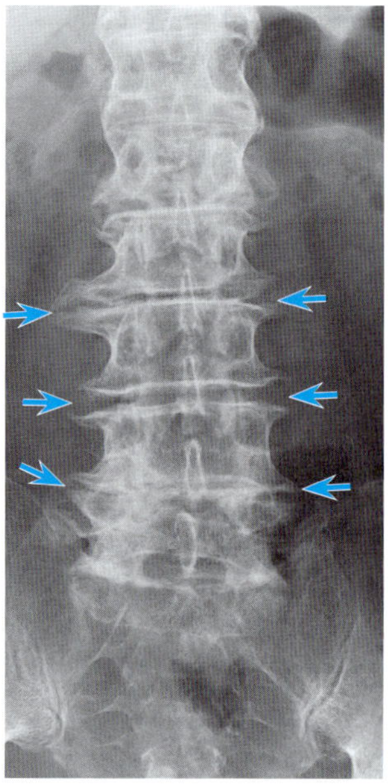

b. X선 사진(정면상)

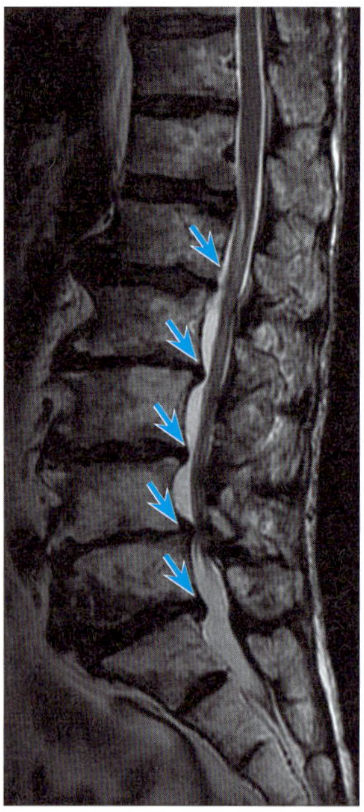

c. T2 강조영상

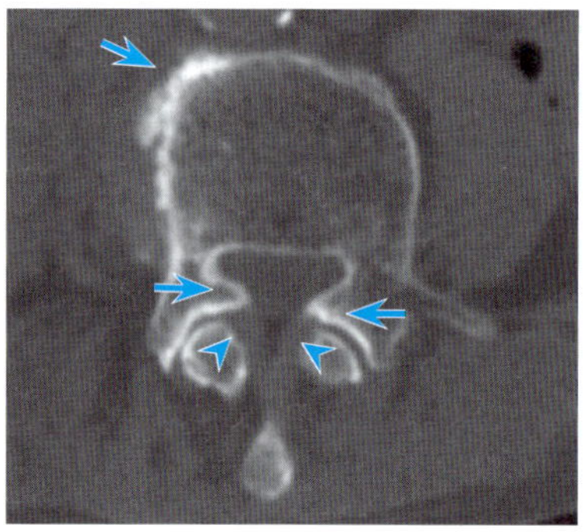

d. CT

[사진 1] a : 모든 척추뼈몸통과 척추뼈사이가 좁아져 있다(➤). 척추뼈몸통의 경화, 뼈돌기 형성(➔)이 확인된다. b : 뼈돌기 형성(➔)이 확인된다. c : 척추원반의 변성, 돌출이 있으며(➔) 척주관 지름이 좁아져 있다. d : 뼈돌기 형성(➔), 황색인대의 비대(➤)가 있으며 척주관 지름이 좁아져 있다.

■ 병태

- 선천성 협착, 후천선 협착으로 크게 나뉘며 종종 두 가지고 섞여 있다.
- 후천성 협착은 주로 노화에 의한 척추원반의 변성이 있으며, 여기에 돌기사이관절의 뼈돌기(골극, bony spur) 형성, 인대의 비대가 더해져 척추관협착증을 일으킨 상태이다.
- 종종 원반탈출과 합병된다.
- 증상 : 허리통증, 다리통증, 신경증상(근력저하, 감각장애, 곧창자방광장애)이 나타난다.

■ 영상소견

X선 사진 · CT

- 척추원반의 협소화가 확인된다.
- 척추뼈몸통의 경화와 뼈돌기 형성이 확인된다.

MRI

- T2 강조영상에서 척추원반의 저신호화와 융기가 관찰된다.
- 돌기사이관절(추간관절)의 비후가 확인된다.
- 척추뼈몸통의 반응성 밝기 변화가 확인된다.
- 척주관 앞뒤지름, 양쪽 척추사이구멍의 협착과 말총(마미)의 압박이 관찰된다.

다양한 허리척추관협착증

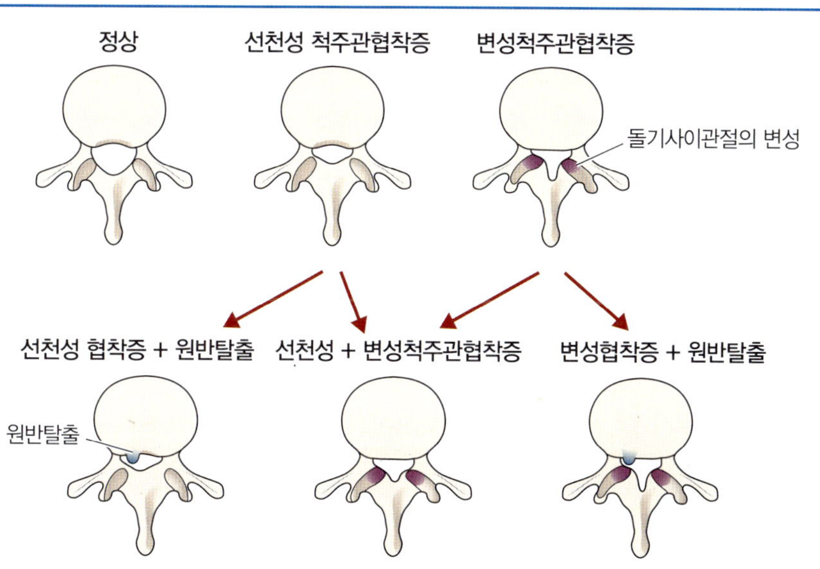

허리뼈전방전위증 *lumbar spondylolisthesis*

40세 여성. 허리통증이 나타났다.

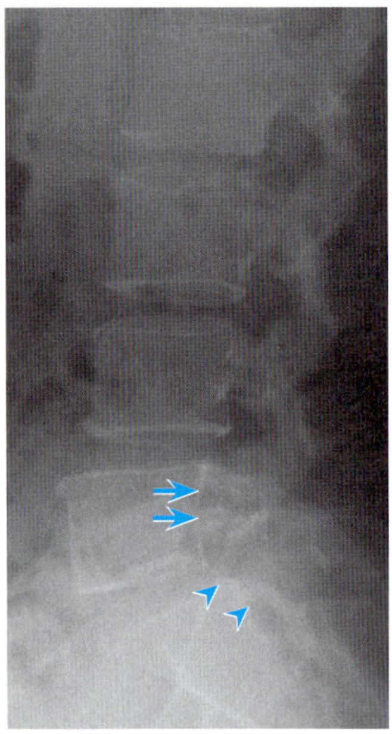

a. X선 사진(측면상)

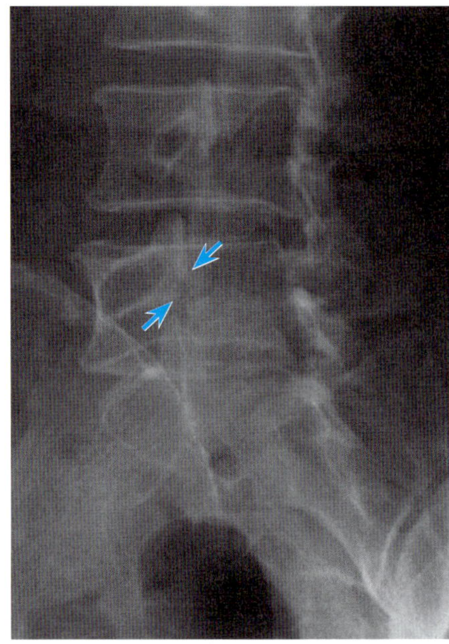

b. X선 사진(사위상)

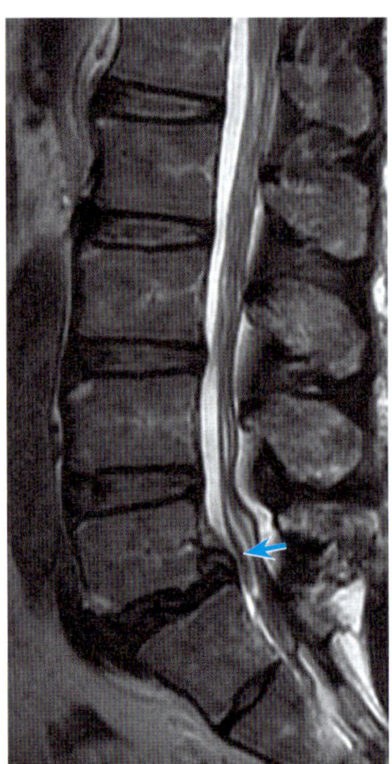

c. T2 강조영상

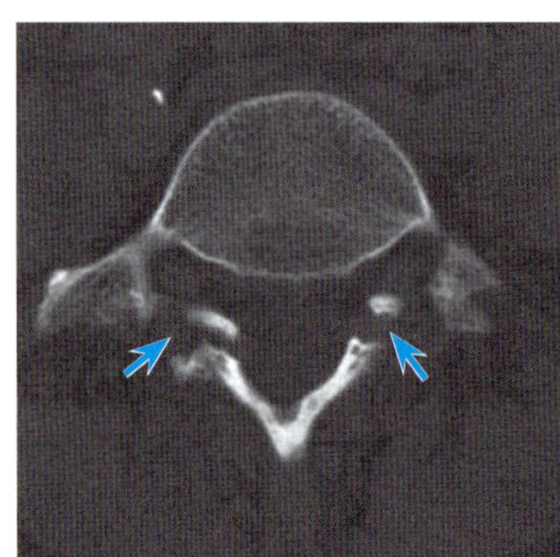

d. CT

[사진 1] a : L5(→)가 엉치뼈 뒤모서리(➤)와 비교하여 앞쪽으로 밀려나 있다. b : 척추뼈고리에 띠모양 반투명상(요크셔테리어 징후, →)이 확인된다. c : L5가 앞쪽으로 밀려나 척추원반이 변성 및 돌출되어 있다(→). d : 척추뼈고리의 연결이 끊어졌다(→).

■ 병태

- 위아래의 척추뼈몸통에 **앞뒤방향의 밀림**이 발생한 상태이다. 꼬리쪽 척추뼈몸통을 기준으로 해서 앞쪽으로 밀리는 전방전위증이 많지만, 후방전위증도 있다.
- 대부분 허리뼈, 특히 **L4, L5에 호발**한다.
- 원인 : 분리성 전방전위증, 변성 전방전위증, 선천성 전방전위증(그림)
- 분리성 전방전위증에서는 등부위 촉진에서 가시돌기 사이에 계단상의 높낮이가 있다.
- 증상 : 불안정성에 동반하는 허리통증, 척주관협착증에 의한 신경증상이 나타난다.

허리뼈전방전위증의 등급 분류

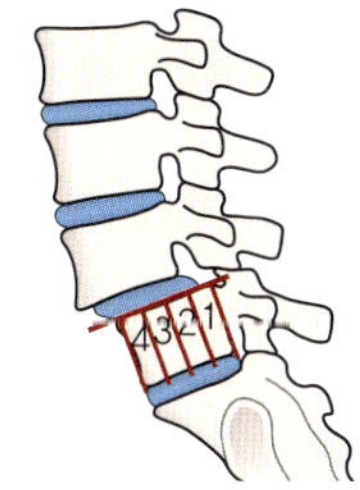

꼬리쪽 척추뼈몸통을 4등분하여 밀려있는 척추뼈몸통의 뒤모서리 위치에서 1~4도로 분류한다(이 그림에서는 2도).

허리뼈전방전위증의 분류

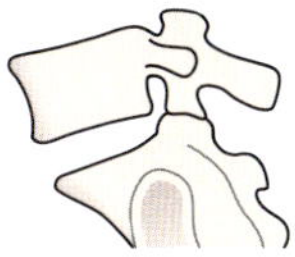

정상

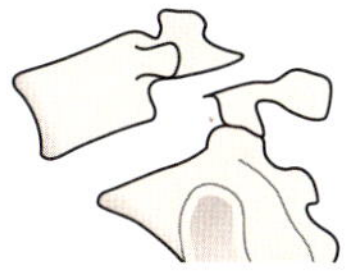

분리성 전방전위증
척추뼈고리의 관절돌기 사이가 끊김. 10~20세 남성에게 호발하며 만성적 부하에 의한 피로골절로 추측됨. L5에 호발

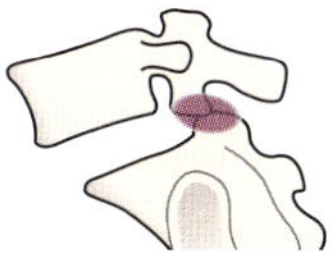

변성 전방전위증
중장년 여성에게 호발. 인대, 돌기사이관절의 불안정에 의함. L4에 호발

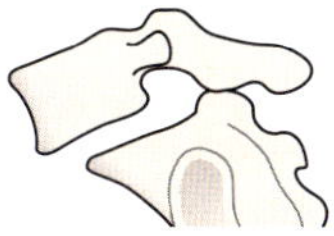

선천성 전방전위증(형성이상)
척추뼈고리, 돌기사이관절의 선천적인 형성이상에 의함. 고도의 전위. 사춘기에 진행

■ 영상소견

X선 사진 · CT

- **측면상에서 척추뼈몸통이 밀려나** 있다.
- 척추분리증 → X선 사진 사위상에서 척추뼈고리에 띠모양 **반투명상**(**요크셔테리어 징후**)이 나타나고 CT에서 척추뼈고리의 불연속이 확인된다.

MRI

- 척추뼈몸통이 전방으로 이동되어 있다.
- 척추관협착에 의한 말총(마미, cauda equina)의 압박이 확인된다.

요크셔테리어 징후

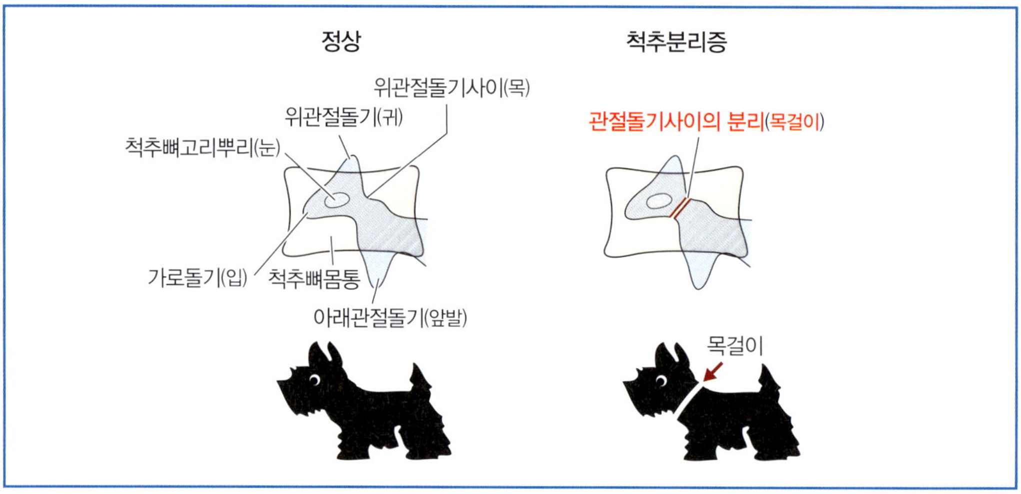

뒤세로인대뼈되기증(후종인대골화증)

ossification of posterior longitudinal ligament, *OPLL*

55세 남성. 2년 전부터 서서히 다리가 경직되어 걷기 어려워졌다.

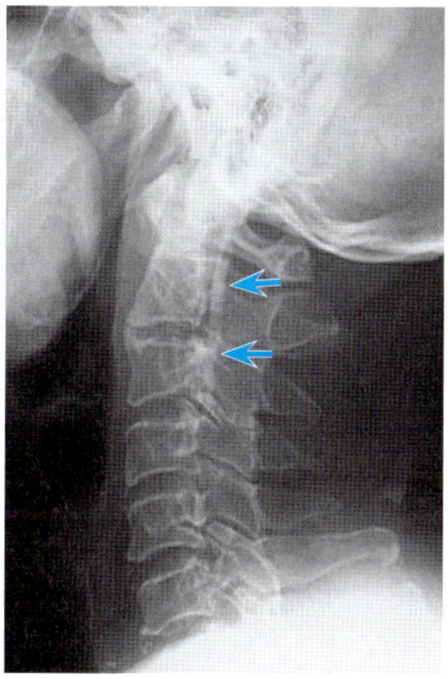

a. X선 사진

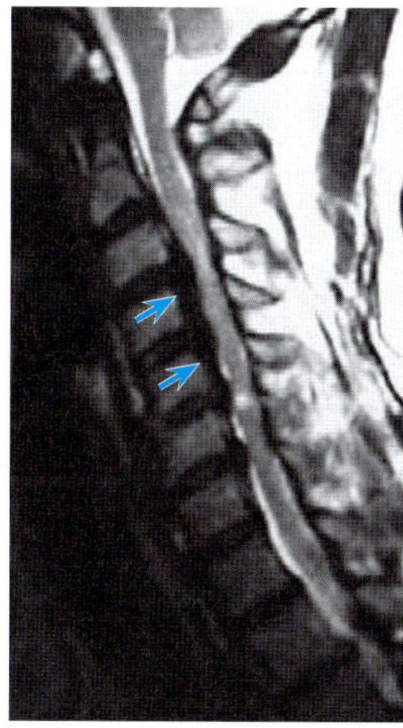

b. T2 강조영상

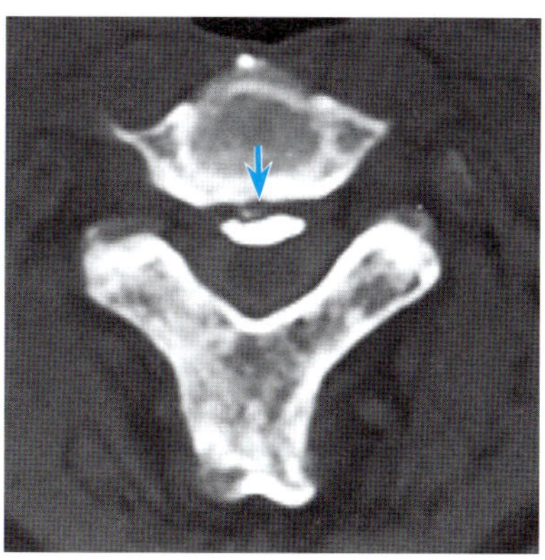

c. CT(C3 고위)

[사진 1] a : 목뼈 척추뼈몸통 뒤면을 따라 띠모양의 골화상이 확인된다(→). b : 척추뼈몸통 등쪽의 골화 병변이 경질막낭, 척수를 압박하고 있다(→). c : 척추뼈몸통 등쪽을 세로로 주행하는 무신호 병변(→)에 의해 목척수가 압박되어 있다.

■ 병태

- **목뼈**에 호발한다.
- 척추뼈몸통 뒤면 정중앙을 세로로 주행하는 **뒤세로인대**(후종인대, posterior longitudinal ligament)**가 골화 · 비대** → 척주관 협착 → **척수증상**(주로 경직교대마비)이 나타난다.

- 척주관 협착률 40% 이상인 경우는 척수증상이 증가하고, 60% 이상인 경우는 반드시 발생한다.
- 원인 불명이며 동남아시아인에 많이 발생한다(서양인의 10배 이상).
- 50세 이상, 남성이 여성보다 많다(2:1).

영상소견

X선 사진

- 목뼈 척추뼈몸통 뒤면을 세로로 주행하는 석회화상이 나타난다.

CT

- 척추뼈몸통 뒤면, 정중앙의 골화상 → 척주관 협착을 나타낸다.

MRI

- 골화된 뒤세로인대는 어떠한 영상에서도 저신호, 목척수의 압박상이 나타난다.

OPLL의 X선 분류

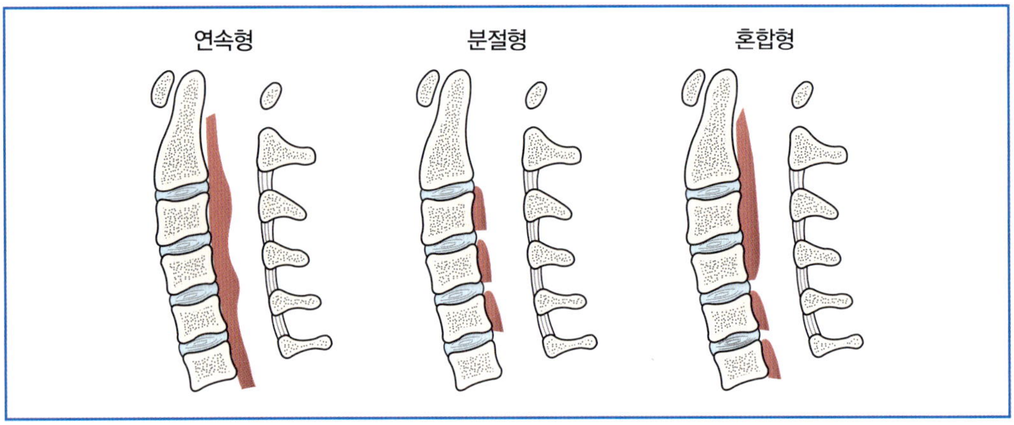

관련사항

■ 황색인대뼈되기증(황색인대골화증, ossification of yellow ligament)

- 하위 등뼈~상위 허리뼈에 호발 → 척주관 협착 → 다리저림, 탈력이 나타난다.
- 종종 목뼈의 뒤세로인대뼈되기증을 합병한다.
- X선 사진, CT : 척추뼈고리의 앞면에 골화상 → 척주관 협착을 나타낸다.

▶ 황색인대뼈되기증

60세 남성. 보행장애가 나타났다.

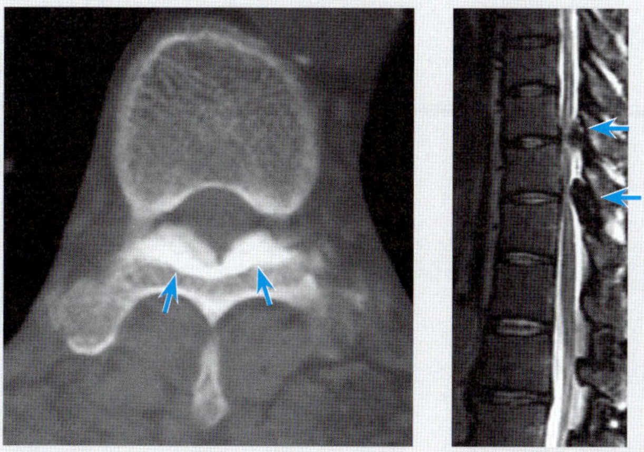

a. CT　　b. T2 강조영상

[사진 2] a · b : 양쪽 척추뼈고리 앞면에 골화상이 있고(→), 척주관을 등쪽에서 협착하고 있다.

■ 중심성 목척수손상

- 척주관협착증, 원반탈출 등에 의한 척수의 압박으로 기질적 손상(좌상)이 나타난다.
- T2 강조영상에서 척수 중심부에 고신호가 나타난다.

관련사항

▶ 중심성 목척수손상(척주관협착)

60세 남성. 목통증이 있고, 걸을 때 뻣뻣걸음(경직보행, spastic gait)이 된다.

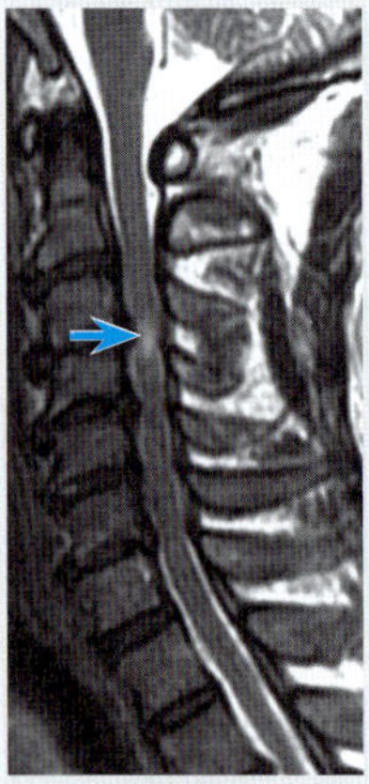

a. T2 강조영상(시상면)

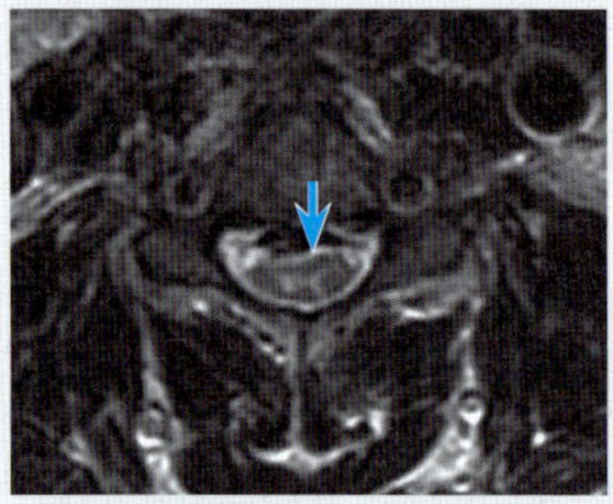

b. T2 강조영상(수평면)

[사진 3] 제3/4 목뼈 척추원반의 변성으로 목척수가 심하게 압박되어 척수 내에 고신호가 확인된다(→).

류마티스관절염(고리중쇠관절아탈구)

rheumatoid arthritis (atlantoaxial subluation)

40세 여성. 목통증, 팔근력 저하, 팔다리 반사항진이 나타났다.

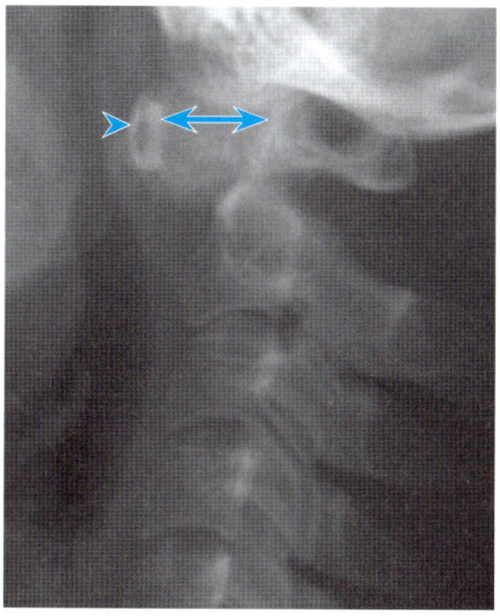

a. X선 사진

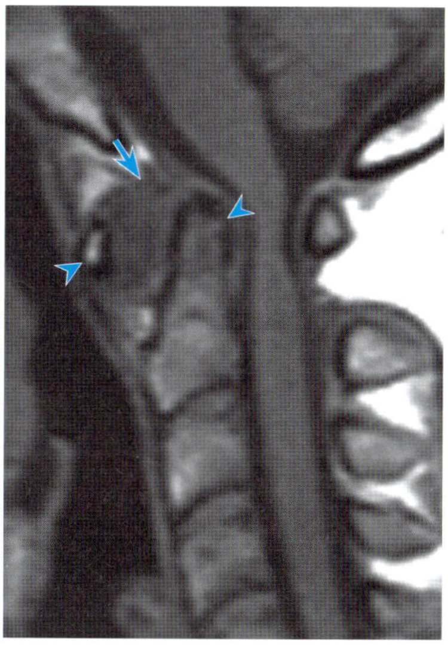

b. T2 강조영상

[사진 1] a : 고리뼈와 중쇠뼈 사이의 거리가 멀어졌다(↔). 고리뼈 앞고리(➤). b : 판누스(→)가 고리뼈 앞고리(➤)와 중쇠뼈 치아돌기(➤) 사이에 증식해 있다.

■ 병태

- 자가면역 이상을 배경으로 하는 **다발관절염**이다(= 윤활막의 염증). 중년 여성에게 많다.
- 염증성으로 비후한 윤활막이 종양모양의 **판누스**(pannus)를 형성한다. 이것이 주위의 뼈나 연골을 파괴한다.
- 척추에서는 목뼈에 호발한다(특히 상위 목뼈). → 고리중쇠관절아탈구

■ 영상소견

X선 사진 · CT

- 고리중쇠관절아탈구 → 고리중쇠관절 사이 거리의 증가(성인에서 3mm, 소아에서 5mm 이상은 비정상, 그림)가 확인된다.

- 수직성 아탈구가 나타난다.
- 머리뼈바닥함입증(두개저함입증, basilar impression)을 동반하는 경우도 있다.

MRI

- 고리중쇠관절 주변의 연부음영 = 판누스(T1 강조영상에서 저신호, T2 강조영상에서 고신호, 조영 효과 있음)가 나타난다.
- 고리중쇠관절아탈구(고리뼈 앞고리의 전방 편위)가 확인된다.
- 탈구에 의한 척주관 협착, 목척수의 압박이 관찰된다.
- 압박받은 목척수에 T2 강조영상에서 고신호가 관찰되는 경우도 있다.

고리중쇠관절 사이 거리

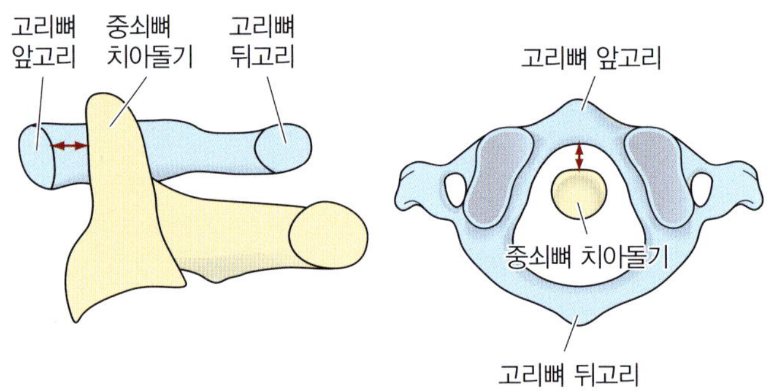

관련사항

■ 머리뼈바닥함입증(두개저함입증, basilar impression)

- **상위 목뼈가 위쪽으로 변위**하여 큰구멍(대후두공) 안으로 돌출한 상태이다. 중쇠뼈 치아돌기가 **숨뇌-목척수 이행부를 압박**한다(→p.421).
- 류마티스관절염, 뼈연화증, 선천이상 등이 원인이 된다.

▶ 머리뼈바닥함입증

24세 여성. 팔의 근력저하와 목 회전장애가 나타났다.

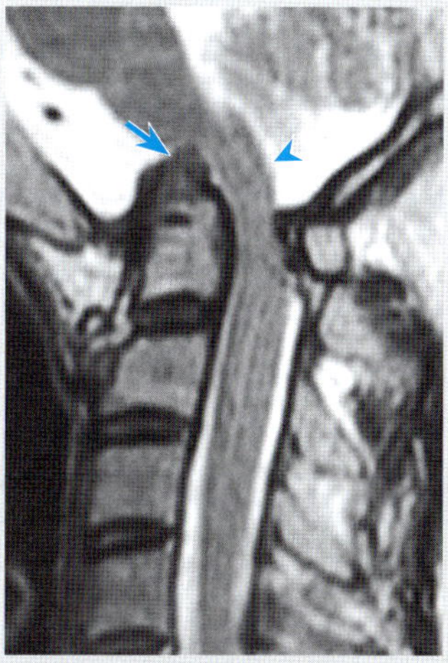

T2 강조영상(시상면)

[사진 2] 머리뼈바닥으로 함입한 치아돌기(→)가 숨뇌(➤)를 압박하고 있다.

■ 치아돌기저형성

- 중쇠뼈(제2목뼈)의 **치아돌기가 저형성, 무형성** 또는 척추뼈몸통에서 분리된 상태이다. 분리되어 있는 것을 치아돌기뼈(os odontoideum)라고 한다.
- 클리펠-파일증후군에 합병하는 경우도 많다.
- 고리중쇠관절이 불안정해지며 척수증상의 원인이 된다.

▶ 치아돌기저형성

9세 남아. 목통증이 나타났다.

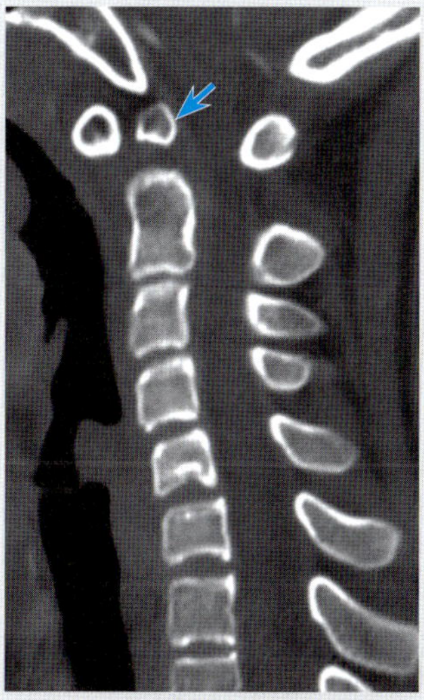

CT(시상면 재구성)

[사진 3] 중쇠뼈 척추뼈몸통에서 분리한 치아돌기뼈가 있으며(→) 이로 인해 고리중쇠관절이 불안정해져 있다.

관련사항

클리펠-파일증후군 (Klippel-Feil syndrome)

- **척추의 분절이상**과 이에 따른 신경증상을 나타내는 선천이상이다.
- **목뼈유합**, 짧은 목, 목부위 낮은 머리선을 특징으로 한다.
- 2~3개 이상의 목뼈가 유합하고 그 위아래에 과도한 불안정성이 발생해서 척수증상의 원인이 된다.

▶ 클리펠-파일증후군

45세 남성. 반신불완전마비가 나타났다.

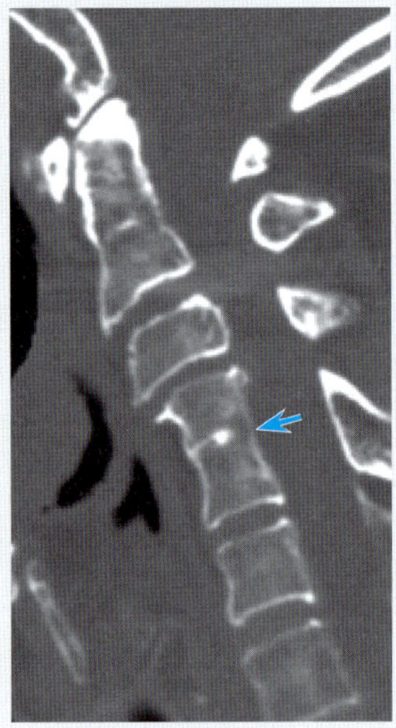

CT(시상면 재구성)

[사진 4] 제4,5목뼈의 유합이 확인된다(→). 이 위아래의 척추뼈 사이 불안정성이 척수증상의 원인이 된다.

전이성 척추종양 *vertebral metastasis*

55세 남성. 1년 전에 콩팥세포암종으로 오른콩팥적출술을 받았으며 1개월 전부터 허리통증이 심해졌다.

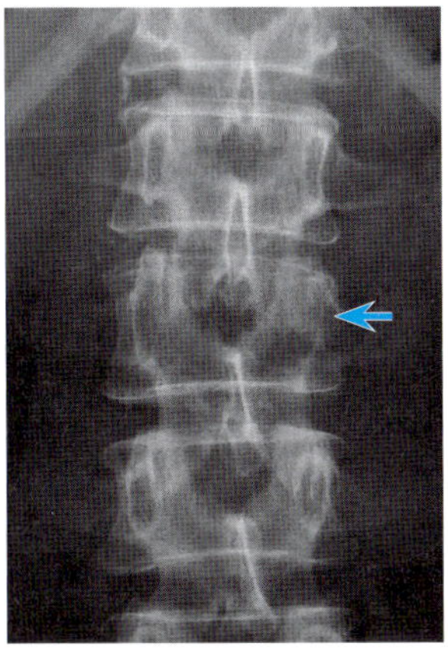

a. X선 사진(정면상)

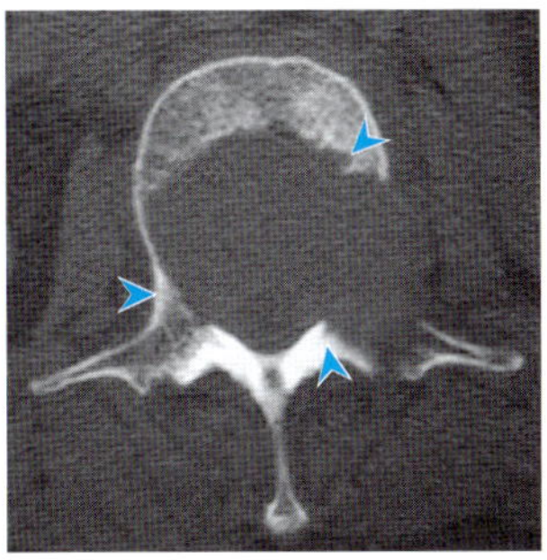

b. CT

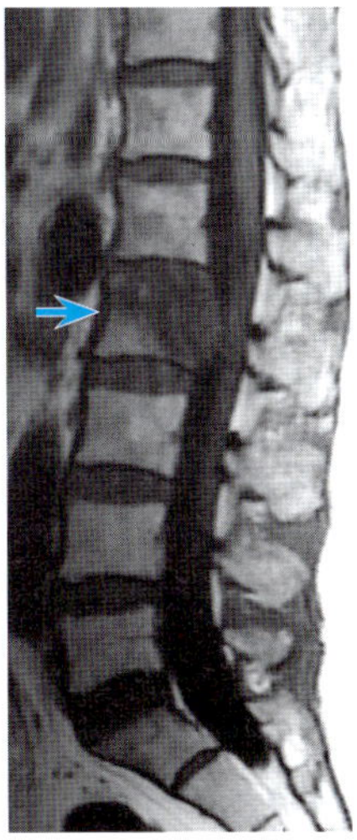

c. T1 강조영상

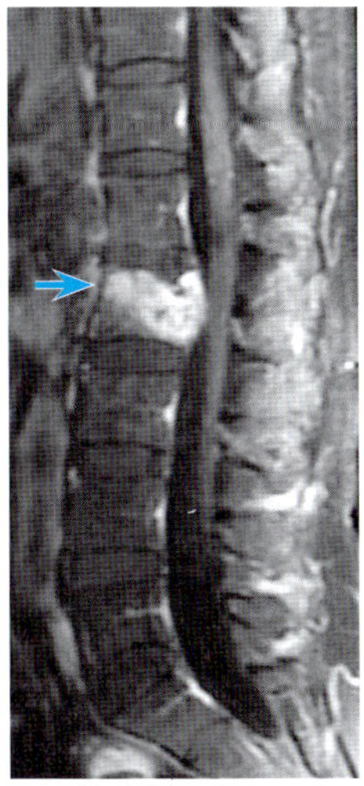

d. 조영 T1 강조영상

[사진 1] a : 제2허리뼈 왼척추뼈고리뿌리의 윤곽이 상실되어 있다(pedicle sign, →). b : 척추뼈몸통~왼척추뼈고리뿌리를 파괴하는 종양이 확인된다(➤). c : 제2허리뼈 척추뼈몸통에 정상 골수를 대체하는 저신호의 점거성 병변이 있다(→). d : 병변은 강한 조영 효과를 나타낸다(→).

■ 병태

- 원발병소 : 남성은 **폐암**, 여성은 **유방암**이 가장 많고 그 밖에 모든 종양이 전이한다.
- 허리엉치뼈 >등뼈 >목뼈
- 알칼리인산분해효소의 수치가 높다(감별진단 : 골파제트병, → p.154).
- **허리통증**, **압박골절**에 의한 척수 · 신경증상이 나타난다.

■ 영상소견

X선 사진

- 용골성 전이 : 대부분의 병변은 용골성 → 반투명상을 나타낸다.
- 조골성 전이 : 전립샘암, 유방암에 많음 → 경화상을 나타낸다.
- 척추뼈몸통 뒤부위~척추뼈고리에 호발 → 정면상에서 척추뼈고리뿌리의 윤곽이 소실되는 pedicle sign(winking owl sign)이 나타난다.
- 종종 압박골절 → 쐐기모양 변형, 편평척추가 확인된다.

MRI

- T1 강조영상에서 정상 골수의 고신호가 상실되어 저신호가 된다.
- 종양에 일치하는 조영 효과가 나타난다.

Pedicle sign

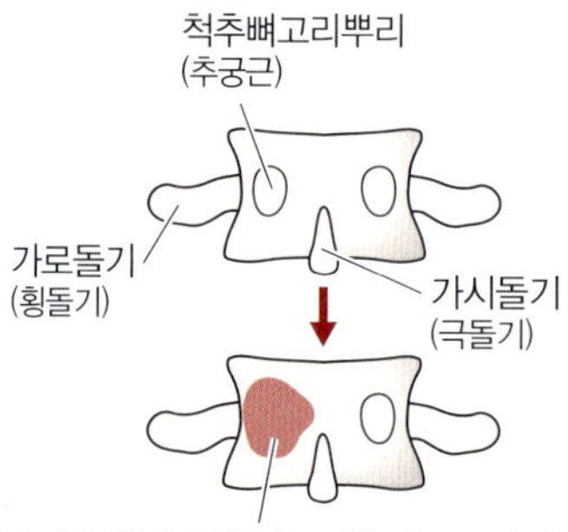

뼈파괴로 인해 척추뼈고리뿌리(pedicle)의 둥근 윤곽이 상실된다. 한쪽 눈을 감은 올빼미처럼 보여서 winking owl sign이라고도 한다.

관련사항

■ 척추압박골절 · 파열골절

- **체축방향의 응력**에 의해 척추뼈가 골절된 상태이다.
  - **압박골절** : 척추뼈몸통 앞쪽의 높이가 감소하여 쐐기모양으로 변형된다.
  - **파열골절** : 척추뼈몸통 뒤쪽도 골절된다. 종종 등쪽으로 돌출하여 척주관을 협착한다.
- 원인
  - 높은 곳에서 떨어지거나 교통사고를 당하는 등 체축방향으로 가해진 강한 외력 때문이다.
  - 종종 뼈엉성증(골다공증), 척추종양 등을 배경으로 하는 **병적 골절**도 발생한다.
- 척추뼈몸통의 높이 감소, 변형(쐐기모양 변형, 생선뼈모양 변형, 편평화)이 나타난다.
- X선 사진, CT : 뼈농도의 저하가 확인된다.
- T1 강조영상
  - 골수의 **고신호**가 유지 → 뼈엉성증(→ 사진 2)
  - 골수가 **저신호** → 점거성 병변(전이성 종양, → 사진 3)

압박골절 · 파열골절

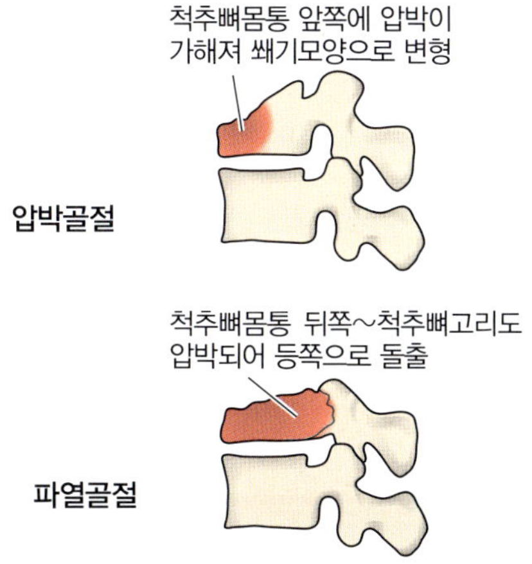

관련사항

▶ 뼈엉성증에 동반하는 압박골절

75세 여성. 허리통증이 나타났다.

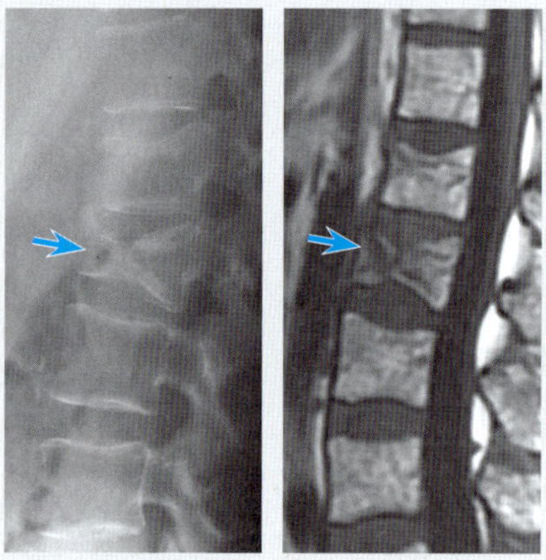

a. X선 사진　　b. T1 강조영상

[사진 2] 허리뼈에 생선뼈모양 변형을 동반하는 압박골절이 있지만, T1 강조영상에서 골수의 고신호가 유지되고 있다(→).

▶ 전이성 척추종양에 동반하는 파열골절

79세 남성. 대장암수술 후 허리통증이 나타났다.

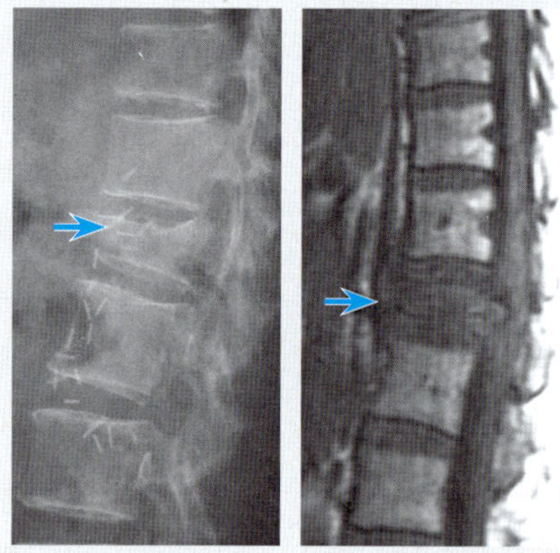

a. X선 사진　　b. T1 강조영상

[사진 3] 허리뼈에 쐐기모양 변형을 동반하는 압박골절이 있으며 T1 강조영상에서 골수 신호가 상실되어 저신호가 되었다(→).

■ bright disk sign

- 미만성 점거성 병변에 의해 골수가 광범위하게 대체되어 T1 강조영상에서 모든 척추뼈몸통이 저신호화 → **척추원반이 상대적으로 고신호**로 보이는 상태이다(정상에서는 척추원반이 척추뼈몸통보다 저신호).
- 원인 : 전이성 종양, 다발골수종, 림프종, 백혈병 등

▶ 미만성 척추전이(폐암)

70세 남성. 폐소세포암종으로 화학요법 후 목통증이 나타났다.

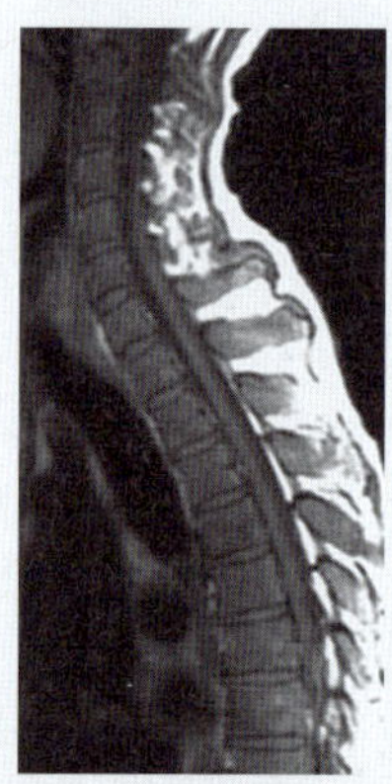

T1 강조영상

[사진 4] 얼핏 정상으로 보이지만, 척추원반이 척추뼈몸통보다 고신호(bright disk sign)라는 점에서 골수에 광범위한 골수점거성 병변이 있음을 알 수 있다.

척추염 · 척추원반염 *spondylitis · diskitis*

55세 남성. 허리통증이 나타났다.

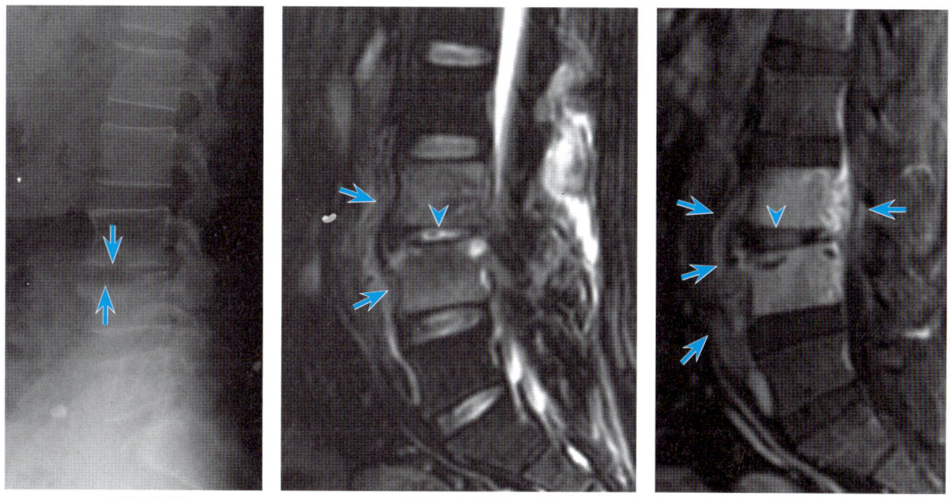

a. X선 사진　b. T2 강조영상(시상면)　c. 조영 T1 강조영상(시상면)

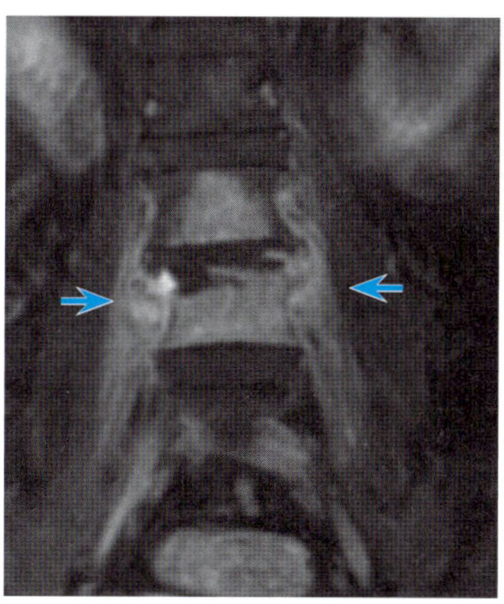

d. 조영 T1 강조영상(관상면)

[사진 1] a : L3/L4의 끝판(종말판, endplate)이 파괴되었다(→). b : L3, L4의 척추뼈몸통이 고신호를 나타냄(→)과 동시에 척추원반도 고신호가 확인된다(➤). c : L3, L4(→), 척추원반(➤)에 조영 효과가 확인된다. 척추 앞뒤의 경질막바깥공간에도 조영 효과를 나타내는 연부조직이 확인된다(→). d : 척추 주변 연부조직에 종창, 조영 효과가 확인된다(→).

■ 병태

- **척추, 척추원반의 세균감염**으로 발생한다. 하위 등뼈~허리뼈에 많다.
  - **고름척추염**(화농척추염, purulent spondylitis) : 황색포도알균이 가장 많고 대장균, 무산소성균 등이 원인이다.
  - **결핵척추염**(tuberculous spondylitis) : 폐결핵에 속발하는 경우가 많다(척추결핵).

- 척추뼈몸통의 병소가 파괴성으로 진행되어 **척추원반**, **인접 척추뼈몸통**으로 파급된다(그림).
- 척추뼈몸통 주위의 경질막바깥공간에 **염증성 종양**, **척추옆고름집**(척추방농양, paravertebral abscess)을 형성한다. 특히 결핵성에서는 큰 **이동고름집**(유주농양, migrating abscess)이 특징적이다.

척추염 · 척추원반염

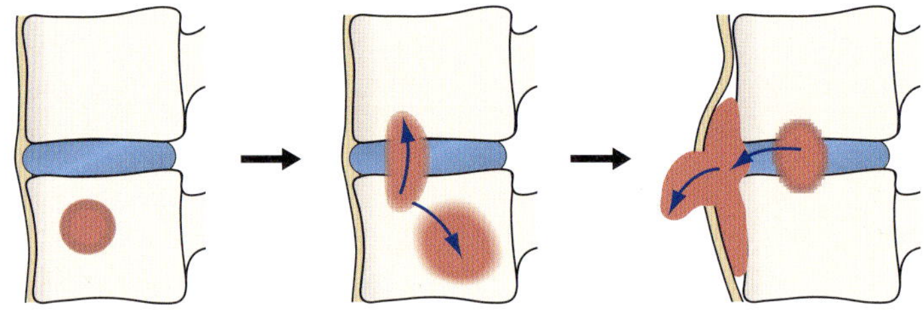

영상소견

X선 사진

- 척추사이공간의 협소화가 나타나고, 그 위아래 척추뼈 끝판의 고르지 못한 변형이 확인된다.
- 진행된 결핵척추염에서는 **고도의 뒤굽음 변형**(거북등)이 확인되기도 한다.

MRI

- **척추원반에서 끝판을 파괴하여 아래 척추뼈몸통에 연속**되는 병변이 확인된다.
  - T1 강조영상 : 저신호
  - T2 강조영상 : 고신호
- T1 강조영상에서 골수의 고신호가 사라지고, **강한 조영 효과**를 나타낸다.
- 척추뼈몸통 주위의 **경질막바깥공간으로 조영 효과를 나타내는 연부병변**, **고름집**이 확인된다.
- 고름척추염과 결핵척추염의 구별은 영상만으로는 어렵지만, 고름척추염이 급격하게 심한 뼈파괴가 일어난다.

관련사항

■ 강직척추염(ankylosing spondylitis)

- 원인 불명이다(자가면역성으로 추정). 척추와 엉치엉덩관절의 관절염을 주체로 하는 류마티스성 질환이다.
- 20~35세의 남성에 호발한다. 90%의 증례에서 HLA-B27 양성을 나타낸다.
- 서서히 진행되는 등통증, 허리통증, 포도막염, 궤양성 대장염 등 전신증상을 합병하는 경우가 있다.
- X선 사진 : 엉치엉덩관절이 고르지 못하고 경화상을 나타낸다. 척추뼈몸통 앞모서리, 옆모서리의 연속성 뼈돌기 형성 → 대나무척주상(bamboo spine)이 확인된다.

▶ **강직척수염**

30세 남성. 허리와 등에 통증이 나타났다.

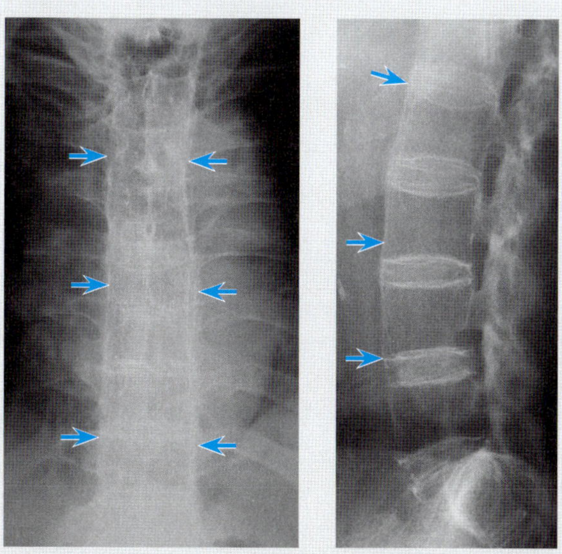

a. X선 사진(등뼈)　　b. X선 사진(허리뼈 측면상)

[사진 2] a : 등뼈 옆모서리를 위아래로 연결하는 뼈돌기 형성이 확인된다(대나무척주상, →).
b : 척추뼈몸통 앞모서리의 연속성 뼈돌기 형성이 확인된다(대나무척주상, →).

다양한 척추골절

■ 고리뼈파열골절(제퍼슨골절, Jefferson fracture)

30세 남성. 수영장에 다이빙하다가 머리를 강하게 부딪쳤다.

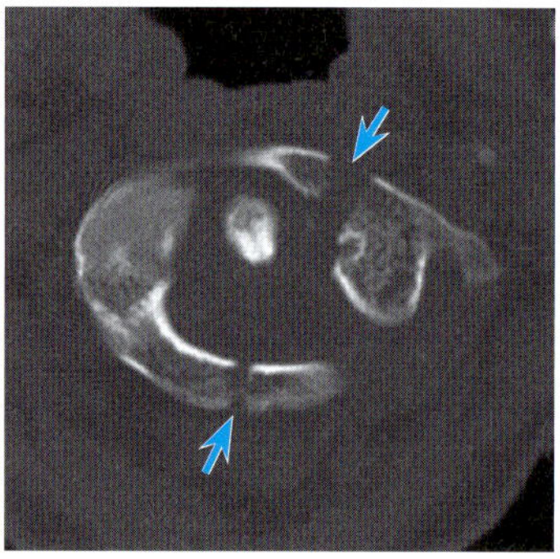

CT

■ 병태 및 영상소견

- 고리뼈 앞고리와 뒤고리에 다수의 다발 골절이 발생한다.
- 머리로 중량물 낙하, 다이빙 사고 등 고리뼈에 가해지는 수직방향의 강한 외력에 기인한다.

[사진 1] 고리뼈 앞고리 및 뒤고리에 골절선이 확인된다(→).

■ 치아돌기골절

35세 남성. 공사 현장에서 사고로 목이 뒤로 세게 꺾였다.

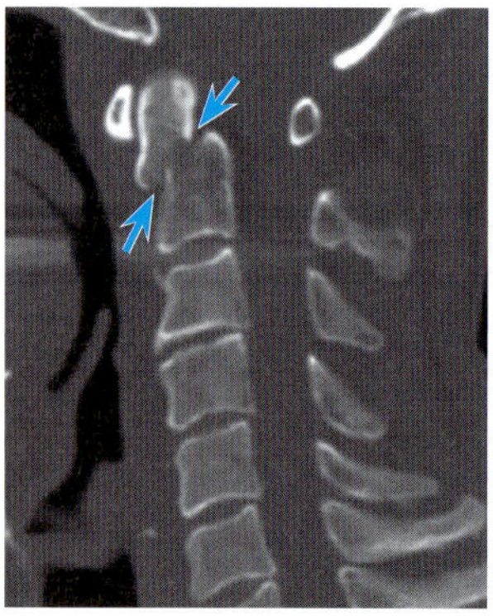

CT(시상면 재구성상)

■ 병태 및 영상소견

- 치아돌기 시작부위에서 골절되는 경우가 많다.
- 목에 전방 또는 후방에서 강한 힘이 가해져 일어난다.

[사진 2] 중쇠뼈 치아돌기를 횡단하는 골절선이 확인된다(→).

■ 중쇠뼈척추뼈고리골절(교수형골절, hangman's fracture)

43세 남성. 추돌사고로 목이 세게 꺾였다.

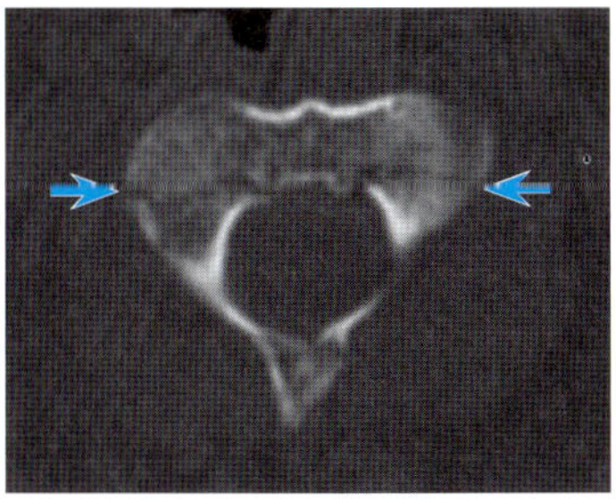

CT

■ 병태 및 영상소견

- 중쇠뼈의 양쪽 척추뼈고리에 발생한 골절이다.
- 목의 강한 신전 또는 굴곡에 의해 일어난다. 교통사고에 많다.

* 교수형 죄인에게 많이 확인되는 점에서 교수형골절이라고 명명되었다. hangman은 사형 집행인을 의미하기 때문에 잘못된 명칭이지만 그대로 사용되고 있다.

[사진 3] 중쇠뼈의 양쪽 척추뼈고리에 골절선이 확인된다(→).

■ 가시돌기골절

47세 남성. 골프 연습 후 목통증이 나타났다.

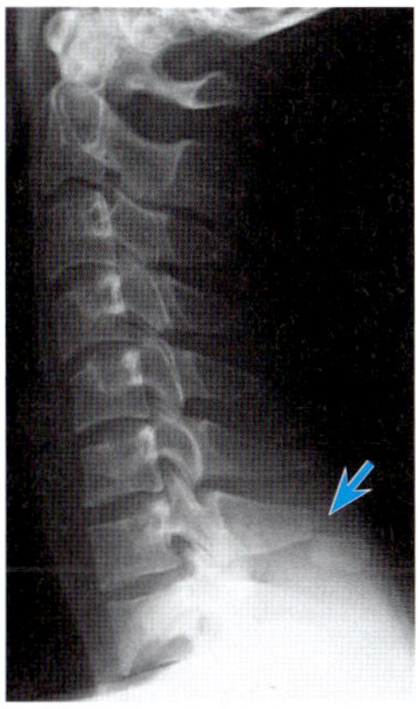

X선 사진

■ 병태 및 영상소견

- 등근육의 급격한 수축으로 특히 C7에 호발한다.
- 삽질, 골프 등에서 관찰된다(Clay−shoveler 골절).

[사진 4] C7 가시돌기의 골절이 확인된다(→).

찬스골절(chance fracture)

39세 남성. 자동차 추돌 후 허리통증, 다리통증이 나타났다.

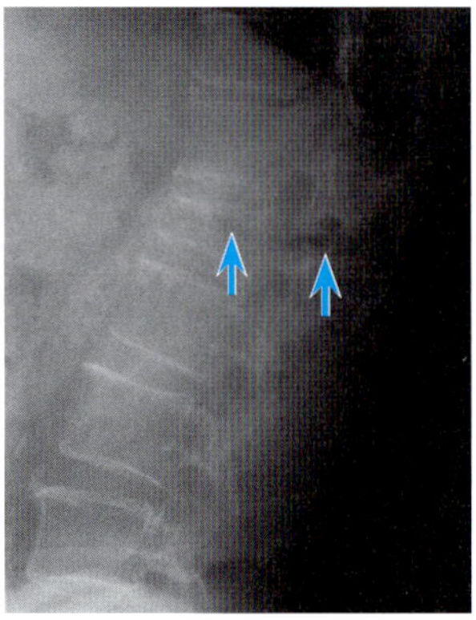

X선 사진

병태 및 영상소견

- 척추뼈몸통에서 후방돌기에 이르는 **수평골절**이다.
- 안전벨트 외상 등에서 관찰된다.

[사진 5] 제2허리뼈의 척추뼈몸통~척추뼈고리를 가로로 주행하는 골절선이 확인된다(→).

엉치뼈취약골절

80세 여성. 허리통증이 나타났다.

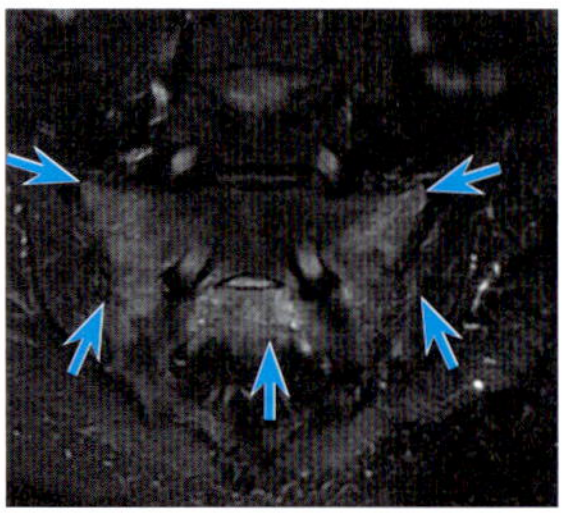

a. T2 강조영상(지방억제 병용)

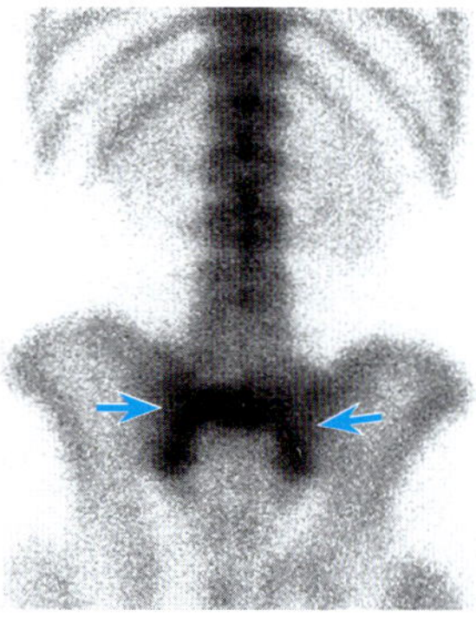

b. 뼈섬광조영술

병태 및 영상소견

- **뼈엉성증**을 배경으로 하는 취약성 골절이다.
- X선 사진으로는 진단할 수 없다.
- **T1 강조영상에서 저신호**, **T2 강조영상에서 고신호**를 나타낸다.
- 뼈섬광조영술에서 **H형의 집적 항진**이 나타난다(H-sign).

[사진 6] a : 엉치뼈날개, 엉치뼈몸통에 대칭성의 고신호가 확인된다(→). b : 엉치뼈에 H자형의 집적이 확인된다(H-sign, →).

척수물구멍증(척수공동증) *syringomyelia*

25세 남성. 양팔에 온각(warm sensation)과 통각(pain sense)의 저하가 나타났다.

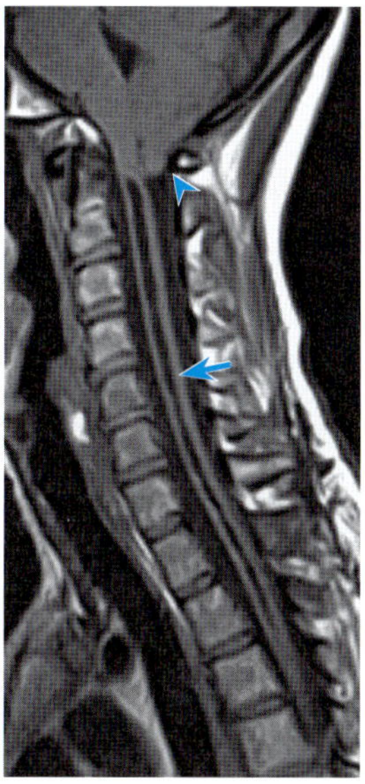

a. T1 강조영상

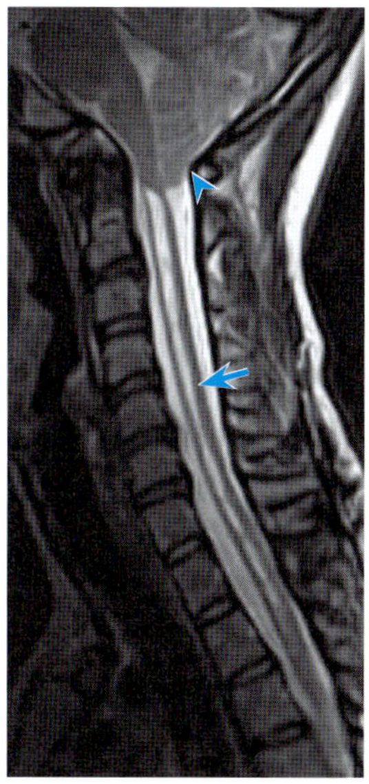

b. T2 강조영상

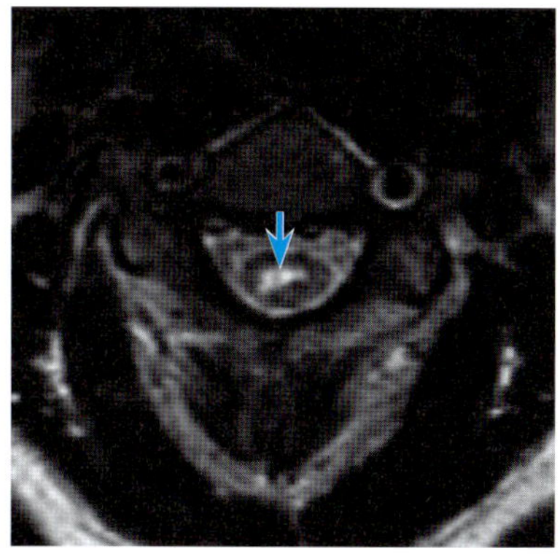

c. T2 강조영상(수평면)

[사진 1] a : 목척수 안을 세로로 주행하는 뇌척수액과 같은 정도의 저신호를 나타내는 공동병변이 확인된다(→). 소뇌편도가 큰구멍에서 내려와 있다(➤)(키아리 I형 기형). b : 공동은 뇌척수액과 같은 정도의 고신호를 나타낸다(→). c : 공동은 목척수 중심부에 위치한다(→).

■ 병태

- **척수 내에 물로 채워진 공동**이 존재한다.
- 목척수에 호발 → **팔의 통증**, **박리성 감각장애**, 팔에서 먼쪽근육의 위축이 나타난다.
- 원인 : **키아리기형**, **척수종양**, 외상, 유착성 거미막염, 특발성이다.

■ 영상소견

- **척수 안을 세로로 주행하는 주머니공간**(낭종강) → T1 강조영상에서 저신호, T2 강조영상에서 고신호가 나타난다.
- 원인 질환, 특히 종양의 유무 확인이 중요하다.

관련사항

■ 키아리기형(Chiari malformation)

- 뇌줄기, 소뇌 등 뒤머리뼈우묵(후두개와)의 내용물이 꼬리쪽으로 편위하여 큰구멍에서 머리뼈 밖으로 탈출한 상태이다.
- 선천적인 머리뼈바닥의 형성이상에 따르는 것으로 판단된다.

Ⅰ형

- 소뇌편도만 편위, 탈출하는 상태이다.
- 약 절반이 척수물구멍증을 합병한다.

Ⅱ형

- 소뇌편도와 함께 소뇌벌레, 숨뇌, 넷째뇌실 일부가 편위한다.
- 거의 대부분 물뇌증, 척추갈림증을 합병한다. 아놀드-키아리기형(Arnold-Chiary malformation)이라고도 한다.

Ⅲ형

- 뒤통수부위 뇌수막류(encephalomeningocele)가 있고 그 안으로 소뇌가 탈출한다.
- 매우 드물다.

키아리기형

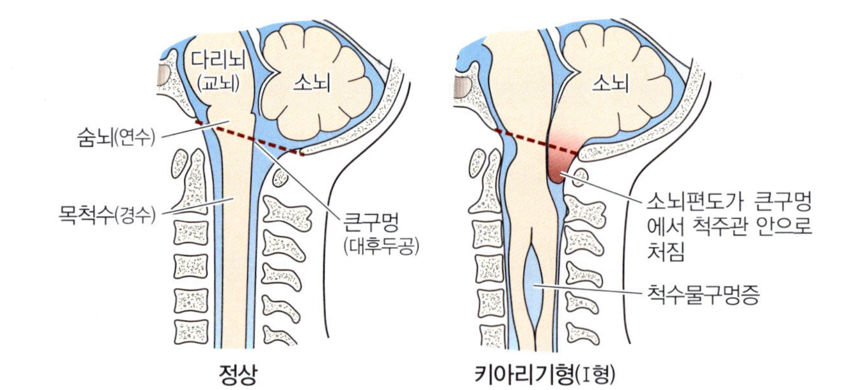

관련사항

■ 머리뼈바닥함입증(두개저함입증, basilar impression)

- 머리뼈바닥이 위쪽으로 함요 → 중쇠뼈 치아돌기가 큰구멍 안으로 함입 → 목척수, 숨뇌를 압박한다(→ p. 409).
- 원인 : 선천성(뼈연화증, 뼈형성부전, 구루병 등), 후천성(류마티스관절염, 외상 등)
- 영상소견 : **치아돌기가 큰구멍 안으로 함입**하여 숨뇌, 목척수를 압박한다(→ 아래 그림).

머리뼈바닥함입증

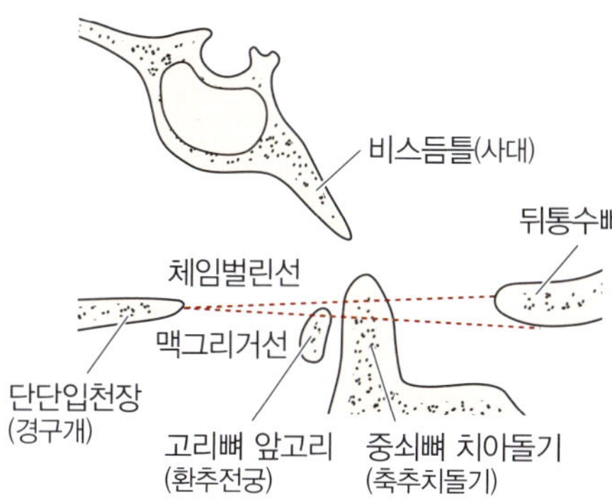

체임벌린선(Chamberlain's line) : 단단입천장 뒤모서리와 뒤통수뼈 앞모서리를 잇는 선
맥그리거선(McGregor's line) : 단단입천장 뒤모서리와 뒤통수뼈 아래면을 잇는 선

중쇠뼈 치아돌기 위끝이 체임벌린선에서 2.5mm, 맥그리거선에서 4.5mm 이상 위쪽에 있는 경우에는 머리뼈바닥함입증으로 진단한다.

척추갈림증(이분척추) · 수막탈출증(수막류) *spina bifida · meningocele*

2세 남아. 곧창자방광장애(직장방광장애)가 있으며 보행이 불가능하다.

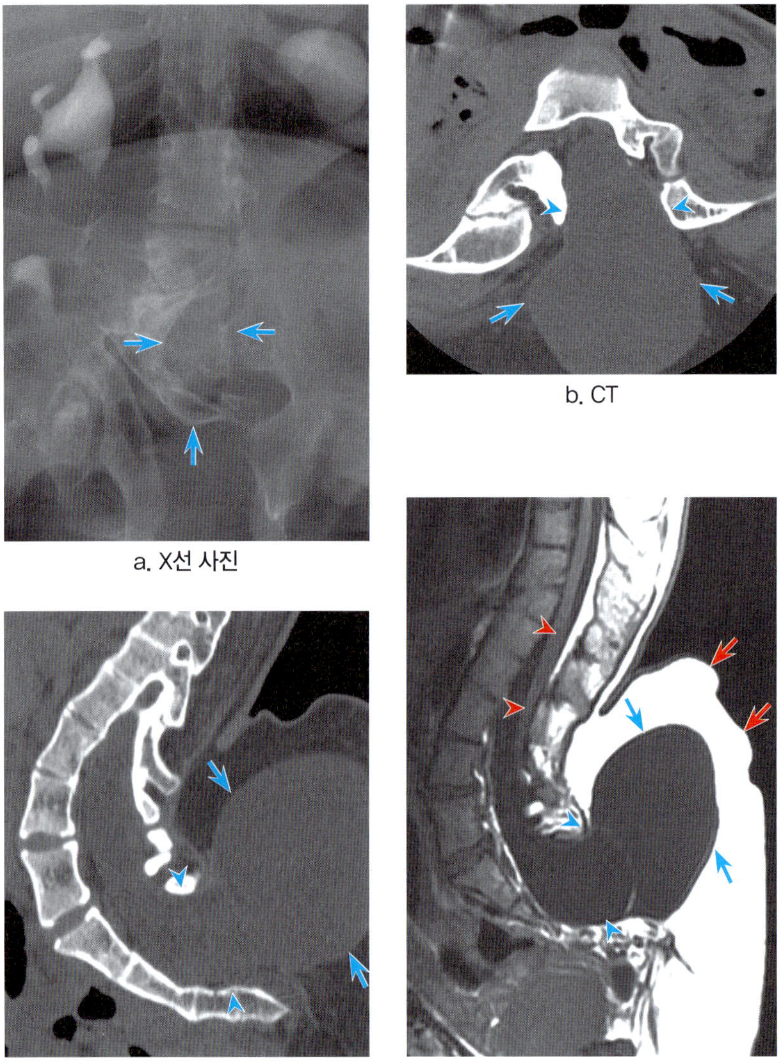

a. X선 사진 b. CT c. CT d. T1 강조영상

[사진 1] a : 엉치뼈의 뼈결손이 확인된다(척추갈림증, →). b · c : 엉치뼈의 형성이상에 의한 뼈 결손부위(척추갈림증, ➤)에서 수막이 피부 아래로 부풀어 있다(→). d : 엉치뼈 결손부위(➤)에서 경질막주머니(→)가 피부밑지방조직(→) 안으로 부풀어 있다. 척수원뿔(➤)은 낮은 위치에 있다(결박척수증후군).

■ 병태

- 척추갈림증(spina bifida) : 척추의 선천성 유합장애로, 척추뼈고리가 결손된 상태이다. 허리엉치부위에 호발한다.
- 잠재성과 낭종성(현재성)으로 나뉜다.
  - 잠재성 척추갈림증 : 척추뼈고리의 결손이 있지만, 정상적인 피부, 근육으로 덮여 있다.
  - 낭종성 척추갈림증 : 척주관 안에서 수막이 피부 밑으로 주머니 모양으로 부풀고(수막탈출증), 피부의 비박화와 결손을 동반한다.
- 종종 결박척수증후군(→ 관련사항)을 동반한다.
- 증상 : 잠재성은 무증상이 많고, 낭종성에서는 다리마비가 나타난다.
- 감각장애, 곧창자방광장애가 있다.

척추갈림증 · 수막탈출증 · 결박척수증후군

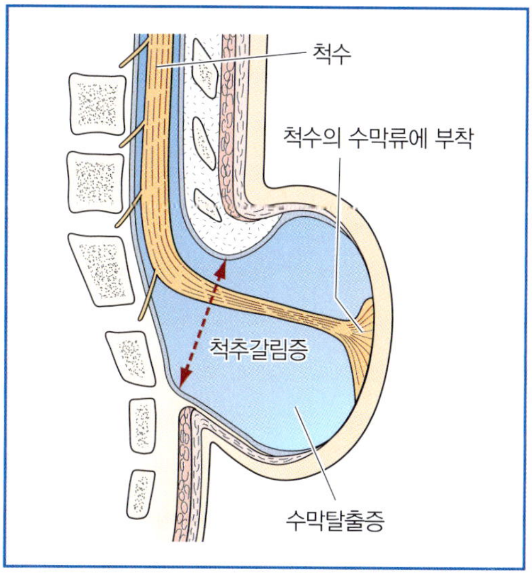

■ 영상소견

X선 사진 · CT

- 허리엉치부위의 척추뼈고리가 결손되어 있다.

MRI

- 허리엉치부위의 척추뼈고리 결손부분에서 수막이 주머니모양으로 돌출되어 나타난다.
- 지방종을 동반하는 경우가 있다(지방수막탈출증). 지방종은 T1 강조영상에서 고신호, 종종 등부위 피부밑지방으로 연결된다.
- 결박척수증후군에서는 척수원뿔의 아래모서리가 수막류, 지방종에 부착한다.

관련사항

■ 결박척수증후군(tethered cord syndrome)

- 정상적인 **척수원뿔**(척수원추, conus medullaris)**의 아래끝**은 L1~L2 위치에 있는데, 이것이 **저위**(L3~허리엉치부위)에 위치하는 상태이다.
- 척수원뿔이 **수막류**, **지방종**에 부착해서 견인되어 있는 경우가 많다.
- 증상 : 허리통증, 다리통증, 다리의 운동 · 감각장애, 곧창자방광장애 등이 나타난다.
- 선천이상이지만, 성인이 되어서 발병하는 경우도 있다(성인결박척수증후군).

▶ 결박척수증후군

24세 여성. 곧창자방광장애가 나타났다.

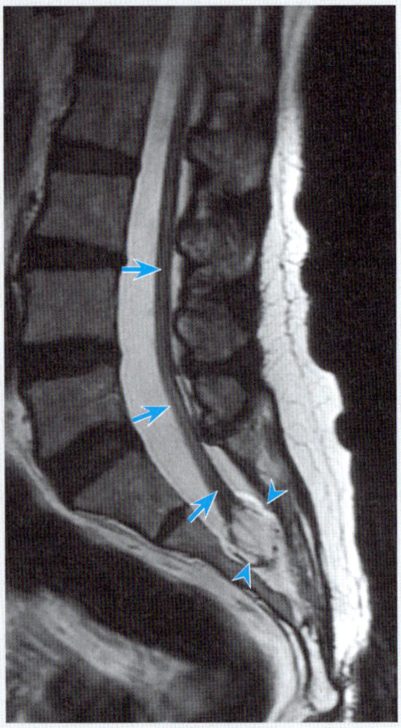

T2 강조영상

[사진 2] 엉치뼈관 내에 지방종(➤)이 있고 여기에 척수(→)가 부착, 결박되어 있다.

척수종양 *spinal cord tumor*

■ 별아교세포종(astrocytoma; 척수 내 종양)

36세 여성. 오른쪽 등부위에 위화감이 나타났다.

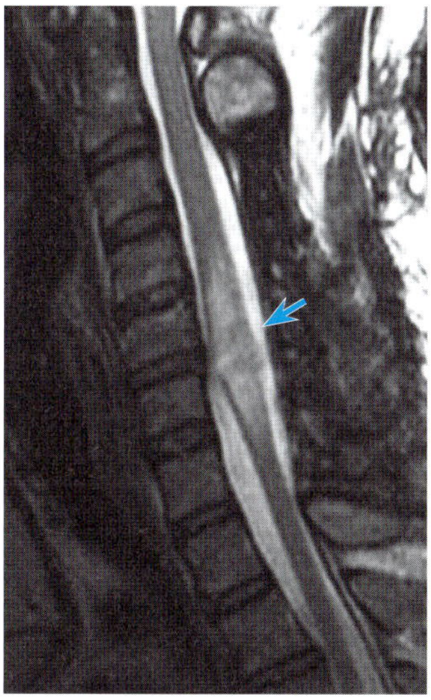

T2 강조영상(시상면)

■ 뇌실막세포종(ependymoma)

45세 남성. 목통증, 보행장애가 나타났다.

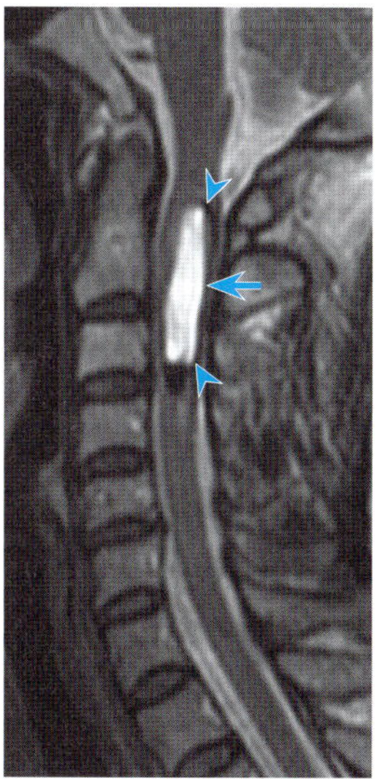

T2 강조영상

■ 혈관모세포종(angioblastoma)

30세 남성. 경직보행이 나타났다.

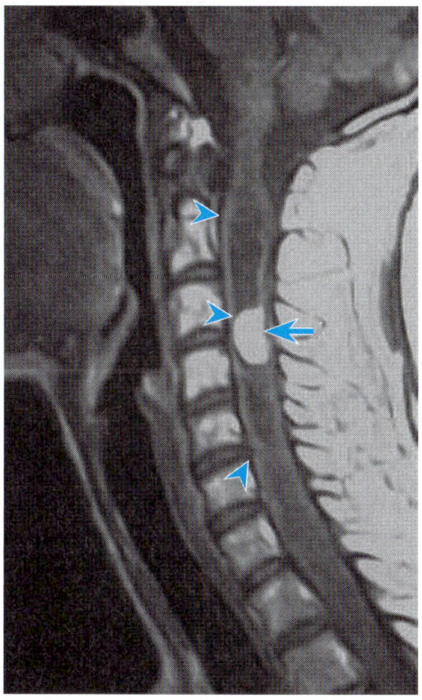

조영 T1 강조영상

[사진 1] 목척수 내에 경계가 선명하지 않은 고신호 병변이 있고 목척수는 비대해 있다(→).
[사진 2] 목척수에 경계가 선명한 고신호 종양이 있고(→), 벽에 오래된 출혈을 나타내는 저신호가 확인된다(➤).
[사진 3] 강한 조영 효과를 나타내는 종양(→)이 있고 그 위아래로 척수물구멍증을 합병하였다(➤).

▶ 신경집종(신경초종, neurilemmoma)

38세 여성. 오른쪽 등부위에 위화감이 나타났다.

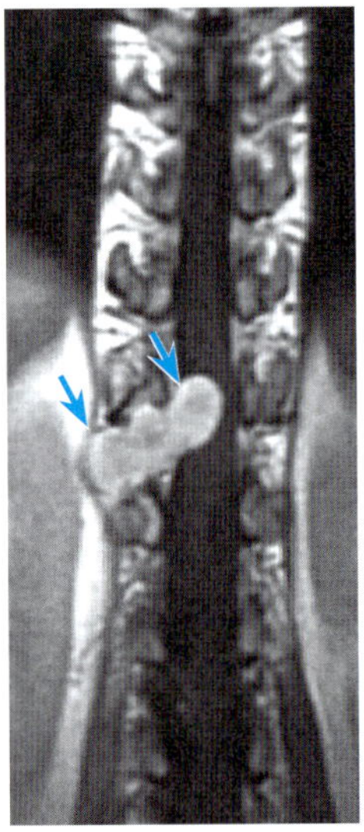

a. 조영 T1 강조영상(관상면)

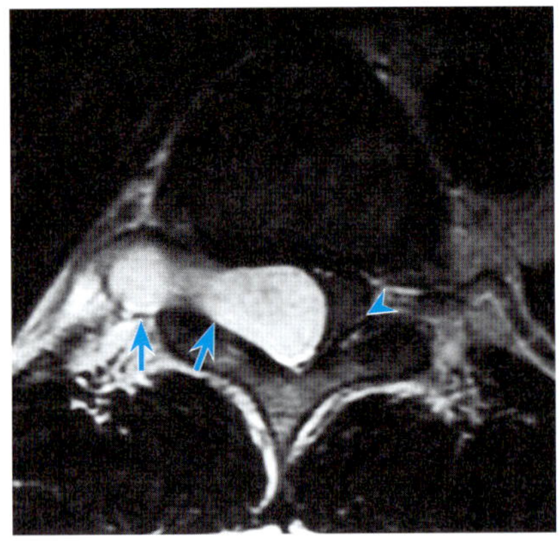

b. 조영 T1 강조영상(수평면)

[사진 4] a : 조영 효과를 나타내는 종양이 척주관 안에서 척주관 밖으로 연속해 있다(→). b : 확대된 오른쪽 척추사이구멍(→) 안팎에 걸쳐 모래시계형 종양이 확인되는데, 이는 신경집종에 특징적인 형상이다. 척수(➤)는 왼쪽으로 눌려 있다.

▶ 척수수막종(경질막 내 척수외종양, spinal cord meningioma)

45세 여성. 걸을 때 경성보행이 나타났다.

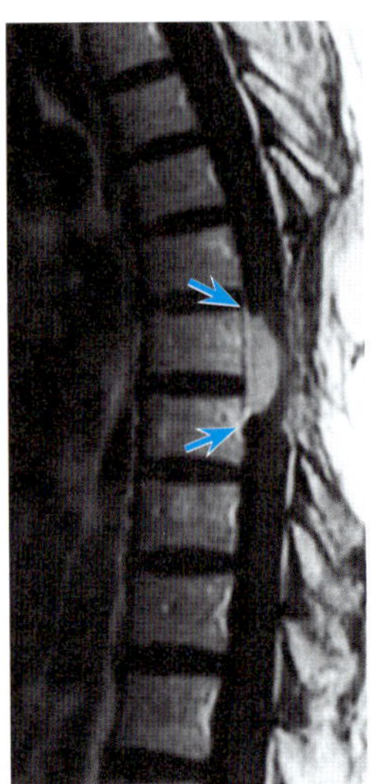

a. 조영 T1 강조영상(시상면)

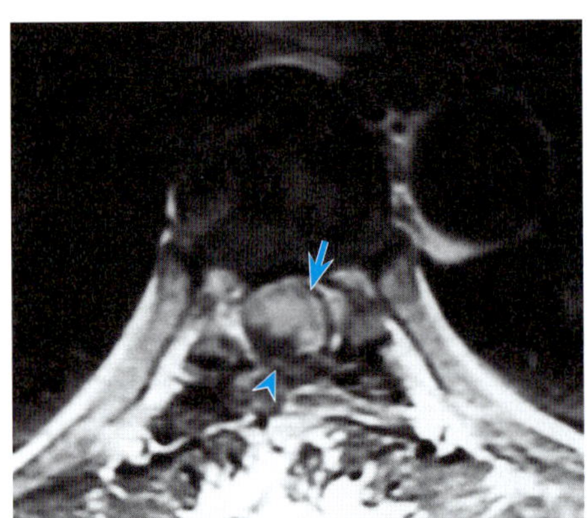

b. 조영 T1 강조영상(수평면)

[사진 5] a : 등뼈 등쪽에 폭넓게 균일한 조영 효과를 나타내는 종양이 있으며, 수막종에 특징적인 dural tail sign(→ p.100)도 확인된다(→). b : 종양(→)은 경질막주머니 내에 있으며 척수는 등쪽으로 눌려 있다(➤).

■ 영상소견

척수종양의 존재부위와 감별

	척수내종양	경질막 내 척수외종양		경질막외종양
척수종양의 존재부위	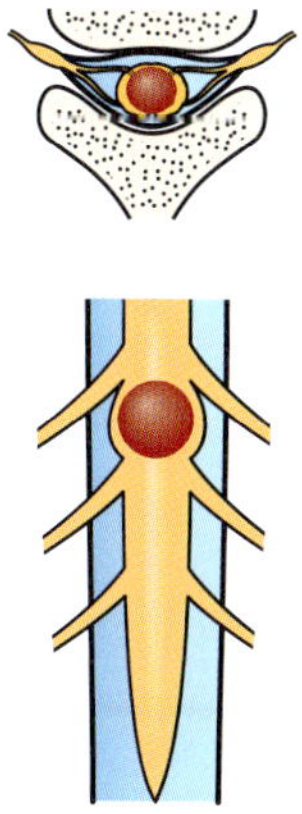	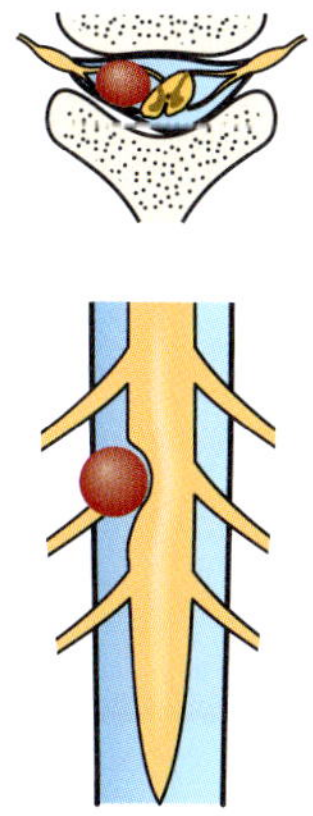	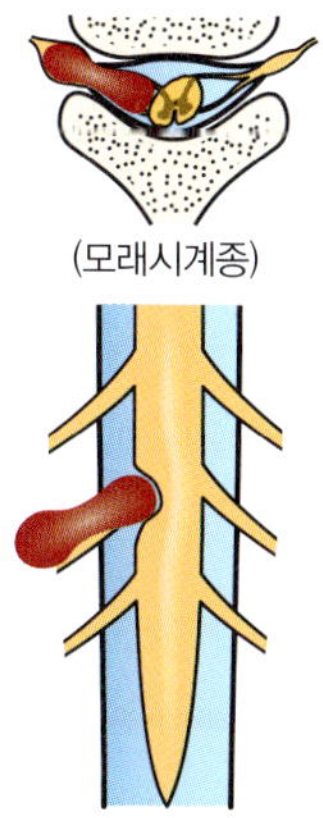	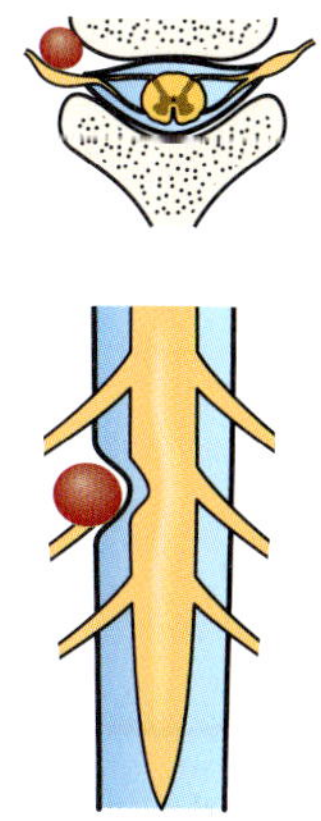
감별진단	별아교세포종 뇌실막세포종 혈관모세포종 전이성 종양	신경집종 수막종	신경집종	경질막전이 경질막바깥혈종 척추종양 원반탈출

주요 척수종양의 영상소견

존재부위	조직형	영상소견
척수 내	별아교세포종	경계가 불분명, 불균일한 조영 효과
	뇌실막세포종	경계 선명, 종종 출혈을 동반
	혈관모세포종	낭종 형성, 강한 조영 효과, 혈관확장
경질막 내 척수 외	신경집종	모래시계종(척주관 안팎으로 연결), 척추사이구멍 확대
	수막종	균일한 조영 효과, dural tail sign
경질막 외	전이성 종양	척추뼈몸통의 변형, 파괴

특징적인 영상소견을 나타내는 그 밖의 척수질환

▶ 다발경화증(multiple sclerosis, MS)

32세 여성. 팔의 저림감과 등부위 통증이 나타났다.

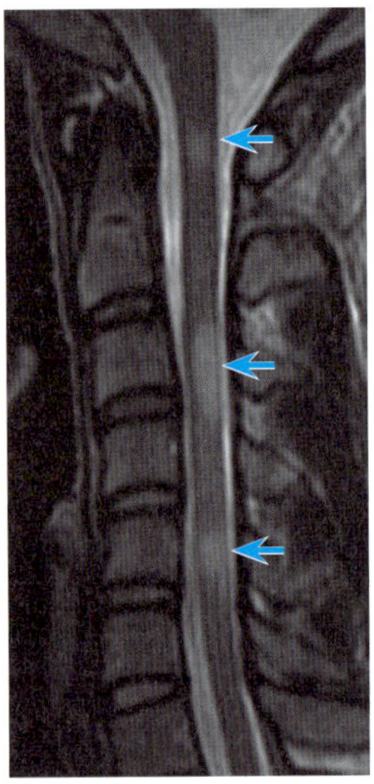

a. T2 강조영상(시상면)

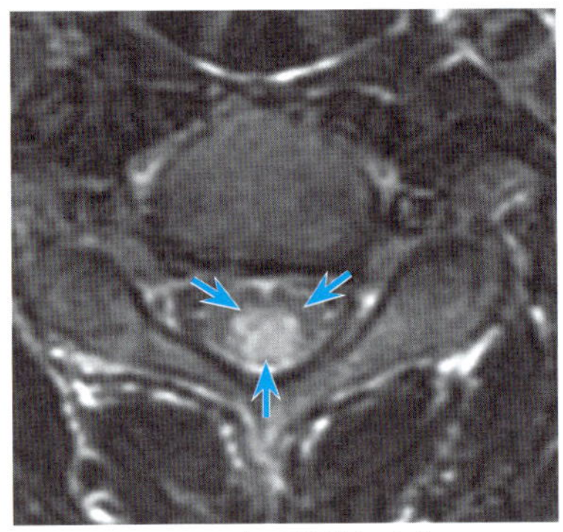

b. T2 강조영상(수평면)

[사진 1] a : 목척수에 고흡수 병변이 다발해 있다(→). b : 제3목척수 위치이다. 목척수 내의 고신호 병변이 확인된다(→).

■ 병태 및 영상소견

- 중추신경계통의 말이집탈락질환이다. 뇌 안에도 병변을 동반한다.
- 병변부위에 따라 다양한 증상(운동마비, 감각장애, 곧창자방광장애 등)이 나타나고 재발을 반복한다.
- 척수 내에 T2 강조영상에서 고신호를 나타내는 말이집탈락 병소가 다발해 있다.
- 활동성 병변은 조영 효과를 나타내는 경우가 있다.

▶ 시신경척수염(neuromyelitis optica, NMO)

43세 여성. 시력장애, 팔다리 근력저하가 나타났다.

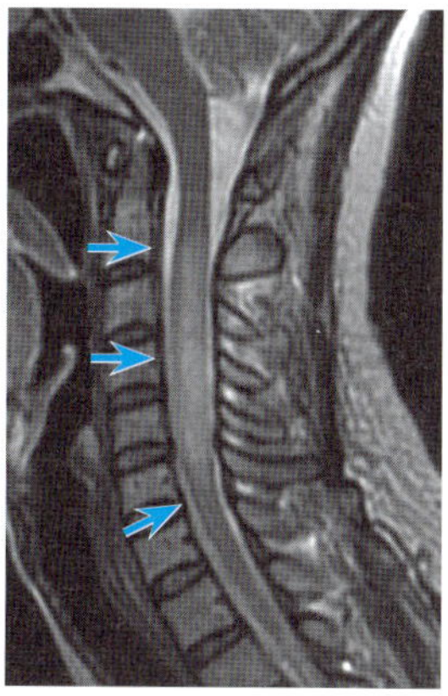

T2 강조영상(시상면)

[사진 2] 제2~제6목척수에 이르는 위아래로 긴 고신호 병변이 확인된다(→).

■ 병태 및 영상소견

- 시신경염, 급성 척수염이 동시에 또는 간격을 두고 발생하며, 재발을 반복한다.
- NMO-IgG 항체(아쿠아포린4항체)가 양성이다.
- 시력장애, 척수횡단증상이 나타난다.
- T2 강조영상에서 고신호가 나타난다.
- 위아래 3개의 척추뼈몸통 이상에 걸친 긴 병변(다발경화증과의 차이)이 확인된다.

▶ 길랑-바레증후군(Guillain-Barré syndrome)

39세 남성. 3일 전부터 양쪽 다리의 근력저하와 배뇨장애가 나타났다.

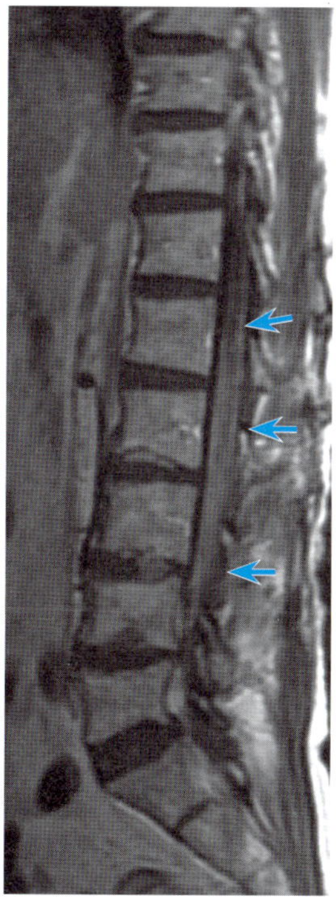

a. 조영 T1 강조영상(시상면)

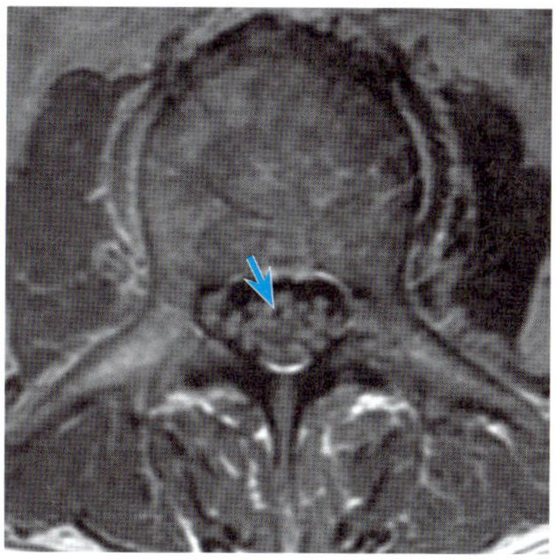

b. 조영 T1 강조영상(수평면)

[사진 3] 비대해진 말총신경에 조영 효과가 확인된다(→).

■ 병태 및 영상소견

- 바이러스감염에 동반한 말초신경의 자가면역성 말이집탈락질환이다.
- 감기 유사증상 1~2주 후에 급격하게 팔다리마비가 진행되고 2~3주에 최고조에 도달한 후 회복되며, 감각장애는 있어도 경증이다.
- 조영 MRI : 말총(마미)에서 조영 효과가 확인된다.
- 감별진단 : CIDP(chronic inflammatory demyelinating polyneuropathy, 만성 염증성 탈수초성 다발신경병증)에서도 비슷한 소견이 확인된다.

▶ 척수탈출증(척수류, myelocele)

32세 남성. 다리의 근력저하가 2년 전부터 진행되었다.

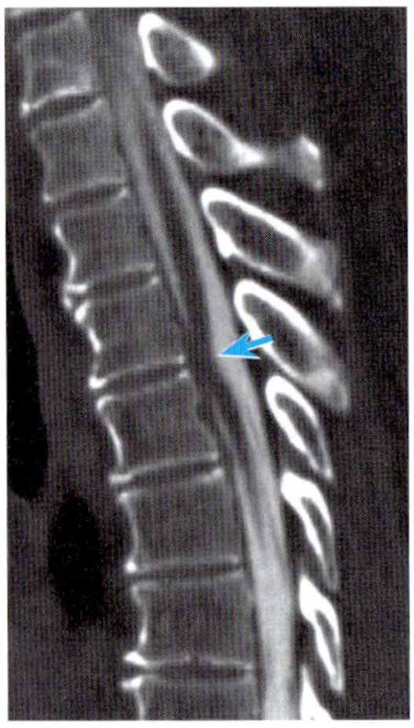

CT 척수조영술

■ 병태 및 영상소견

- 척수 경질막에 부분적인 결손이 있고 그곳에서 척수가 전방으로 탈출한다. 대부분 중위 가슴척수에서 발생한다.
- 병변 고위의 척수횡단증상, 보행장애, 곧창자방광장애 등이 나타나고, 무증상인 경우도 있다.
- MRI 시상단에서 척수가 국한성으로 전방으로 편위되어 나타난다.
- 병변부위의 척수에서 위축이 관찰되기도 한다.

[사진 4] 가슴척수가 경질막주머니의 결손부위에서 탈출하여 전방으로 편위되어 있다(→).

▶ 척수경색증(spinal cord infarction)

58세 남성. 대동맥자루 수술 후 교대마비가 나타났다.

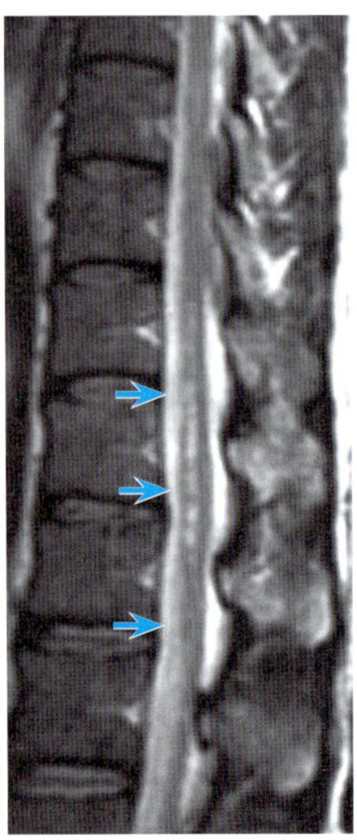

a. T2 강조영상(시상면)

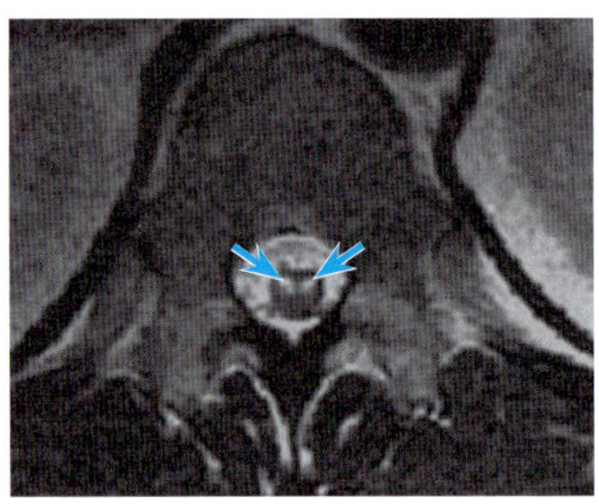

b. T2 강조영상(수평면)

[사진 5] a : 가슴척수와 허리척수를 세로로 주행하는 고신호 병변이 확인된다(→). b : 허리척수 앞뿔에 일치하는 대칭성 고신호가 확인된다(→).

■ 병태 및 영상소견

- 앞척수동맥의 폐색이 많다. → 앞척수동맥증후군(anterior spinal artery syndrome)
- 원인 : 동맥경화, 대동맥박리
- T2 강조영상의 수평면에서 척수 앞뿔에 대칭성 고신호가 확인된다.

▶ **척수동정맥샛길(척수동정맥루, spinal arteriovenous fistula)**

49세 남성. 양쪽 다리의 근력저하, 배뇨장애가 나타났다.

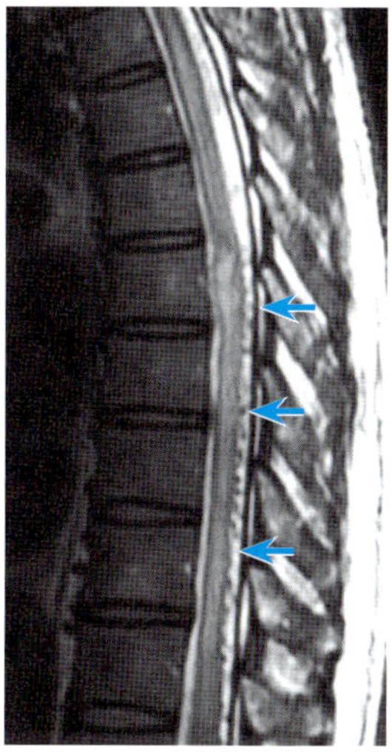

a. T2 강조영상

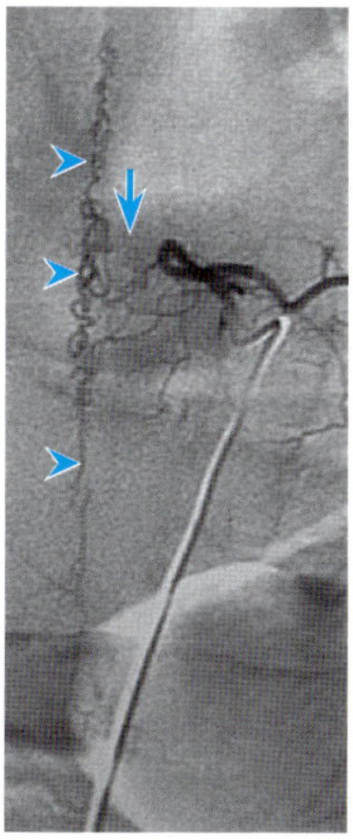

b. 허리동맥조영

[사진 6] a : 가슴척수와 허리척수가 전체적으로 비대해져 있다. 척수 표면에 확장혈관의 무신호(signal void)가 다발해 있다(→). b : 허리동맥에서 비정상적인 유입동맥(→)이 척수를 향해 있으며 척수 표면을 지나는 확장 및 사행 정맥이 조영된다(➤).

■ 병태 및 영상소견

- 척수 주위의 동맥과 정맥이 **동정맥샛길을 만들어 단락**한 상태이다.
- 샛길의 위치에 따라 경질막, 척수 주위, 척수 내로 분류된다. **경질막동정맥샛길**이 가장 많다(다음은 이 유형에 대한 설명).
- 증상 : 중장년 남성에게 많고, **가슴척수와 허리척수**에 호발한다. 서서히 진행되는 다리의 근력저하(보행장애), 곧창자방광장애가 나타난다.
- 척수가 T2 강조영상에서 **고신호**를 나타내며, **비대**(정맥정체에 의한 부종을 반영)가 확인된다.
- 척수 표면에 **사행**, **확장된 혈관의 무신호**가 확인된다.

▶ 양성 국소근위축증(benign focal amyotrophy; 히라야마병)

23세 남성. 왼쪽 손가락의 근육위축이 나타났다.

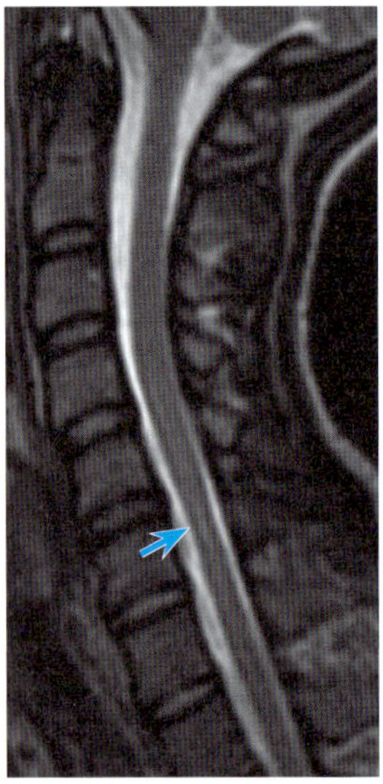

a. T2 강조영상(시상면)

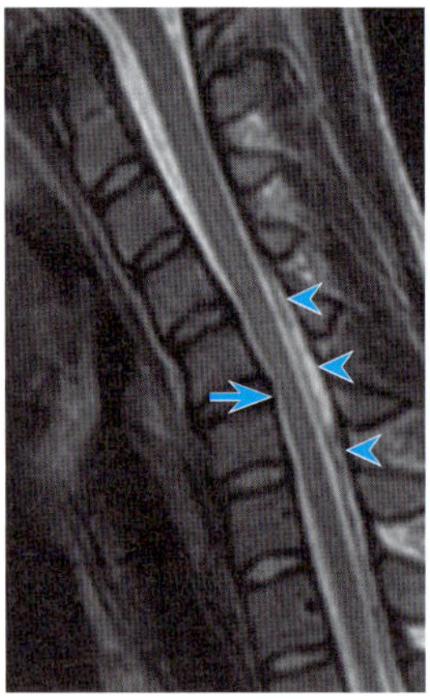

b. T2 강조영상(시상면, 앞으로 구부린 자세)

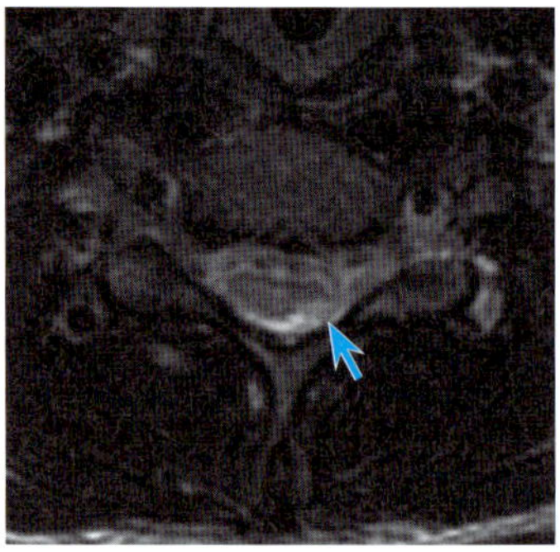

c. T2 강조영상(수평면)

[사진 7] a : 목척수에 국한성 위축이 확인된다(→). b : 앞으로 구부림으로써 척주관 내 등쪽 경질막바깥공간이 확장하여(➤) 목척수가 배쪽으로 압박되어 있다(→). c : 목척수 왼쪽 절반의 위축이 확인된다(→).

■ 병태 및 영상소견

- **한쪽 팔근육의 느린 진행성 위축**, 손가락 근력저하가 발생한다.
- **청년**(15~25세), **남성에게 호발**한다.
- 목을 앞으로 구부림으로써 하위 목척수~상위 가슴척수가 전방으로 이동 → 척수를 압박 → 척수 앞뿔의 허혈성 위축이 나타난다.
- 목 보호대를 장착하여 앞 굽힘 자세를 제한하면 진행이 정지한다.
- MRI 수평면에서 병변부의 **척수 한쪽에 국한성 위축**이 확인된다.
- **앞으로 구부린 자세**에서 촬영하면 **척주관 뒤벽의 경질막이 전방으로 이동하여 목척수가 압박**된다.

ESSENTIAL MINIMUM

···› 원반탈출(추간판탈출, p.396)

- 척추원반의 돌출, T2 강조영상에서 저신호

···› 허리척추관협착증(p.398)

- 뼈돌기 형성, 황색인대의 비대, 척추원반의 융기 → 협착

···› 허리뼈전방전위증(p.400)

- X선 사진 사위상 : 요크셔테리어 징후

···› 뒤세로인대뼈되기증(후종인대골화증, p.403)

- 목뼈에 호발
- 척추뼈몸통 뒤면 정중앙을 세로로 주행하는 골화상

···› 류마티스관절염(p.407)

- 고리중쇠관절아탈구
- 판누스 형성

···› 전이성 척추종양(p.411)

- 용골성, 조골성(전립샘암, 유방암에 많음)
- X선 사진 : pedicle sign(winking owl sign)
- T1 강조영상 : 골수를 대체하는 저신호

···› 척수물구멍증(척수공동증, p.421)

- 척수 내에서 세로로 주행하는 공동
- 원인 : 키아리기형, 척수종양 등

···› 척수종양(p.427)

- 척수 내 : 별아교세포종, 뇌실막세포종
- 경질막 내 척수 외 : 신경집종(→ 모래시계종), 수막종
- 경질막 외 : 경질막전이, 척추종양

···› 그 밖의 척수질환(p.430)

- 다발경화증 : 골수 내에 다발병변, T2 강조영상에서 고신호
- 길랑-바레증후군 : 말총의 조영 효과
- 척수탈출증 : 척수의 국한성 전방 편위
- 척수경색증(앞척수동맥폐쇄증) : 척수 앞뿔에 대칭성 고신호(T2 강조영상)
- 척수동정맥샛길 : 척수 주위의 확장 혈관, 무신호
- 양성 국소근위축증 : 목의 앞굽힘으로 인해 척주관 뒤벽의 경질막이 전방으로 이동, 목척수의 편측성 위축

CHAPTER 3

방사선진단학

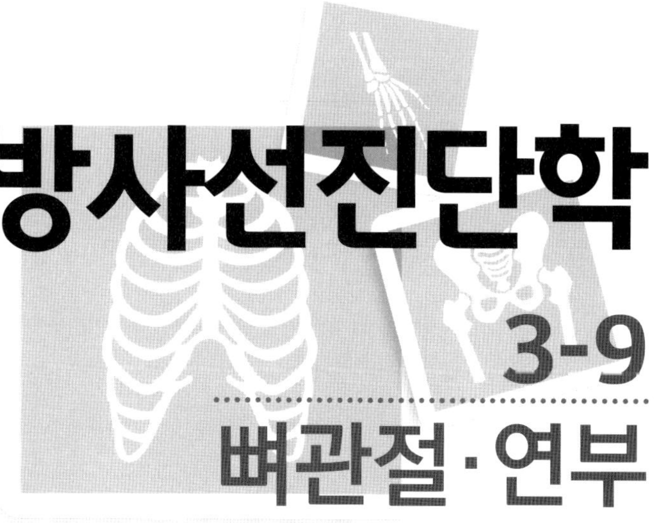

3-9 뼈관절 · 연부

■ **넙다리뼈골절** ······ 438
넙다리뼈목 내측골절
[관련사항]
생나무골절 · 대나무골절
피로골절
인명 또는 특별한 명칭이 붙는 골절

■ **허혈성 뼈괴사** ······ 444
[관련사항]
주요 특발성 뼈괴사와 그 관련 질환
골단염과 박리뼈연골염

■ **변형뼈관절염** ······ 447
[관련사항]
손의 변형관절염과 헤베르덴결절
샤르코관절
류마티스관절염

■ **무릎인대손상 · 반월판손상** ·· 451
앞십자인대손상
뒤십자인대손상
안쪽곁인대손상
안쪽반월판손상

■ **돌림근띠파열** ······ 454
가시위근힘줄파열
[관련사항]
석회힘줄염띠

■ **감염성 골수염 · 관절염** ······ 457
급성 화농성 골수염
[관련사항]
특수한 만성 골수염

■ **뼈종양** ······ 460
뼈육종
뼈연골종
뼈거대세포종양
내연골종
유잉육종

■ **대사성 뼈질환** ······ 463
구루병 · 뼈연화증
콩팥뼈형성장애
뼈엉성증
뼈화석증

■ **젖샘종양** ······ 466
유방암
유방섬유샘종

〈부록〉

■ **인터벤션영상의학(IVR)** ······ 469

■ ESSENTIAL MINIMUM ······ 472

넙다리뼈골절(대퇴골골절) *femoral fracture*

■ 넙다리뼈목 내측골절

78세 여성. 넘어진 후 오른엉덩관절 통증으로 보행할 수 없게 되었다.

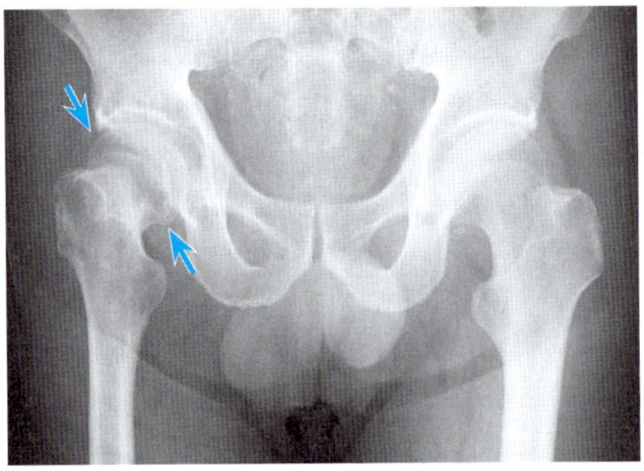

a. X선 사진

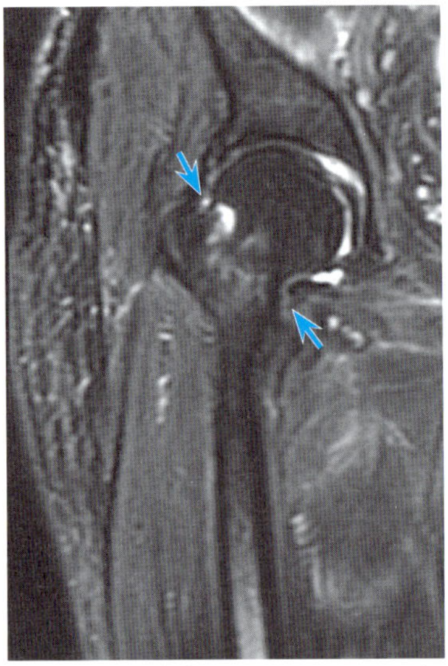

b. T2 강조영상(지방억제 병용, 관상면)

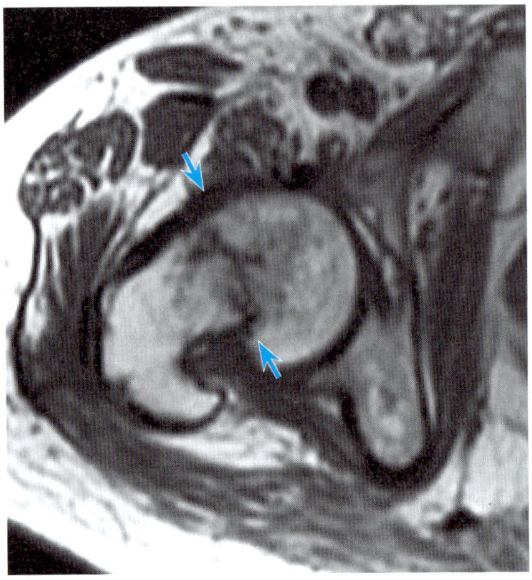

c. T1 강조영상(수평면)

[사진 1] a : 오른쪽 뼈머리목을 횡단하는 반투명상(→), 목의 단축이 확인된다. b : 골절선 주위에 부종을 나타내는 고신호가 나타난다(→). c : 골절선은 저신호로 나타난다(→).

■ 병태

- **넙다리뼈목 내측골절**(관절주머니 내 골절)이 가장 많다.
- **뼈엉성증**(골다공증)을 배경으로 하며, 노인에게 많이 발생한다.
- 넘어진 후 엉덩관절통증, 보행이 불가능해진다.

영상소견

X선 사진

- 목을 횡단하는 골절선(**반투명상**)이 나타난다.
- **목의 단축**, **변형**이 확인된다.

MRI

- X선 사진에서 소견이 분명하지 않은 경우도 골절선을 쉽게 진단할 수 있다.
- 골절선은 **T1 강조영상에서 저신호**로 나타난다.
- 골절선 주위가 **T2 강조영상에서 띠모양의 고신호**(부종)로 나타난다.

관련사항

생나무골절(greenstick fracture) · 대나무골절(bamboo fracture)

- **소아의 유연한 뼈**에서 관찰되는 불완전골절(incomplete fracture)이다.

▶ 대나무골절

5세 남아. 넘어진 후 오른쪽 아래팔에 통증이 나타났다.

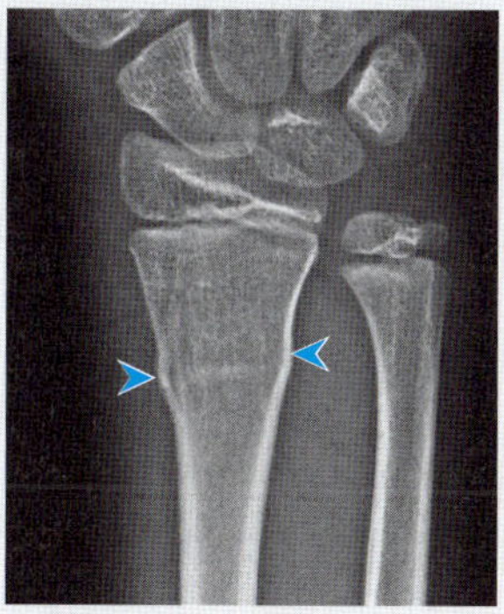

X선 사진

[사진 2] 노뼈 먼쪽 뼈몸통끝(골간단, metaphysis)의 골절선과 일치하여 대나무 마디와 같은 융기가 있다(➤).

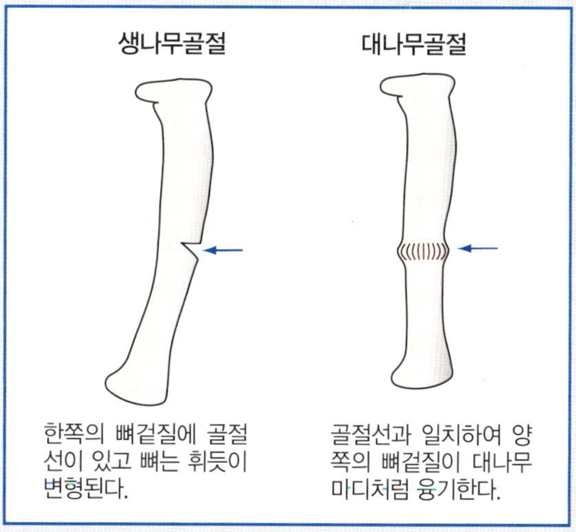

관련사항

■ 피로골절(fatigue fracture)

- **경도의 부하가 장기간**에 걸쳐 반복적으로 가해져 발생한다. 운동선수, 육체노동자에게 많이 발생한다.
  - **주자골절**(runner's fracture) : 정강뼈, 종아리뼈
  - **행군골절**(march fracture) : 발허리뼈

X선 사진

- 회복기전이 더해지기 때문에 골절선은 띠모양 경화상으로 관찰된다.

▶ **피로골절**

30세 남성. 장기간의 도보여행을 마친 다음 날부터 왼발 통증이 나타났다.

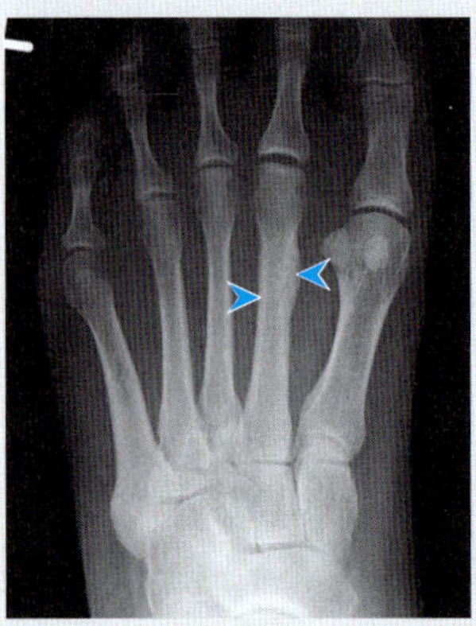

X선 사진

[사진 3] 발허리뼈 뼈몸통(골간, diaphysis)에 뼈겉질의 비대, 경화상이 확인된다(➤).

관련사항

■ 인명 또는 특별한 명칭이 붙는 골절

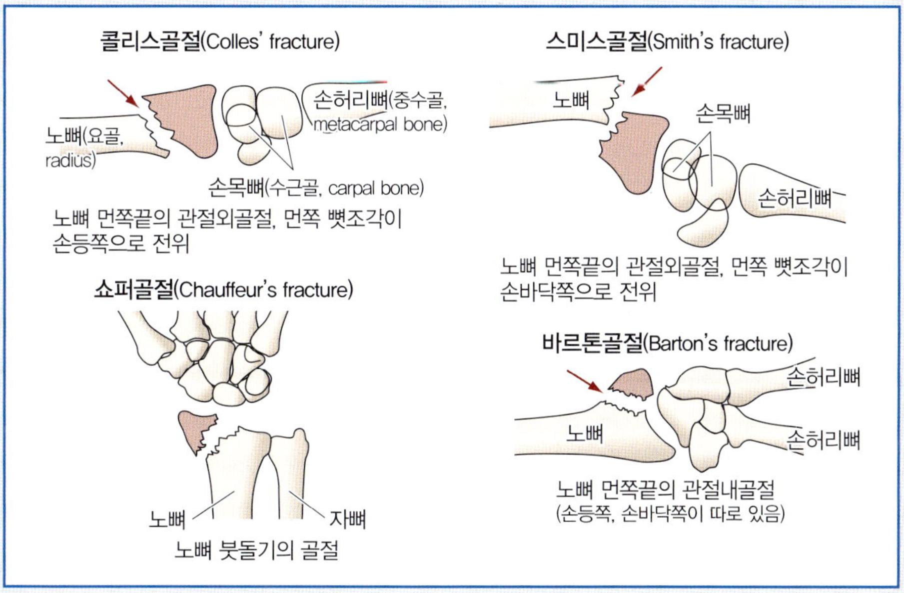

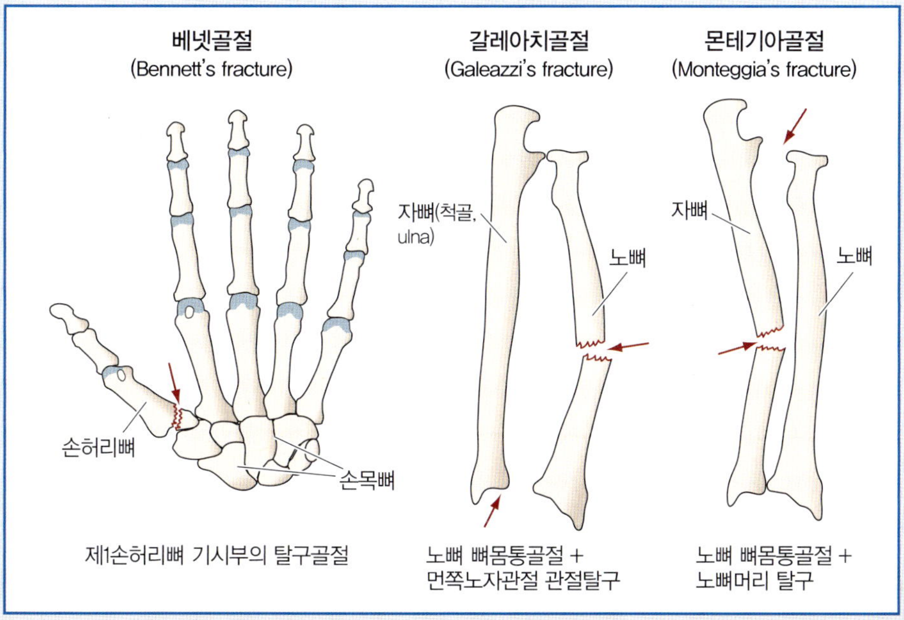

관련사항

존스골절 (Jones' fracture)	뒤퓌트랑골절 (Dupuytren's fracture)	코튼골절 (Cotton's fracture)
제5발허리뼈 기시부의 가로골절	종아리뼈 먼쪽 뼈몸통골절 + 정강뼈 안쪽복사 박리골절	종아리뼈 가쪽복사(외과), 정강뼈 안쪽복사(내과), 정강뼈 뒤융기(후과)의 골절(삼과골절)

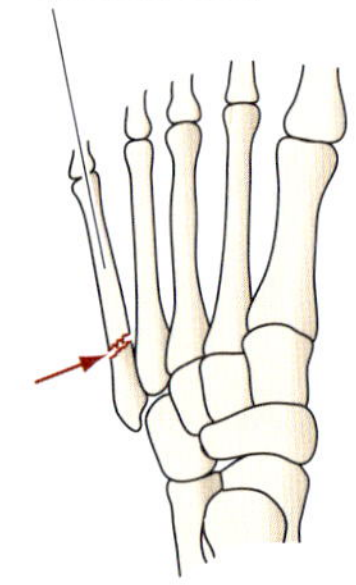

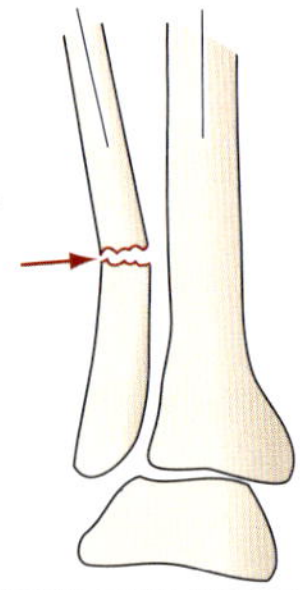

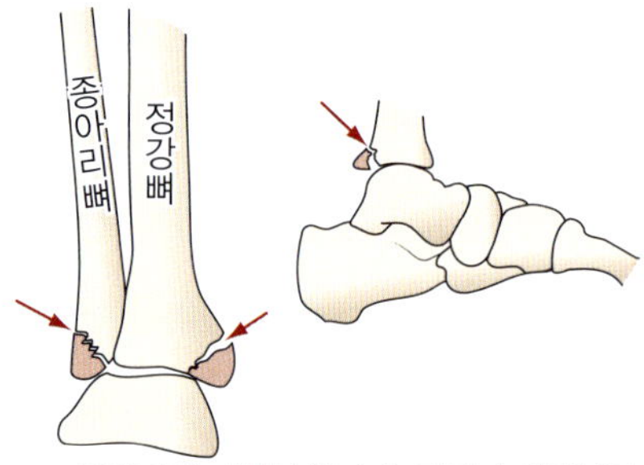

뒤베르네골절 (Duverney's fracture)	말게느골절 (Malgaigne's fracture)	스트래들골절 (Straddle's fracture)
엉덩뼈능선~아래앞엉덩뼈가시의 골절	전방 골반륜골절(두덩뼈, 궁둥뼈골절) + 후방 골반륜골절(엉덩뼈수직골절)	양쪽 두덩뼈 + 궁둥뼈 골절

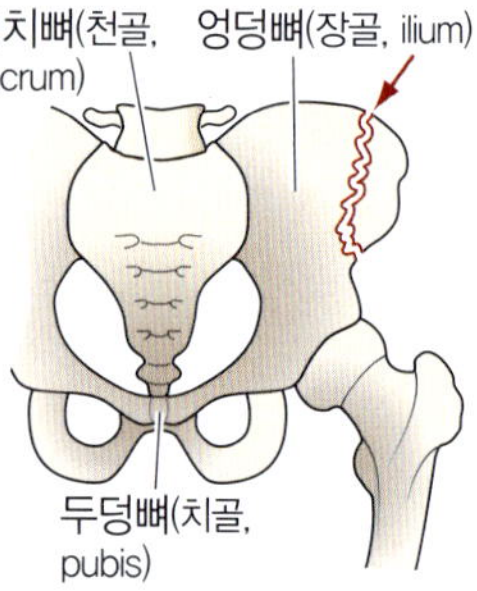

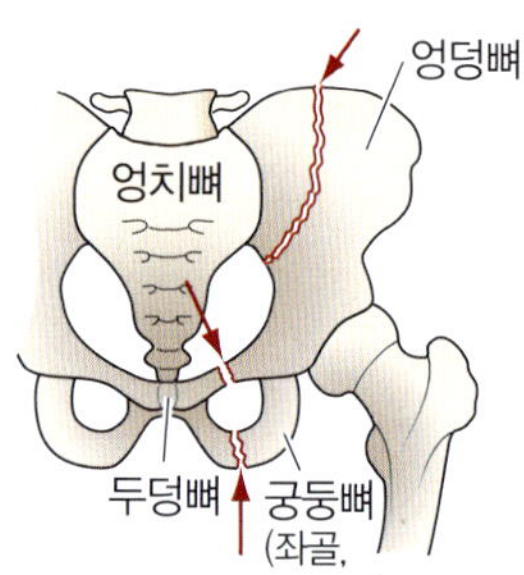

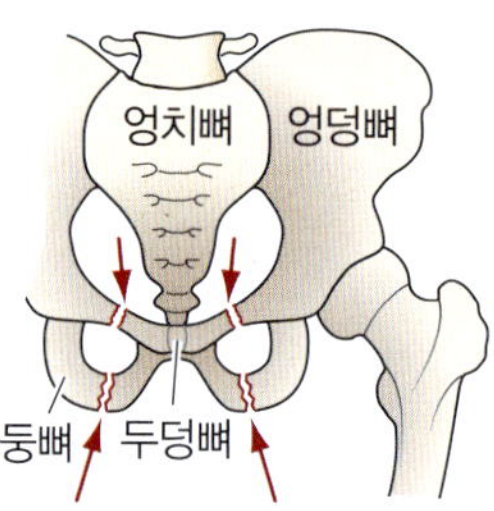

관련사항

찬스골절 (Chance fracture)	제퍼슨골절 (Jefferson's fracture)	교수형골절 (hangman's fracture)

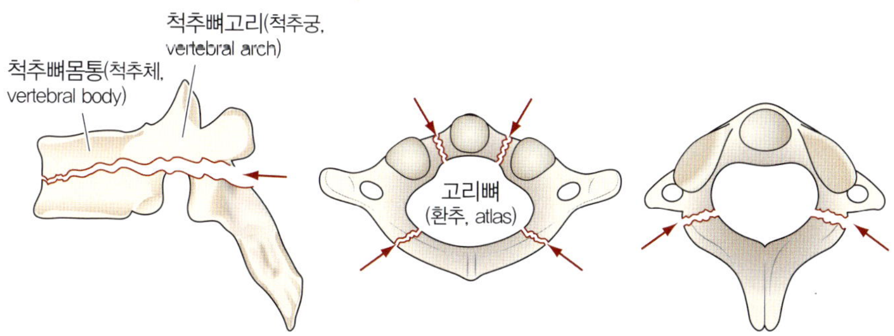

척추뼈몸통 뒤부분~척추뼈고리 ~후방돌기의 수평골절	고리뼈 파열골절(앞고리, 뒤고리에 2~4곳 골절선)	중쇠뼈의 양쪽 척추뼈 고리골절

허혈성 뼈괴사(골괴사) *ischemic osteonecrosis*

40세 여성. 왼쪽 엉덩관절 통증이 나타났다. SLE로 부신겉질스테로이드제를 장기간 복용하고 있다.

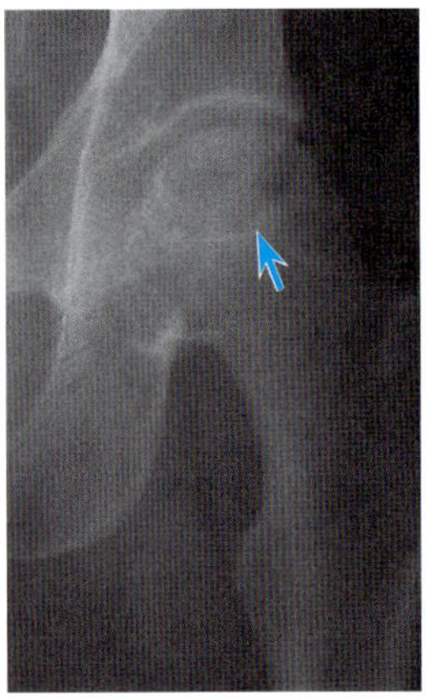

a. X선 사진

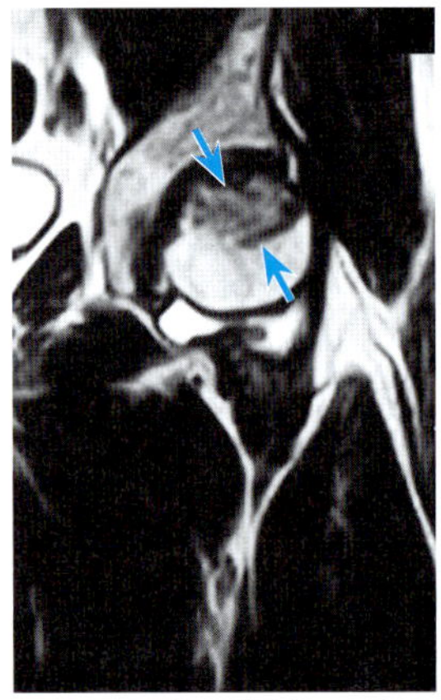

b. T2 강조영상(관상면)

[사진 1] a : 넙다리뼈머리의 띠모양 반투명상이 확인된다(→). b : 넙다리뼈머리에 경계가 선명한 띠모양 분획상이 확인된다(→).

병태

- 관절면에 접한 뼈끝의 허혈괴사(ischemic necrosis)이다(무균성 뼈괴사라고도 함).
- 호발부위 : **넙다리뼈머리**, **넙다리뼈 안쪽관절융기**, **목말뼈**

원인

- 특발성 : **알코올을 많이 섭취**하는 청장년, **스테로이드를 복용**하는 사람(특히 SLE)에게 많이 발생한다.
- 증상성 : **외상**(특히 골절 후), **수술 후**, 색전성(잠함병, 낫적혈구증 등)으로 발생한다.

영상소견

X선 사진

- 조기에는 소견 없음 → **띠모양 반투명상** → **경화상** → 변형이 나타난다.

MRI

- 조기부터 특징적인 **띠모양 분획상**이 나타난다.

관련사항

■ 주요 특발성 뼈괴사와 그 관련 질환

		발생부위	호발연령 등
다리	페르테스병(Perthes disease)	넙다리뼈머리	3~12세(남 ≫ 여)
	오스굿-슐라터병 (Osgood-Schlatter disease)	정강뼈 거친면	10~15세(남 > 여), 운동 소년
	프레이버그병 (Freiberg disease; 제2쾰러병)	제2발허리뼈머리	10~15세(여 ≫ 남)
	쾰러병(Köhler disease)	손배뼈(발)	4~5세(남 > 여)
	시버스병(Sever's disease)	발꿈치뼈	8~12세(남 > 여)
	무릎관절박리뼈연골염 (osteochondritis dissecans of knee joint)	넙다리뼈 안쪽관절융기	10~15세(남 > 여), 운동 소년
팔	킨뵉병(Kienböck disease)	반달뼈	청장년, 손을 사용하는 직업 (목수 등, 남 > 여)
	프레이저병(Preiser disease)	손배뼈(손)	30~70세, 드묾(실제로는 외상성이 많음)
	팔꿉관절박리뼈연골염 (osteochondritis dissecans of elbow joint)	위팔뼈작은머리	10~15세(남 > 여), 운동 소년(야구 팔꿈치)
척추뼈	슈에르만병 (Scheuermann Disease)	척추뼈몸통	10~15세(남 > 여)

■ 골단염(apophysitis)과 박리뼈연골염(이단성 골연골염, osteochondritis dissecans)

- **골단염** : 소년기~사춘기의 **뼈 발육기**에 발생하는 특발성 뼈괴사이다(인명이 붙는 경우가 많음).
- **박리뼈연골염** : 골단염의 일종으로, 괴사부위가 박리하여 **관절 내 유리체**를 만드는 경우가 많다.

관련사항

▶ 페르테스병(Perthes disease)

5세 남아. 절뚝거림과 오른쪽 엉덩관절 나타났다.

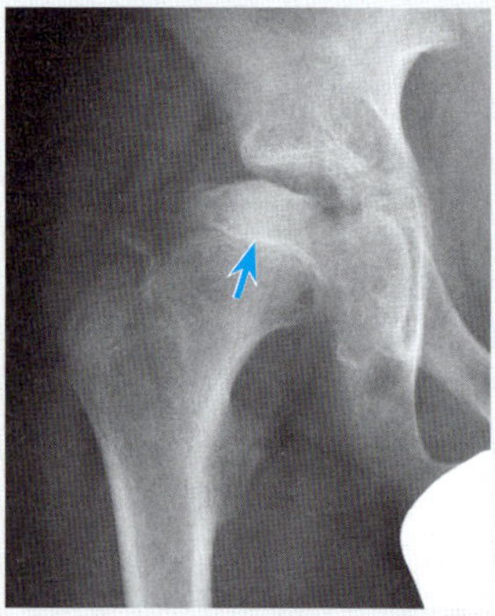

X선 사진

[사진 2] 넙다리뼈머리의 편평화, 농도 상승이 확인된다(→).

▶ 오스굿-슐라터병(Osgood-Schlatter disease)

11세 남아. 오른쪽 정강뼈 위부분에 융기와 압통이 나타났다.

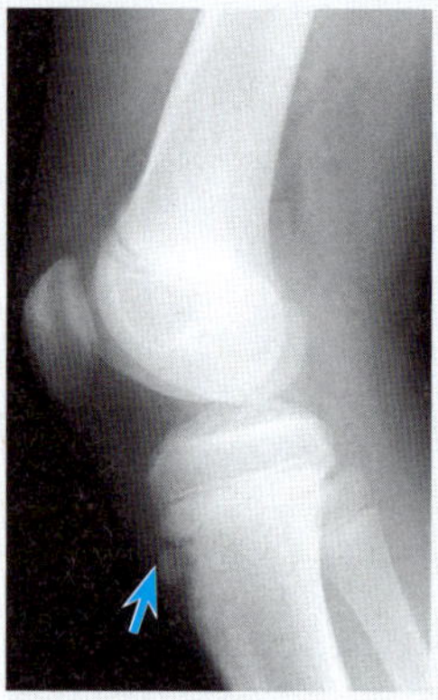

X선 사진

[사진 3] 정강뼈 거친면이 고르지 못하다(→).

▶ 킨뵉병 (Kienböck disease)

45세 여성. 오른쪽 손관절통증이 나타났다.

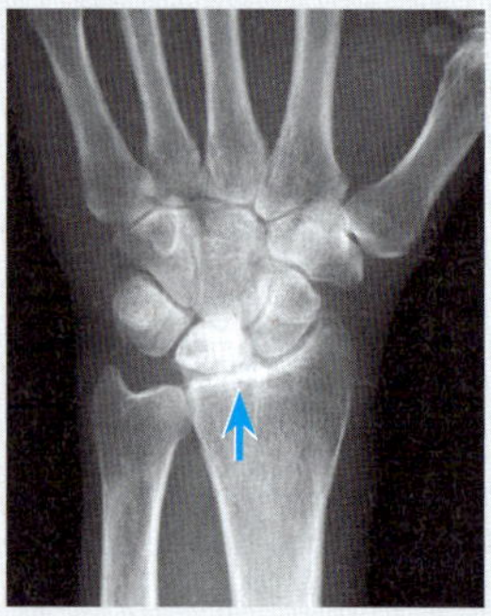

X선 사진

[사진 4] 반달뼈의 경화상이 확인된다(→).

▶ 무릎관절박리뼈연골염 (osteochondritis dissecans of knee joint)

13세 남아. 육상부 선수이며, 무릎관절통증이 나타났다.

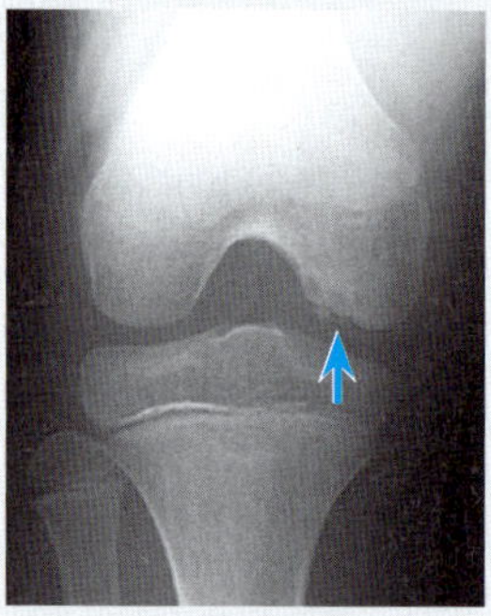

X선 사진

[사진 5] 넙다리뼈 안쪽복사의 가장자리가 고르지 않고, 관절 내 유리체가 있다(→).

▶ 팔꿉관절박리뼈연골염 (osteochondritis dissecans of elbow joint)

13세 남아. 야구투수이며, 오른쪽 팔꿉관절통증이 나타났다.

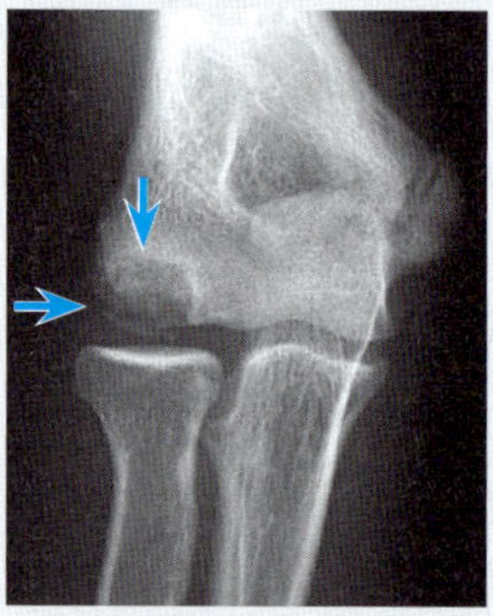

X선 사진

[사진 6] 위팔뼈작은머리에 분획된 반투명상이 있으며 관절 내에 유리체가 있다(→).

변형뼈관절염(변형골관절염) *osteoarthritis deformans*

72세 여성. 1년 전부터 오른쪽 무릎의 통증이 심해졌는데, 특히 보행 시에 심하다.

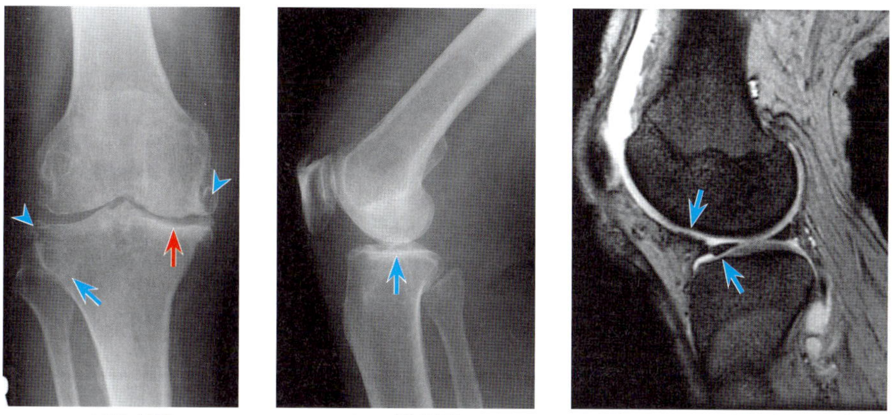

a. X선 사진 (오른쪽 무릎관절, 정면상)

b. X선 사진 (오른쪽 무릎관절, 측면상)

c. T2 강조영상 (안쪽복사부위의 시상면)

[사진 1] a · b : 관절안(관절강, articular cavity)의 협소화(→), 뼈돌기 형성(➤), 연골 아래 낭종(→)이 확인된다. c : 넙다리뼈, 정강뼈 관절면을 덮는 관절연골이 고르지 못하고 비박화되어 있는 것이 관찰된다(→).

병태

- 노화 변화와 만성적인 하중의 반복으로 발생한다.
  - **관절연골의 변성** : 수분 감소, 비박화, 균열이 나타난다.
  - **뼈의 반응성 변화** : 경화, 뼈돌기 형성, 낭종 형성이 나타난다.
- **무릎관절**에 가장 많다. 엉덩관절, 발목관절, 손가락관절에도 호발한다.

영상소견

X선 사진

- **협소한 관절안**, **고르지 않은 관절면**이 나타난다.
- **뼈 경화상**, **뼈돌기 형성**, 낭종 형성이 확인된다.

MRI

- **관절연골이 고르지 않고 비박화**가 나타난다.

변형뼈관절염의 병태

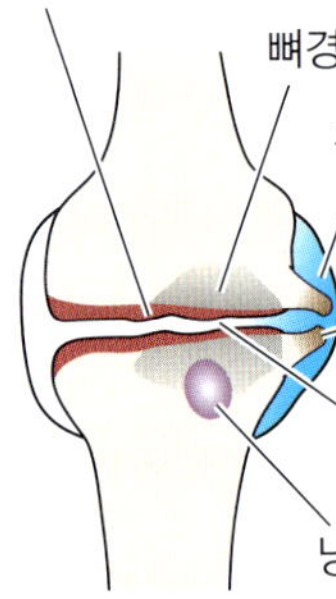

관련사항

■ 손의 변형관절염과 헤베르덴결절(Heberden's node)

- **변형관절염**은 하중을 많이 받는 다리의 큰 관절에 많지만, 팔에서는 손가락 관절에 호발한다.
- **DIP관절에 호발**한다(→ PIP에 호발하는 류마티스관절염과의 감별점).
- 종종 관절이 결절모양으로 종창, 변형하며 이를 **헤베르덴결절**이라고 한다(→ 사진 2).

■ 샤르코관절(Charcot's joint)

- 척수물구멍증, 당뇨병성 신경장애 등에 의한 **감각신경이상**에서는 통각마비로 인해 변형관절염이 특히 심해져 **파괴성 변화**를 동반하는 경우가 있다. 이를 샤르코관절이라고 한다.
- X선 사진에서는 관절의 파괴가 현저하며 연부의 석회화가 확인된다(→ 사진 3).

관련사항

▶ **손가락관절의 변형관절염(헤베르덴결절)**

77세 여성. 손가락관절에 통증이 나타났다.

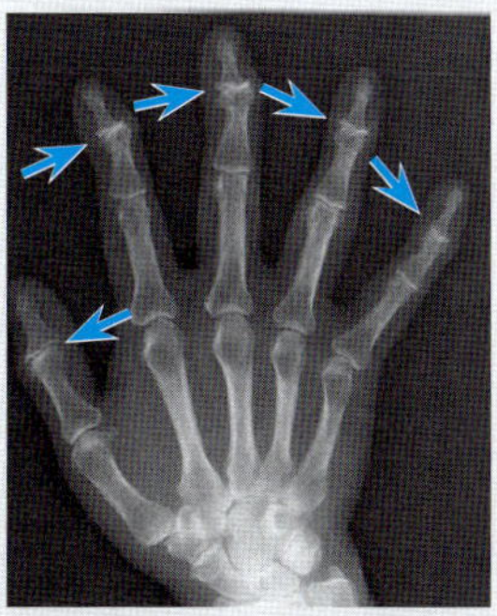

X선 사진

[사진 2] 먼쪽손가락뼈사이관절(DIP)의 관절안 협소화, 뼈돌기 형성, 경화, 변화가 확인된다(→). 몸쪽손가락뼈관절(PIP)은 정상이다.

▶ **샤르코관절**

55세 여성. 교통사고로 척수손상 후 오른쪽 팔의 감각소실, 반신불완전마비가 나타났다.

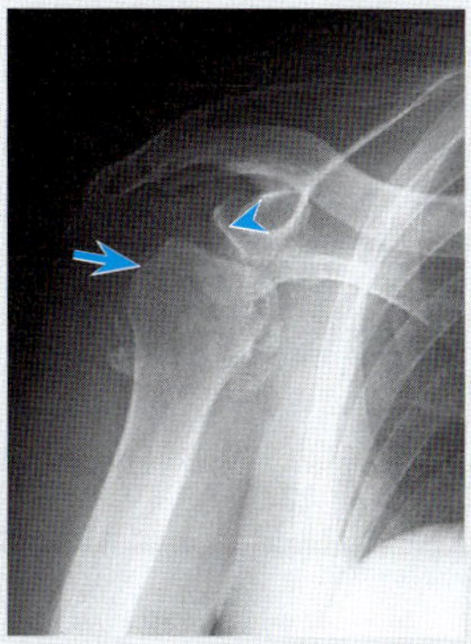

X선 사진

[사진 3] 위팔뼈머리의 파괴, 변형이 있고(→), 관절오목(➤)에서 불완전탈구가 일어났다.

■ 류마티스관절염(rheumatoid arthritis)

- 자가면역기전에 의한 **증식성 윤활막염** → **판누스**(pannus) **형성** → **뼈파괴**, **관절 변형**이 나타난다.
- 중장년 여성에게서 호발한다.
- 호발부위 : 손가락관절[**MP관절**(metacarpophalangeal joint), **PIP관절**(proximal interphalangeal joint)], 손관절, 고리중쇠관절(→ p.407)
- X선 사진 : 관절안의 협소화, 관절 주위의 뼈엉성증, **관절의 파괴**, 변형이 나타난다(자쪽 편위, 단추구멍변형).
- MRI : 윤활막에 일치하는 **강한 조영 효과**(윤활막염)가 나타난다(→ 사진 4).

1 2 3-1 3-2 3-3 3-4 3-5 3-6 3-7 3-8 CHAPTER 3-9 4 5

관련사항

▶ 류마티스관절염

59세 여성. 8년간 류마티스관절염을 앓아 손가락관절 통증과 변형이 나타났고 집안일을 하기 어렵다.

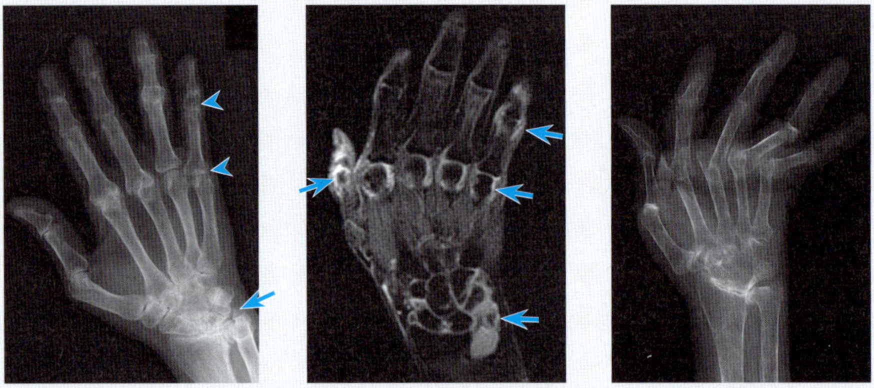

a. X선 사진(오른손)　　b. 조영 T1 강조영상(지방억제 병용)　　c. X선 사진(10년 후)

[사진 4] : a : 전체적으로 뼈 농도가 저하되어 있으며(뼈엉성증) PIP관절, MP관절의 파괴상과 불완전탈구가 확인된다(➤), 자뼈 붓돌기에도 파괴가 있다(→). b : PIP관절, MP관절, 손목뼈 주위의 윤활막을 따라 강한 조영 효과가 있다(→). c : 10년 후 관절의 파괴가 진행되어 자쪽 편위가 확인된다.

무릎인대손상 · 반월판손상 *ligamentous injury · meniscal injury*

■ 앞십자인대손상

25세 남성. 축구 시합 중에 부상을 입었으며 무릎관절통증이 있다.

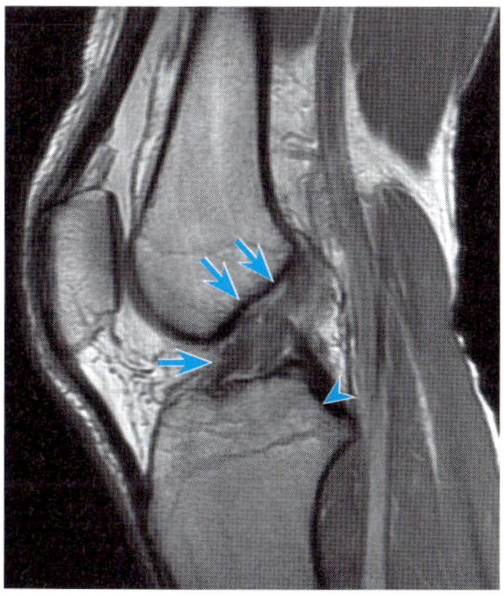

T2 강조영상(시상면)

[사진 1] 앞십자인대가 비대해져 고신호를 나타내고 있다(➔). 뒤십자인대(➤)는 정상이다.

■ 뒤십자인대손상

41세 여성. 자전거에서 넘어진 후 무릎관절통증이 생겼다.

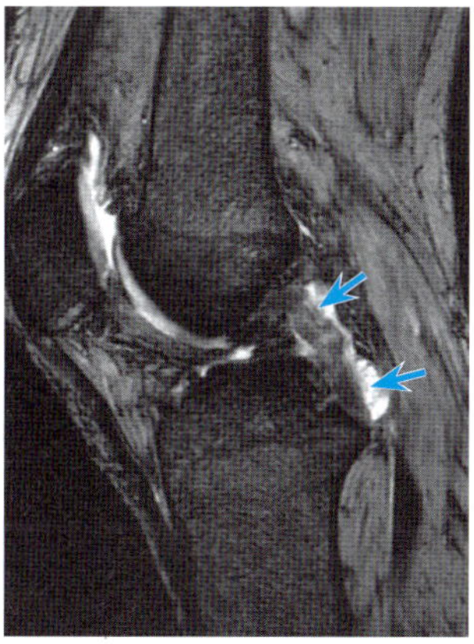

지방억제 T2 강조영상(시상면)

[사진 2] 뒤십자인대가 비대해져 고신호를 나타내고 있다(➔).

■ 안쪽곁인대손상

37세 남성. 스키를 타다 넘어진 후 무릎관절통증이 생겼다.

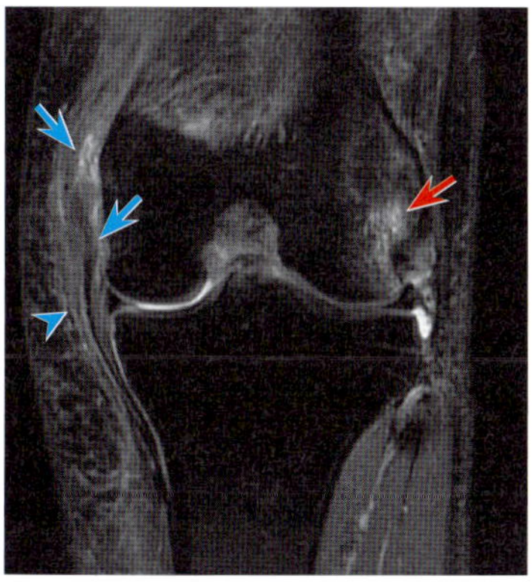

지방억제 T2 강조영상

[사진 3] 안쪽곁인대가 끊기고(➔) 주위 연부조직의 종창(➤)이 확인된다. 넙다리뼈 가쪽관절융기에는 뼈좌상이 확인된다(➔).

■ 안쪽반월판손상

30세 여성. 무릎관절통증과 무릎손상이 있다.

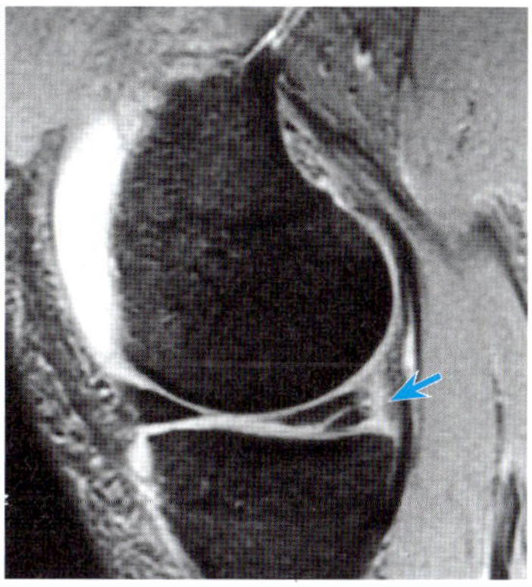

T2 강조영상(시상면)

[사진 4] 안쪽반월판의 수평 균열이 고신호로 확인된다(➔).

■ 병태

- **앞십자인대손상**(전십자인대손상) : 운동외상이 많고, 반월판손상이 많이 합병된다.
- **뒤십자인대손상**(후십자인대손상) : 운동외상, 교통사고 등 앞쪽에서 직접 가해지는 외력에 의한다. 다른 인대, 반월판손상의 합병이 많다.
- **안쪽곁인대손상**(내측측부인대손상) : 무릎인대손상으로서 가장 많다. 운동에 의한 겉말림(외반, ectropion) 때문이다. 대부분 십자인대손상을 합병한다.
- **가쪽곁인대손상**(외측측부인대손상) : 단독 손상은 드물다.
  ⇨ 모두 통증과 무릎의 불안정성이 나타난다.
- **무릎반월판손상** : 하중 상태에서 무릎에 강한 회전운동이 가해져 넙다리뼈, 정강뼈에 끼어 손상된다. 운동외상이 많다.
  ⇨ 통증, 종창 → 만성기에 무릎손상, 맞물림이 나타난다.

무릎관절의 인대

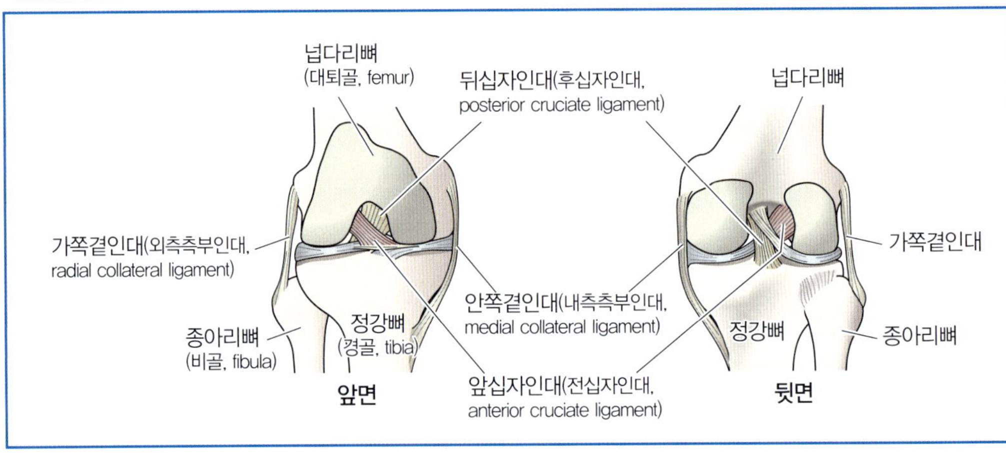

■ 영상소견

MRI

- 인대의 불연속, 부분적 비박화가 나타난다.
- 급성기에는 T2 강조영상에서 고신호, 비대가 나타난다.
- 종종 넙다리뼈, 정강뼈의 뼈좌상을 동반하다.

무릎반월판손상

- T2 강조영상, T2*강조영상에서 파열부위가 고신호를 나타낸다.
- 오래된 병변에서는 비박화가 확인된다.

반월판손상

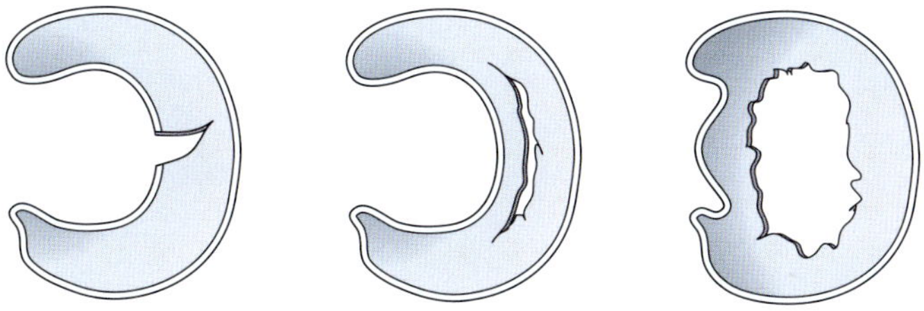

방사상 파열(가로파열)　　세로파열　　양동이모양 파열

돌림근띠파열(회전근개파열) *rotator cuff tear*

가시위근힘줄파열

56세 남성. 오른쪽 어깨를 들어올리기 어려워졌다.

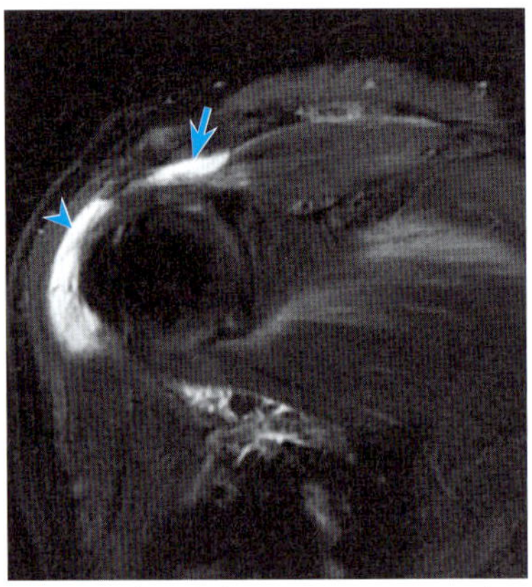

a. T2 강조영상(지방억제 병용, 시상면)

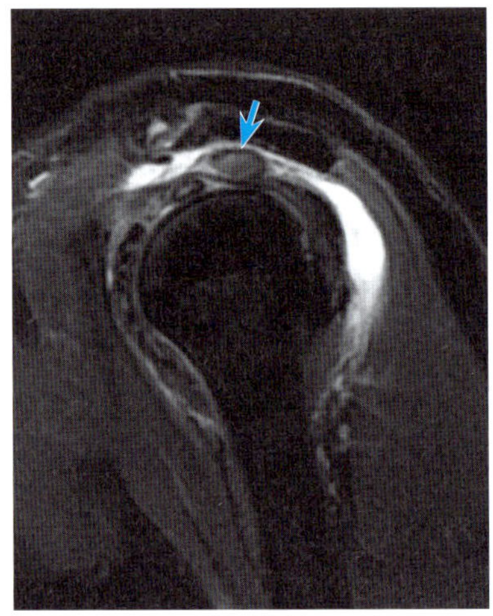

b. T2 강조영상(시상면)

[사진 1] 가시위근힘줄이 비대해져 고신호를 나타내고 있다(→). 주위에 액체가 저류되어 있다(➤).

병태

- **돌림근띠**(회전근개, rotator cuff) : 어깨뼈(견갑골)에서 일어나 위팔뼈(상완골)에 정지하는 4가지 근육으로, 어깨관절의 기능을 담당한다.
    - 어깨뼈의 등쪽 : **가시위근**(극상근, supraspinatus muscle), **가시아래근**(극하근, infraspinatus muscle), **작은원근**(소원근, teres minor muscle)
    - 어깨뼈의 배쪽 : **어깨밑근**(견갑하근, subscapularis muscle)
- 파열 원인
    - 중장년 : 노화에 의한 변성에 비교적 경미한 외상이 더해져 파열된다(**이른바 오십견**의 원인).
    - 청년 : 활발하고 강력한 동작에 의해 파열된다.
- 특히 **가시위근힘줄**(극상근건)의 손상이 많다.
- 운동통증과 함께 안정 시 통증, 야간 통증도 많다.

■ 영상소견

MRI

- 가시위근힘줄의 고신호, 비대가 확인된다.
- 주위의 액체 저류가 나타난다.

돌림근띠

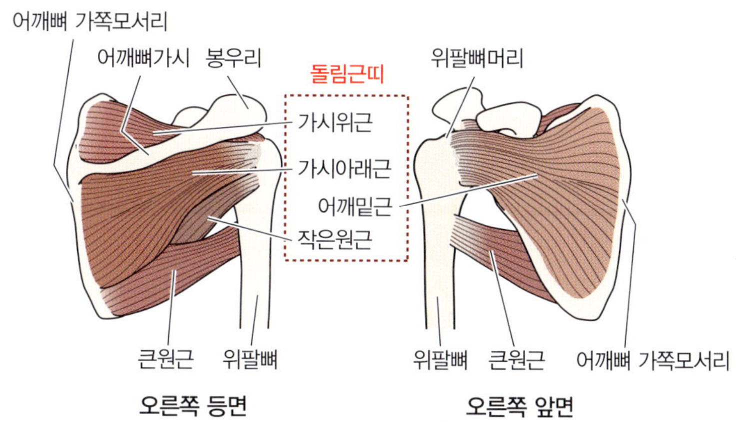

가시위근힘줄파열(완전, 위면, 힘줄 내, 관절주머니면)

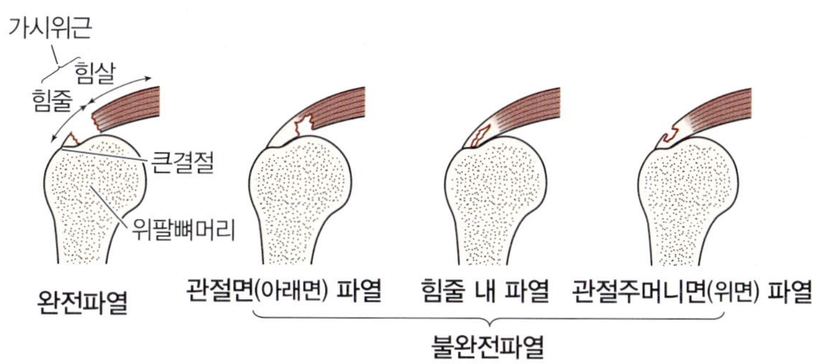

관련사항

■ 석회힘줄염(석회화건염, calcific tendonitis)

- 돌림근띠의 힘줄 내, 주위 관절주머니에 석회가 침착한다.
- 중장년자에게 많다. 이른바 오십견의 한 원인이다.

X선 사진 · CT

- 돌림근띠에 일치하는 석회화가 확인된다.

MRI

- MRI에서는 보이지 않는 경우가 많으며 다른 질환을 제외할 목적으로 촬영한다.

▶ 석회힘줄염

51세 남성. 오른쪽 어깨관절통증이 있다.

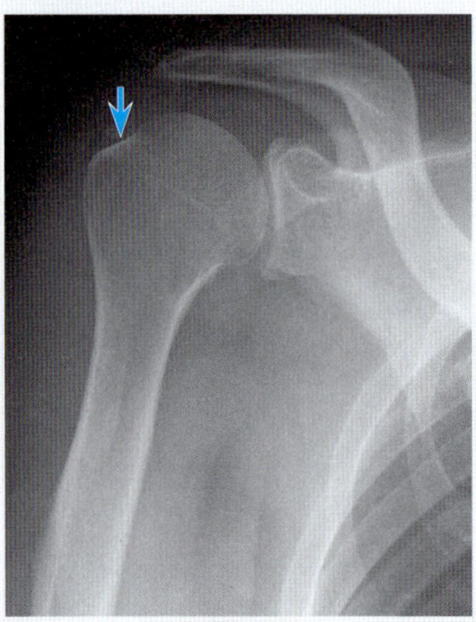

a. X선 사진

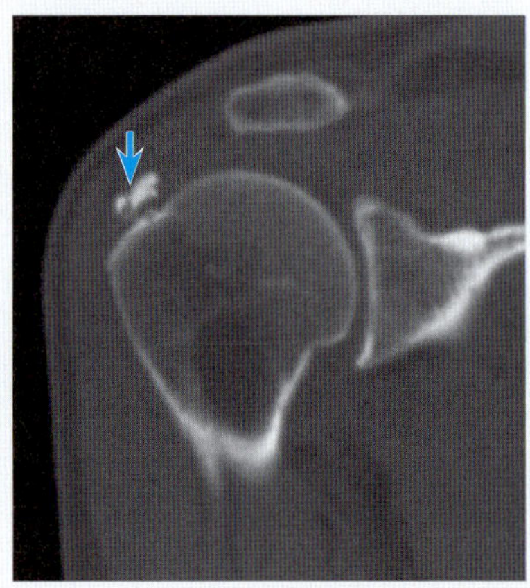

b. CT(관상면 재구성상)

[사진 2] 가시위근힘줄 부위에 일치하는 석회화가 확인된다(→).

감염성 골수염 · 관절염 *infectious osteomyelitis · arthritis*

■ 급성 화농성 골수염(acute suppurative osteomyelitis)

59세 남성. 오랜 기간 당뇨병을 앓았고 왼쪽 엉덩관절통증 및 발열이 나타났다.

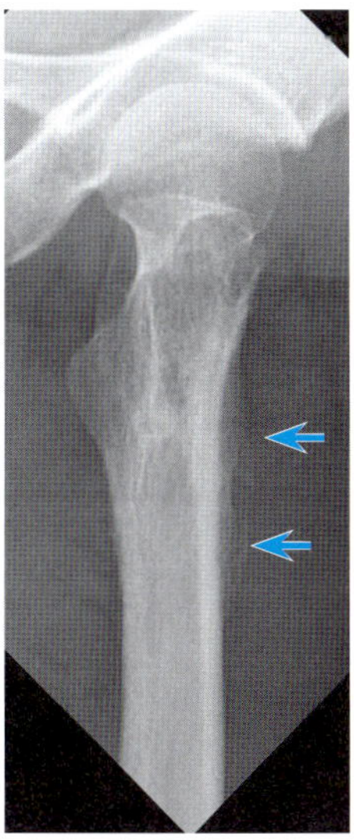

a. X선 사진

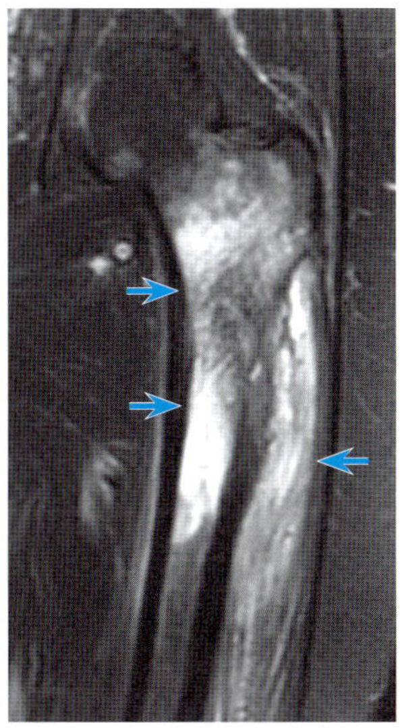

b. T2 강조영상

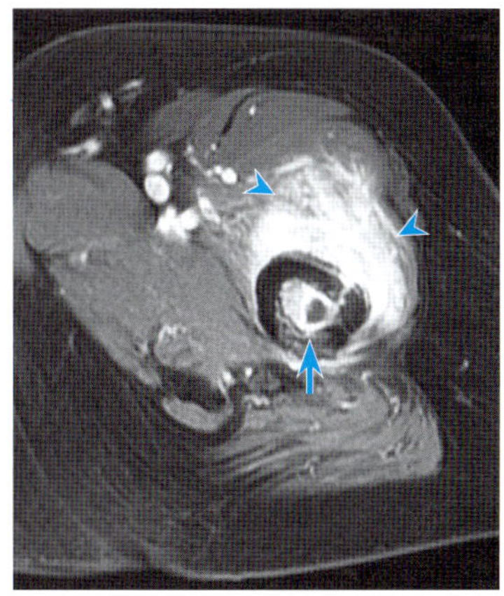

c. 조영 T1 강조영상

[사진 1] a : 왼쪽 넙다리뼈 뼈몸통끝에 경계가 선명하지 않은 반투명상의 두꺼운 층모양 골막반응(➔)이 확인된다. b : 뼈몸통끝~뼈몸통에 불규칙한 고신호(부종, ➔)가 있으며, 주위 근육다발에도 병변이 미치고 있다. c : 넙다리뼈 뼈몸통의 골수에 강한 조영 효과가 있으며(➤), 파괴된 뼈겉질(➔)을 넘어 주위 근육다발까지 병변이 미치고 있다.

■ 병태

화농성 골수염 · 관절염

- 혈행성은 황색포도알균, 외상성은 그람음성막대균이 많다.
- 호발부위 : **긴뼈**(뼈몸통끝, 특히 소아), **척추**(→ p.414)
- 만성화되기 쉽다. → **만성 화농성 골수염** = 부골(sequestrum; 중심부) + 새뼈집(골구, involucrum; 주변부) + 누공이 형성된다.

결핵성 골수염 · 관절염

- 척추 > 엉덩관절 > 무릎관절

골수염의 진행

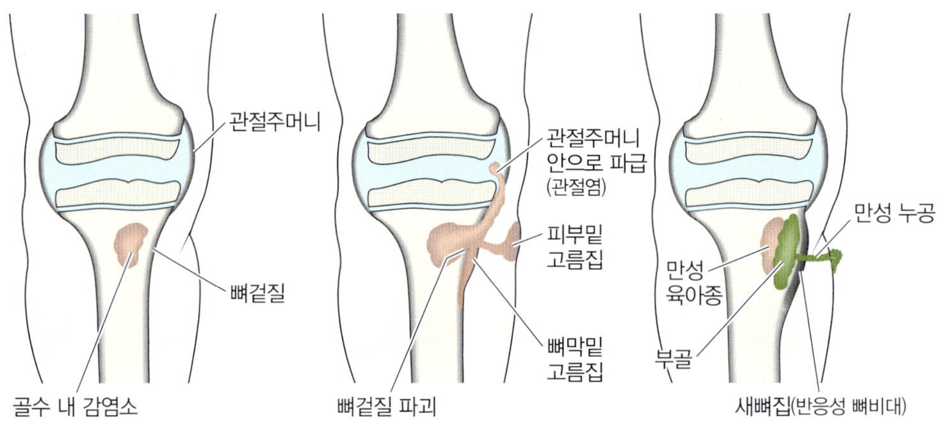

■ 영상소견

급성 화농성 골수염

- X선 사진 : **초기에는 정상**(1~2주일) → 고르지 않은 **용골성 병변** + **연부종창**이 나타난다.
- MRI : 조기부터 이상이 출현한다(T1 강조영상에서 저신호, T2 강조영상에서 고신호, 비정상적인 **조영 효과**).
- 뼈섬광조영술 : 조기부터 **집적 항진**이 나타난다.

만성 화농성 골수염

- 주체는 뼈 경화상이며, 고르지 않은 용골성 병변이 혼재한다.

결핵성 골수염

- 결핵척추염(**척추결핵**)
  - 척추 · 척추원반의 용골성 병변 + **척주옆고름집**(→ p.416)이 발생한다.
  - 진행되면 고도의 뒤굽음(**포트병**, Pott's disease)이 나타난다.
- 팔다리의 긴뼈 : 만성 화농성 골수염과 유사하다.
- 손가락뼈 : 융기성 반투명상(**풍극**, spina ventosa)이 확인된다.

관련사항

■ 특수한 만성 골수염

- **브로디고름집**(브로디농양, Brodie's abscess) : 긴뼈 뼈몸통끝의 원형 반투명상 + 주위 경화연이 나타난다.
- **가레 경화성 골수염**(Garré's sclerosing osteomyelitis) : 긴뼈 뼈몸통~뼈몸통끝의 광범위한 뼈겉질 비대가 나타난다.

뼈종양(골종양) *bone tumor*

■ 뼈육종(골육종, osteogenic sarcoma)

19세 남성. 오른 넙다리의 통증, 부기가 나타났다.

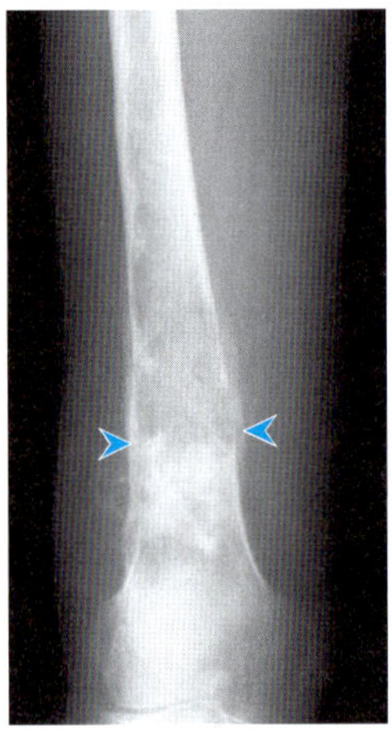

X선 사진

[사진 1] 넙다리뼈의 먼쪽 뼈몸통끝~뼈몸통에 광범위하고 고르지 않은 용골성 병변이 있으며 다층성 뼈막반응을 동반하고 있다(➤).

■ 뼈연골종(골연골종, osteochondroma)

18세 남성. 넙다리의 부기가 나타났다.

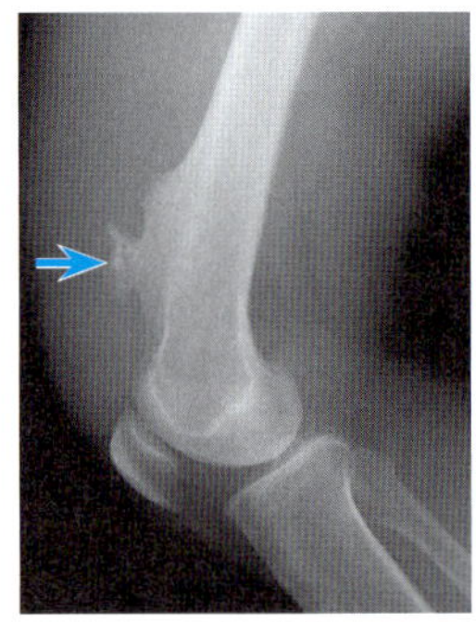

X선 사진

[사진 2] 넙다리뼈 먼쪽, 뼈몸통끝에 버섯모양(손잡이모양)의 융기가 나타났다(➔).

■ 뼈거대세포종양(골거대세포종양, giant cell tumor of bone)

34세 남성. 손목의 부기, 통증이 나타났다.

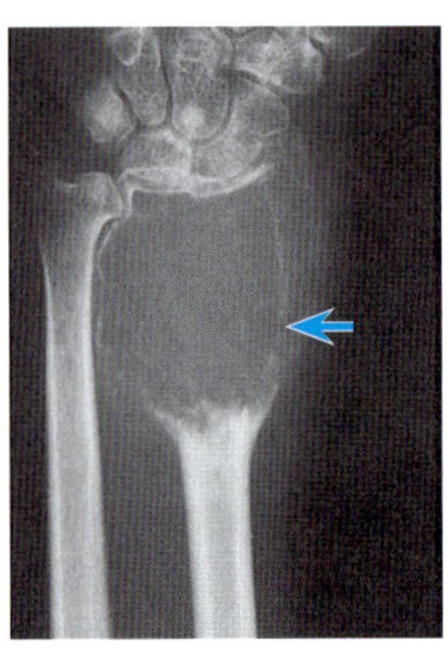

X선 사진

[사진 3] 노뼈의 먼쪽 뼈몸통끝에 포말상 용골성 병변이 나타났다(soap bubble appearance, ➔).

■ 내연골종(enchondroma)

19세 여성. 손가락 통증이 있다.

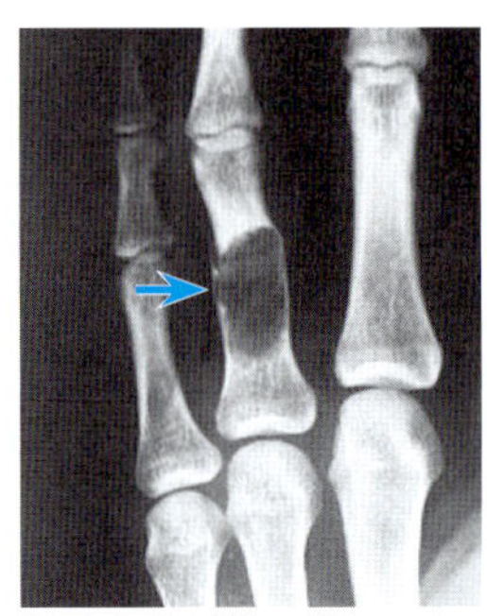

X선 사진

[사진 4] 제Ⅳ손가락 첫마디뼈 뼈몸통의 용골성 병변이며, 병적골절을 합병하였다(➔).

■ 풋뼈뼈종(유골골종, osteoid osteoma)

18세 남성. 종아리 통증이 있으며 야간에 심해졌다.

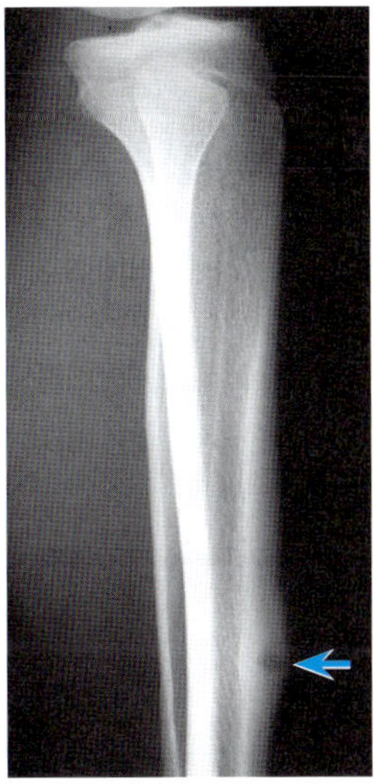

X선 사진

[사진 5] 정강뼈 뼈몸통의 뼈경화상과 그 중앙 부분에 용골성 병변이 나타났다(→).

■ 유잉육종(Ewing's sarcoma)

18세 남성. 발열, 다리통증이 나타났다.

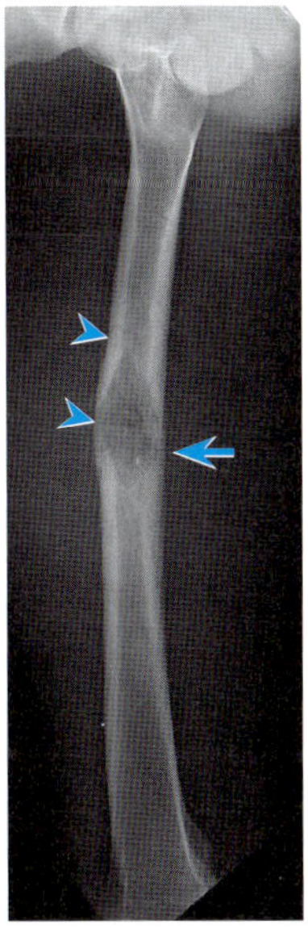

X선 사진

[사진 6] 넙다리뼈 뼈몸통에 고르지 못한 용골성 병변이 있다(→). 층상 뼈막반응을 동반하고 있다(➤).

■ 병태 및 영상소견

- 호발연령 : 대부분의 뼈종양은 **사춘기~청년**에게서 발생한다.
  - 예외 : 고령 → 전이성 뼈종양, 다발골수종
    다소 고령 → 연골육종, 뼈거대세포종양 등
    소아 → 유잉육종, 호산구육아종 등
- 존재부위 : 대부분의 뼈종양은 **뼈몸통끝**에 발생한다.
  - 예외 : **뼈끝** → 뼈거대세포종양, 연골모세포종 등
    뼈몸통 → 내연골종, 풋뼈뼈종, 유잉육종, 호산구육아종 등

1
2
3-1
3-2
3-3
3-4
3-5
3-6
3-7
3-8
CHAPTER 3-9
4
5

주요 뼈종양의 호발연령과 존재부위

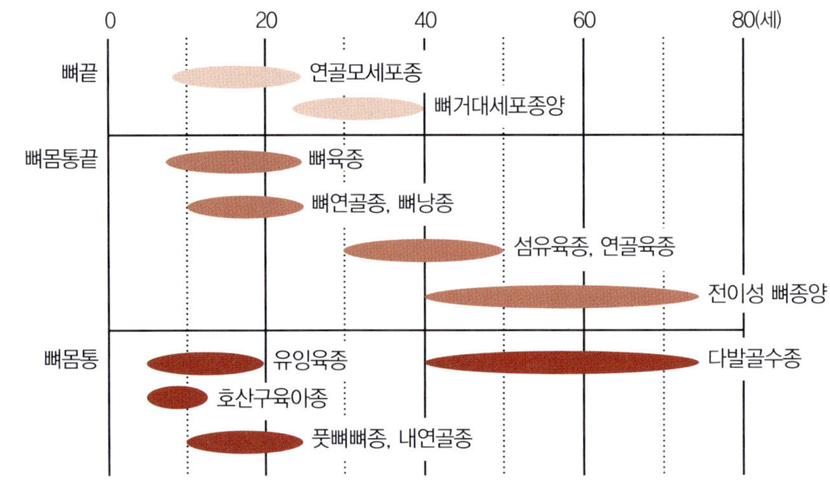

뼈종양의 양·악성 감별

● 뼈종양의 윤곽

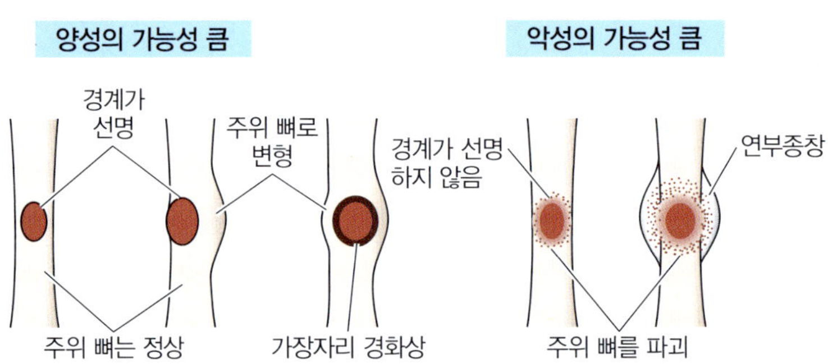

● 뼈막반응

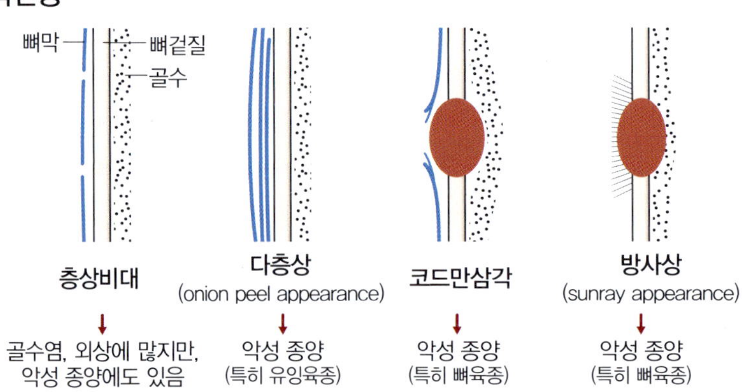

대사성 뼈질환

■ 구루병(rickets) · 뼈연화증(골연화증, halisteresis)

- 풋뼈(유골, osteoid)의 석회화가 장애를 입어 뼈조직 내에 비석회화 풋뼈가 과잉으로 존재하는 상태이다.
- 원인 : 비타민 D 대사장애, 콩팥요세관장애 등이다.

영상소견

- **뼈농도의 미만성 저하**가 확인된다.
- **뼈몸통끝이 선명하지 않고 브러시(brush)모양으로 고르지 않다(fraying)**.
- 뼈몸통끝이 확장(flaring)된다.
- 긴뼈의 굽음(→ O다리), 거짓골절(Looser's zone)이 나타난다.

▶ 구루병

1세 남아. 손발이 굽어 있다.

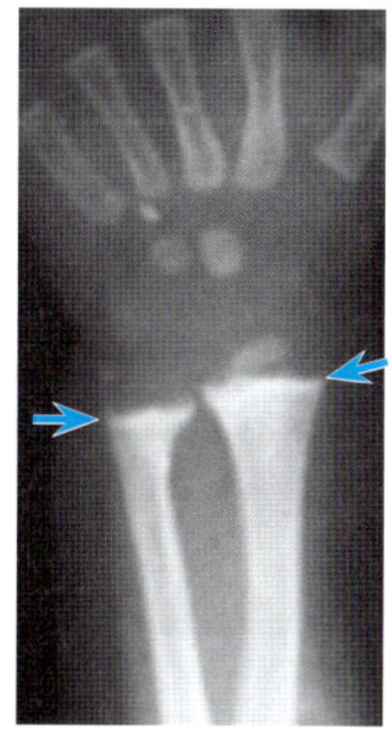

X선 사진

[사진 1] 노뼈, 자뼈의 먼쪽 뼈몸통끝 윤곽이 고르지 못하고 브러시모양 윤곽(fraying)이 관찰된다(→).

■ 콩팥뼈형성장애(신장성 골형성장애, renal osteodystrophy)

- 만성 콩팥기능상실 → 이차성 부갑상샘항진증이 발생한다.

영상소견

- **뼈막 밑 흡수상**(특히 손가락뼈의 노쪽 가장자리에서 잘 알 수 있음)이 나타난다.
- 척추뼈몸통 위아래 가장자리에 띠모양 경화상(**rugger jersey spine**)이 나타난다.

▶ 콩팥뼈형성장애

50세 여성. 20년간 투석한 이력이 있다.

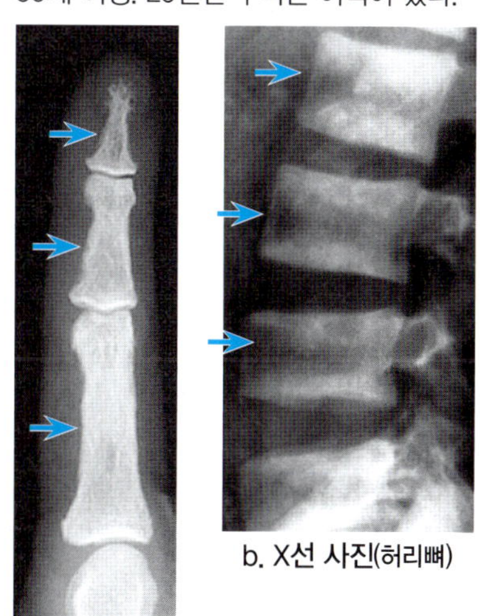

a. X선 사진 (오른쪽 제2손가락)

b. X선 사진(허리뼈)

[사진 2] a : 가락뼈의 노쪽 겉질의 가장자리가 고르지 않고 뼈막 밑 흡수상 소견이 있다(→). b : 허리뼈 척추뼈몸통의 위모서리, 아래모서리에 띠모양 경화상(rugger jersey spin, →)이 관찰된다.

■ 뼈엉성증(골다공증, osteoporosis)

- 뼈밀도의 전반적인 감소가 나타난다.
- 원인 : 다양하지만 특히 **폐경**, **부신겉질스테로이드의 과잉**(쿠싱병, 의원성)이 중요한 원인이다.

영상소견

- **뼈농도의 미만성 저하**가 나타난다.
- 척추뼈몸통의 **생선뼈모양 변형**, **압박골절**이 나타난다.
- 뼈연화증과 달리 긴뼈의 만곡 변형은 나타나지 않는다.
- MRI : 골수의 신호강도는 정상이다(척추전이와의 감별점, → p.411).

▶ 뼈엉성증에 의한 척추압박골절

65세 여성. 콩팥증후군으로 부신겉질스테로이드제를 장기간 투여하고 있다.

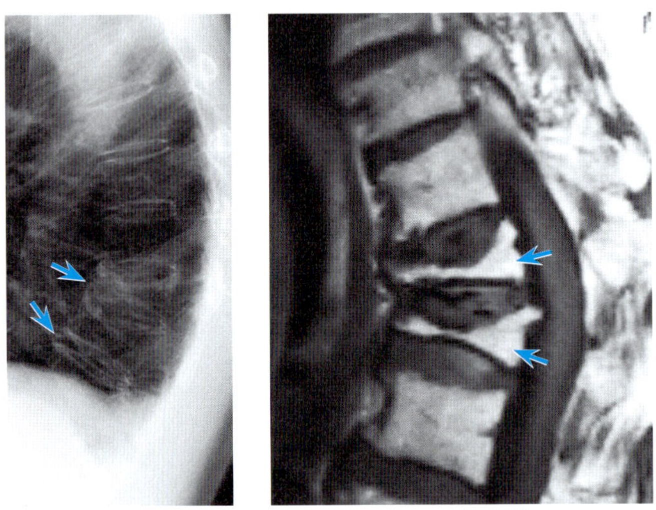

a. X선 사진(등뼈)　　b. T1 강조영상

[사진 3] a : 모든 척추뼈몸통 농도가 고도로 저하되어 있으며, 하위 등뼈에는 압박골절이 다발해 있다(→). b : 하위 등뼈에 압박골절에 의한 고도의 쐐기모양 변형이 있으나 골수의 고신호가 유지되고 있는 점에서(→) 뼈전이 병변은 없음을 알 수 있다.

뼈화석증(골화석증, osteopetrosis)

- 뼈파괴세포의 이상에 의해 **온몸에 고도의 뼈경화**가 나타난다.
- 영아형 : 보통염색체 열성 유전으로, 신생아기부터 빈혈, 감염성 증가가 나타나며 예후가 나쁘다.
- 성인형 : 보통염색체 우성 유전으로, 골절에 의해 우연히 발견되는 경우가 많다.

▶ **뼈화석증**

20세 남성

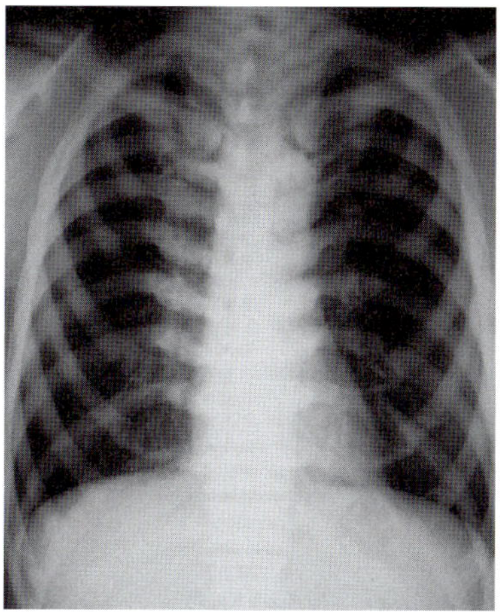

가슴 X선 사진

[사진 4] 갈비뼈, 척추뼈 등 모든 뼈에 고도의 경화상이 확인된다.

젖샘종양(유선종양) *breast tumor*

■ 유방암(breast cancer)

45세 여성. 오른쪽 유방에서 결절을 발견하였다.

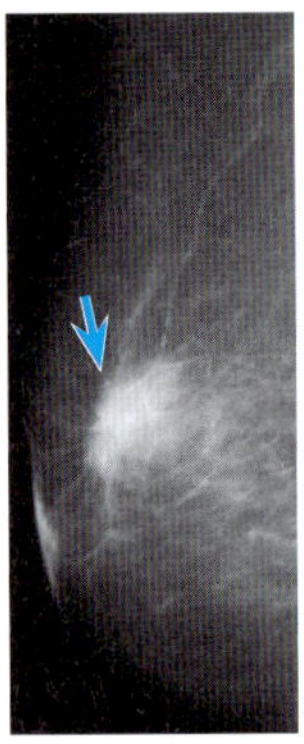

a. 유방촬영 (MLO촬영)

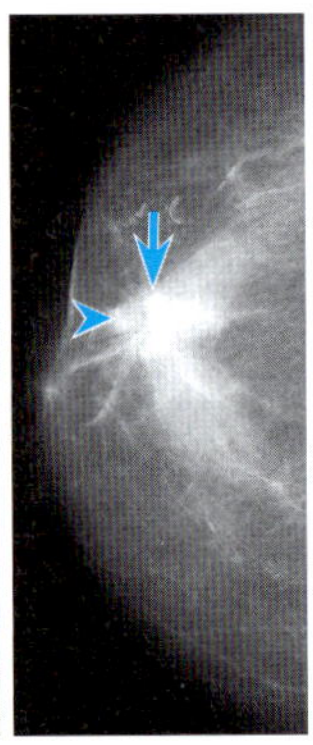

b. 유방촬영 (CC촬영)

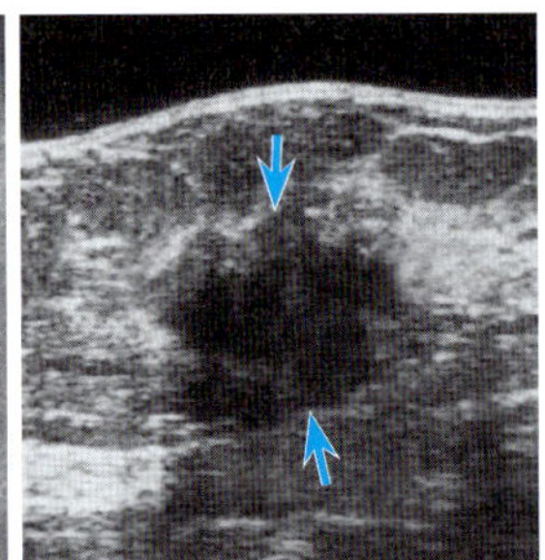

c. 초음파(수평면)

[사진 1] a · b : 오른쪽 젖샘의 위가쪽 분획(C영역)에 바늘모양 윤곽(spicula변형)을 나타내는 고르지 않은 고농도 종양(→)이 있고, 피부면에 함요를 동반하고 있다(➤). 유방암(경성암)으로 진단할 수 있다. c : 종양은 분엽모양, 저에코성을 나타내며 종횡비는 약 1로, 악성을 의심케 하는 소견이다(→).

■ 유방섬유샘종(유방섬유선종, breast fibroadenoma)

35세 여성. 유방암 검진에서 오른쪽 젖샘의 이상을 지적받았다.

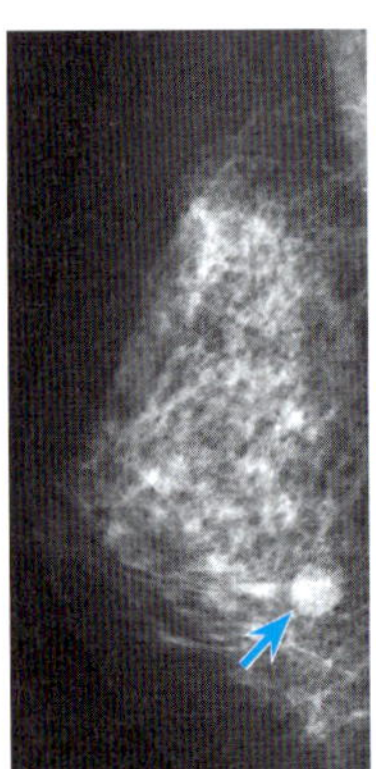

a. 유방촬영 (MLO촬영)

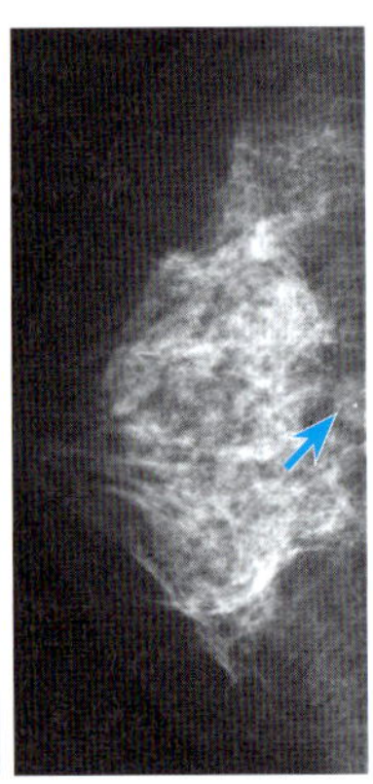

b. 유방촬영 (CC촬영)

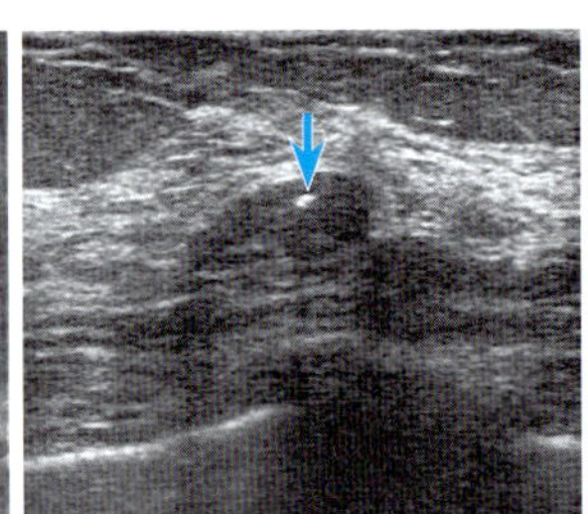

c. 초음파(수평면)

[사진 2] a · b : 오른쪽 젖샘의 아래가쪽 분획(D영역)에 정상 젖샘과 거의 같은 농도의 매끄럽고 윤곽이 둥근 종양이 확인된다(→). 내부에 거친 석회화가 확인된다. c : 균일한 저에코성 종양이 확인된다(→). 중심부에 거친 석회화의 고에코가 있다. 종횡비는 약 0.45로, 양성 종양으로 판단된다.

■ 영상소견

유방촬영(mammography)

- 연선 촬영(저압촬영)을 이용한다(→ p.505).

- 악성(유방암)을 시사하는 소견
  - **고농도**의 종양음영, **바늘모양 윤곽**(spicula 형성)의 **미세석회화** 집적을 동반하는 경우가 있다.

초음파검사

- 악성(유방암)을 시사하는 소견
  - 분엽모양, 일정하지 않은 모양의 저에코성 종양이 나타난다.
  - **종횡비**(= 앞뒤지름/가로지름)**가 크다**(> 0.6).

유방촬영과 병변 위치 표시법

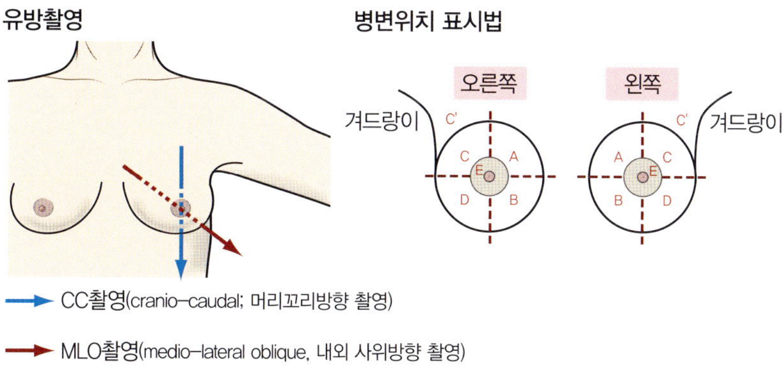

양성과 악성의 감별

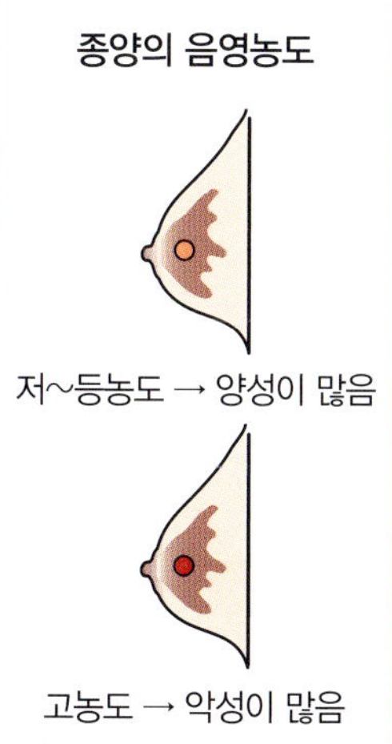

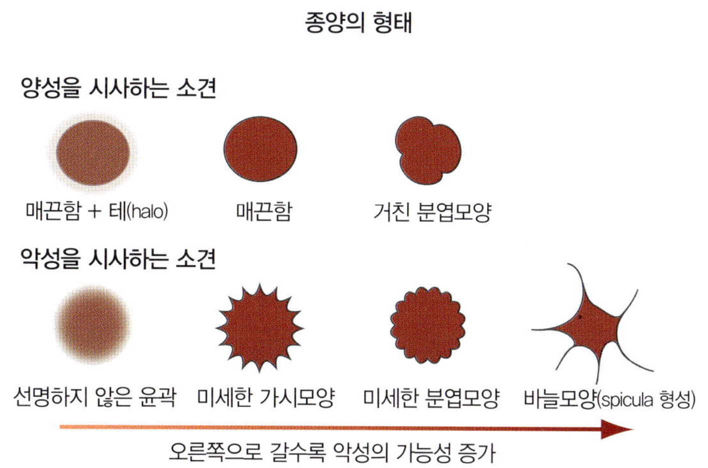

젖샘의 석회화

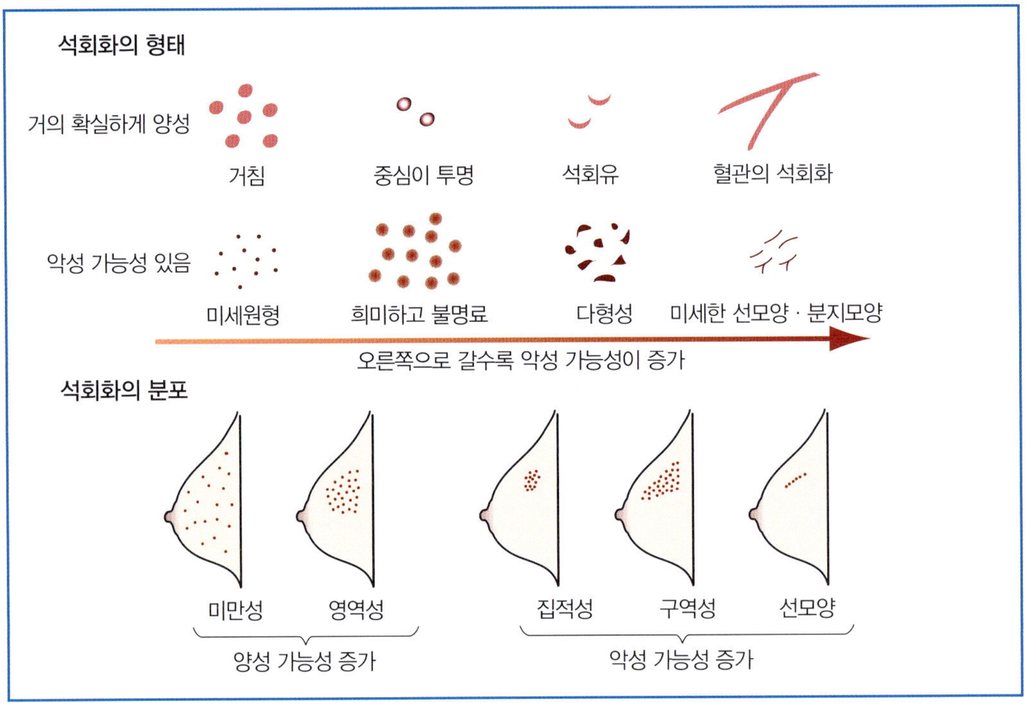
석회화의 형태
거의 확실하게 양성
거침
중심이 투명
석회유
혈관의 석회화
악성 가능성 있음
미세원형
희미하고 불명료
다형성
미세한 선모양 · 분지모양
오른쪽으로 갈수록 악성 가능성이 증가
석회화의 분포
미만성
영역성
집적성
구역성
선모양
양성 가능성 증가
악성 가능성 증가

인터벤션영상의학 *interventional radiology, IVR*

■ 정의와 명칭

- 혈관촬영의 **경피적 카테터 기술**을 응용하여 다양한 **치료를 실시하는 기술**을 일컫는다.
- 최소 침습술(minimal invasive surgery)의 일환으로 급속도로 보급되고 있다.

■ 분류

- 혈관 IVR(vascular IVR) : 혈관 내에 카테터를 삽입하여 치료 기술을 진행한다.
- 비혈관 IVR(non-vascular IVR) : 최근에는 혈관 이외의 경피적 천자기술에도 적용이 확대되고 있다.
- **혈관 내 치료**, **혈관 내 수술**도 혈관 IVR과 거의 같은 뜻으로 사용된다.

주요 인터벤션영상의학의 기술과 적용예

혈관 IVR	약물동맥 주사술	항종양제	**간세포암종**, 자궁암, 방광암, 폐암	영양동맥에 동맥주사함으로써 종양에 고농도의 약물을 투여한다.
		혈전용해제	**급성기 뇌경색증**, 위창자간막동맥혈전증	우로키나아제 등을 이용하여 혈전용해, 재소통을 목표로 한다.
	혈관색전술	악성 종양	간세포암종, 자궁암, 방광암, 폐암	영양혈관을 막음으로써 종양의 축소를 목표로 한다.*
		양성 종양	자궁근종, 혈관종	영양혈관을 막음으로써 종양의 축소를 목표로 한다.
		출혈성 병변	**소화궤양**, **혈관외상**	출혈원을 폐쇄, 지혈한다.
		동맥자루	**뇌동맥자루**, 배동맥자루	동맥자루 내에 코일을 유치하여 폐쇄한다.
	혈관확장술	풍선확장술	**폐쇄동맥경화증** (다리동맥, 콩팥동맥)	풍선 카테터로 협착된 혈관을 확장한다.
		혈관내막제거술	폐쇄동맥경화증(다리동맥)	특수한 칼이 붙은 카테터로 죽종을 잘라낸다.
		스텐트유치술	폐쇄동맥경화증 (다리동맥, 경동맥)	협착된 혈관에 원통모양의 스텐트를 유치하여 속공간을 확보한다.
	기타	아래대정맥필터 유치술	**하지정맥혈전증**	아래대정맥에 우산필터를 유치하여 허파색전증을 예방한다.
		혈관내 이물질 제거술	중심정맥영양카테터 제거	올가미 카테터(snare catheter), 바스켓 카테터(basket catheter) 등으로 이물질을 잡아서 제거한다.

비혈관 IVR	배액(drainage)	경피적 쓸개관 배액(PTCD)	쓸개관암종, 이자머리암	쓸개즙을 배액하여 폐쇄황달을 감소시킨다.
		경피적 고름집 배액	간농양, 후복막고름집	고름집을 배액하여 고름을 배출한다.
	누공조설술	경피적 콩팥창냄술	자궁경부암 등에 의한 요로폐쇄	콩팥깔때기 · 콩팥잔을 천자하여 물콩팥증을 해소한다.
		경피적 위창냄술	식도협착	경구섭취 불가 시의 경장영양을 가능하게 한다.
	결석제거술	경피적 쓸개관 결석제거술	쓸개관결석	겸자로 결석을 제거한다.
		경피적 요로돌 제거술	콩팥깔때기결석, 요관돌	겸자로 결석을 제거하는데, 큰 것은 충격파쇄석술도 병용한다.

* 악성 종양 치료에서는 이 둘을 동시에 시행하는 경동맥화학색전술(transarterial chemo-embolization, TACE)이 일반적임

▶ 간세포암종(종양혈관색전술)

72세 남성. 만성 C형 간염으로 경과관찰 중이다.

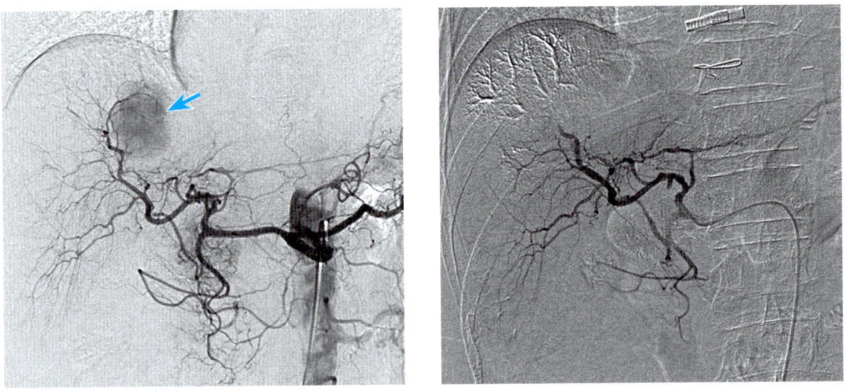

a. 치료 전(복강동맥조영)　　b. 치료 후(간동맥조영)

[사진 1] a : 간 오른엽에 짙은 염색상을 나타내는 간세포암종이 확인된다(→). b : 색전물질을 주입해서 종양혈관을 막아 종양의 음영은 소실되었다.

▶ 앞교통동맥자루(코일색전술)

55세 여성. 머리타박상으로 인해 촬영한 MRI에서 뇌동맥자루를 지적받았다.

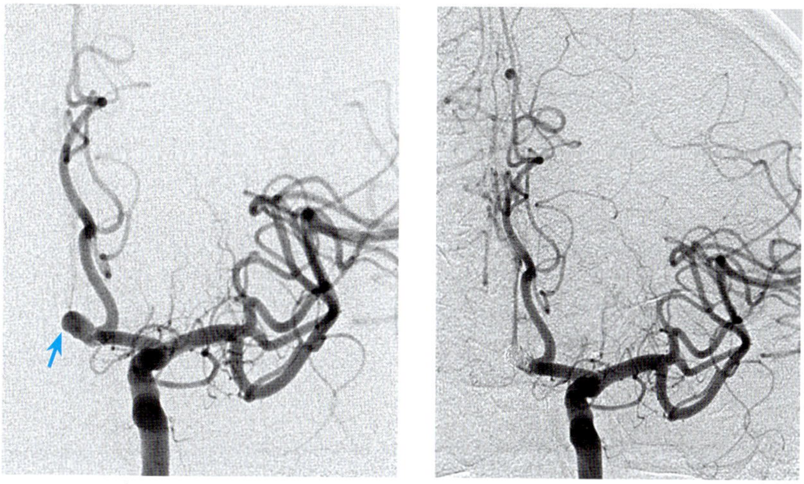

a. 치료 전(왼속목동맥조영) b. 치료 후(왼속목동맥조영)

[사진 2] a : 앞교통동맥에서 돌출된 동맥자루가 확인된다(→). b : 금속코일로 동맥자루를 막아 음영은 소실되었다.

▶ 하지폐쇄동맥경화증(혈관확장술)

79세 남성. 간헐절뚝거림이 있어 100m 정도 걸으면 왼쪽 다리에 통증이 나타나 걷지 못한다.

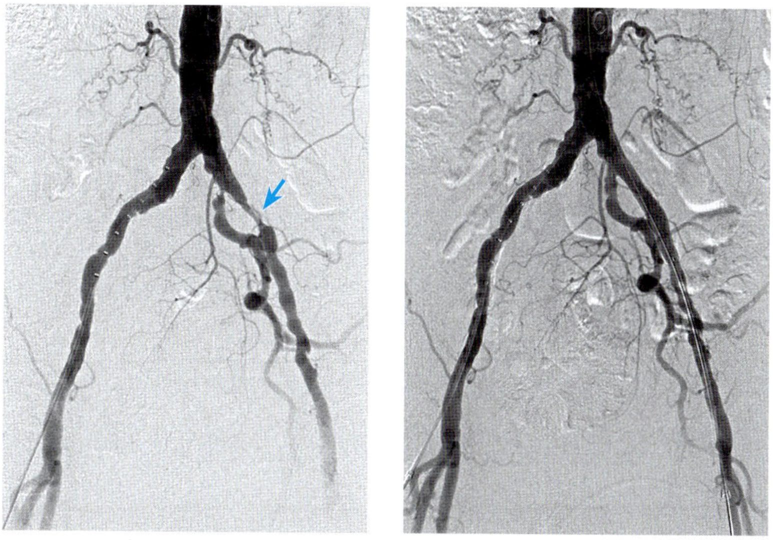

a. 치료 전(대동맥조영) b. 치료 후(대동맥조영)

[사진 3] a : 바깥엉덩동맥에 국한성 협착이 확인된다(→). b : 풍선으로 확장한 후에 스텐트를 유치함으로써 협착이 제거되었다.

ESSENTIAL MINIMUM

···› 허혈성 뼈괴사(p.444)

- 경화상 → 변형
- 페르테스병(Perthes disease) : 넙다리뼈머리
- 오스굿-슐라터병(Osgood-Schlatter disease) : 정강뼈 거친면
- 킨뵉병(Kienböck disease) : 반달뼈

···› 변형뼈관절염(p.447)

- 관절안의 협소화, 뼈 경화상 + 뼈돌기 형성

···› 류마티스관절염(p.449)

- MP관절, PIP관절의 부기, 협소화 → 파괴, 변형
- 변형 : 자쪽 편위, 백조목 변형, 단추구멍 변형

···› 뼈종양(p.460)

- 연령 : 대부분은 사춘기~청년
  소아 : 유잉육종, 호산구육아종
  노인 : 뼈전이, 다발골수종(다발성 골수종), 연골육종, 거세포종
- 존재부위 : 대부분은 뼈몸통끝
  뼈끝 : 거대세포종, 연골모세포종
  뼈몸통 : 유잉육종, 호산구육아종, 내연골종, 풋뼈뼈종(유골골종)

···› 젖샘종양(유선종양)의 감별진단(p.467)

악성을 시사하는 소견

- 농도 : 고농도
- 윤곽 : 바늘모양(spicula), 미세한 분엽모양
- 석회화 : 미세하며 나뭇가지모양
- 형태 : 종횡비 큼(> 0.6)(초음파)

CHAPTER 4

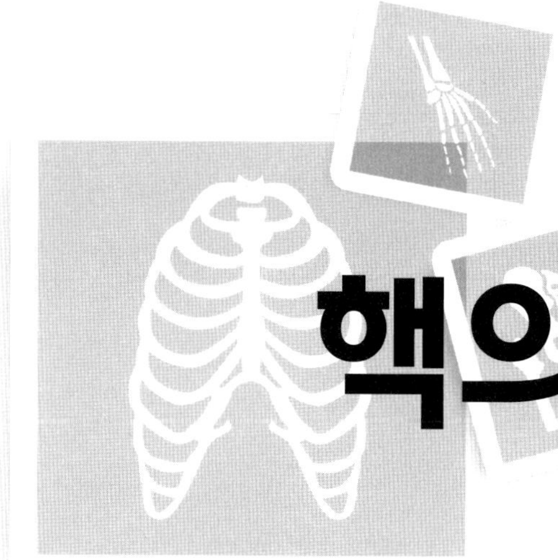

핵의학

총론

■ 핵의학의 기초 ······ 474

각론

■ 중추신경계통 ······ 479
뇌혈류 섬광조영술
뇌수조 섬광조영술

■ 순환기 ······ 482
심장근육 섬광조영술
기타 심장 섬광조영술

■ 호흡기 ······ 484
허파혈류 섬광조영술
허파환기 섬광조영술

■ 뼈관절 ······ 485
뼈 섬광조영술

■ 내분비계통 ······ 486
갑상샘 섬광조영술
갑상샘섭취율
부갑상샘 섬광조영술
부신겉질 섬광조영술
부신속질 섬광조영술

■ 소화기 ······ 491
간쓸개관 섬광조영술
소화관출혈 섬광조영술
이소성 위점막 섬광조영술
침샘 섬광조영술

■ 비뇨기 ······ 494
동적 콩팥 섬광조영술 · 콩팥기능도
정적 콩팥 섬광조영술

■ 종양 · 염증 ······ 496
갈륨 섬광조영술
탈륨 섬광조영술
MIBG 섬광조영술
FDG 섬광조영술(PET)

■ ESSENTIAL MINIMUM ······ 499

핵의학의 기초

핵종과 동위원소

- **핵종**(nuclide) : 원자번호와 질량수의 조합으로 결정되는 물질의 종류를 말한다.
- **동위원소**(isotope) : 원자번호(원소기호)가 같고 질량수가 다른 핵종을 말한다.
- **방사성동위원소**(radioisotope) : 동위원소 가운데 자연에 방사선을 방출하여 다른 핵종으로 변화하는 성질, 즉 **방사능**(radioactivity)을 가지는 것으로, 방사성핵종(radionuclide)이라고도 한다. 예를 들어 탄소(C)의 경우 질량수 11~14의 4가지 동위원소가 있으며 ^{11}C, ^{14}C는 방사성동위원소이다.

핵종

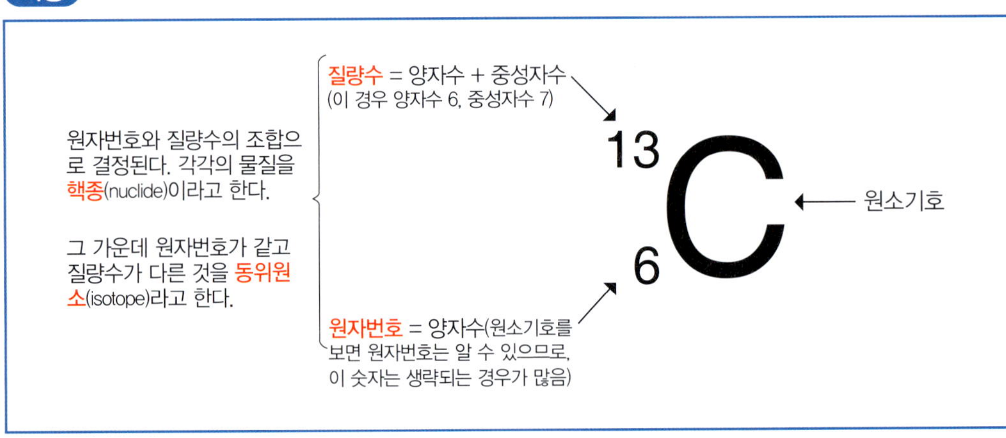

붕괴

방사성동위원소가 방사선을 방출하여 다른 핵종으로 변화하는 것이다.

- **α붕괴**(alpha decay) : α선($^{4}_{2}He$ 원자핵)을 방출한다(예 : $^{226}_{88}Ra \rightarrow ^{226}_{86}Rn + \alpha$).
- **β붕괴**(beta decay) : 음전자(β^-붕괴) 혹은 양전자(β^+붕괴)를 방출한다. 양전자인 경우는 주위의 음전자와 결합해서 **소멸방사선**(annihilation radiation)으로서 2개의 γ선을 정반대 방향으로 방출하는 경우가 있다(예 : $^{125}_{53}I \rightarrow ^{125}_{52}Te + \beta^+$).
- **γ붕괴**(gamma decay) : α붕괴, β붕괴 직후의 원자핵은 불안정한데, 다시 γ선을 방출해서 기저상태로 안정된다*. 진단용 핵종에는 주로 이 γ선을 이용한다.

* **핵이성체**(nuclear isomer) : α붕괴, β붕괴 직후의 불안정 상태는 보통 10^{-8}초 정도로 매우 짧지만 예외적으로 이 상태가 길게 계속되는 핵종이 있는데, 이를 **핵이성체**라고 한다. 핵이성체가 γ선을 방출해서 안정되는 것을 **핵이성체전이**(isomeric transition)라고 한다. 핵의학에서는 ^{99m}Tc, ^{81m}Kr이 이용되며, m은 핵이성체임을 나타낸다(metastable).

- **궤도전자포획**(orbital electron capture, EC) : 가장 안쪽의 K껍질 전자가 원자핵에 포획되어 양자와 결합하면 중성자와 중성미립자(neutrino)가 된다. 비어 있는 K껍질에 외각의 전자가 들어갈 때 X선을 발생한다(예 : $^{67}_{31}Ga \rightarrow ^{67}_{30}Zn$).

붕괴양식

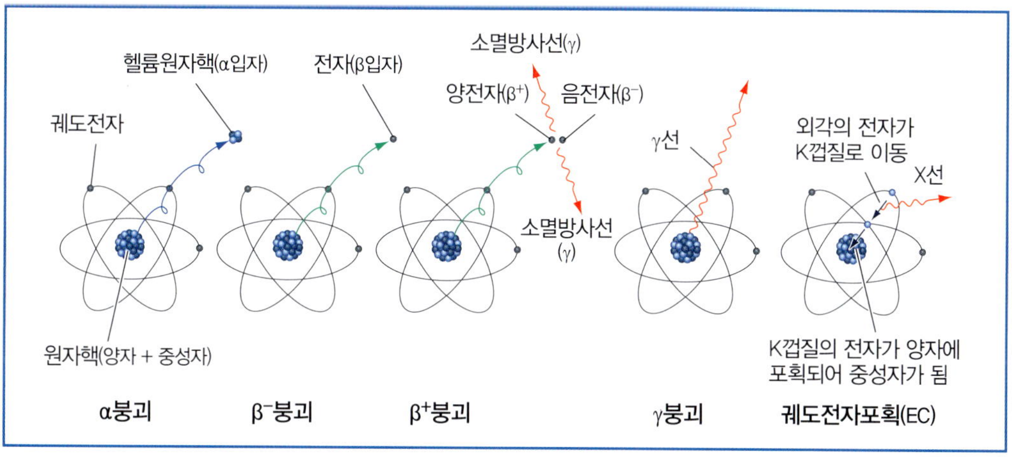

진료에 이용되는 주요 핵종

핵종		반감기	붕괴양식*1	주요 용도
진단용 핵종	^{11}C	20분	β^+, EC	PET, 신경전달기능 등
	^{13}N	10분	β^+, EC	PET, 심근혈류($^{13}NH_3$)
	^{15}O	123초	β^+, EC	PET, 뇌혈류측정($C^{15}O$)
	^{18}F	110분	β^+, EC	PET, 종양 섬광조영술(^{18}F–FDG)
	^{67}Ga	78시간	EC	종양 · 염증 섬광조영술
	^{81m}Kr	13초	IT*2, EC	허파환기 섬광조영술
	^{99m}Tc	6시간	IT*2, β^-	갑상샘($^{99m}TcO_4^-$), 뼈(^{99m}Tc–MDP) 등
	^{111}In	2.8일	EC	뇌척수액 섬광조영술(^{111}In–DTPA)
	^{123}I	13시간	EC	갑상샘 섬광조영술($Na^{123}I$)
	^{131}I	8일	β^-	부신겉질 섬광조영술(^{131}I–아도스테롤)
	^{133}Xe	5.3일	β^-	허파환기 섬광조영술
	^{201}Tl	74시간	EC	종양, 심근혈류 섬광조영술($^{201}TlCl$)
치료용 핵종	^{60}Co	5.3년	β^-	감마나이프, 원격코발트조사, RALS
	^{125}I	60일	EC	조직 내 조사(전립샘암)
	^{198}Au	2.7일	β^-	조직 내 조사(그레인)
	^{137}Cs	30년	β^-	조직 내 조사(와이어, 니들), RALS
	^{192}Ir	74일	β^-, EC	조직 내 조사(와이어), RALS

*1 β붕괴인 경우는 그 직후에 γ선이, EC에서는 특성 X선이 방출되며 진단핵의학에서는 이를 이용한다.
*2 IT : 핵이성체 전이(isomeric transition)

■ 핵종 제작법

- **사이클로트론**(cyclotron) : 대부분의 핵종은 특수시설의 사이클론트론으로 제조하여 병원으로 운반한다.
- **제너레이터**(generator) : ^{99m}Tc, ^{81m}Kr 등은 검사실의 제너레이터(COW)로 간단히 추출 가능하다(milking).

제너레이터(generator; COW)

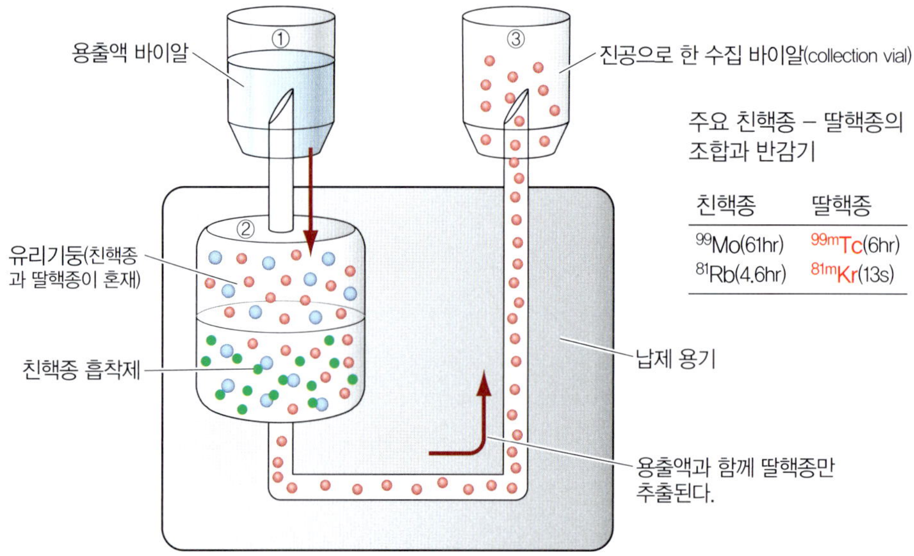

주요 친핵종 – 딸핵종의 조합과 반감기

친핵종	딸핵종
^{99}Mo(61hr)	^{99m}Tc(6hr)
^{81}Rb(4.6hr)	^{81m}Kr(13s)

① 제너레이터 상부에는 2개의 바늘이 나와 있는데, 각각 용출액 바이알, 딸핵종을 꺼내는 수집 바이알(진공)을 꽂는다.
② 유리기둥 안에는 친핵종과 딸핵종이 섞여 있으며 평균에 도달할 때까지 딸핵종은 증가한다.
③ 용출액과 함께 딸핵종이 음압에 의해 수집 바이알로 추출되지만, 친핵종은 흡착제에 의해 기둥 안에 머무르며 다시 평균에 도달할 때까지 딸핵종을 생성하므로 1~2일 후에 다시 같은 조작을 하여 추출할 수 있다.
※ 마치 우유를 짜듯이 여러 차례 딸핵종을 추출할 수 있으므로 제너레이터를 카우(젖소, cow), 추출조작을 밀킹(milking)이라고 한다.

측정법

■ 핵의학 검사의 종류

- **시료측정** : 시료(혈액, 소변 등)에 함유된 호르몬, 단백질 등을 핵종으로 표지하여 정량한다(*in vitro* 검사).

  예) **방사면역측정**(radioimmunoassay, RIA)

- 체외측정 : 핵종을 인체에 투여하여 집적된 장기에서 나오는 방사능을 몸 밖에서 측정한다(*in vivo* 검사).
  예) 섬광조영(scintigraphy)

핵의학에서 사용하는 핵종

- 단일광자방출핵종 : 주로 γ선을 방출 → 섬광조영, 시료측정
- 양전자방출핵종 : 양전자를 방출 → 음전자와 결합 → 소멸방사선(2개의 γ선)을 방출 → PET, ^{18}F, ^{11}C, ^{13}N, ^{15}O 등

γ선 측정

섬광체(scintillator)는 γ선을 흡수하면 발광하는 물질로, 발광을 카운트하여 측정한다.

- 시료측정
  - 시험관에 넣은 시료를 우물형 섬광계수기로 측정한다.
- 체외측정
  - 섬광조영(scintigraphy) : 섬광체를 평면 위에 다수 배열한 감마카메라(gamma camera)로 영상을 촬영한다.
  - SPECT : 감마카메라를 X선 CT와 마찬가지로 피사체 주위로 회전시켜 단층상을 촬영한다(single photon emission CT).
- 고집적 병변과 저집적 병변
  - 고집적 병변(hot lesion) : 정상 조직보다 핵종이 많이 모이는 병변이다(경도로 모이는 병변을 warm lesion이라고 하는 경우도 있음).
  - 저집적 병변(cold lesion) : 정상 조직보다 핵종이 적게 모이는 병변이다.

양전자 측정

- PET(양전자방출단층촬영, positron emission tomography) : 양전자가 음전자와 결합할 때 정반대 방향으로 방출되는 2개의 γ선(소멸방사선, → p.503)을, 전주성으로 배열한 섬광체(검출기링)에서 동시에 측정하여 위치를 구하고 영상으로 표시한다(positron emission CT).

핵의학 측정법

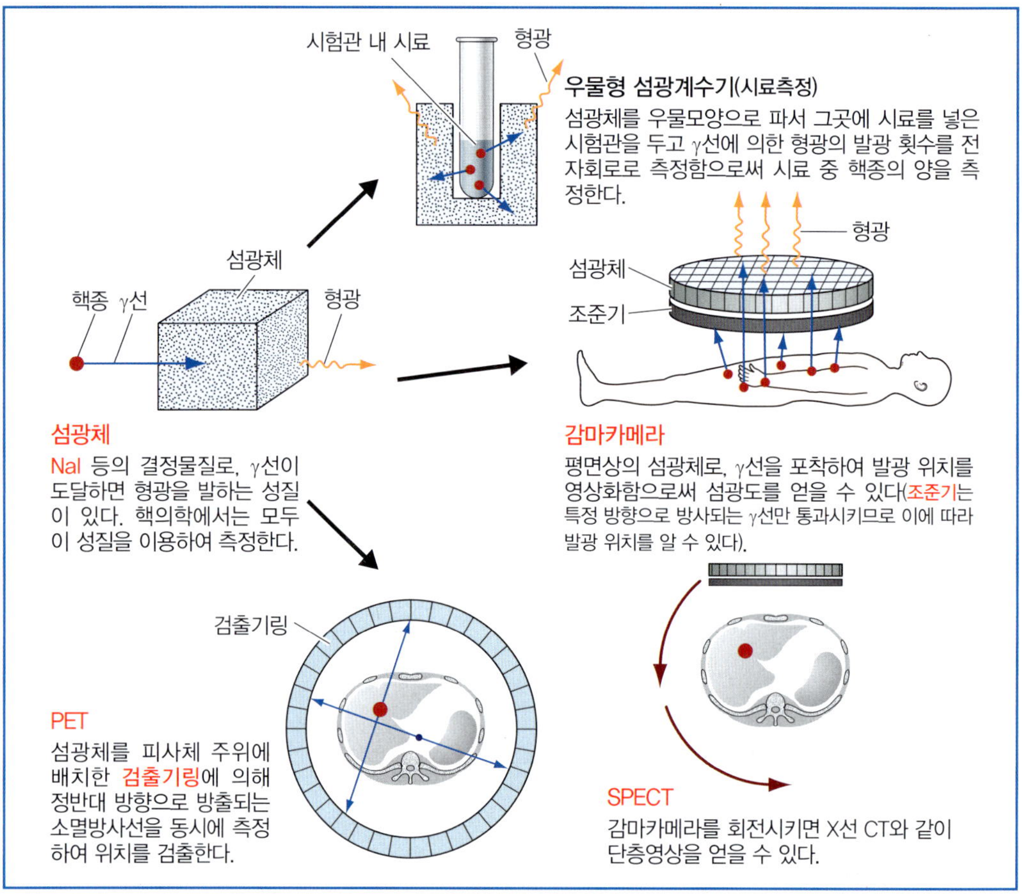
시험관 내 시료
형광
우물형 섬광계수기(시료측정)
섬광체를 우물모양으로 파서 그곳에 시료를 넣은 시험관을 두고 γ선에 의한 형광의 발광 횟수를 전자회로로 측정함으로써 시료 중 핵종의 양을 측정한다.
형광
섬광체
조준기
섬광체
핵종 γ선
형광
섬광체
NaI 등의 결정물질로, γ선이 도달하면 형광을 발하는 성질이 있다. 핵의학에서는 모두 이 성질을 이용하여 측정한다.
감마카메라
평면상의 섬광체로, γ선을 포착하여 발광 위치를 영상화함으로써 섬광도를 얻을 수 있다(조준기는 특정 방향으로 방사되는 γ선만 통과시키므로 이에 따라 발광 위치를 알 수 있다).
검출기링
PET
섬광체를 피사체 주위에 배치한 검출기링에 의해 정반대 방향으로 방출되는 소멸방사선을 동시에 측정하여 위치를 검출한다.
SPECT
감마카메라를 회전시키면 X선 CT와 같이 단층영상을 얻을 수 있다.

중추신경계통

뇌혈류 섬광조영술

- 검사법 : ^{123}I-IMP, ^{99m}Tc-HMPAO, ^{99m}Tc-ECD 등이 있으며, 정맥주사 후 SPECT를 촬영한다.
- 기전 : 혈액뇌장벽(blood-brain barrier, BBB)을 통과하여 뇌조직으로 확산한 후 그곳에 머문다.
- 정상상
  - 회백질 > 백색질
- 비정상상
  - **뇌경색증**, **뇌허혈** : 병변부위의 집적 저하가 있다. 디아목스(diamox) 부하시험을 통해 관류예비능을 평가할 수 있다.
  - **알츠하이머병** : **마루엽**, **관자엽**의 혈류저하가 나타난다.
  - 이마관자엽치매(픽병) : 이마엽~관자엽의 혈류저하가 나타난다.
  - 간질 : 발작 시에 혈류증가 → 직후에 주변 부위의 혈류저하 → 간헐기는 정상 또는 저하가 나타난다.
  - 뇌사 : 혈류가 없다.

▶ 뇌경색증(cerebral infarction)

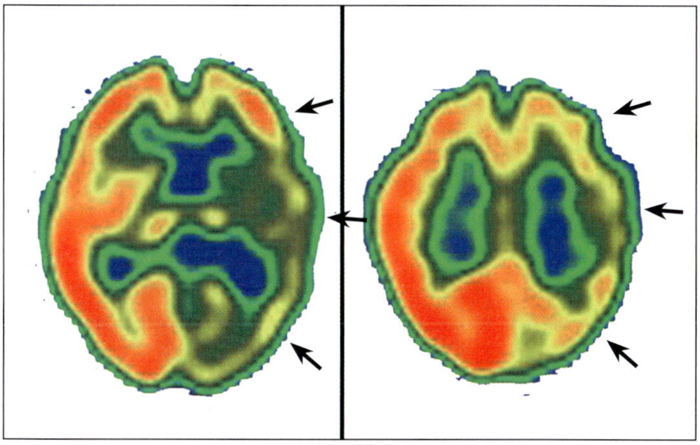

뇌혈류 섬광조영술(^{99m}Tc-ECD)

[사진 1] 왼쪽 대뇌반구 겉질의 혈류가 광범위하게 저하되어 있다(→).

▶ 알츠하이머병(Alzheimer's disease)

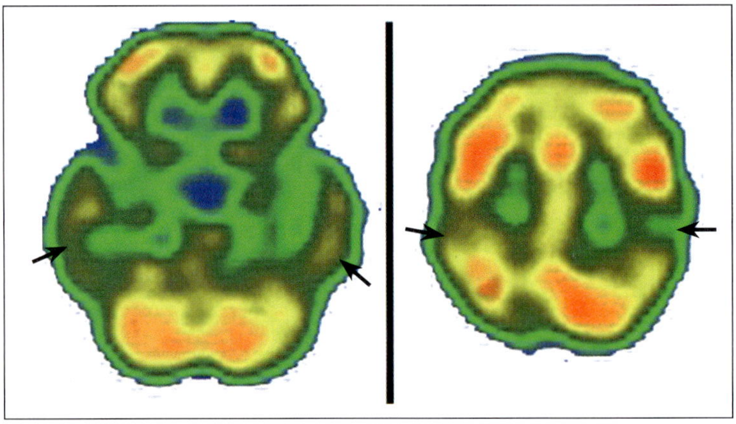

뇌혈류 섬광조영술(^{123}I-IMP)

[사진 2] 양쪽 관자엽, 마루엽의 혈류가 저하되어 있다(➜).

뇌수조 섬광조영술

- 검사법 : ^{111}In-DTPA, 허리천자로 척수거미막밑공간에 주사한 후 시간 경과에 따라 촬영한다.
- 정상상 : 뇌바닥수조(2시간) → 중간뇌수도관(4시간) → 대뇌고랑(24시간), 뇌실은 찍히지 않는다.
- 비정상상
  - 정상압물뇌증 : 뇌실이 찍히고(역류) 배설 지연이 나타난다.
  - 뇌척수액감소증(저뇌척수압증후군) : 대뇌거미막밑공간이 찍히지 않고, 방광이 조기에 찍힌다. 척수거미막밑공간에서의 누출이 나타난다(→ p.144).

▶ 정상압물뇌증

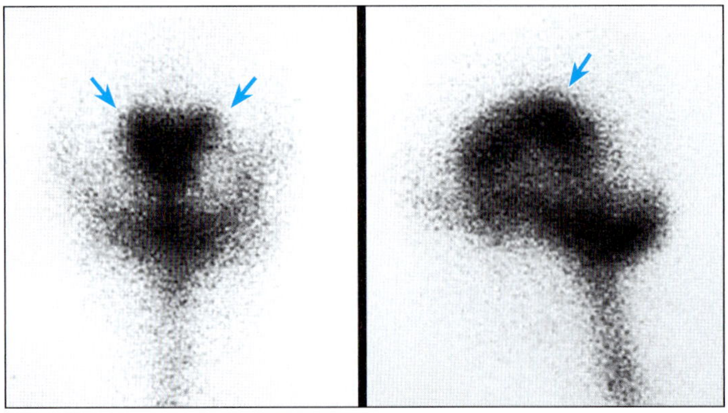

뇌수조 섬광조영술(6시간 후)

[사진 3] 뇌실 안으로 대량의 역류가 확인된다(➜).

▶ 뇌척수액감소증(저뇌척수압증후군)

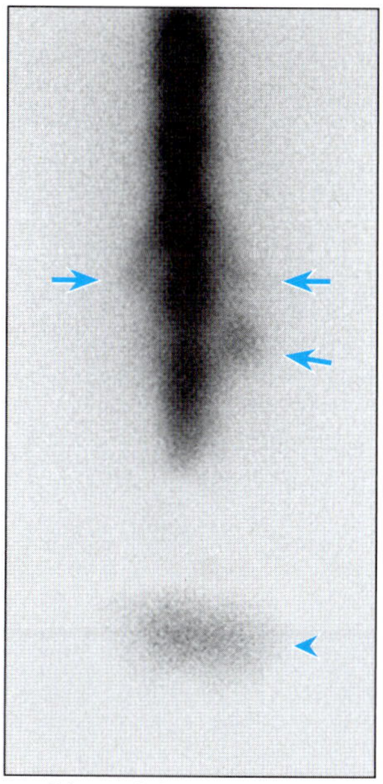

뇌수조 섬광조영술(30분 후)

[사진 4] 허리뼈에서 뇌척수액 누출(→ p.144)이 확인된다(➔).
30분 후에는 보통 찍히지 않는 방광이 조기에 찍힌다(➤).

순환기

심장근육 섬광조영술

- 검사법 : ^{201}TlCl 등. 운동 부하 → 최대 부하 시에 정맥주사 → 수분 후에 촬영(부하상) → 3시간 후에 재촬영한다(안정상).
- 기전 : K^+과 유사하다. 특히 Na–K 펌프에 친화성이 강해 심근세포 내로 흡수된다.
- 정상상
  - 심장근육 내에 균일하게 분포되며, 왼심실벽만 찍힌다(오른심장계통이 보이는 경우는 오른심장 부하를 고려).
- 비정상상
  - **협심증**(**가역성 심근허혈**) : 부하상에서 집적 저하 + 안정상에서 개선(**재분포**)된다.
  - **심근경색증** : 부하상에서 집적 저하 + 안정상에서도 변화가 없다.

심장근육 섬광조영술의 해부

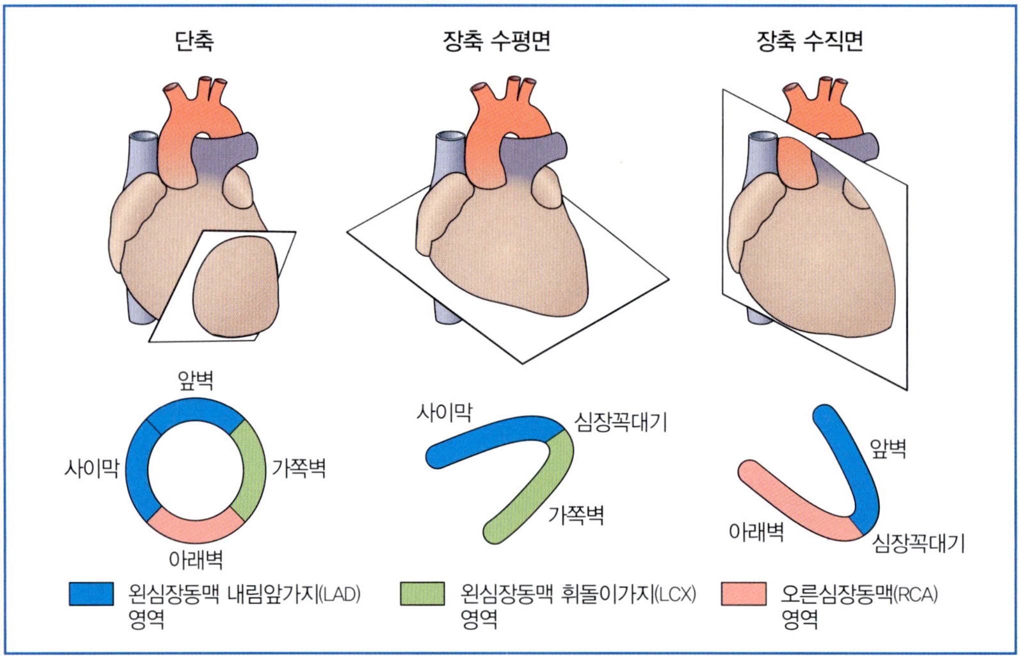

▶ 심근경색증

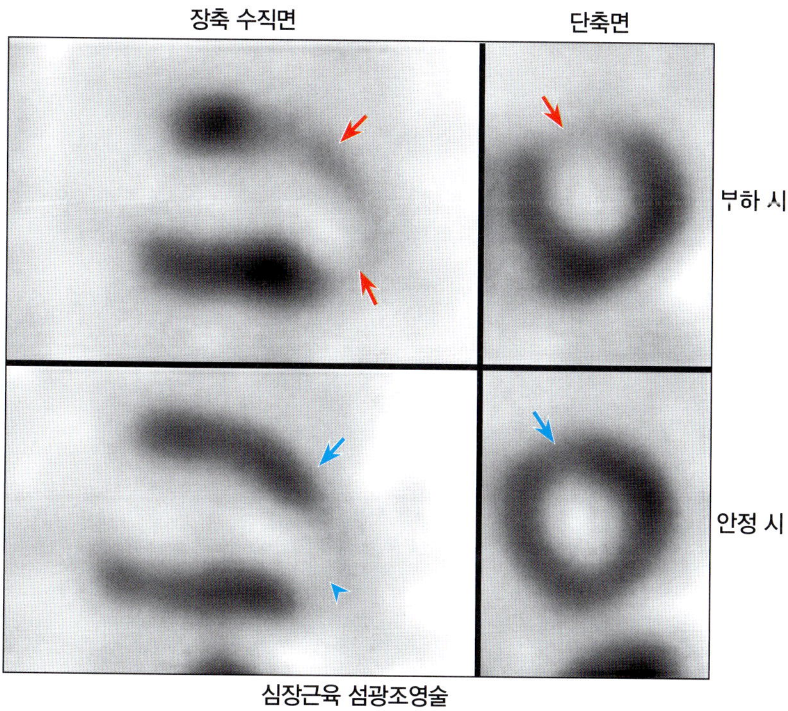

[사진 1] 부하상에서는 앞벽~심장꼭대기 부위의 집적 저하가 있다(→). 안정 시의 앞벽에는 재분포가 관찰되어 가역성 심근허혈로 판단되지만(→), 심장꼭대기 부위에는 재분포가 없어 심근경색증으로 판단된다(➤).

기타 심장 섬광조영술

- **심근괴사 섬광조영술** : ^{99m}Tc−PYP(피로인산). 심근경색 병소에 집적된다.
- **심장혈액풀 섬광조영술** : ^{99m}TcHSA(사람혈청알부민). 심강용적, 박출률, 벽운동을 평가한다.
- **교감신경 섬광조영술** : ^{123}I−MIBG. 심장근육의 교감신경종말에 집적된다. 경도의 허혈에서도 집적이 저하되므로 민감하다. **파킨슨병**, 레비소체치매에서는 심장근육으로의 집적이 결손된다(특이적 소견, → p.132, 134).
- **심근지방산대사 섬광조영술** : ^{123}I−BMIPP. 심장근육의 지방산대사를 반영한다. 심근허혈, 심근경색증에서 집적이 저하된다.

호흡기

허파혈류 섬광조영술

- 검사법 : ^{99m}Tc–MAA를 정맥주사 후 즉시 촬영한다.
- 정상상 : 허파 전체에 거의 균일하게 분포한다.
- 비정상상 : **허파색전증**, **허파경색증**에서 집적이 저하되어 결손상(→ p.248)을 나타낸다. 감도는 가장 높지만 폐렴, 종양 등에서도 저하되므로 특이도는 낮다.

허파환기 섬광조영술

- 검사법 : ^{81m}Kr(지속적으로 흡입하면서 촬영), ^{133}Xe(반감기가 길기 때문에 폐쇄회로를 사용)
- 정상상 : 허파 전체에 거의 균일하게 분포한다.
- 비정상상 : 기관지협착, 폐쇄부위에서 집적이 저하되어 결손상을 나타낸다. **허파혈류 섬광조영술과 비교**함으로써 **환기혈류분포의 불일치**를 평가할 수 있다.
- 허파색전증에서는 정상이다.

▶ 허파색전증

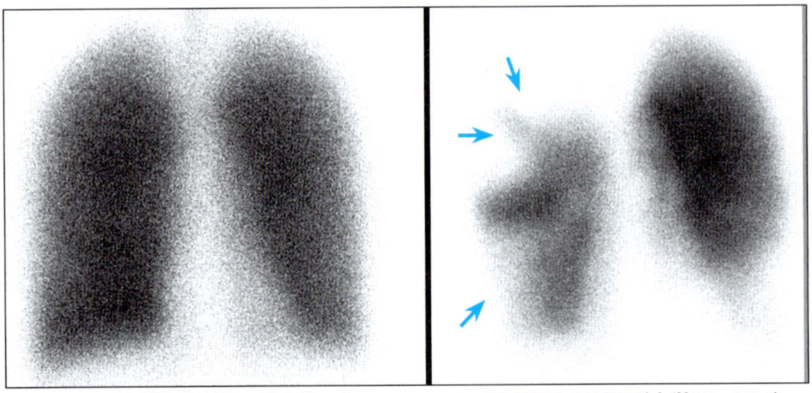

a. 허파환기 섬광조영술(^{81m}Kr)　b. 허파혈류 섬광조영술(^{99m}Tc–MAA)

[사진 1] a · b : 허파환기는 정상이지만, 오른허파에 혈류 결손부위가 다발해 있으며(→), 환기혈류의 불일치가 있다.

뼈관절

뼈 섬광조영술

- 검사법 : ^{99m}Tc-MDP를 정맥주사 후 약 3시간 지나서 촬영한다.
- 기전 : 수산화인회석(hydroxyapatite)에 흡착된다. 뼈의 대사회전이 빠른 곳에 집적한다.
- 정상상 : 팔다리 뼈끝, 엉치엉덩관절, 엉덩관절 등은 정상에서도 집적이 항진되며, 특히 소아에서는 현저하다.
- 비정상상 : 전이성 뼈종양에서 집적이 항진된다. 전신 스크리닝에 가장 적합하지만, 양성 종양, 골수염, 골절, 대사성 뼈질환에도 집적하므로 특이도는 낮다.

Super bone scan

- 몸통뼈에 미만성 집적을 보이며, 팔다리뼈의 집적은 저하된다.
- 콩팥이 거의 스캔되지 않는다(absent kidney sign).
- 전신성 뼈전이, 부갑상샘항진증, 뼈연화증, 골파제트병 등

▶ 전이성 뼈종양(폐암 수술 후)

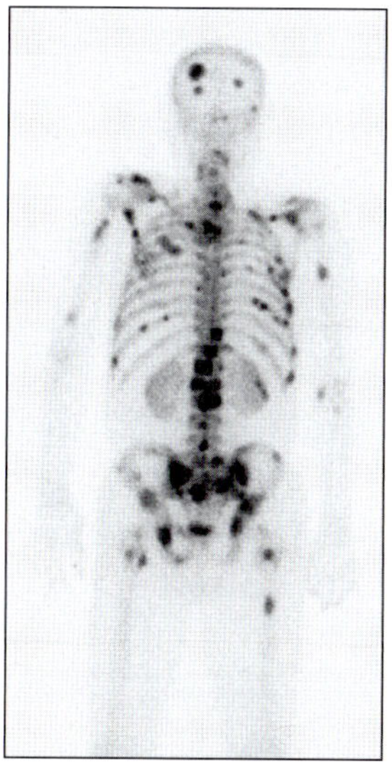

뼈 섬광조영술

[사진 1] 머리, 척추, 갈비뼈, 골반, 팔다리 긴뼈에 작은 병변이 무수히 다발해 있다.

▶ 전이성 뼈종양(유방암 수술 후)

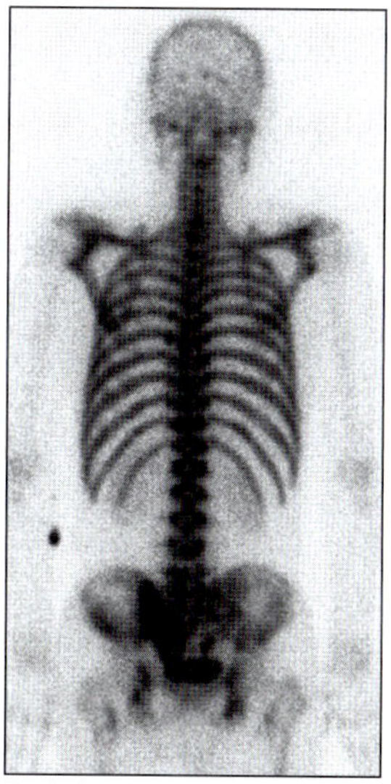

뼈 섬광조영술(super bone scan)

[사진 2] 척추, 갈비뼈, 골반뼈에 미만성의 고도 집적이 있으며 머리에도 작은 병변이 다발해 있다. 콩팥이 거의 스캔되지 않는다.

내분비계통

갑상샘 섬광조영술

- 검사법
  - $^{99m}TcO_4^-$: 정맥주사 20분 후에 촬영한다.
  - ^{123}I : 캡슐을 경구 투여하고 3시간 후와 24시간 후에 촬영하여 섭취율을 측정한다.
  - $^{201}TlCl$: 종양 섬광조영술이다(→ p.496).
- 기전 : $^{99m}TcO_4^-$는 I 유사물질로 갑상샘에 흡수된다.
- 정상상 : 갑상샘 양엽에 거의 균일하게 분포한다.
- 비정상상(→ p.175)
  - 미만성 집적 저하 : 만성 갑상샘염(하시모토병), **아급성 갑상샘염**(대부분 무집적)
  - 미만성 집적 항진 : **그레이브스병**
  - 국한성 집적 저하(cold nodule) : 대부분의 종양은 집적이 저하되므로 양성 · 악성의 구별에는 별로 도움이 되지 않는다. 양성 · 악성의 구별 목적으로는 $^{201}TlCl$가 유용하다(→ p.496).
  - 국한성 집적 항진(hot nodule) : 기능성 샘종(**플러머병**, 특히 ^{123}I)
  - 이소성 집적 : **딴곳갑상샘**(**이소성 갑상샘**) 검출에 유용하다(혀뿌리~앞목).

갑상샘 섬광조영술 $^{99m}TcO_4^-$, ^{123}I

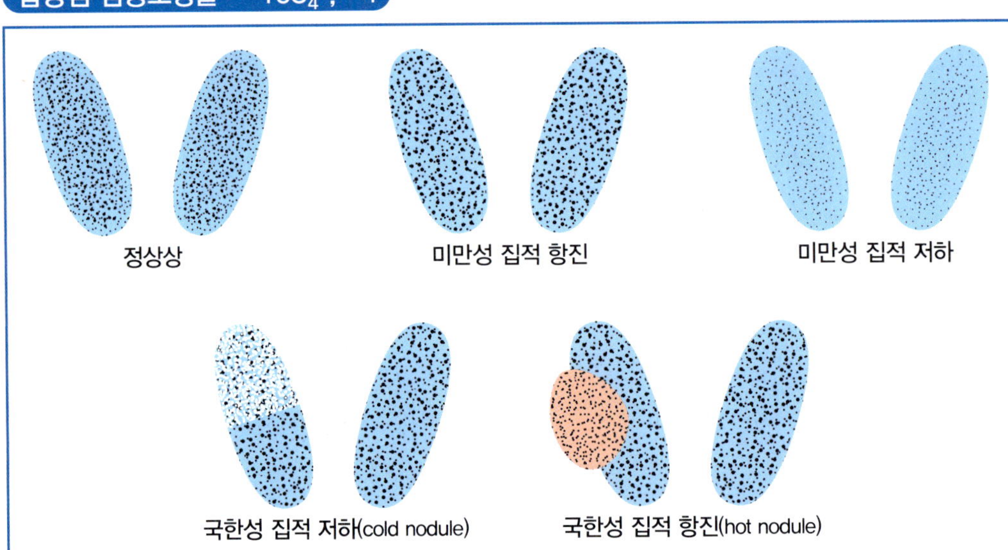

갑상샘 섬광조영술 ^{201}TlCl

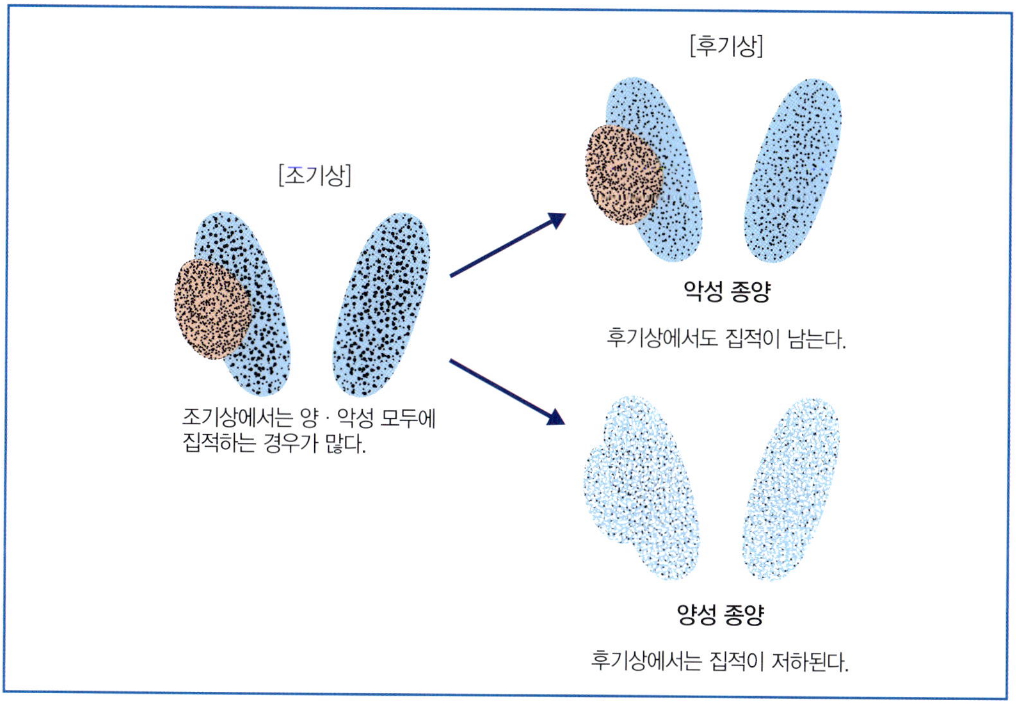

특수한 조직형에 집적되는 핵종

- 갑상샘속질암 : ^{131}I−MIBG(→ p.175, 497)
- 갑상샘미분화암, 림프종 : 구연산 ^{67}Ga(→ p.175, 496)

▶ 갑상샘암

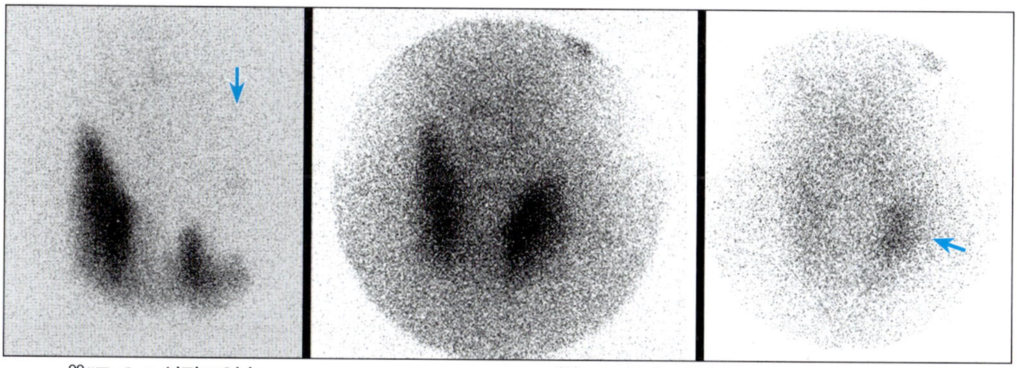

a. $^{99m}TcO_4^-$ 섬광조영술　　b. ^{201}TlCl 섬광조영술(조기상)

[사진 1] a : 갑상샘 왼엽 상부에 결손상이 있다(→). b : 갑상샘 양엽에 집적해 있다. 정상 부위는 소실되고 종양에만 집적이 남아 있다(→).

갑상샘섭취율

- 검사법 : $Na^{123}I$(경구 투여 24시간 후에 측정)
- 정상치 : $Na^{123}I$, 5~20%(3시간 후), 15~40%(24시간 후)
- 비정상치
  - 갑상샘항진증(그레이브스병)에서 ↑, 갑상샘기능저하증(하시모토병)에서 ↓
  - **아급성 갑상샘염** : 현저한 저하

부갑상샘 섬광조영술

- 검사법 : ^{99m}Tc-MIBI, 조기상(10~15분)과 후기상(2~3시간)을 촬영한다.
- 원리 : 미토콘드리아의 풍부한 조직에 집적한다(부갑상샘종은 미토콘드리아가 풍부).
- 정상상 : 조기에는 갑상샘에 집적하고, 후기에는 갑상샘의 집적이 저하하므로 비교하여 판단한다.
- 비정상상 : **부갑상샘종**에 집적한다(hot lesion).

※ 갑상샘 및 부갑상샘에 집적하는 ^{201}TICI, 갑상샘에만 집적하는 $^{99m}TcO_4^-$를 연속해서 정맥에 주사하여 이 둘의 영상을 감산(subtraction)하는 방법도 있다.

▶ 부갑상샘종(parathyroid adenoma)

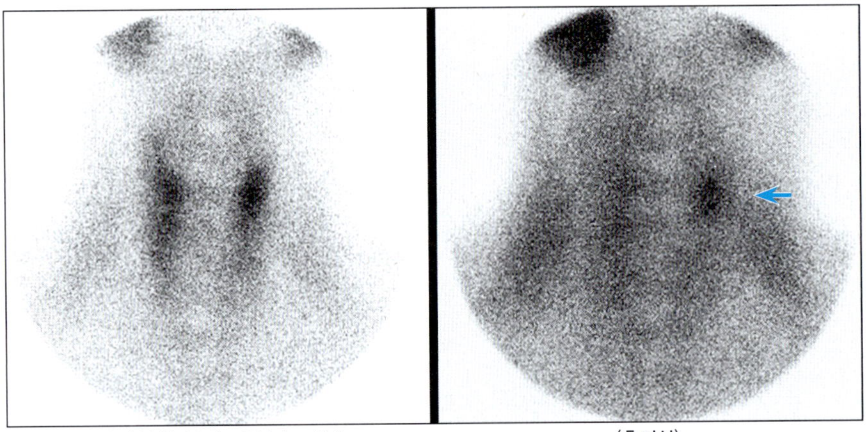

부갑상샘 섬광조영술(조기상)　　(후기상)

[사진 2] 후기상에서 갑상샘 왼엽의 위끝(upper pole) 부근에 집적이 있어 왼쪽 위끝의 샘종으로 판단된다(→).

부신겉질 섬광조영술

- 검사법 : ^{131}I-아도스테롤을 정맥주사한다.
- 기전 : 부신겉질스테로이드의 원료가 되는 콜레스테롤 유사물질이므로 부신겉질에 흡수된다.
- 정상상 : 양쪽 콩팥의 머리쪽에 희미하게 집적한다.
- 비정상상
  - **원발알도스테론증**(primary aldosteronism; 광질코르티코이드 생산 샘종) : 환부쪽 부신의 집적이 항진되며, 반대쪽 부신에도 집적된다(ACTH 억제가 없기 때문). 필요에 따라 덱사메타존(dexamethasone) 억제법을 시행한다(덱사메타존 병용 투여 → ACTH 억제 → 건강쪽 부신의 스캔 억제 → 환부쪽 집적이 항진).
  - **쿠싱증후군**(Cushing's syndrome; 글루코코르티코이드 생산 샘종, → p.377) : 환부쪽 부신의 집적이 항진되며, 반대쪽 부신의 집적은 저하된다(ACTH 억제 효과로 인해).
  - **부신과형성**(adrenal hyperplasia; 쿠싱병 등) : 양쪽 부신의 집적이 항진된다.

▶ 쿠싱증후군(부신샘종)

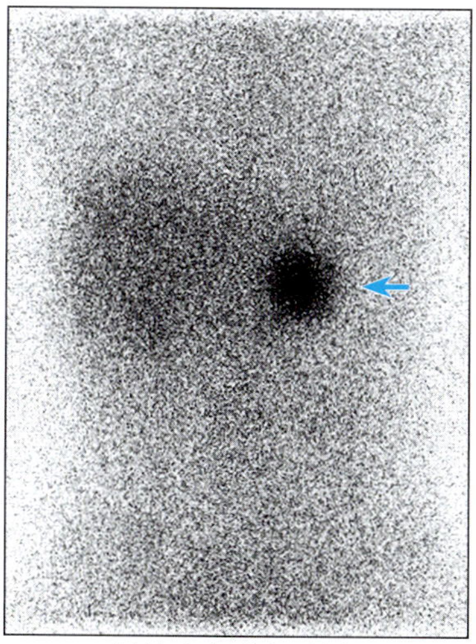

부신겉질 섬광조영술

[사진 3] 왼쪽 부신에 강한 집적이 확인된다(→). 반대쪽에는 집적이 확인되지 않는다.

부신속질 섬광조영술

- 검사법 : ^{131}I–MIBG를 정맥주사한다.
- 기전 : 노르에피네프린 유사물질이므로 부신속질, 교감신경 말단에 흡수된다.
- 정상상 : 부신에 경도의 집적이 나타난다. 정상 간, 심장에 집적된다.
- 비정상상 : **크롬친화세포종**에 집적된다(hot lesion → 종양 섬광조영술, → p.378, 497).
  이소성 크롬친화세포종의 진단에 유용하다.

▶ 크롬친화세포종

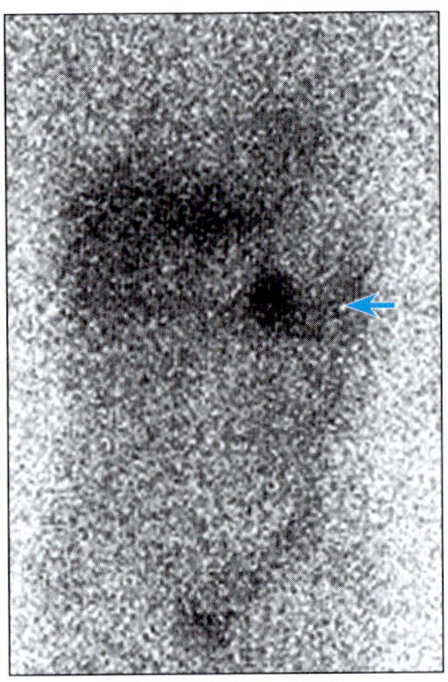

부신속질 섬광조영술

[사진 4] → p.378, 사진 2와 동일한 증례이다. 왼쪽 부신의 종양에 집적이 확인된다(→). 심장, 간에도 경도의 집적이 있다.

소화기

간쓸개관 섬광조영술

- 검사법 : ^{99m}Tc–PMT를 정맥에 주사하고 5분 후부터 1시간 후까지, 필요에 따라 24시간 후까지 시간경과에 따라 촬영한다.
- 기전 : 간세포에 의해 혈중에서 흡수되어 쓸개즙으로 배설된다.
- 정상상 : 간 찍힘(3~5분) → 간 및 온쓸개관 찍힘(5~20분) → 창자배설상(30분 이내)
- 비정상상
  - 선천성 쓸개관폐쇄증 : 창자배설상이 없다(영아 간염과의 감별점).
  - 선천성 쓸개관확장증 : 간외쓸개관이 확장된다(→ p.346, 사진 2).
  - 급성 쓸개염 : 쓸개가 찍히지 않는다.

▶ 선천성 쓸개관폐쇄증

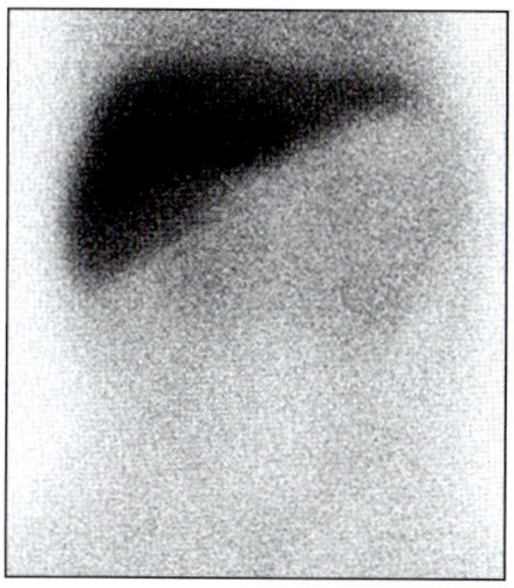

쓸개관 섬광조영술

[사진 1] 간이 찍히지만, 쓸개관으로의 배설이 전혀 확인되지 않는다.

▶ 선천성 쓸개관확장증

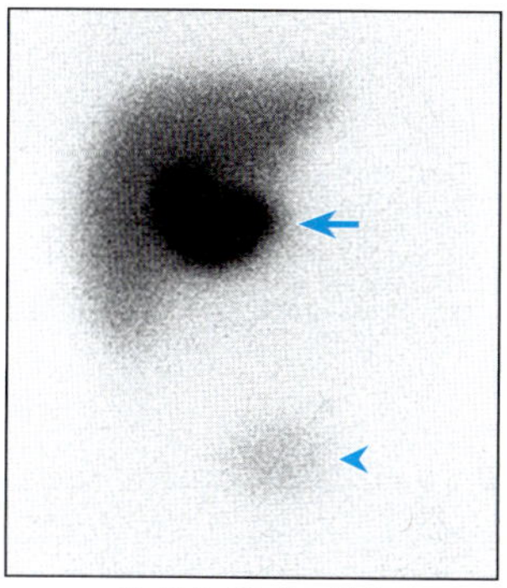

쓸개관 섬광조영술

[사진 2] 간외쓸개관이 현저하게 확장해 있다(→). 작은창자로 쓸개즙 배설이 확인된다(➤).

소화관출혈 섬광조영술

- 검사법 : ^{99m}Tc–적혈구, ^{99m}Tc–알부민을 정맥주사 후 시간경과에 따라 60분까지 촬영한다. 이상이 없으면 수 시간~24시간 후까지 더 촬영한다.
- 정상상 : 심대혈관, 간, 지라, 콩팥 등 혈관강, 혈류가 풍부한 장기가 찍힌다.
- 비정상상 : 정상상 이외의 집적이 있고, 시간경과에 따라 그 형태가 변하는 경우에는 혈관외누출로 판단한다.

▶ 소화관출혈

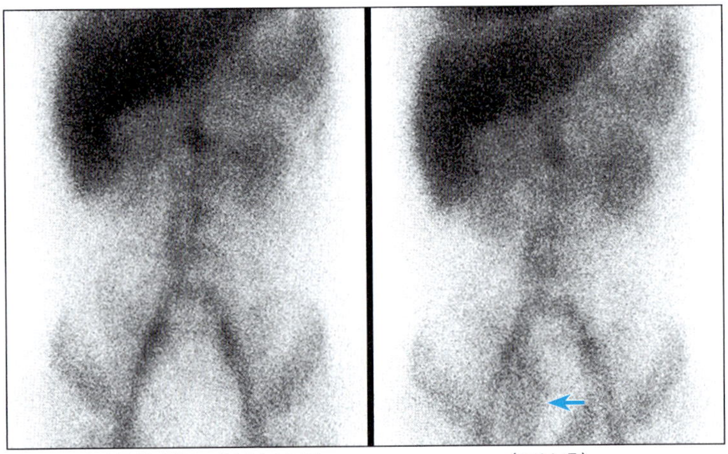

소화관출혈 섬광조영술(5분 후) (60분 후)

[사진 3] 60분 후에 골반 내 오른쪽으로 비정상적인 집적이 확인된다(→).

이소성 위점막 섬광조영술

- 검사법 : $^{99m}TcO_4^-$를 정맥주사 후 시간경과에 따라 60분까지 촬영한다.
- 기전 : 위점막상피에 흡수되어 위 속공간으로 분비된다.
- 정상상 : 위가 찍힌다.
- 비정상상
  - 멕켈곁주머니 : 20~50%는 이소성 위점막을 동반하여 아랫배에 비정상적으로 집적된다 (→ p.322).
  - 바레트식도 : 위에 연속해서 식도 · 위접합부에서 입쪽으로 비정상적으로 집적된다.

▶ 멕켈곁주머니(Meckel's diverticulum)

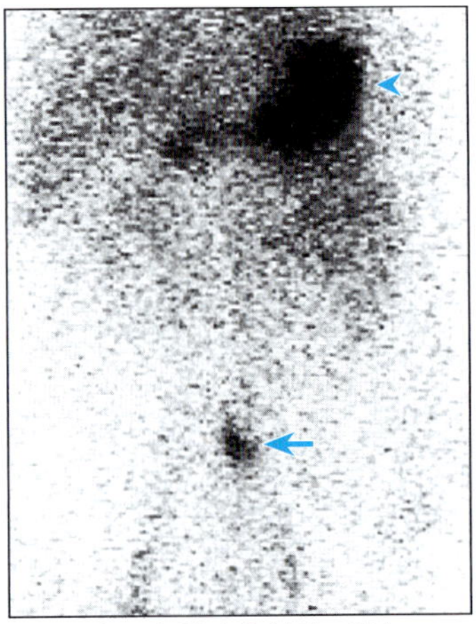

이소성 위점막 섬광조영술

[사진 4] 정상 위점막(➤) 외에 아랫배 정중앙에 비정상적인 집적이 확인된다(→).

침샘 섬광조영술

- 검사법 : $^{99m}TcO_4^-$를 정맥주사 후 5~15분 지나서 촬영한다.
- 기전 : 상피세포가 음이온을 흡수하여 관강 내로 배설한다.
- 정상상 : 귀밑샘, 턱밑샘이 좌우대칭으로 찍힌다. 갑상샘에도 집적된다.
- 비정상상
    - 국한성 집적 저하 : **대부분의 종양**
    - 국한성 집적 항진 : **와르틴종양**(Warthin's tumor, → p.166)
    - 미만성 집적 저하 : 쇼그렌증후군(Sjögren's syndrome), 만성 침샘염 등
    - 미만성 집적 항진 : 급성 침샘염

▶ 귀밑샘 여러형태샘종(이하선 다형선종)

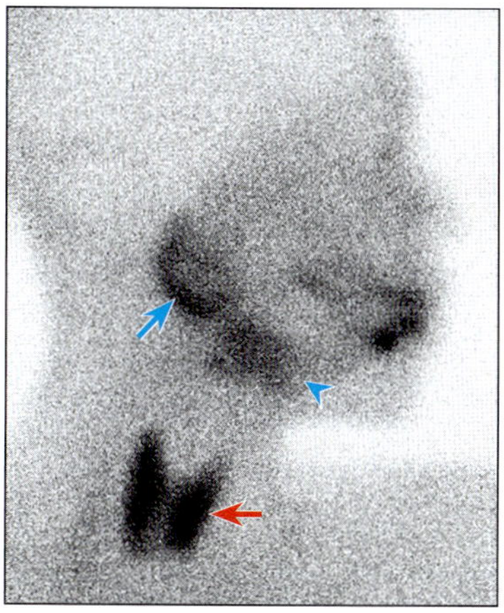

침샘 섬광조영술(측면상)

[사진 5] 종양은 귀밑샘 내의 집적이 약한 부분(cold lesion, →)으로 확인된다. 턱밑샘(➤), 갑상샘(→)

비뇨기

동적 콩팥 섬광조영술 · 콩팥기능도

- 검사법
  - **섬광조영술**(scintigraphy) : ^{99m}Tc-DTPA(토리 여과물질), ^{99m}Tc-MAG$_3$(토리쪽세관 분비물질)를 정맥주사 후 시간경과에 따라 촬영한다.
  - **콩팥기능도**(신장기능도, renogram) : 좌우 콩팥 전체의 카운트를 그래프로 나타낸 것으로, 비침습적인 **분리콩팥기능검사**(split renal function study)로서 이용된다.
- 정상상 : 혈류상(20~30초) → 기능상(실질상; 3~5분) → 배설상

콩팥기능도

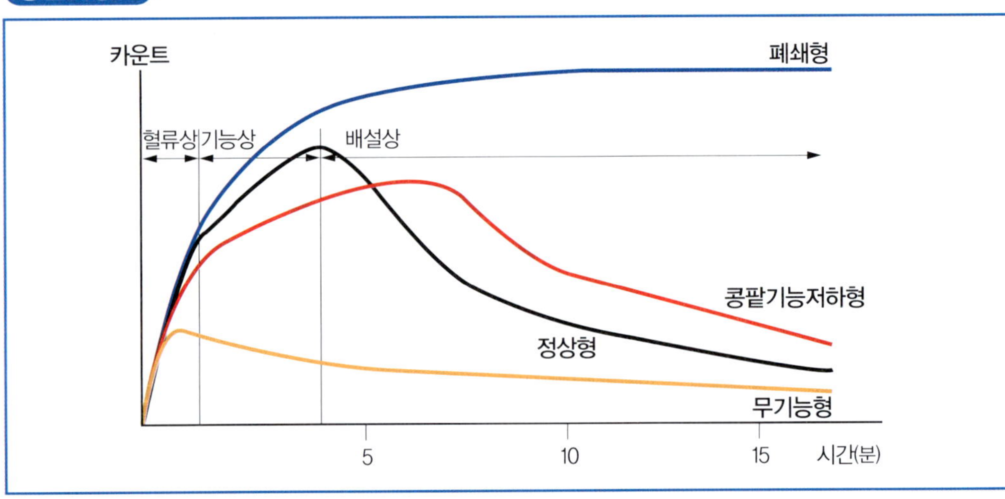

▶ 왼쪽 콩팥기능저하(진구성 콩팥결핵 후)

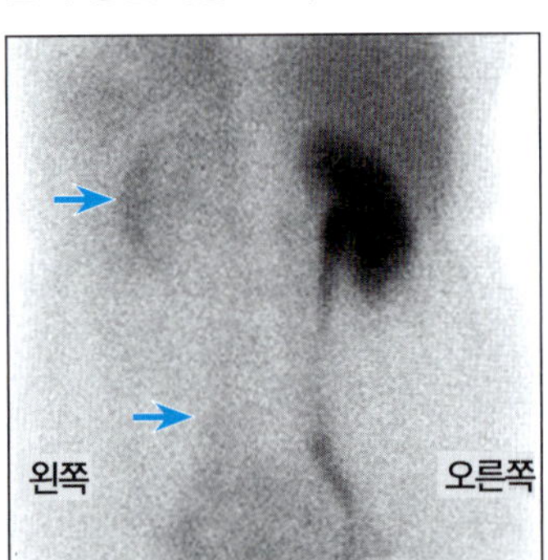

a. 동적 콩팥 섬광조영술

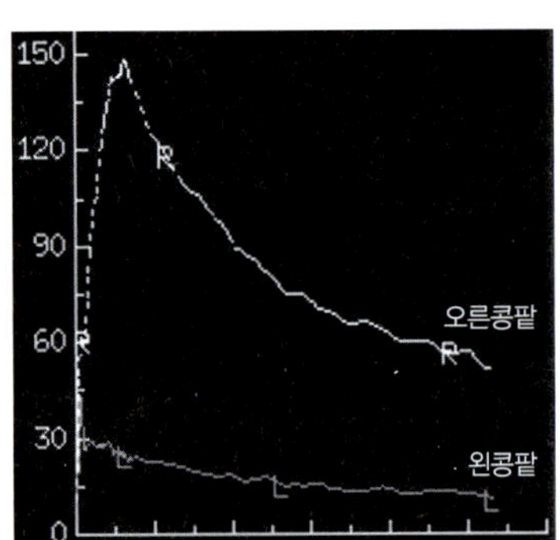

b. 동적 콩팥 콩팥기능도

[사진 1] a : 왼콩팥~요관에 거의 집적이 확인되지 않는다(→). 오른쪽은 정상. b : 왼콩팥은 초기부터 카운트가 낮아 무기능형을 나타낸다.

정적 콩팥 섬광조영술

- 검사법 : ^{99m}Tc–DMSA를 정맥주사 후 2~3시간 지나 촬영한다.
- 기전 : 몸쪽 요세관에 흡수되어 오래 머문다.
- 정상상
  - 콩팥실질에 균일하게 집적된다. 콩팥깔때기~요관은 찍히지 않는다.
- 비정상상
  - 윤곽 이상 : 만성 깔때기콩팥염의 흉터형성 등이 원인이다.
  - 콩팥 개수, 외형 이상 : 콩팥기형이 원인이다.
  - 집적 저하 : 콩팥기능저하, 특히 이식 콩팥의 기능평가, 요로감염병의 영향 평가를 나타낸다.

▶ 만성 깔때기콩팥염

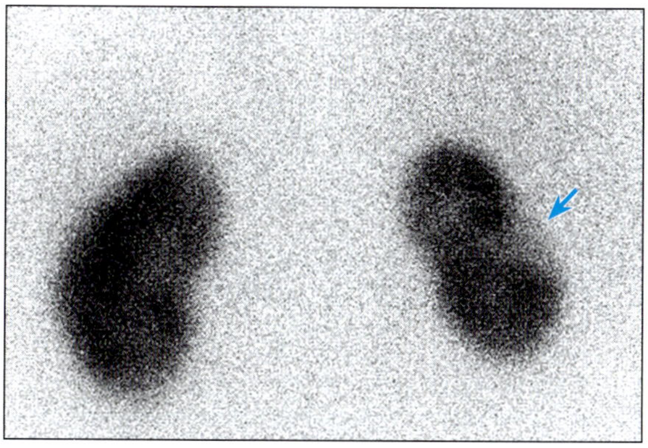

정적 콩팥 섬광조영술

[사진 2] 왼콩팥은 위축되고 흉터에 의한 변형이 있다(→).

▶ 이식콩팥

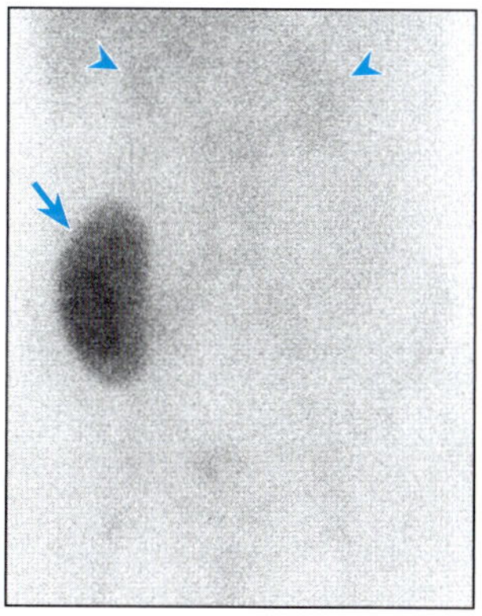

정적 콩팥 섬광조영술

[사진 3] 오른쪽 엉덩동맥에 이식된 콩팥(→)에 집적이 불균일하게 저하되어 있어 기능 저하를 나타내고 있다. 본래의 콩팥(➤)에는 거의 집적되지 않는다.

종양 · 염증

갈륨(gallium) 섬광조영술

- 검사법 : **구연산 ^{67}Ga**를 정맥주사 후 48~72시간 지나서 촬영한다.
- 기전 : 트랜스페린(transferrin)과 결합하지만 병소로의 집적 기전은 밝혀지지 않았다.
- 정상상 : 코인두, 눈물샘, 침샘, 간, 창자, 외음부에 집적한다(복부를 목적으로 하는 경우에는 설사제의 전처치가 필요).
- 비정상상 : 대부분의 악성 종양, 염증병소에 집적하며 특이성은 낮다.

갈륨이 특히 고도로 집적하는 질환

- 림프종(lymphoma)
- 흑색종(melanoma)
- 갑상샘미분화암 (undifferentiated thyroid cancer)
- 사르코이드증(sarcoidosis)

▶ 세로칸악성 림프종

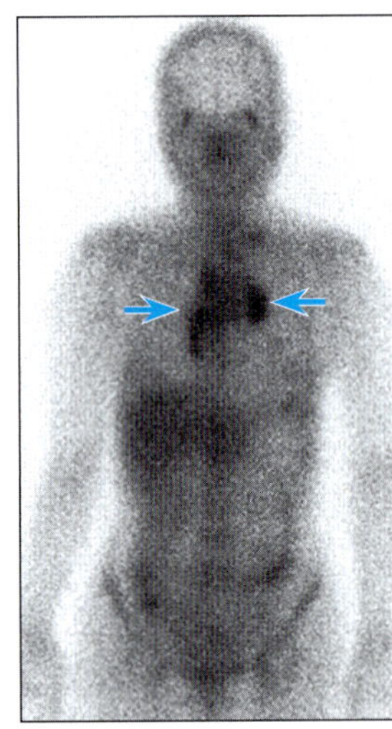

갈륨 섬광조영술

[사진 1] 위세로칸(상종격)에 고도의 집적이 확인된다(→).

탈륨(thallium) 섬광조영술

- 검사법 : ^{201}TlCl를 정맥주사하여 15분 후(조기상)와 3시간 후(후기상)에 촬영한다.
- 기전 : K^+과 유사하며, 특히 Na−K 펌프에 친화성이 강하여 세포 내에 흡수된다.
- 정상상 : 침샘, 코인두, 갑상샘, 심장근육, 간, 지라, 콩팥 등에 많이 집적되고, 뇌에는 거의 접적되지 않는다.
- 비정상상
  - 조기상과 후기상을 비교 → **양성과 악성 감별**에 유용하다.

    조기상 : 양성 종양, 악성 종양 모두에 집적한다.

    후기상 : 양성 종양에서는 소실, **악성 종양에서는 잔존**하는 경우가 많다.

- 특히 유용한 종양

  뇌종양, 갑상샘샘종(→ p.487, 사진 1b), 목림프절전이 등이다.

MIBG 섬광조영술

- 검사법 : ^{131}I–MIBG를 정맥주사한다.
- 기전 : 노르에피네프린 유사물질이므로 부신속질, 교감신경 말단에 흡수된다.
- 정상상 : 심장근육, 간, 방광에 집적한다.
- 비정상상 : **크롬친화세포종**(→ p.490, 사진 4), **신경모세포종**, **갑상샘속질암**(→ p.487), 카르티노이드에 집적한다. 이소성 종양 검출에도 유용하다.

FDG 섬광조영술(PET)

- 검사법 : ^{18}FDG(fluorodeoxyglucose)를 정맥주사한다.
- 기전 : 글루코오스 유사물질로서 세포 내에 흡수되어 집적 → 해당계 에너지대사가 큰 조직일수록 집적 → **악성 종양** 검출
- 정상상 : 뇌에 고도로 집적된다(당대사가 높기 때문). 콩팥깔때기~방광에 집적된다(소변으로 배설되기 때문). 심장근육, 소화관 등에 집적되는 경우도 있다.
- 비정상상
  - 특히 유용한 종양 : **림프종**, **두경부암**, **폐암**, 식도암, 대장암, 췌장암, 유방암
  - 유용성이 낮은 종양 : 뇌종양, 콩팥세포암종, 요관 · 방광암, 전립샘암
- 주의점 : 고혈당(식후, 당뇨병)에서는 종양으로의 집적이 저하된다(혈당과 FDG가 경합).

^{18}FDG–PET의 원리

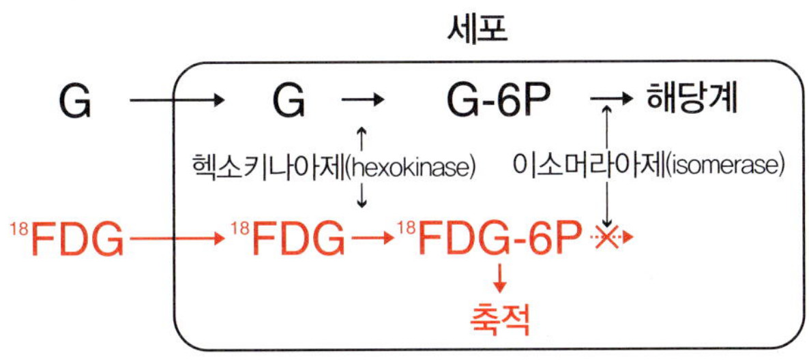

FDG는 글루코오스(G) 유사물질로, G와 마찬가지로 세포 내에 흡수되어 헥소키나아제에 의해 인산화되어 FDG–6P가 되지만, 이소머라아제가 작용할 수 없기 때문에 해당계로 진행할 수 없고 세포 내에 축적된다. 해당계는 에너지 생산계이므로 종양세포와 같이 에너지대사가 활발한 세포일수록 쉽게 집적된다.

▶ 악성 림프종

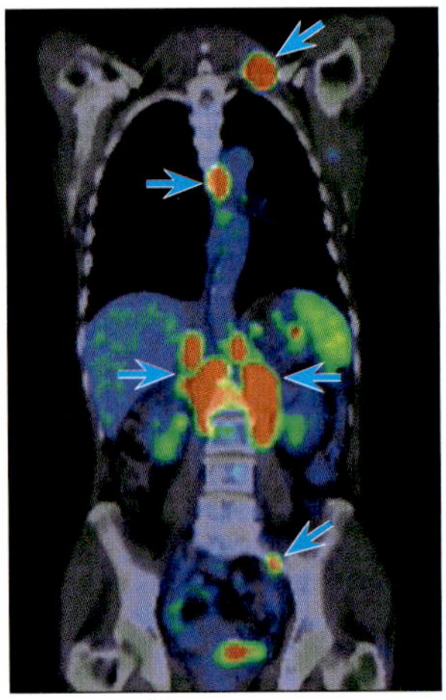

^{18}FDG-PET

[사진 2] 악성 림프종으로, 빗장위오목, 세로칸림프절, 뒤배벽 등에 림프종이 다발해 있다(→).

▶ 입인두암(중인두암)

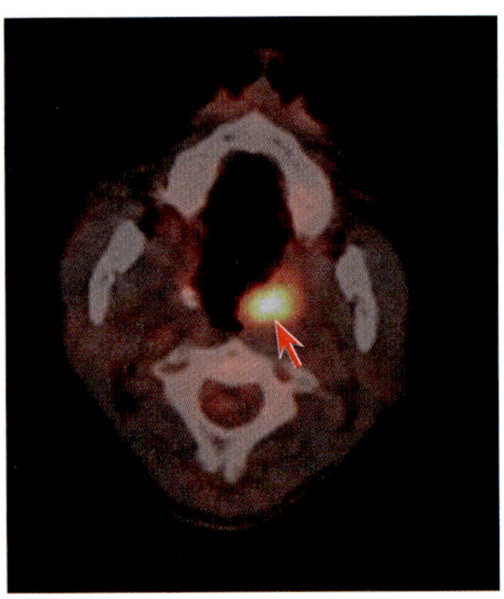

^{18}FDG-PET(CT와의 융합 영상)

[사진 3] 왼쪽 입천장편도에 고도의 집적이 확인된다(→).

ESSENTIAL MINIMUM

⋯▸ 중요한 핵종과 반감기(p.475)

- ^{67}Ga : 78시간
- ^{81m}Kr : 13초
- ^{99m}Tc : 6시간
- ^{123}I : 13시간
- ^{131}I : 8일
- ^{201}Tl : 74시간

⋯▸ 중요한 섬광조영술

- 뇌혈류 : ^{123}I−IMP, ^{99m}Tc−HMPAO, ^{99m}Tc−ECD(p.479)
- 심장근육 : ^{201}TlCl(p.482)
- 허파혈류 : ^{99m}Tc−MAA(p.484)
- 허파환기 : ^{81m}Kr(p.484)
- 뼈 : ^{99m}Tc−MDP(p.485)
- 갑상샘 : $^{99m}TcO_4^-$, ^{201}TlCl(p.486)
- 부신 : ^{131}I−아도스테롤, ^{131}I−MIBG(p.489, 490)
- 종양 : 구연산 ^{67}Ga, ^{201}TlCl(p.496)
- 염증 : 구연산 ^{67}Ga(p.496)

⋯▸ 갈륨(^{67}Ga)의 고도 집적(p.496)

- 림프종
- 흑색종
- 갑상샘미분화암
- 사르코이드증

⋯▸ ^{131}I−MIBG의 집적(p.497)

- 크롬친화세포종
- 신경모세포종
- 갑상샘속질암

⋯▸ PET(p.497)

- ^{18}FDG : 악성 종양에 집적

CHAPTER 5

방사선기초의학 · 방사선종양학

■ 방사선물리학 ······ 502
방사선
X선 촬영

■ 방사선종양학 ······ 508
방사선이 조직에 미치는 영향
방사선 치료

■ 방사선보건물리학 ······ 517
방사선장애
방사선방어

■ 약어 일람 ······ 521

■ ESSENTIAL MINIMUM ······ 522

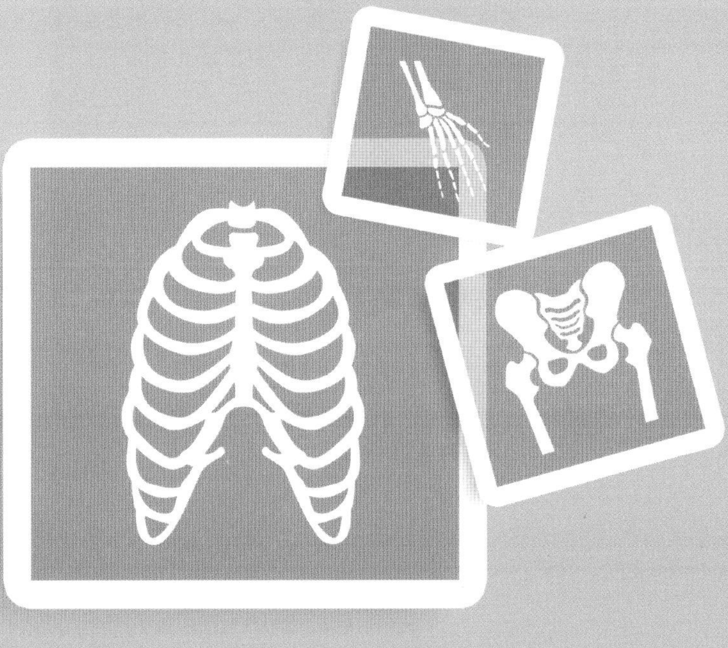

방사선물리학

방사선

■ 방사선의 종류

- 방사선(radiation) : 공간, 물질을 투과하여 에너지를 전달하는 성질을 가지는 것으로, 방사선의학에서는 이온화 방사선(ionizing radiation)을 가리킨다.

방사선의 종류

이온화 방사선	전자파	X선, γ선[*1]	저LET방사선[*3]
	입자선	β선(전자)	저LET방사선[*3]
		α선(헬륨원자핵)	고LET방사선[*3]
		양자선	고LET방사선[*3]
		중성자선	고LET방사선[*3]
		중입자선[*2](탄소선 등)	고LET방사선[*3]
비이온화 방사선	자외선, 가시광선, 적외선, 초음파 등		

*1 X선은 핵외전자로부터, γ선은 원자핵으로부터 발생하는 전자파이다. X선 발생장치에서 나오는 것을 X선, 방사성동위원소에서 나오는 것을 γ선이라고 생각하면 된다. 파장은 γ선이 짧은 경우가 많지만, 둘은 중복해 있다.

*2 중입자선은 넓은 의미에서는 원자핵을 구성하는 입자선, 즉 β선을 제외한 입자선을 가리키며, 좁은 의미에서는 그중에서도 특히 질량이 큰 탄소 등의 원자핵을 가리킨다.

*3 LET(선에너지전달, linear energy transfer) : 이온화 방사선이 조직에 가하는 에너지로, 클수록 생물학적 효과도 크다.

■ 전자파의 파장과 X선

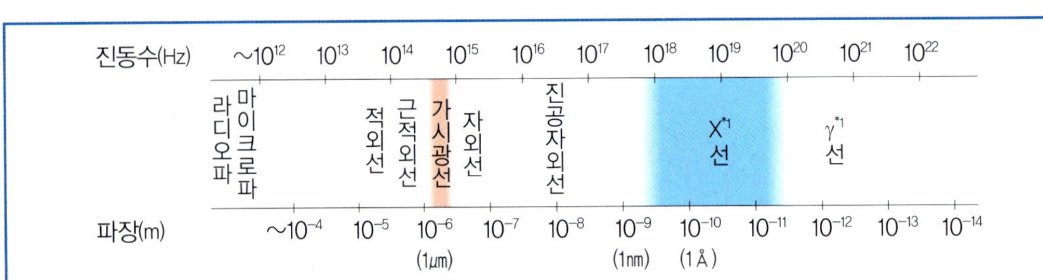

■ X선과 물질의 상호작용

상호작용		광전흡수	고전산란(톰슨산란)
		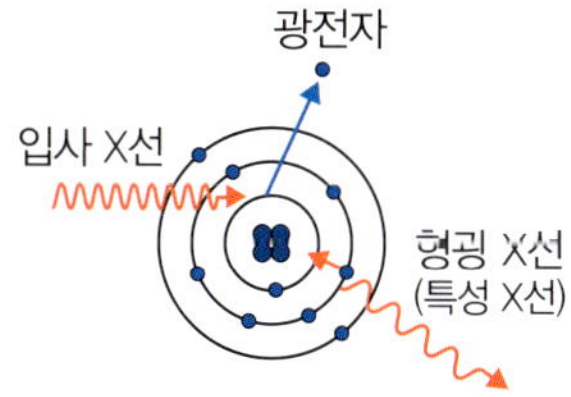 X선은 모든 에너지를 궤도전자에 부여하고 소멸된다. 광전자가 튀어나온 후(이온화) 외각전자가 내각으로 떨어질 때에 X선이 발생한다.	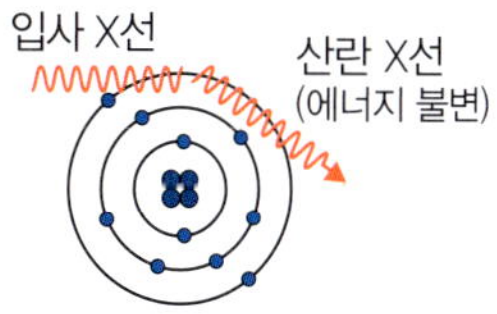 X선의 방향만 변하고 에너지 변화는 일어나지 않는다.
이차방사선	전자파	형광 X선(특성 X선)	산란 X선(방향만 변화, 에너지불변)
	입자선	광전자(오제전자)	없음
임상적 의의		원자번호의 세제곱에 비례 → X선 진단의 기본원리(→ p.52) 저에너지일수록 일어나기 쉬움 → 고압촬영에서는 투과성이 높음 이온화작용 → 생체반응	저에너지로 일어나므로 의료용 방사선에서는 그다지 문제가 되지 않음

상호작용		콤프턴 효과	전자쌍 생성
		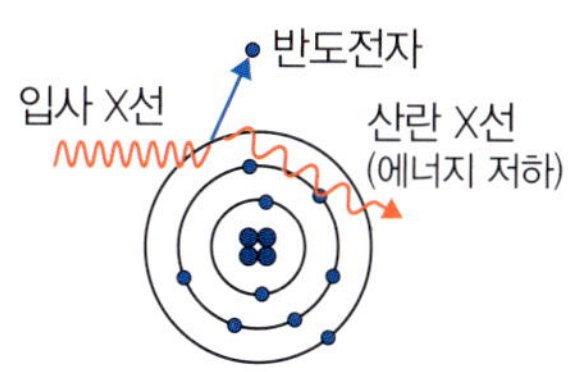 X선은 궤도전자를 튕겨내고(이온화) 그만큼 에너지를 상실하여 산란된다.	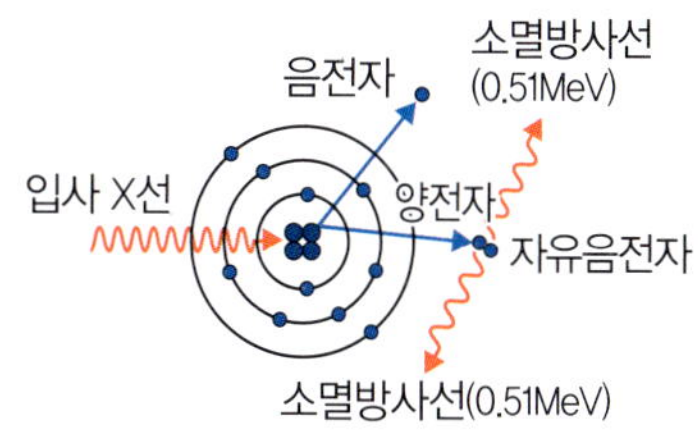 X선이 핵과 충돌하여 전자쌍을 방출한다. 또한, 양전자는 주위 자유음전자와 결합하여 180도 방향으로 소멸방사선을 방출한다.
이차방사선	전자파	산란 X선(방향 변화, 에너지 저하)	소멸방사선(0.51MeV)
	입자선	반도전자(콤프턴전자)	음전자 + 양전자
임상적 의의		물질의 밀도에 비례 → X선 진단의 기본원리(→ p.52) 고에너지일수록 일어나기 쉬움 → 고압촬영에서는 산란선이 증가 이온화 작용 → 생체 반응	PET에 이용(→ p.477)

β선(전자선)과 물질의 상호작용

상호작용	충돌손실	방사손실
	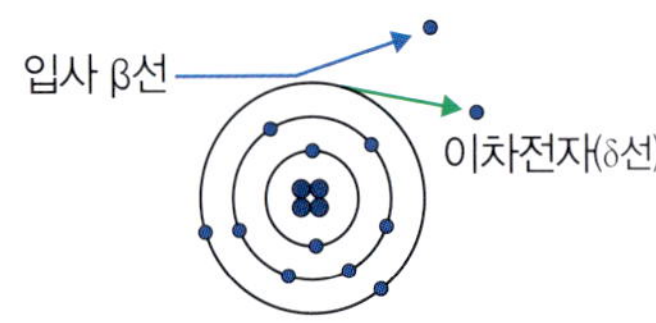 궤도전자를 흥분시키거나 튕겨 내어(이온화) 에너지를 상실하고 산란한다.	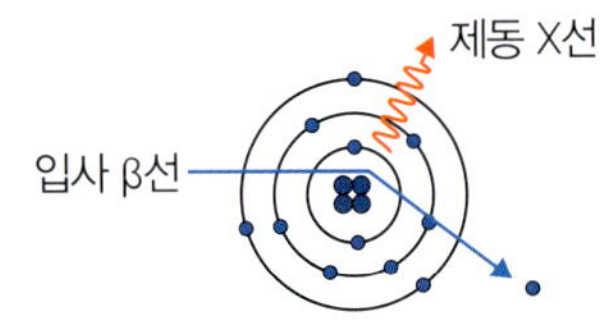 전자파(제동 X선)를 방출하여 에너지를 상실하고 산란한다.
이차방사선	이차전자(δ선)	제동 X선
임상적 의의	이온화작용 → 생체반응	X선 발생장치의 원리(→ p.506)

방사선의 단위

명칭	단위	의미	임상예
조사선량 (exposure dose)	C(쿨롱)/kg*	X선 장치, 방사성동위원소 등에서 발생하는 방사선의 총량(1R = 2.58×10^{-4}C/kg)	가슴 정면 X선 사진 1장 → 조사선량은 약 5μC/kg
흡수선량 (absorbed dose)	Gy(그레이)*	조사된 방사선 가운데 피사체에 흡수되는 에너지(1Gy = 1J/kg)	가슴 정면 X선 사진 1장 → 피부흡수선량은 약 0.2mGy
등가선량 (equivalent dose) 유효선량 (effective dose)	Sv(시버트)*	방사선 방호의 입장에서는 흡수선량(Gy)이 같아도 방사선의 종류, 노출되는 조직에 따라 영향이 다르므로 그 점을 감안하여 하중계수(→ p.520)를 흡수선량에 곱한 것	가슴 정면 X선 사진 1장 → 유효선량은 약 0.05mSv
방사능 (radioactivity)	Bq(베크렐)	방사성동위원소의 양(1개/초의 붕괴을 일으키는 양을 1Bq로 함)	뼈 섬광조영술의 ^{99m}Tc 투여량 → 740MBq

* 구단위 : 1R(뢴트겐) = 2.58×10^{-4}C/kg, 1rad(라드) = 0.01Gy, 1rem(렘) = 0.01Sv

X선 측정법

다음의 X선의 물리화학 작용을 이용하여 측정한다.

- **이온화작용** : 물질의 궤도전자를 방출하여 이온화한다.
- **형광작용** : 어떤 종류의 물질에서 가시광을 발생한다.
- **사진작용** : X선 필름을 감광해서 흑화한다.

X선 측정법

원리		측정기	의료에 응용	
			임상	방호 · 관리
이온화작용	기체의 이온화(이온화상자)	기체검출기	CT	포켓선량계, GM계수관(기가카운터), 핸드풋클로드모니터
	반도체의 이온화	반도체검출기	CT 디지털방사선촬영술	전자식 포켓선량계
형광작용	NaI 등의 형광작용	섬광체(→ p.477)	핵의학검사(섬광조영술, 섬광계수기) 광전자증배관(X선 TV)	핸드풋클로드모니터
	열루미네센스 작용(조사 후 열을 가하면 발광)	TLD선량계		TLD선량계
	인산염유리의 형광작용	유리형광선량계		유리배지
사진작용	필름흑화작용	X선 필름	X선 사진	필름배지

X선 촬영

■ X선 발생장치

- X선관(x-ray tube) : 일반적으로 쿨리지관(Coolidge tube)이라고 하는 음극선관을 사용한다(→ p.506 그림).
- ①음극과 양극 사이에 고전압을 가한 상태에서 ②음극의 필라멘트를 가열하면 열전자가 날아오르고(전자선 = 음극선) ③이것이 양극의 타겟(텅스텐제)에 충돌해서 ④X선이 발생한다(제동 X선).

촬영조건의 3요소

- 관전압(kV) : 선질을 결정한다. 고압일수록 투과성이 높아진다.
- 관전류(mA) : 조사선량을 결정한다.
- 조사시간(s) : 조사선량을 결정한다. 조사시간과 관전류의 곱(mAs)으로 총 조사선량이 결정된다.

진단용 X선의 촬영조건

- 고압촬영(관전압 120~140kV) : 일반적인 가슴, 배 등 X선 촬영에 이용한다.
- 저압촬영(관전압 40~60kV) : 연선 촬영이라고도 하며 주로 유방촬영에 사용한다. 미세석회화 등, 약간의 대조(contrast)차이를 잘 관찰할 수 있다(→ p.466).

■ X선 촬영장치

- X선 필름을 위아래에서 증감지에 끼우고 그 바로 앞에 그리드를 두는 것이 원칙이다.
- 그리드(grid) : 피사체 등에서 발생하는 산란 X선(→ p.503)이 필름에 들어오지 않도록 한다(핵의학의 조준기 역할).
- 증감지(intensifying screen) : X선이 있으면 형광을 발생 → X선 필름은 이 형광에 의해 감광된다(필름을 직접 감광시키는 X선은 1% 이하이므로 필름의 위아래를 증감지에 끼우고 이곳에서 발생하는 형광으로 감광시킴 = 필름스크린법).

X선관의 구조

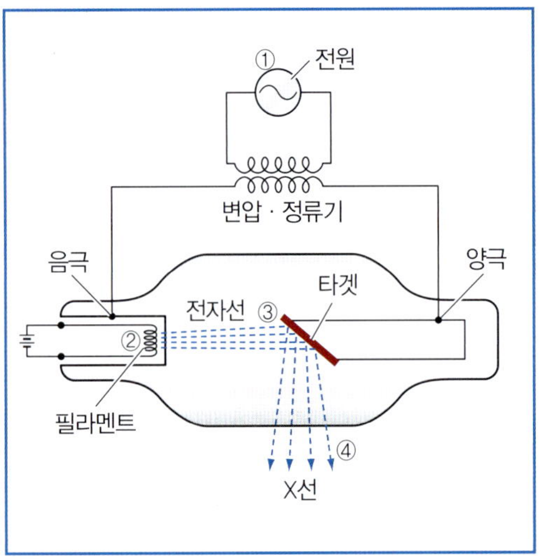

X선 촬영(필름스크린법)

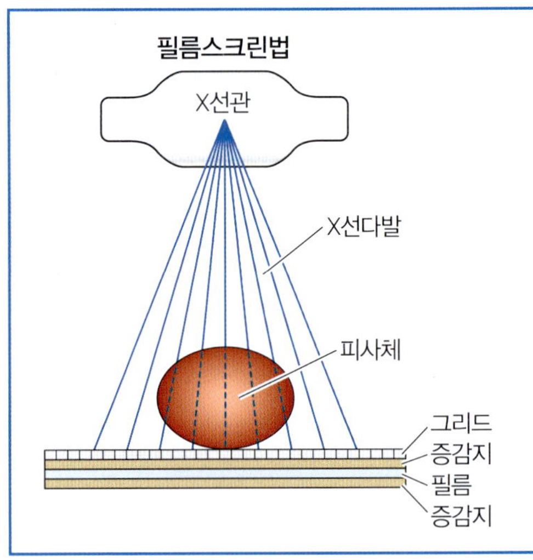

■ 디지털방사선촬영술(digital radiography, DR)

- X선 영상을 디지털 데이터로서 출력하는 방법으로, 계조 처리, 에지 처리 등 다양한 영상처리가 가능하다.
- 영상증강장치(image intensifier) : 필름 대신에 영상증강장치를 사용(입력 형광선을 1,000배 이상으로 증폭하여 출력형광면에 상을 맺는 진공관의 일종) → TV카메라로 촬영 → AD 변환기 → 디지털 데이터
- X선 평면검출기(flat panel detector, FPD) : X선을 조사하면 전하를 발생하는 특수한 물질(무정형 셀레늄, amorphous selenium)로 된 광검출기(photodetector)를 평면상에 다수 배열하여 마치 디지털 카메라처럼 디지털 영상을 직접 얻는 것으로, 아직 새로운 기술이지만 앞으로는 주류가 될 것으로 판단된다.

X선 촬영(디지털방사선 촬영술)

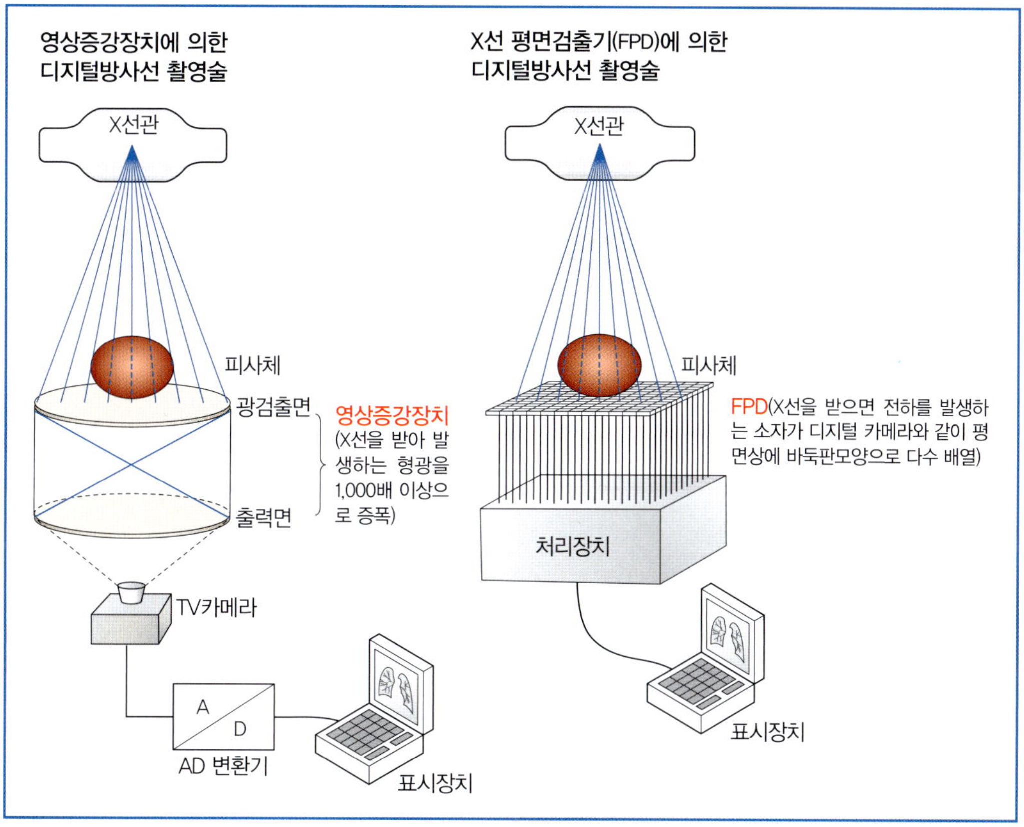

방사선종양학

방사선이 조직에 미치는 영향

조직에 따른 차이

- 세포의 종류(베르고니-트리본도의 법칙, Bergonie–Tribondeau law)

> • 세포분열의 빈도가 높은 세포
> • 장래 세포분열을 많이 할 수 있는 세포
> • 미분화한 세포
> … 일수록 감수성이 높다.

- 세포주기 : 분열상(M기)에 가장 많으며, DNA 합성기(S기)에 가장 적다.
- 조직형 : 편평세포암종 > 샘암종

조직의 방사선 감수성

	정상조직	종양
고감수성	림프조직 뼈속질 배세포(고환, 난소) 장관(특히 작은창자)	악성 림프종 미분화암 배아종 유잉육종 속질모세포종 윌름즈종양
중등도감수성	결합조직 성장연골 식도 · 위	편평세포암종 바닥세포암
저감수성	뼈, 연골 허파, 콩팥, 간, 이자 신경 근육	샘암종 섬유육종 뼈육종 흑색종

방사선에 따른 차이

- 고LET방사선(α선, 중성자선, 입자선) > 저LET방사선(X선, γ선, β선)
- 고선량률 > 저선량률(선량률 = 단위시간당 조사선량)

방사선 감수성을 변화시키는 요소

- 산소효과(oxygen effect) : 산소분압이 높을수록 감수성이 크다(종양 중심부는 산소분압이 낮으므로 감수성이 낮다).

- **온도효과**(temperature effect)
  - 40℃ 이상에서 감수성이 증가한다.
  - 온도효과는 방사선과 반대로 S기에 강함 + 산소분압이 낮은 중심부일수록 고온 → 방사선치료와 상보적으로 작용한다.
- **방사선증감제**(radiosensitizer) : 제암제(carcinostatic agent; CDDP 등) 대부분은 방사선과 상승적으로 작용한다.

방사선 치료

■ 치료가능비

- 치료가능비(therapeutic ratio, TR) : **정상 조직의 내용선량/종양의 치사선량**. 방사선치료가 유효하려면 TR > 1이 필수조건이다.
- 치료가능비를 향상시키는 방법
  - **분할조사** : 총선량이 같아도 여러 번 나누어 조사한다.
  - **조사영역에 대한 고려** { 최대한 병변부위에 집중해서 조사한다(정위조사, IMRT 등). / 선원과 병변부위를 근접시킨다(강내조사, 조직내조사, 내조사 등).
  - **고LET방사선**(→ p.502)을 사용한다.

치료가능비

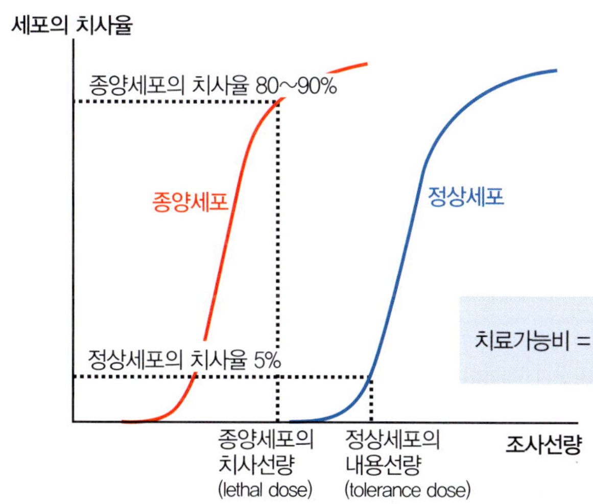

$$\text{치료가능비} = \frac{\text{정상세포의 내용선량}}{\text{종양세포의 치사선량}}$$

■ 분할조사

● 조사와 조사 사이에

- 종양세포 : 재산소화에 의해 방사선 저항성이 저하
- 정상 세포 : 부분치사장애로부터 회복

→ 치료가능비가 상승한다.

● 분할조사방법

- 단순분할 조사 : 1회/일, 2Gy/회, 주 5회(가장 표준적인 방법)
- 다분할 조사 : 2회/일, 1Gy/회, 주 5회 → 만성 장애의 감소 가능, 급성 장애는 증가
- 가속분할 조사 : 2회/일, 2Gy/회, 주 5회 → 치료기간의 단축 가능, 급성 장애는 증가

분할조사에 영향을 미치는 요소(4가지 R)

- 정상 조직의 회복 Repair
- 저산소세포의 재산소화 Reoxygenation
- 세포주기의 재분포 Redistribution
- 조직의 재증식 Repopulation

■ 다양한 조사법

방사선치료의 방법

조사법		방법	대상
외부조사	선형가속기	고에너지 X선, 전자선을 조사(1문조사, 2문조사, 다문조사, 접선조사 등)	뇌종양, 허파암, 유방암, 머리목암 등
	원격γ선조사	^{60}Co를 선원으로 하는 텔레코발트장치가 대표적	뇌종양, 허파암, 유방암 등 선형가속기가 보급된 현재는 이용되지 않음
	정위조사	컴퓨터제어 하에 병소의 형상에 따른 고정밀도의 조사영역을 설정, X선, γ선을 조사(감마나이프 등)	뇌종양, 동정맥기형, 허파암 등
	강도변조방사선요법(IMRT)	다방향에서 다른 조사영역의 형태, 강도로 조사. 복잡한 형상의 병변에 대응 가능	뇌, 머리목, 전립샘의 종양
근접조사	강내조사	체강 내에 관모양의 선원(^{60}Co, ^{137}Cs 등)을 삽입. 원격조작장치를 이용(RALS)	자궁암 등
	조직내조사	시드, 그레인, 와이어 등 형상의 선원(^{192}Ir, ^{125}I 등)을 조직에 삽입	허암, 전립샘암 등
방사성동위원소 내복	내조사	특정 종양에 집적하는 방사성동위원소를 투여	갑상샘암, 갑상샘항진증(^{131}I 경구투여)

선진적인 조사법

정위조사(입체조사, stereotactic irradiation)

- 컴퓨터 제어 하에 다방향에서 조사함으로써 고정밀도의 조사영역을 실현한다.
- 치료방법
  - 정위방사선수술(stereotactic radiosurgery, SRS) : 1회 조사
  - 정위방사선치료(stereotactic radiotherapy, SRT) : 분할 조사
- 치료장치
  - 감마나이프 : 다수의 코발트선원을 사용한다.
  - 정위방사선장치 : 선형가속기를 사용한다(사이버나이트, 트루빔 등).
- 적용
  - 비교적 작은 병변(보통 3cm 이하)
  - 뇌전이, 신경집종, 뇌혈관기형 등

강도변조방사선요법(intensity modulated radiation therapy, IMRT)

- 병변의 형상에 맞는 조사 조건을 컴퓨터로 역산한다.
- 선형가속기에 다엽조준기(multi-leaf collimator)를 조합시켜 여러 방향에서 다른 조사영역의 형태, 강도로 X선을 조사한다.
- 정위조사와의 차이 : 치료범위가 넓고, 복잡한 조사영역이 가능하며, 조사영역 내의 강도를 바꿀 수 있다.
- 적응 : 뇌종양, 두경부종양, 전립샘암 등

영상유도방사선치료(image guided radiation therapy, IGRT)

- 조사장치와 일체화된 영상촬영장치로, 조사 직전에 X선 사진, CT 등을 촬영하여 영상진단을 시행한다. 조사영역을 고정밀도로 결정한다.
- IMRT 등과 조합한다.

방사선의 종류와 심부 선량분포

- X선 : 산란선에 의한 빌드업(build-up) 효과로 피부 표면보다 수cm 지점에서 최대선량이 되며, 그보다 심부는 서서히 저하된다.
- 전자선 : 심부는 급속도로 선량이 저하하므로 얕은 부위의 병변에 적합하다.
- α선, 양자선, 중립자선 등 : 브래그 피크(Bragg peak)를 병변의 심도에 맞춤으로써 치료가능비를 향상시킬 수 있다.

방사선의 종류와 심부 선량분포

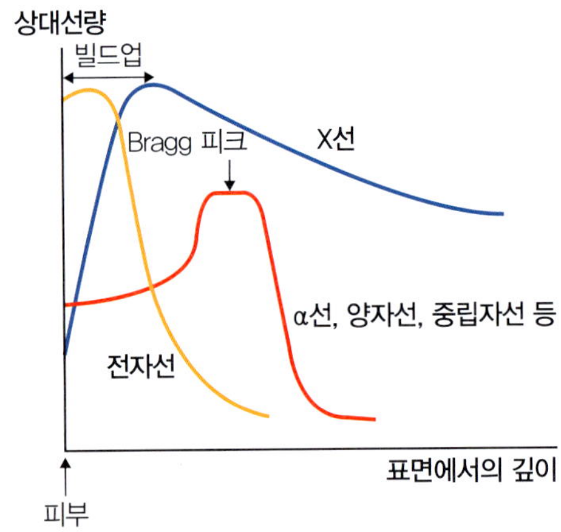

다양한 조사영역

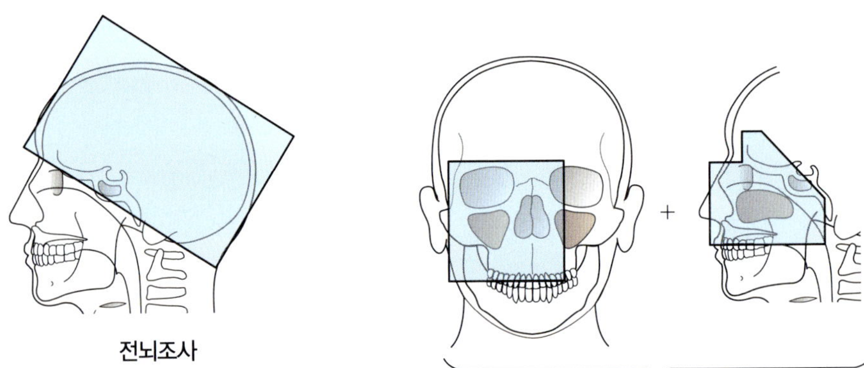

전뇌조사

* 전중추신경조사 = 전뇌조사 + 전척수조사

위턱굴암(상악동암, 직교 2문)

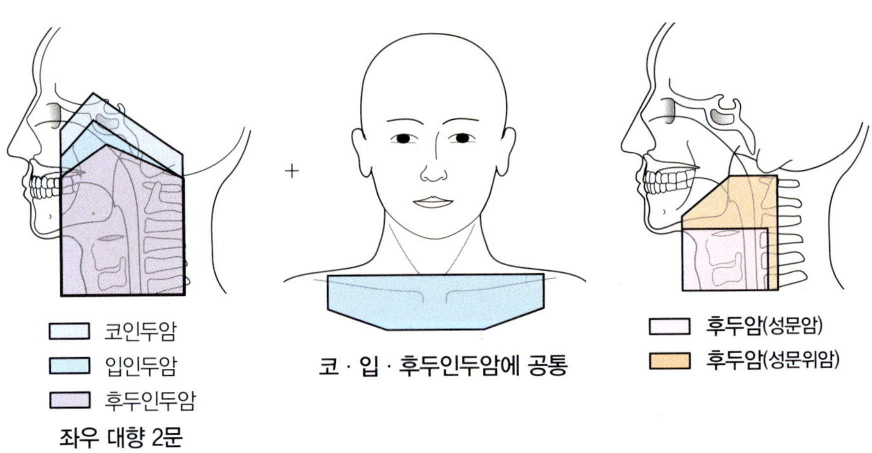

다양한 조사영역

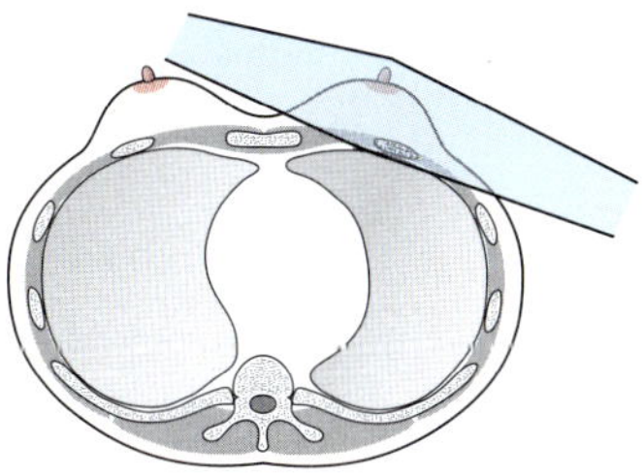

유방암(빗면조사)

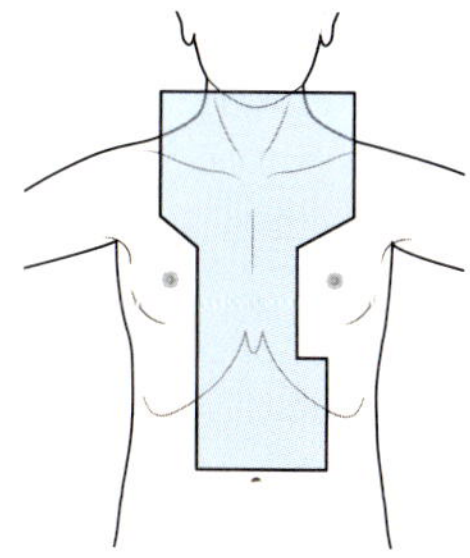

식도암(Im암의 예)

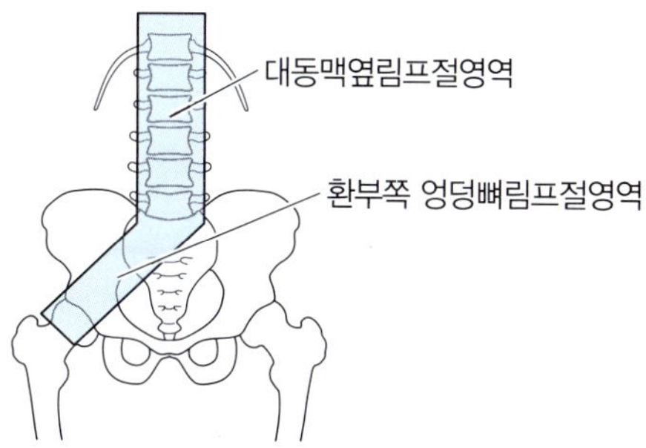

고환종(고환종양)

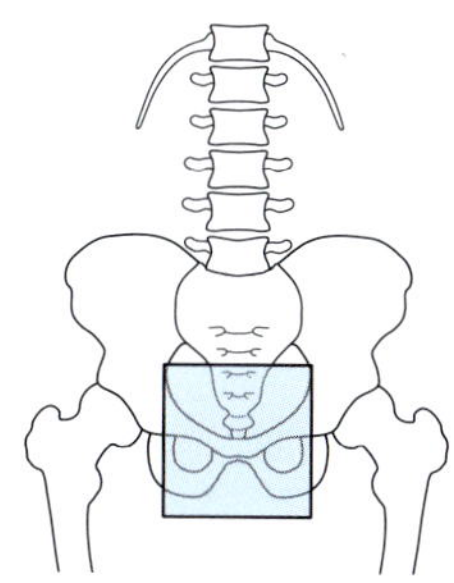

전립샘암

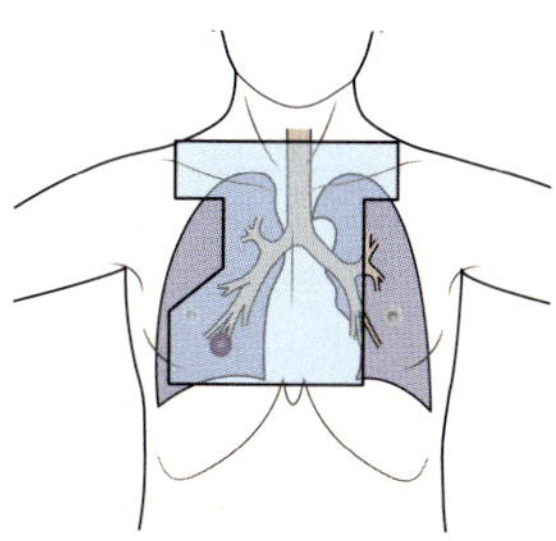

폐암(오른아래엽폐암의 예)

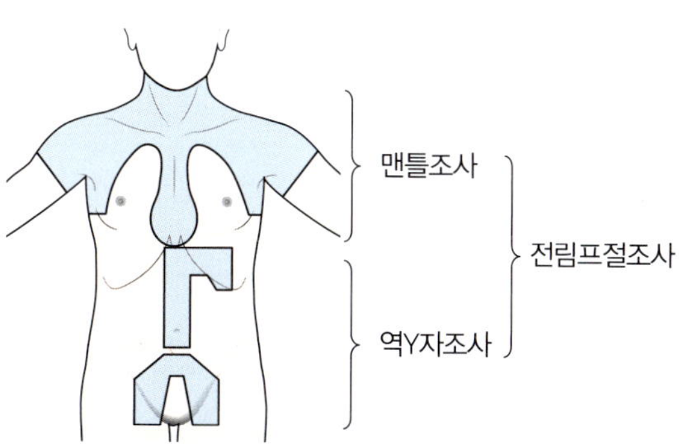

악성 림프종

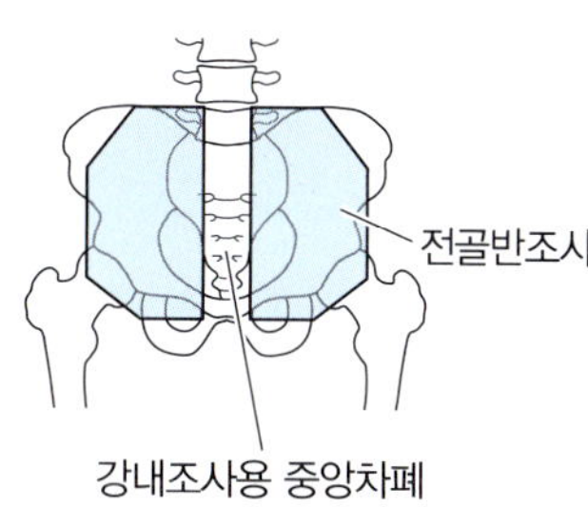

자궁경부암

■ 악성 종양의 방사선치료

		방사선치료 대상과 조사 방법
중추신경계통	전이성 뇌종양	수술 후 조사 : 다발의 경우는 전뇌 40~50Gy + 국소 10~15Gy 정위 조사 : 소수(3~4개 이하), 작은(3cm 이하) 경우에 적용
	아교모세포종(교모세포종)	수술 후 조사 : 전뇌 50Gy + 병소부 14Gy
	속질모세포종(수모세포종)	수술 후 조사 : 전뇌 전척수 25Gy + 국소 30Gy
	배아종	전뇌 30Gy + 국소 20Gy
	악성 림프종	전뇌 40~50Gy + 국소 10~15Gy
머리목	위턱굴암(상악동암)	삼자병용요법(수술 + 방사선요법 + 화학요법), 40~50Gy(직교 2문)
	코인두암(상인두암)	45Gy(좌우 대향 2문) + 20Gy(목림프절 1문)
	혀암(설암)	T1, T2 : 소선원치료 T3 : 외부 조사 + 소선원치료
	입인두암(중인두암)	45Gy(좌우 대향 2문) + 20Gy(목림프절 1문)
	후두인두암(하인두암)	근치 조사 또는 수술 후 조사 : 45Gy(좌우 대향 2문) + 20Gy(목림프절 1문)
	후두암	T1, T2의 성문암, T1의 성문위암은 근치 조사 60Gy(좌우 대향 2문)
	갑상샘암(갑상선암)	수술 + 필요에 따라 외부 조사(전방 1문, 50Gy) 또는 내부 조사(^{131}I)
가슴	폐암(소세포암종)	화학요법 + 50~60Gy
	폐암(비소세포암종)	Ⅰ, Ⅱ : 수술, Ⅲ : 방사선 + 화학요법, Ⅳ : 고식적 조사(50~60Gy 전후 대향 2문)
	가슴샘종(흉선종)	전적출 + 40~45Gy
젖샘	유방암	유방보존요법 : 종양절제 + 빗면 조사 50Gy 보존요법 적용 : 지름 3cm 이하, 광범위한 젖샘관 내 진행 없음, 다발병소 없음
소화관	식도암	근치 조사 또는 수술 후 조사 : 40Gy(전후 대향 2문) + 국소 20~30Gy
비뇨 · 생식기	고환종양(고환종)	고위 고환적출술 + 수술 후 조사(대동맥옆 · 환부 엉덩뼈림프절, 25Gy) ⅡA기는 추가 조사, Ⅲ~Ⅳ기는 수술 + 화학요법 비고환종은 수술 + 화학요법
	전립샘암(전립선암)	외부 조사 : 65~70Gy, 최근에는 조직내 조사(^{125}I 시드)도 많이 시행 Ⅰ~Ⅱ : 수술, Ⅲ~Ⅳ : 전골반 조사(20~30Gy) + 중앙차폐 조사
	자궁경부암	(20~30Gy) + 강내 조사(맨체스터법, 50Gy)
악성 림프종	호지킨림프종	맨틀(mantle) 조사 + 역Y형 조사영역 : 30~35Gy Ⅰ, Ⅱ기 : 6cm 이하, 세로칸 병변 없음, B증상 없음, 40세 이하 : 방사선 단독 상기 이외 : 방사선(30~40Gy) + 화학요법
	비호지킨림프종*	원칙적으로 화학요법 + 방사선 30Gy 저악성도 조직형의 ⅠA, ⅡA : 방사선 단독 40~45Gy

		방사선치료 대상과 조사 방법
소아의 악성종양	신경모세포종	수술 후 조사 20~30Gy(ⅡB, Ⅲ, Ⅳ기, 다만 Ⅵ S는 제외)
	윌름즈종양	수술 후 조사 : 예후 양호 조직형 Ⅲ기 → 10Gy, 예후 불량 조직형에서는 연령에 따라 증량
	급성 백혈병	전뇌예방 조사 18~20Gy ALL 이차 완화 시, AML 일차 완화 시 : 전량 조사 12Gy 중추신경계, 고환, 공발 재발 시에도 조사 적용
골수이식 수술 전	백혈병 등	전신 조사(total body irradiation, TBI) 10~15Gy

* 비호지킨림프종의 치료방침은 병변의 존재부위, 조직형, 병기에 따라 크게 달라진다.

방사선치료의 부작용

급성 반응

일과성이므로 대증적으로 치료한다.

- 방사선병 : 구역 · 구토, 권태감
- **백혈구 감소** : 3,000 이하가 되는 경우는 적다(소화기계에 발생).
- **방사선점막염**(radiomucositis)(점막부위에 발생)
  - 인두염 · 후두염 → 통증, 미각 저하, 침분비 장애
  - 위장염 → 구역 · 구토, 설사
- 방사선피부염(radiodermatitis) : 홍반 → 탈모 → 피부염 → 미란 · 수포가 나타난다(겹쳐지는 부위에 심하게 발생).
- **방사성폐렴**(radiation pneumonitis) : 조사영역에 일치하는 폐부위에 고선량의 방사선 피폭 시 발생한다(호흡기계, 특히 폐부위에 발생).

장기간의 부작용

만성, 비가역성 증상

- 각 장기의 내용선량(→ p.516 표) 이하이면 고도의 부작용은 발생하지 않는다.
- 조사영역의 2차 발암 : 수십 년의 경과 관찰이 필요하다.

정상 장기의 내용선량

장기	내용선량(Gy)		장애
	$TD_{5/5}$	$TD_{50/5}$	
뇌 · 척수	50	60	괴사, 경색, 수막염
수정체	5	12	백내장
침샘	50	70	침분비장애
입안 · 식도	60	75	궤양, 협착
작은창자 · 큰창자	45	65	폐쇄, 천공
허파	40	60	사이질폐렴
콩팥	23	28	콩팥경화증
방광	60	80	사이질방광염
고환	5~15	20	영구불임
난소	2~3	6~12	영구불임
피부	55	70	궤양, 섬유화

$TD_{5/5}$: 5년 후에 5%로 장애를 발생하는 선량
$TD_{50/5}$: 5년 후에 50%로 장애를 발생하는 선량
치료 계획 시에는 원칙적으로 **$TD_{5/5}$보다 적은 선량**을 설정한다.

방사선보건물리학

방사선장애(radiation hazard)

■ 방사선장애의 분류

● 신체적 영향/유전적 영향, 결정적 영향/확률적 영향으로 나누어 생각할 수 있다.

방사선장애의 분류

신체적 영향	급성 장애 (직후~수주)	전신피폭(→ p.518 표) 국소피폭 방사선피부염(홍반, 궤양) 방사성 폐렴(사이질폐렴) 방사선위염(설사, 출혈) 방사선방광염(혈뇨, 빈뇨)	결정적 영향 문턱값 있음(→ p.518 표) 중증도는 선량에 의존
	만성 장애 (수개월~)	백내장 재생불량빈혈 콩팥기능상실 폐섬유증 등	
		태아의 이상(→ p.518 표)	
		발암(백혈병이 가장 많음)	확률적 영향 역치 없음 (LNT 가설 : p.518 참조) 중증도는 선량에 의존하지 않음
유전적 영향	생식세포의 피폭으로 다음 세대 이후에 나타나는 영향으로 사람에게서는 확인되지 않았지만, 동물실험에서는 그 가능성이 추측되고 있음		

결정적 영향과 확률적 영향

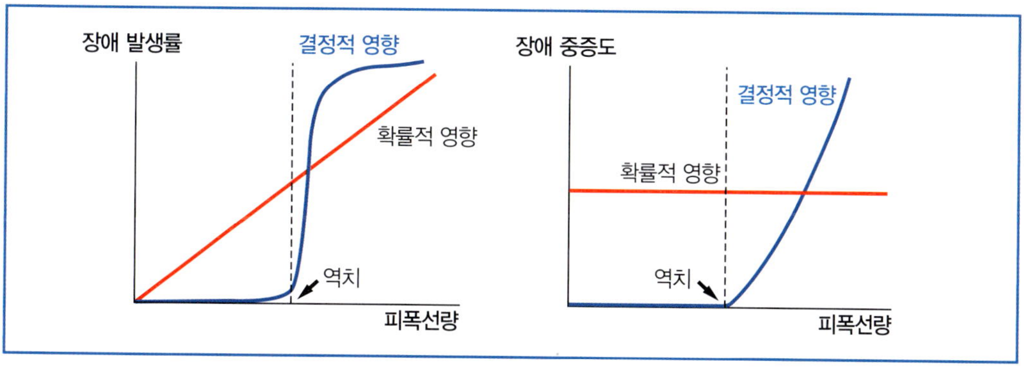

- LNT 가설과 호르메시스 효과
  - LNT 가설(linear non−threshold theory) : 방사선의 유전적 영향에는 문턱값이 없으므로 미량이라도 유해하다고 보는 견해이다. 이 가설이 일반적이지만 역시 문턱값이 있어 미량이라면 유해하지 않다고 하는 가설도 있어 2011년 일본에서 발생한 원전사고에서도 논의의 표적이 되고 있다.
  - 호르메시스(hormesis) 효과 : 미량의 방사선에는 면역계통의 활성 등 유익한 생체작용이 있다고 하는 견해이다. 물론 다른 의견도 많다.

결정적 영향의 문턱값

	문턱값 (등가선량 Sv)
피부장애	5
백내장	5
불임(고환)	3.5
불임(난소)	2.5
골수억제	0.5

■ 전신피폭

전신피폭의 증상과 예후

전신피폭선량 (Gy)	전구증상* (%)	잠복기간	주요 사인	주요 증상	사망률(%)
2	0~50	3시간 이상		무증상~경도의 혈구 감소	0~10
2~10	100	0.5~2시간	골수사(死)	혈구 감소 → 감염, 출혈	0~90
10~20	100	0.5시간	소화관사(死)	구토, 설사, 토혈, 하혈, 탈수	90~100
50~	100	수분	중추신경계사(死)	뇌부종 → 경련, 의식장애	100

* 전구증상 : 피폭 후에 구역, 구토, 현기증, 전신권태감, 발열 등의 비특이적인 증상이 나타난다. 선량이 많을수록 발현이 빠르고 증상은 심각하며, 이어서 위의 표와 같은 증상이 나타난다.

■ 태아피폭

- 0.1Gy 이하에서는 태아에게 명백한 신체적 영향은 미치지 않는다.
- 일반적인 방사선검사에서는 0.1Gy를 넘는 경우는 없다(→ 아래 표).
- 임신중절의 대상은 0.5Gy 이상. 0.1~0.5Gy인 경우에는 상황에 따라 고려한다(ICRP Rubl.84, 2000).

태아피폭의 영향

	피폭시간(임신주수)		임상상	역치/위험
결정적 영향 (만성 신체적 영향)	착상 전기	~2주	사망	0.1Gy
	기관형성기	2~8주	기형	0.1Gy
	태아기	8~15주	정신발달지체	0.1~0.2Gy
		8주~	발육지연	?
확률적 영향		2주~	발암	성인의 방사선 발암 위험은 백혈병의 약 5배/Sv, 고형암 1.5배/Sv. 태아는 그 2~3배*1
		2주~	유전적 영향*2	

*1 0세부터 19세까지 암이 되지 않을 확률은 피폭 0인 경우는 99.7%, 피폭선량 100mGy인 경우는 99.1%이다(ICRP Publ.84, 2000).
*2 사람에게서는 유전적 영향은 확인되지 않는다.

■ 방사선검사에 의한 피폭

주요 방사선검사에 의한 피폭

	피부(mGy)	태아(mGy)	유효선량(mSv)
가슴 X선 촬영(정면) 배 X선 촬영	0.2 1.2	< 0.01 2.6	0.05 1.4
상부소화관촬영 조영관장	3.8 21.5	0.48 16	1.5 7
가슴 CT 골반 CT		0.06 26	7.8 7.1
뼈 섬광조영술		4.5	5.9

방사선방어(radiation protection)

■ 방사선피폭의 종류

- 의료피폭 : 피폭자 스스로 의학적 이익을 위해 의도적으로 조사(irradiation)하는 경우로, **가장 많다**.
- 직업피폭 : 의사, 방사선사, 방사선 작업종사자 등이 방사선에 조사되는 경우이다.
- 공중피폭 : 상기 이외로, 주로 자연방사선(1mSv/년)에 조사되는 경우이다.

■ 방사선방어의 목적

- 결정적 영향(문턱값 있음) → 피폭선량을 **문턱값 이하**로 하여 발생을 방지한다.
- 확률적 영향(문턱값 없음) → 피폭선량을 **용인할 수 있는 수준 이하**로 억제한다.

■ 방사선방어의 방법

- 방사선방어의 기본 3원칙(외부 피폭에 대한 원칙) : **거리**, **시간**, **차폐**
- ICRP 방사선방어 체계 3원칙
  - **정당화** : 피폭으로 얻어지는 이익이 손실보다 많을 것
  - **최적화** : 가능한 한 피폭량을 절감할 것(**ALARA 법칙** = as low as reasonably attainable)

의료 이외 피폭에서의 선량한도(ICRP 2007)

	선량한도(mSv/년)	
	직업피폭	공중피폭
전신(유효선량)	100mSv/5년 50mSv/년	1
조직(등가선량) 수정체 피부 손발	 150 500 500	 15 50

주 : 이 표는 비의료피폭에 관한 제한으로, 의료피폭은 대상이 되지 않는다(의료피폭에는 선량한도가 없다).

• 선량한도 : 정해진 선량 이하로 제한할 것(→ 오른쪽 표). 다만 의료피폭에는 선량한도가 정해져 있지 않다.

방사선방어에서 이용하는 선량

● 등가선량(equivalent dose: Sv) = 흡수선량(Gy) × 방사선하중계수(→ 아래 표)

• 방사선 종류에 따라 생체에 미치는 영향을 고려한 선량으로, X선, γ선, β선의 경우는 계수 = 1이므로 흡수선량(Gy)과 같다(→ p.504).

● 유효선량(effective dose: Sv) = Σ [등가선량(Sv) × 조직하중계수(→ 아래 표)]

(Σ는 모든 피폭조직에 대해 총합을 구한다는 의미)

• 확률적 영향을 고려할 때에는 전신의 피폭을 생각할 필요가 있으므로 조직에 따른 감수성 차이를 고려하여 각 조직 및 장기에 대해 총합을 구한 유효선량으로 평가한다.

방사선하중계수(ICRP 2007)

방사선의 종류	방사선하중계수
X선, γ선, β선	1
양자선	2
중성자선	2.5~20*
α선, 중입자선	20

* 에너지에 따라 다름

조직하중계수(ICRP 2007)

피폭조직	조직하중계수
생식샘	0.08
뼈속질, 허파, 위, 잘룩창자	0.12
방광, 간, 식도, 갑상샘	0.04
피부, 뼈	0.01
기타	0.12

임신 여성의 방사선검사

● 기관형성기의 아랫배 검사 : 긴급을 요하는 경우 외에는 원칙적으로 실시하지 않는다.

● 기타 : 일반적인 정당화, 최적화의 원칙을 적용한다.

10일 규칙(10 days rule)

'임신 가능 여성(아랫배 부분을 포함)의 방사선검사는 임신 가능성이 가장 낮은 월경 개시 후 10일 이내에 행한다.'고 하는 10일 규칙은 1962년에 ICRP가 제시하였다. 그러나 그 후 착상기간의 피폭은 배아사망으로 이어지므로 기형 등의 원인이 되지 않는다는 사실이 밝혀지면서 1983년에 '월경 개시 후 4주간 이내의 태아 위험은 특별한 제한을 필요로 하지 않을 정도로 작다.'고 하는 견해가 나와 10일 규칙은 사실상 취소되었으나 현장에서는 아직 적용되는 경우가 있다.

■ 방사선관리

환경관리

- **관리구역**의 설정 : 방사선검사실, 방사선치료실, 핵의학검사실 등

개인관리

- 피폭관리
  - 외부 피폭 : 필름배지, 포켓선량계(pocket dosimeter), 핸드풋클로드모니터(hand–foot–cloth monitor) 등
  - 내부 피폭 : 전신카운터, 배설물의 방사능측정 등
- 건강진단(원자력안전법 시행규칙 기준, 2021.10.20. 개정)
  - **문진**(피폭 이력 및 병력 등)
  - **혈구수**(백혈구수, 혈색소, 혈소판)
  - **눈** 검사
  - **피부** 검사
  - 신경계 및 조혈계 검사
  - 말초혈액도말검사, 세극등현미경검사

관리구역 표시

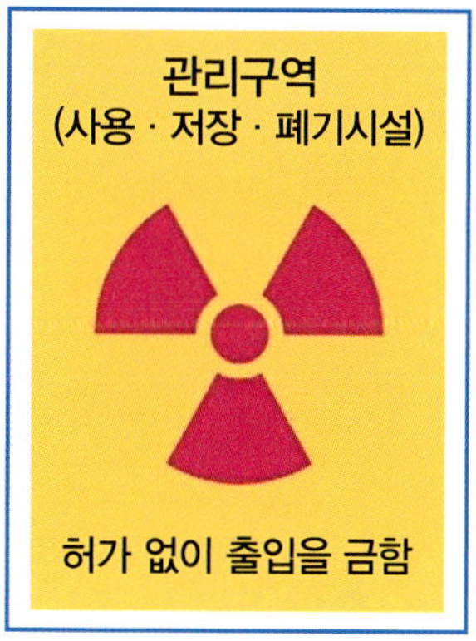
관리구역
(사용 · 저장 · 폐기시설)
허가 없이 출입을 금함

약어 일람

FPD(flat panel detector)	X선 평면검출기
LET(linear energy transfer)	선에너지전달
PET(positron emission computed tomography)	양전자방출컴퓨터단층촬영술
SPECT(single photon emission computed tomography)	단일광자방출컴퓨터단층촬영술
SRS(stereotactic radiosurgery)	정위방사선수술
SRT(stereotactic radiotherapy)	정위방사선치료
TLD(thermoluminescent dosimeter)	열형광선량계

ESSENTIAL MINIMUM

···› 방사선의 단위(p.504)

- 방사선량 : C(쿨롱)/kg
- 흡수선량 : Gy(그레이)
- 등가선량 : Sv(시버트)
- 방사능 : Bq(베크렐)

···› 정상조직의 방사선 감수성(p.508)

- 고감수성 : 림프조직, 뼈속질, 배세포, 창자상피

···› 종양의 방사선 감수성(p.508)

- 고감수성 : 악성 림프종, 미분화암, 배아종
- 저감수성 : 섬유육종, 뼈육종, 흑색종
- 편평세포암종 > 샘암종

···› 치료가능비(p.509)

- TR = 정상조직의 내용선량/종양의 치사선량(> 1이 아니면 치료할 수 없음)

···› 치료가능비를 향상시키는 방법(p.509)

- 분할조사
- 조사영역에 대한 고려
- 고LET방사선 이용

···› 분할조사를 결정하는 4가지 R(p.510)

- Repair(회복)
- Reoxygenation(재산소화)
- Redistribution(재분포)
- Repopulation(재증식)

…› 중요한 조사법(p.514)

- 혀암(설암) : 조직내조사(interstitial irradiation)
- 위턱굴암(상악동암) : 직교 2문 조사
- 인두암 : 대향 2문 조사
- 유방암 : 접선조사(tangential irradiation)
- 호지킨림프종 : 맨틀조사(mantle irradiation)
- 자궁경부암 : 강내조사(intracavitary irradiation)

…› 방사선장애(p.517)

- 결정적 영향 : 문턱값 있음, 중증도는 선량에 의존 → 피부염, 폐렴 등
- 확률적 영향 : 문턱값 없음, 중증도는 선량과 관계 없음 → 발암, 유전적 영향

…› 방사선방어의 방법(p.519)

- 방사선방어의 외부피폭 3원칙 : 거리, 시간, 차폐
- ICRP의 3원칙 : 정당화, 최적화(ALARA), 선량 한도(의료피폭에는 선량 한도 없음)

찾아보기

• 한글
• 영어

■ 한글 ······························ 526

■ 영어 ······························ 533

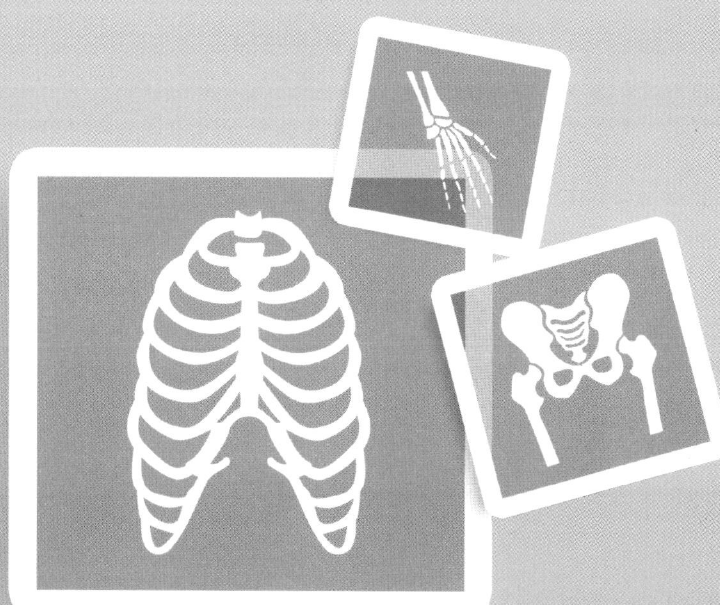

한글

ㄱ

가슴샘종 199
가시돌기골절 419
가역적 후백질뇌병증증후군 143
간경변 354
간모세포종 390
간유리 음영 194
간헐절뚝거림 287
간헐파행 287
감염동맥자루 84
감염성 동맥류 84
감염심내막염 279
갑상샘눈병증 186
갑상샘암종 174
갑상선안병증 186
갑상혀관낭종 177
강도변조방사선요법 511
강직척추염 417
거대뇌동맥류 85
거대뇌동맥자루 85
결박척수증후군 426
결장게실염 311
결절성 경화증 148, 360
결핵성 림프절염 181
경동맥해면정맥동루 89
경막정맥동혈전증 95
경질막정맥굴혈전증 95
고리모양 조영 효과의 감별진단 118
고리뼈파열골절 418
고환외상 372
고환종양 372
골거대세포종양 460
골다공증 464
골단염 445
골연골종 460
골연화증 463
골육종 460
골화석증 465
교모세포종 118
교수형골절 419
구루병 463
구연산 ^{67}Ga 487, 496
귀경화증 173
귀밑샘 여러형태샘종 165
급성 간염 337
급성 경막외혈종 138
급성 경막하혈종 138
급성 경질막밑혈종 138
급성 경질막바깥혈종 138
급성 깔때기콩팥염 365
급성 신우신염 365
급성 파종뇌척수염 123
급성 호흡곤란증후군 221
급성 화농성 골수염 457
기관지천식 230
기관지폐렴 206
기관지폐쇄증 256

길랑-바레증후군 431

ㄴ

나비모양 음영의 감별진단 252
난소낭샘암종 386
내연골종 460
뇌간교종 98
뇌고름집 118
뇌들보(뇌량)형성부전 150
뇌실막세포종 110
뇌실주위백색연화증 152
뇌아밀로이드혈관병증 78
뇌종양 118
뇌좌상 138
뇌줄기신경아교종 98
뇌척수액감소증 144
눈확바깥파열골절 186
눈확신경집종 185

ㄷ

다낭난소증후군 388
다발경화증 430
다발골수종 153
다형샘종 165
단순신장낭 369
단순콩팥낭 369
담석장폐색증 340
대나무골절 439
대동맥염증후군 281
대동맥축착 282
대동맥판역류 264
대동맥판협착 263
대장폴립 305
대혈관전위증 273
댄디-워커증후군 151
동맥관개존증 271
동맥관열림증 271
되돌이후두신경마비 164
두개골조기유합증 152
두개저함입증 409, 423
등가선량 504
디지털감산혈관조영 59
디지털방사선촬영술 506
딴곳갑상샘 179

ㄹ

랑게르한스세포조직구증 155, 232
레비소체치매 133
뢰플러증후군 227
류마티스관절염 449
림프관종 180

ㅁ

마르팡증후군 281
마제신 365
만성 간기능장애 136
만성 간염 337
만성 경막하혈종 138
만성 경질막밑혈종 138
만성 깔때기콩팥염 365
만성 신우신염 365
만성 이자염 348
만성 췌장염 348
만성 폐쇄폐질환 230

말굽콩팥 365
망막모세포종 184
머리뼈바닥함입증 409, 423
머리뼈붙음증 152
목동맥해면굴샛길 89
미만성 범세기관지염 232

ㅂ

바레트식도 295
박리동맥류 84
박리동맥자루 84
박리뼈연골염 445
반상수막종 101
반회후두신경마비 164
방광요관역류 363
방광종양 362
방사능 504
방사선 502
방사선 감수성 508
방사선방어 519
방사선장애 517
방사선폐렴 224
방사성동위원소 474
배아종 106
백색질형성장애증 124
버거병 287
버드-키아리증후군 355
벌새징후 131
베르니케뇌병증 136
복강가성점액종 310
복강거짓점액종 310
부갑상샘저하증 137
부분허파정맥환류이상증 272
부비강염 169
부신샘종 376
부신속질 섬광조영술 490
부신외 크롬친화세포종 378
비결핵성 항산균증 214
비대날문협착 322
비알코올성 지방간염 335
뼈거대세포종양 460
뼈엉성증 464
뼈연골종 460
뼈연화증 463
뼈육종 460
뼈파제트병 154
뼈화석증 465

ㅅ

산란 X선 503
산호결석 365
삼투압성 말이집탈락질환 123
상인두암 160
샘창자폐쇄 322
생나무골절 439
샤르코관절 448
석면증 223
석회콩팥 365
석회화건염 456
석회힘줄염 456
선천성 거대세포바이러스 감염병 151
선천성 담관확장증 346
선천성 쓸개관확장증 346
설암 161
섬광체 477
섬유근혈관이형성 374

섬유뼈형성이상 154
섬유성 골이형성 154
세로칸공기증 241
소뇌겉질위축증 130
소뇌다리뇌각수막종 113
소뇌다리뇌각 종양의 감별진단 113
소뇌별아교세포종 110
소멸방사선 503
소화관게실 310
소화관곁주머니 310
소화관탈장 316
속립결핵 214
속질모세포종 110
속질스펀지콩팥 369
수질해면신장 369
술후성 상악낭 170
쉬모를결절 397
스와이어-제임스증후군 236
스터지-웨버증후군 148
승모판역류 264
승모판협착 262
시신경교종 184
시신경집수막종 185
시신경척수염 123
시신경초수막종 185
식도이완불능증 296
식도점막밑종양 296
식도정맥류 296
식도폐쇄 322
신경모세포종 390
신경색종 375
신경섬유종증 1형 148
신경섬유종증 2형 148
신경세포유주이상 150
신동맥류 375
신장성 골형성장애 463
실루엣징후 210
심내막상결손 271
심내막융기결손 271
심방사이막결손 270
심방점액종 279
심방중격결손 270
심실사이막결손 270
심실중격결손 270
심장질환의 X선 징후 269
쓸개관조영 58
쓸개돌창자막힘증 340

ㅇ

아가미원성낭종 177
아교모세포종 118
악성 림프종 181
안구신경초종 185
안뜰신경집종 113
안와외파열골절 186
암성 림프관종증 197
양성 국소근위축증 434
양전자방출단층촬영 477
양쪽 안뜰신경집종 148
엉치뼈취약골절 420
엡스타인기형 273
영상대조 52
영상유도방사선치료 511
온쓸개관돌 342
온허파정맥환류이상증 272
와르틴종양 166
요로조영 57

요크셔테리어 징후 402
원발섬모운동이상증 235
위장간막동맥증후군 315
위창자간막동맥증후군 315
윌름즈종양 390
윌슨병 135
유골골종 461
유년성 혈관섬유종 183
유두모양샘암종 174
유방섬유샘종 466
유방섬유선종 466
유방암 466
유잉육종 461
유표피종 155
유피낭종 386
유효선량 504
이경화증 173
이단성 골연골염 445
이마관자엽치매 126
이상함요누공 179
이소성 갑상선 179
이자거짓주머니 349
인두뒤고름집 183
인후농양 183
일산화탄소중독 135
입인두암 160
입체조사 511

ㅈ

자궁경부암 383
자궁내막낭 385
자궁내막물혹 385
자궁샘근육증 380
자궁선근증 380
작은공기집 241
잘록창자곁주머니염 311
장결핵 308
장액샘종 385
장액선종 385
장중첩증 322
저수액압증후군 144
전격간염 337
전두측두엽치매 126
전립샘비대 371
전이성 뇌종양 118
점막밑종양 302
점막하종양 302
점액낭종 169
정위조사 511
정중경낭종 177
제너레이터 476
제동 X선 504
제퍼슨골절 418
조기대장암 303
조기위암 300
조롱박오목샛길 179
조사선량 504
조영제 53
졸링거-엘리슨증후군 299
좁쌀결핵 214
종격기종 241
종자세포종 106
중쇠뼈척추뼈고리골절 419
중인두암 160
진구성 미세뇌출혈 78
진주종성 가운데귀염 172
진주종성 중이염 172

진행다초점백질뇌병증 124
진행대장암 303
진행위암 300
진행핵상마비 130

ㅊ

찬스골절 420
창자겹침증 322
척수경색증 432
척수동정맥루 433
척수동정맥샛길 433
척수류 432
척수탈출증 432
초콜릿낭종 385
총담관결석 342
췌장가성낭 349
측경낭종 177
치료가능비 509
치아돌기골절 418
치아돌기저형성 409
침돌증 167
침샘 섬광조영술 493

ㅋ

컬리선 253
코곁굴염 169
코인두암 160
콜라겐병 223
콩팥경색증 375
콩팥동맥자루 375
콩팥동정맥기형 375
콩팥모세포종 390
콩팥뼈형성장애 463
큰공기집 241
클리펠-파일증후군 410
키아리기형 422

ㅌ

타석증 167
타카야스병 281

ㅍ

팔로네징후 272
편도암 160
편도주위고름집 182
편도주위농양 182
폐농양 209
폐동정맥루 255
폐쇄비대심근병증 277
폐쇄비대심장근육병증 277
폐쇄혈전혈관염 287
폐포성 폐렴 206
폐포자충폐렴 218
폰레클링하우젠병 148
폰히펠-린다우병 360
표피모양암종 113, 155
풋뼈뼈종 461
프링글병 148, 360
피로골절 440
피부모양기형낭종 386
픽병 126
핍지교종 98

ㅎ

하인두암 161
하지정맥류 290
해면상혈관기형 88
핵이성체 474
허파꽈리단백증 232
허파꽈리미세결석증 232
허파꽈리성 폐렴 206
허파동정맥샛길 255
허파영역 다발종양 음영의 감별진단 197
허파종양성 병변의 감별 194
허혈장염 314
헌팅톤무도병 127
헤베르덴결절 448
혀암 161
혈관모세포종 110
형광 X선 503
호산구폐렴 226
확장심근병증 277
확장심장근육병증 277
황색인대골화증 405
황색인대뼈되기증 405
후두인두암 161
흉샘종 199
흡수선량 504
흡인폐렴 210
희소돌기아교세포종 98
히라야마병 434
히르슈슈프룽병 322

영어

A

absorbed dose 504
absorption coefficient 52
acute disseminated encephalomyelitis 123
acute epidural hematoma 138
acute hepatitis 337
acute pyelonephritis 365
acute respiratory distress syndrome 221
acute subdural hematoma 138
acute suppurative osteomyelitis 457
ADEM 123
adenomyosis uteri 380
adrenal adenoma 376
advanced colorectal cancer 303
advanced gastric cancer 300
alveolar pneumonia 206
angioblastoma 110
ankylosing spondylitis 417
aortic coarctation 282
aortic regurgitation 264
aortic stenosis 263
aortitis syndrome 281
apophysitis 445
ARDS 221
asbestosis 223
ASD 270
aspiration pneumonia 210
atrial myxoma 279
atrial septal defect 270

B

bamboo fracture 439
Barrett's esophagus 295
basilar impression 409, 423
benign focal amyotrophy 434
benign prostatic hyperplasia 371
BHL의 감별진단 238
bladder tumor 362
bleb 241
blow-out fracture 186
BPH 371
brain abscess 118
brain stem glioma 98
branchiogenic cyst 177
breast cancer 466
breast fibroadenoma 466
bright disk sign 414
bronchial asthma 230
bronchial atresia 256
bronchopneumonia 206
Budd-Chiari syndrome 355
Buerger's disease 287
bulla 241

C

calcific tendonitis 456
carbon monoxide poisoning 135
carcinomatous lymphangiomatosis 197
carotid–cavernous fistula 89
cerebellar astrocytoma 110
cerebellar cortical atrophy 130
cerebellopontine angle meningioma 113
cerebral amyloid angiopathy 78
cerebral cavernous malformation 88
cerebral contusion 138
cerebrospinal fluid hypovolemia 144
cervical cancer 383
chalk kidney 365
chance fracture 420
Charcot's joint 448
Chiari malformation 422
cholangiography 58
chronic dyshepatia 136
chronic hepatitis 337
chronic obstructive pulmonary disease 230
chronic pancreatitis 348
chronic pyelonephritis 365
chronic subdural hematoma 138
collagen disease 223
colonic diverticulitis 311
common duct stone 342
congenital bile duct dilatation 346
COPD 230
coral calculus 365
craniosynostosis 152

D

Dandy–Walker syndrome 151
dementia with Lewy body 133
dermoid cyst 386
diffuse panbronchiolitis 232
digital radiography 506
digital subtraction angiography 59
dilated cardiomyopathy 277
dissecting aneurysm 84
diverticulum of alimentary tract 310
DR 506
DSA 59
duodenal atresia 322
dysthyroid ophthalmopathy 186

E

early colorectal cancer 303
early gastric cancer 300
Ebstein's anomaly 273
ECD 271
ectopic thyroid 179
effective dose 504
enchondroma 460
endocardial cushion defect 271
endometrial cyst 385
eosinophilic pneumonia 226
ependymal glioma 110
epidermoid carcinoma 113, 155
epiloia 360
equivalent dose 504
esophageal achalasia 296
esophageal atresia 322

esophageal submucosal tumor 296
esophageal varix 296
Ewing's sarcoma 461
exposure dose 504

F

Fallot tetralogy 272
fatigue fracture 440
fibrous dysplasia of bone 154
fluorodeoxyglucose 497
frontotemporal dementia 126
fulminant hepatitis 337

G

gallstone ileus 340
generator 476
germinoma 106
GGO 194
giant cell tumor of bone 460
giant cerebral aneurysm 85
glioblastoma 118
goiter 174
greenstick fracture 439
ground glass opacity 194
Guillain-Barré syndrome 431

H

halisteresis 463
hangman's fracture 419
Heberden's node 448
hepatoblastoma 390
Hirschsprung's disease 322
horseshoe kidney 365
hummingbird sign 131
Huntington's chorea 127
hypertrophic pyloric stenosis 322
hypoparathyroidism 137

I

IGRT 511
image contrast 52
image guided radiation therapy 511
IMRT 511
infectious aneurysm 84
infective endocarditis 279
intensity modulated radiation therapy 511
intermittent claudication 287
intestinal tuberculosis 308
intussusception 322
ischemic bowel disease 314
IVR 469

J

Jefferson fracture 418
juvenile angiofibroma 183

K

Kerley's line 253
Klippel-Feil syndrome 410

L

Langerhans cell histiocytosis 155, 232
laryngopharyngeal carcinoma 161
leukodystrophy 124
Löeffler's syndrome 227
lymphangioma 180

M

malignant lymphoma 181
Marfan syndrome 281
mediastinal emphysema 241
medullary sponge kidney 369
medulloblastoma 110
MELAS 137
meningioma en plaque 101
metastatic brain tumour 118
miliary tuberculosis 214
mitral regurgitation 264
mitral stenosis 262
MS 430
mucocele 169
multiple myeloma 153
multiple sclerosis 430
myelocele 432

N

NaI23I 488
NASH 335
nasopharyngeal carcinoma 160
nasosinusitis 169
nephroblastoma 390
neuroblastoma 390
neuromyelitis optica 123
NMO 123
nonalcoholic steatohepatitis 335
nontuberculous mycobacteria 214
nuclear isomer 474

O

obstructive hypertrophic cardiomyopathy 277
oligodendroglioma 98
optic glioma 184
optic nerve sheath meningioma 185
orbital neurilemoma 185
oropharyngeal carcinoma 160
osmotic demyelinating disease 123
ossification of yellow ligament 405
osteochondritis dissecans 445
osteochondroma 460
osteogenic sarcoma 460
osteoid osteoma 461
osteopetrosis 465
osteoporosis 464
otitis media cholesteatomatica 172
otosclerosis 173
ovarian cystadenocarcinoma 386

P

Paget's disease 154
pancreatic pseudocyst 349
papillary adenocarcinoma 174
PAPVC 272

partial anomalous pulmonary venous connection 272
patent ductus arteriosus 271
PCOS 388
Pedicle sign 412
peritonsillar abscess 182
periventricular leukomalacia 152
PET 477
Pick disease 126
pleomorphic adenoma 165
PML 124
Pneumocystis carinii pneumonia 218
polycystic ovarian syndrome 388
polyposis coli 305
positron emission tomography 477
post-operative maxillary cyst 170
primary ciliary dyskinesia 235
Pringle disease 360
progressive multifocal leukoencephalopathy 124
progressive supranuclear palsy 130
pseudomyxoma peritonei 310
pulmonary abscess 209
pulmonary alveolar microlithiasis 232
pulmonary alveolar proteinosis 232
pulmonary arteriovenous fistula 255
pyriform sinus fistula 179

R

radiation 502
radiation hazard 517
radiation pneumonitis 224
radiation protection 519
radioactivity 504
radioisotope 474
recurrent laryngeal nerve paralysis 164
renal arteriovenous malformation 375
renal artery aneurysm 375
renal infarction 375
renal osteodystrophy 463
retinoblastoma 184
retropharyngeal abscess 183
reversible posterior leukoencephalopathy syndrome 143
rheumatoid arthritis 449
rickets 463
RPLS 143

S

Schmorl's node 397
scintillator 477
serous adenoma 385
sialolithiasis 167
silhouette sign 210
simple renal cyst 369
spinal arteriovenous fistula 433
spinal cord infarction 432
stereotactic irradiation 511
Sturge-Weber syndrome 148
submucosal tumor 302
Super bone scan 485
superior mesenteric artery syndrome 315
Swyer-James syndrome 236

T

TAO 287
TAPVC 272
testicular tumor 372
tethered cord syndrome 426
TGA 273
therapeutic ratio 509
thromboangiitis obliterans 287
thymoma 199
thyroglossal duct cyst 177
tongue cancer 161
total anomalous pulmonary venous connection 272
TR 509
transposition of great arteries 273
trauma of testis 372
tuberculous lymphadenitis 181

U

urography 57

V

varicose vein 290
venous sinus thrombosis 95
ventricular septal defect 270
vesicoureteral reflux 363
vestibular schwannoma 113
von Hippel–Lindau disease 360
VSD 270
VUR 363

W

Warthin's tumor 166
Wernicke encephalopathy 136
Wilson's disease 135

Z

Zollinger–Ellison syndrome 299

기타

^{18}FDG 497
^{81m}Kr 484
^{99m}Tc–DMSA 495
^{99m}Tc–DTPA 494
^{99m}Tc–ECD 479
^{99m}Tc–HMPAO 479
^{99m}TcHSA 483
^{99m}Tc–MAA 484
^{99m}Tc–MAG3 494
^{99m}Tc–MDP 485
^{99m}Tc–MIBI 488
$^{99m}TcO_4^-$ 486, 492, 493
^{99m}Tc–PMT 491
^{99m}Tc–PYP 483
^{99m}Tc–알부민 491
^{99m}Tc–적혈구 491
^{111}In–DTPA 480
^{123}I 486
^{123}I–IMP 479
^{123}I–MIBG 483
^{131}I–MIBG 487, 490, 497
^{131}I–아도스테롤 489

^{133}Xe 484
^{201}TICI 482, 486, 496
X선 흡수계수 52

최신 제3판

영상의학 (진단편)

Diagnostic Imaging

2023년 1월 10일 3판 인쇄
2023년 1월 15일 3판 발행

저 자 MOMOSHIMA SUKETAKA
번 역 도서출판 의학교육 편집부
감 수 영상의학진단편찬위원회
발 행 인 최경희 · 배영환
발 행 처 도서출판 의학교육
등록번호 제 2013-114 호
주 소 서울시 영등포구 영중로 138-1(영등포동 8가 80-2) 드림프라자 B 901호
Tel. 02) 2637-4806, 4863 Fax. 02) 2637-4807
홈페이지 www.medipub.co.kr
E - mail okpress1208@naver.com
정 가 68,000 원
I S B N 979-11-6127-112-5 93510